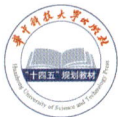

高等职业学校"十四五"规划医学美容技术专业
新形态一体化特色教材

U0641856

MEIRONG YINGYONG JIEPOU

美容应用解剖 （第2版）

主　编　盛冠麟　孙　鹏　赵文涛

副主编　师永双　胡增青　李伟航　张琳娟

编　者　（按姓氏笔画排序）

付开捷　红河卫生职业学院

师永双　云南新兴职业学院

孙　鹏　湖北三峡职业技术学院

李伟航　牡丹江大学

何付强　云南新兴职业学院

佘金铭　宜昌市中心人民医院

张琳娟　抚州医药学院

赵　洋　宜昌市中心人民医院

赵文涛　沧州医学高等专科学校

胡增青　广东茂名健康职业学院

黄　春　重庆三峡医药高等专科学校

盛冠麟　鄂州职业大学

华中科技大学出版社
http://press.hust.edu.cn
中国·武汉

内 容 简 介

本书是高等职业学校"十四五"规划医学美容技术专业新形态一体化特色教材。

本书内容包括绪论、人体系统的基本结构和功能、皮肤的美容解剖、体表脂肪的美容解剖、骨骼肌的美容解剖、骨与软骨的美容解剖、头部的美容解剖、颈部的美容解剖、胸部的美容解剖、腹部的美容解剖、会阴部和外生殖器的美容解剖、脊柱区的美容解剖、上肢的美容解剖、下肢的美容解剖。本书结合大量图片讲解基础知识，每个项目都设有项目小结并融入课程思政内容。全书内容层次分明，重点、难点突出，利于学生形成科学的思维方式和建立正确的学习方法，还能激发学生的学习兴趣。

本书可供医学美容技术等相关专业使用，也可供广大读者自学。

图书在版编目(CIP)数据

美容应用解剖 / 盛冠麟，孙鹏，赵文涛主编. -- 2 版. -- 武汉 ：华中科技大学出版社，2025. 7.
ISBN 978-7-5772-2202-8

Ⅰ. R622

中国国家版本馆 CIP 数据核字第 2025Q223T3 号

美容应用解剖(第 2 版)　　　　　　　　　　盛冠麟　孙　鹏　赵文涛　主编

Meirong Yingyong Jiepou(Di 2 Ban)

策划编辑：居　颖
责任编辑：张　寒
封面设计：金　金
责任校对：阮　敏
责任监印：曾　婷
出版发行：华中科技大学出版社(中国·武汉)　　　电话：(027)81321913
　　　　　武汉市东湖新技术开发区华工科技园　　　邮编：430223
录　　排：华中科技大学惠友文印中心
印　　刷：武汉市洪林印务有限公司
开　　本：787mm×1092mm　1/16
印　　张：19
字　　数：501 千字
版　　次：2025 年 7 月第 2 版第 1 次印刷
定　　价：79.80 元

高等职业学校"十四五"规划医学美容技术专业
新形态一体化特色教材编委会

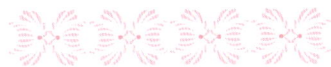

主任委员 胡　野

企业顾问 叶秋玲

副主任委员 （按姓氏笔画排序）

孙　晶	白城医学高等专科学校	赵　丽	辽宁医药职业学院
杨加峰	宁波卫生职业技术学院	赵自然	吉林大学第一医院
何　伦	中国整形美容协会	蔡成功	沧州医学高等专科学校

委 员 （按姓氏笔画排序）

王丕琦	红河卫生职业学院	罗洪英	湖南电子科技职业学院
邓叶青	广东岭南职业技术学院	郑俊清	铁岭卫生职业学院
冯霜雪	海南卫生健康职业学院	赵　红	济南护理职业学院
乔　敏	四川护理职业学院	胡增青	广东茂名健康职业学院
刘小维	辽宁何氏医学院	夏　岚	湖北三峡职业技术学院
严　璟	曲靖健康医学院	顾海迪	湖北健康职业学院
苏碧凤	福建卫生职业技术学院	倪　莹	潍坊护理职业学院
李　敏	雅安职业技术学院	徐　玲	四川卫生康复职业学院
李晓艳	云南新兴职业学院	徐　婧	皖西卫生职业学院
杨丽娜	河南医学高等专科学校	唐　艳	长沙卫生职业学院
杨桂荣	湖北职业技术学院	黄　涛	黄河科技学院
吴　梅	湖北中医药高等专科学校	曹海宁	湖南环境生物职业技术学院
吴　敏	鄂州职业大学	睦师宜	湖南中医药高等专科学校
宋华松	廊坊卫生职业学院	崔　娟	青海卫生职业技术学院
张　薇	重庆三峡医药高等专科学校	彭展展	江苏卫生健康职业学院
陈　娟	湖北职业技术学院	谢　涛	辽东学院
陈　菲	江苏护理职业学院	蔺　坤	德宏职业学院
陈　萍	岳阳职业技术学院	廖　燕	抚州医药学院
陈　敏	长春医学高等专科学校	谭丹婷	广西卫生职业技术学院
武　燕	安徽中医药高等专科学校	熊　锡	湘潭医卫职业技术学院
罗　琼	荆州职业技术学院	熊　蕊	武汉外语外事职业学院

网络增值服务

使用说明

欢迎使用华中科技大学出版社图书中心

1 教师使用流程

（1）登录网址：**https://bookcenter.hustp.com**（注册时请选择教师用户）

注册 ▷ 登录 ▷ 完善个人信息 ▷ 等待审核

（2）审核通过后，您可以在网站使用以下功能：

浏览教学资源　　建立课程　　管理学生　　布置作业　查询学生学习记录等

教师

2 学生使用流程

（建议学生在PC端完成注册、登录、完善个人信息的操作）

（1）PC 端操作步骤

① 登录网址：https://bookcenter.hustp.com（注册时请选择普通用户）

注册 ▷ 完善个人信息 ▷ 登录

② 查看课程资源：（如有学习码，请在个人中心 - 学习码验证中先验证，再进行操作）

选择课程

首页课程 ＞ 课程详情页 ＞ 查看课程资源

（2）手机端扫码操作步骤

手机扫码 ⇢ 登录 ⇢ 查看数字资源

注册

前言

Qianyan

随着"健康中国"战略的推进和美容行业的规范化发展,医学美容技术已从传统服务业向专业化、标准化方向转型。高职高专教育作为技术技能型人才培养的主阵地,亟须立足行业需求,构建"岗课赛证"融通的课程体系。在此背景下,《美容应用解剖》教材的编写紧密对接美容师、美容咨询师、光电操作师等职业岗位核心能力要求,旨在为高职院校医学美容技术专业学生提供兼具科学性与实用性的解剖学知识框架,助力培养"懂结构、精技术、重安全"的复合型美容技术人才。

本书适用于高职高专医学美容技术、美容美体艺术等专业教学,兼顾中职-高职衔接课程,满足社会培训需求。本书既可作为医学美容技术专业及相关专业学生的教材或参考书,又可供广大读者自学。本书采用"模块化"设计,共分为十四个项目,涵盖系统解剖学、局部美容解剖及相关美容手术应用解剖知识。教学项目目标和案例导入与工作岗位对接,利用信息化技术插入知识链接和能力检测,满足学生职业岗位能力培训的需求,提升学习的效率。作为教材的一大特色,每个项目中均引入了"明德知行阁",通过此栏目加强课程思政教育,旨在提升学生的人文素养和职业素养,培养德才兼备的医学美容专业人才。

本书编写过程中承蒙参编团队大力支持,在此谨表示衷心感谢。尽管大家付出了大量的时间和精力,但限于编写水平,书中难免存在疏漏之处,恳请各院校师生及临床同仁提出宝贵意见。

盛冠麟

目 录
Mulu

项目一　绪　　论

美容应用解剖是医学美容技术专业的一门基础专业课程,为后续课程的学习奠定重要的理论基础。该课程按照岗位操作流程,贴近工作岗位的能力需求,介绍人体不同部位的结构特征、器官功能、体表标志、血管和神经走向以及美学标准等。掌握服务对象的形体结构与生理功能,为生活美容和医学美容在维护、修复、改善和增进人体形态和神态美方面工作提供解剖学依据。

扫码看课件

项目目标

掌握:人体解剖学的基本术语。
熟悉:美容应用解剖学的研究范畴。
了解:人体解剖学的定义。

任务一　美容应用解剖概述

随着社会经济的发展和科学技术的进步,人们对美的追求和关注度不断提高,推动着医疗美容技术的不断提高,催生出很多新方法和新技术。美容行业已成为多学科交叉融合且快速发展的行业,美容应用解剖作为研究人体美的基础学科应运而生。你知道美容应用解剖课程的主要学习内容是什么吗?

一、美容应用解剖的定义

美容应用解剖从美容临床运用的角度,按照人体的分部,由浅入深地研究人体各局部区域的美学特点、体表标志、层次结构,各器官结构的位置、形态特点、毗邻、相互关系以及临床应用的一门学科,是解剖学与美容学相结合的一门新兴学科,是医学美容技术专业重要的基础课程之一。

二、美容应用解剖的研究范畴

美容应用解剖属于美学范畴,其任务是为美容学奠定形态学上的理论基础和提供临床塑造容貌形体美的应用标准。学习美容应用解剖的相关知识,为学习和掌握其他美容医学基础打下必要的形态学基础。

(一)以研究体表及浅层结构和器官为主

研究皮纹的种类及形成,皮肤的结构、弹性、厚度及其附属器官;皮下的血管、神经和肌肉的位置、走行和配布等(图 1-1)。

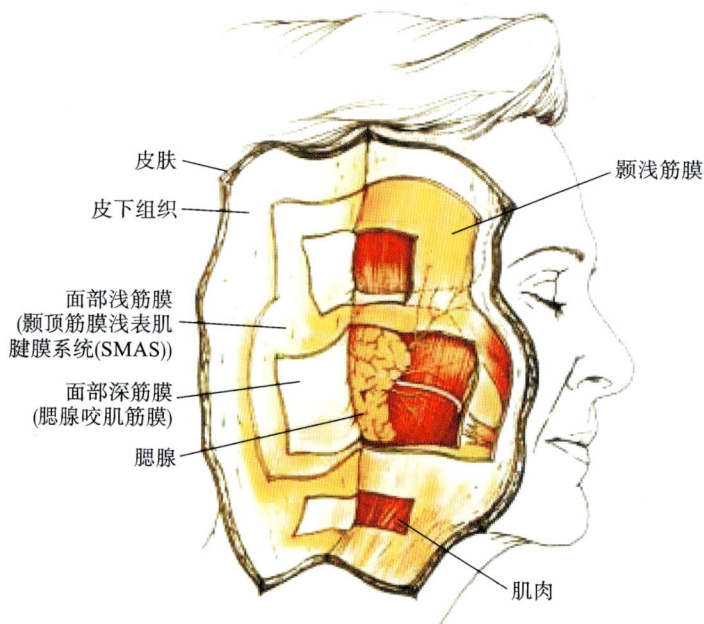

图 1-1 人体面部表面解剖层次示意图

(二)研究人体局部美的标准

研究人体局部器官的形态、位置和比例,例如头部,研究眼睑、耳郭、外鼻、口唇等器官的分布、大小及比例等是否协调和统一,是体现局部美的关键(图 1-2)。

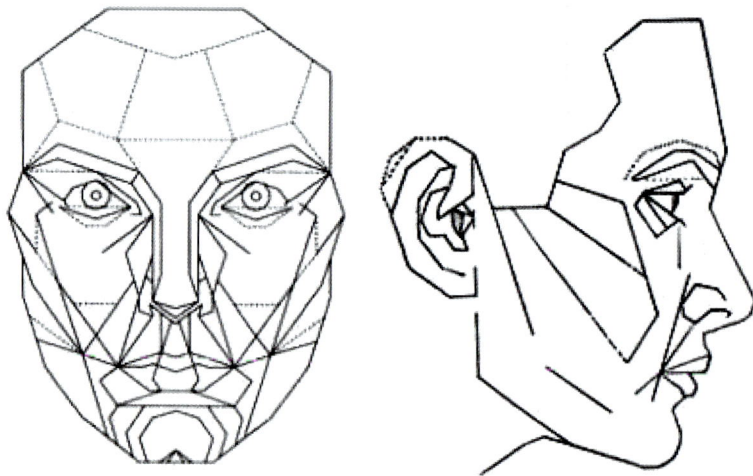

图 1-2 马夸特面具与面部黄金分割比例示意图

(三)研究人体各器官整体美的规律

研究局部器官在整体上的分布、大小和比例等是否和谐和统一。单纯某一局部的美是不够的,唯有整体的美方能称得上是真正的美。例如,人体中的黄金分割定律和画家们所遵循的人体美标准等。

（四）为后天损伤或先天畸形的修复和重建提供依据

针对后天损伤或先天性因素所造成的器官缺失或畸形,必须进行有效的修复和重建。在此过程中,应选择合适的代用器官或组织进行修复、重建,以满足审美需求。这一目标的实现,必须依靠解剖学提供可靠的依据,既要考虑血管和神经的配布、走行和直径等,又要精确预测术后可能获得的形体美和生理功能。

（五）探索新的研究领域

随着科技的进步,社交媒体的兴起和生活水平的提高,现代美容经历了革命性的改变。过去,研究多侧重于裸露部位的人体美,如头颈部和手部的形体美。随着现代医学审美需求的增长,人们对美的追求已扩大到非暴露部位,如胸部、腹部、臀部和会阴部等处。因此,美容应用解剖也应不断拓宽科研领域并改进研究方法,既要将审美能力和注意力集中于局部的医学美化与修复之上,又要遵循整体性审美原则,妥善处理好整体与局部的关系。这意味着,我们既要努力满足求美者对于美的个性化要求,又要始终以保证人体健康为前提。

三、人体的分部、层次

（一）人体的分部

在外形上可将人体分为头部、颈部、躯干和四肢。头部可分为面部和颅部;颈部可分为固有颈部和项区;躯干可分为胸部、背部、腹部、腰部、盆部和会阴部;上肢可分为肩部、上臂、前臂和手部;下肢可分为臀部、大腿、膝部、小腿、踝部和足部(图 1-3)。

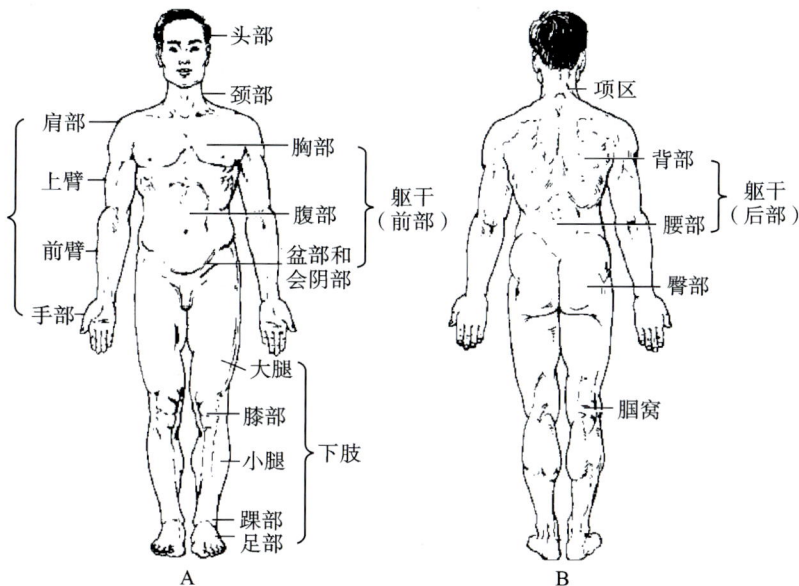

图 1-3 人体解剖分部

A. 前面观；B. 后面观

（二）人体的层次

人体可以分层解剖,多数部位的表面软组织层次依次为皮肤、浅筋膜、深筋膜和肌肉(图 1-4)。

1. 皮肤　皮肤被覆于全身,是人体最大的器官,浅层为表皮,深层为真皮。皮肤的总重

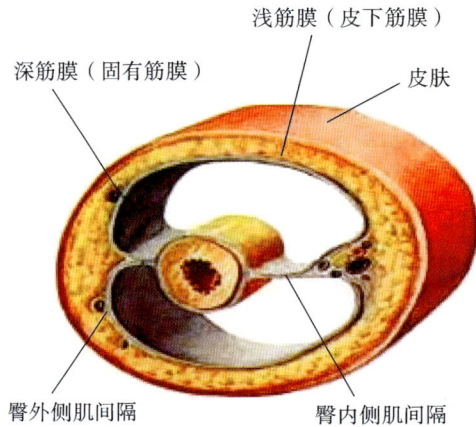

图 1-4　人体表面解剖层次举例

量约占体重的 16%,成人皮肤面积为 $1.5 \sim 2.0 \ m^2$,新生儿皮肤面积约为 $0.21 \ m^2$,皮肤的厚度差异较大,一般为 $0.5 \sim 4 \ mm$。经常与外界接触、易受摩擦以及负重等部位的皮肤较厚,如手掌和足底;而感觉敏锐或不易受到摩擦部位的皮肤则较薄,如腋窝、大腿内侧。皮肤具有一定的移动性和延展性,这给美容外科手术提供了依据,如面部的除皱术、瘢痕切除术后的修补术、皮瓣移植术等。

2. 浅筋膜　浅筋膜位于皮下,又称皮下筋膜或皮下组织,属于疏松结缔组织。浅筋膜脂肪丰富,广泛分布于全身皮肤的深面。其中,头皮、项部、背部、手掌、足底等部位的浅筋膜较为致密,而其他部位的浅筋膜则较为疏松并有弹性。儿童、妇女和肥胖者的浅筋膜较厚,而老年人、男性和瘦弱者的浅筋膜则较薄。在同一个体中,腹壁、臀部的浅筋膜较厚,而眼睑、乳头、乳晕、阴茎等处的浅筋膜较薄。

浅筋膜内有浅动脉、浅静脉、淋巴管及皮神经分布。浅动脉一般较为细小,浅静脉则较为显著,有的甚至相当粗大。浅静脉一般不与动脉伴行,相互吻合较多,最终穿深筋膜注入深静脉。浅淋巴管数量丰富但非常细小,管壁薄而透明,因此不易辨认。在头部、颈部、腋窝和腹股沟等部位的浅筋膜内可见淋巴管。

3. 深筋膜　深筋膜又称固有筋膜,是位于浅筋膜深面并包裹肌肉的一层纤维组织膜。其形成的结构较多,如四肢的深筋膜深入肌群之间,附着于骨构成肌间隔;深筋膜还可包裹血管和神经形成血管神经鞘。身体各部位深筋膜的厚薄、强弱各有不同,躯干较弱,四肢较强,上肢较弱,下肢较强;腕、踝部深筋膜浅层显著增厚,进而形成支持带和韧带。

4. 肌肉　包括平滑肌、骨骼肌和心肌。骨骼肌由肌腹和肌腱两部分构成。肌腹主要由肌纤维构成,具有收缩功能,其外面包有结缔组织的肌外膜。肌腱主要由平行的胶原纤维束构成,位于肌肉两端,肌肉借肌腱附着于骨上。在某些肌肉或肌腱与骨、关节囊、筋膜的接触处,往往有滑膜囊形成。滑膜囊囊壁薄,囊内有滑液,起减少摩擦的作用。关节附近的部分滑膜囊与关节腔相通。此外,在手、足部一些邻贴骨面的长腱上,深筋膜与滑膜囊共同形成双层筒状的腱鞘(图 1-5、图 1-6)。

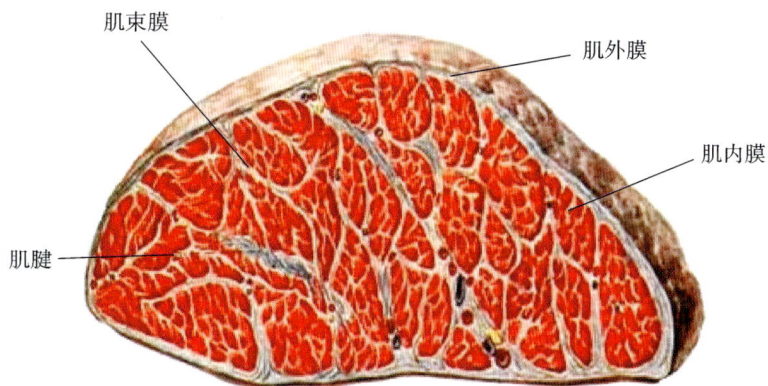

图 1-5 肌横断面

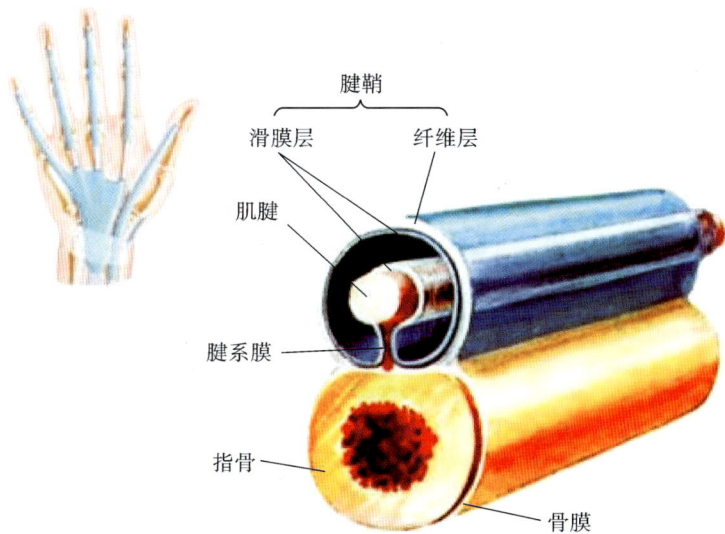

图 1-6 腱鞘模式图

四、人体的细胞、组织、器官和系统

人体结构和功能的基本单位是细胞,构成人体的细胞有 200 多种,数量大约有 40 万亿个。人体内的细胞形态和结构各异,一些形态近似、功能相关的细胞,通过细胞间质连接共同构成了组织。人体内有 4 种基本组织,即上皮组织、结缔组织、肌肉组织和神经组织。几种不同的组织组合成的具有一定形态和功能的结构称为器官,如肾、心、肝、胃、肺等。若干个功能相关的器官组合起来,共同执行某一方面的连续性生理功能,就构成了系统。人体包含运动系统、消化系统、呼吸系统、泌尿系统、生殖系统、循环系统、内分泌系统、神经系统等。

任务二　解剖学姿势、方位术语和人体的轴与面

人体各部位或各器官的形态结构和位置关系可因体位、姿势等变化而发生改变。为了能正确描述人体各部位、器官的位置关系，国际上统一规定了解剖学姿势和方位术语。

一、解剖学姿势

解剖学姿势又称标准姿势，指身体直立，两眼平视正前方，上肢下垂于躯干两侧，下肢并拢，手掌和足尖向前的人体姿势。描述人体的任何结构时，均应以此姿势作为标准(图1-7)。

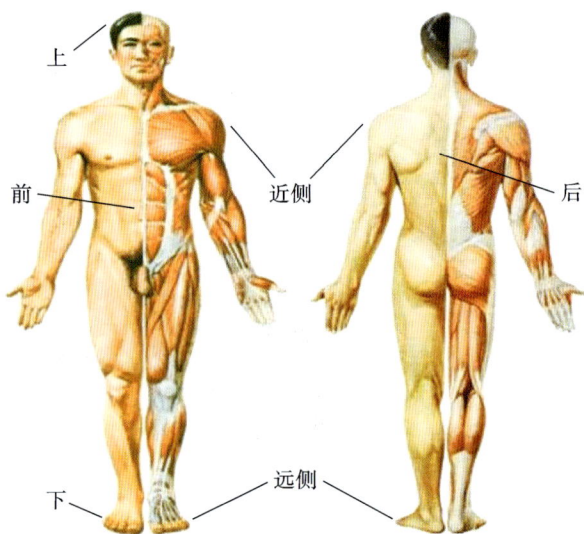

图1-7　人体解剖学姿势和方位术语

二、方位术语

按照上述的标准姿势，规定了一系列表示方位的术语(图1-7)。

(一) 上和下

用于描述器官或结构相对于颅顶或足底的远近关系。近颅者为上，近足者为下。

(二) 前和后

用于描述器官或结构相对于身体前、后面的远近关系。靠近腹者为前，也称腹侧；靠近背者为后，也称背侧。

(三) 内和外

用于描述空腔器官的相对位置关系。在腔内或近内腔者为内，远离内腔者为外。

(四) 内侧和外侧

用于描述各部位相对于人体正中矢状面的距离位置关系。距正中矢状面近者为内侧；距正中矢状面远者为外侧。在四肢中，前臂的内侧和外侧分别称为尺侧和桡侧，小腿的内侧

和外侧分别称为胫侧和腓侧。

（五）浅和深

用于描述器官或结构相对于皮肤的距离关系。近皮肤者为浅，远者为深。

（六）近侧和远侧

在四肢中，近躯干的一端为近侧，远离躯干的一端为远侧。

三、人体的轴与面

人体的轴与面是用于描述某些器官的形态，尤其是叙述关节运动时的常用术语。在解剖学姿势条件下，设定了人体三个互相垂直的轴和三个互相垂直的面(图1-8)。

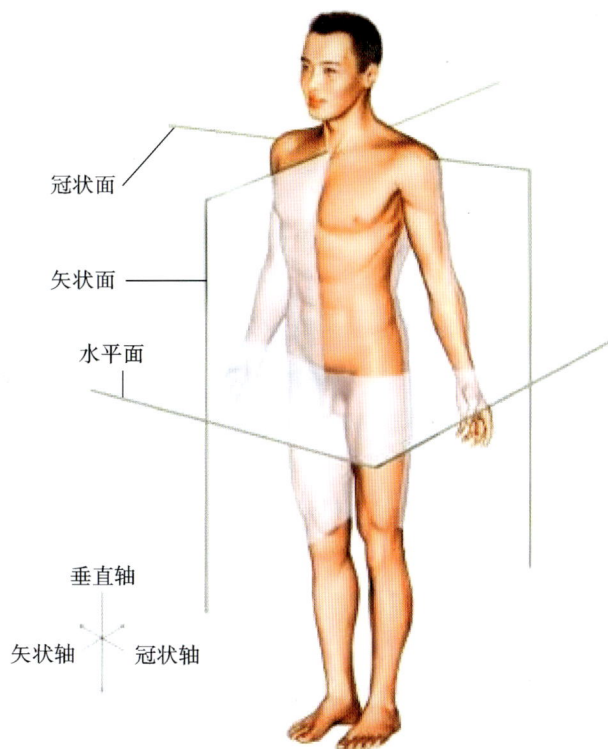

图 1-8　人体的轴与面

（一）轴

1. **矢状轴**　为前后方向的水平轴。
2. **冠状轴**　为左右方向的水平轴，与矢状面成垂直方向。
3. **垂直轴**　为上下方向的轴，与水平面相垂直。

（二）面

1. **矢状面**　指前后方向，将人体分为左、右两部分的纵切面。此切面与水平面垂直。其中，将人体分成左、右对称两部分的切面，称为正中矢状面。
2. **冠状面**　指左右方向，将人体分为前、后两部分的纵切面。此切面与水平面及矢状面垂直。

3. 水平面 又称横切面,指与地面平行、与上述两面垂直的切面,将人体分为上、下两部分。

能力检测

项目小结

本项目以课程教学目标为指引,深入剖析与美容应用解剖相关的基本概念,全面讲解美容应用解剖的基础知识。通过系统化的学习,学生将能够熟练掌握美容应用解剖的研究方法、人体的分布与组成、解剖学的方位术语等关键内容,从而为后续的深入学习奠定坚实的理论基础。

明德知行阁

美容应用解剖与人体审美辩证关系的本质是医学技术理性与人文价值的平衡。解剖学的技术进步无疑是医学美容技术创新的重要驱动力,为精准化与微创化美容提供了坚实的科学支持。然而,如果这种技术进步脱离了伦理的约束,那么它极有可能沦为过度商业化的工具。因此,医学美容技术专业学生不仅需要精通解剖学,以最小的创伤为求美者实现美的转变,更需秉持伦理准则,尊重审美的多样性,坚决抵制制造容貌焦虑的过度营销行为。唯有注重在科学精神与人文关怀两方面的培养,才能真正成为服务社会大众的新时代医美人才。

(胡增青)

项目二　人体系统的基本结构和功能

人体的诸多器官按其功能的不同,可分为九大系统:运动系统,执行躯体的运动功能;消化系统,主要消化食物、吸收营养物质和排出代谢产物;呼吸系统,执行气体交换功能,如吸进氧气,排出二氧化碳;泌尿系统,排出机体溶于水的代谢产物;生殖系统,主要执行繁衍后代的功能;循环系统,包括心血管系统和淋巴系统,输送血液和淋巴,执行物质运输功能;感觉系统,感受机体内外环境刺激并产生兴奋;神经系统,调控人体全身各系统和器官活动的协调和统一;内分泌系统,协调全身各系统的器官活动。其中,消化系统、呼吸系统、泌尿系统和生殖系统的多数器官在胸腔、腹腔、盆腔内,俗称内脏。

扫码看课件

人体内的九大系统通过神经调节、体液调节和自身调节相互联系、相互协调、相互制约、相互配合。

项目目标

掌握:运动系统的基本结构组成;消化系统的基本结构组成,牙齿的组成及构造;呼吸系统的组成,鼻、气管、肺的位置形态;泌尿系统的组成及功能,肾、输尿管、膀胱的位置、形态;男性及女性生殖系统的组成及功能,子宫、卵巢的位置、结构;循环系统的组成,动、静脉的结构特点;眼、耳的结构及功能;神经系统及内分泌系统的基本结构组成和功能特点。

熟悉:运动系统、消化系统、呼吸系统的功能;喉的位置形态;泌尿系统、生殖系统、循环系统、神经系统的功能;输尿管的分部,膀胱的毗邻,男、女性尿道的特点;睾丸、输精管的结构。心的位置、外形,心腔结构;眼的屈光系统,角膜的位置;中枢神经系统、周围神经系统的组成、分布及功能;内分泌系统外周靶器官的组成、分布及功能。

了解:运动系统骨、肌肉、关节的特点;消化管的细微结构;肺内支气管及支气管肺段,肺、气管的形态结构;子宫内膜周期性变化特点;淋巴器官组成及功能;声波的传导途径;神经系统及内分泌系统的功能调节方式。

任务一　运动系统的基本结构和功能

运动系统由骨、骨连结和骨骼肌组成。骨借助骨连结构成支撑人体的骨骼,在运动中起到杠杆作用;骨骼肌附着于骨骼,跨过一个或多个关节,通过神经系统的调控,产生收缩和舒张运动,起到动力器官的作用;骨连结通过直接连结和间接连结,起到运动枢纽的作用。运动系统主要执行支持、保护和运动的功能。

案例导入

　　隆鼻术是一种常见的美容整形术,通过改变鼻部的形状和结构,可以提升鼻梁高度,改善面部轮廓,从而提升美感。但在进行隆鼻术之前,一定要选择正规的医院和专业的医生,进行全面的评估和沟通,确保手术的安全性和效果。

　　思考:

　　(1)骨的构造是什么样的?

　　(2)骨性鼻腔由什么组成?

一、骨

　　骨是以骨组织为主体构成的器官,十分坚硬,每块骨都具有一定的形态、结构和功能。骨有血管、淋巴管和神经分布,能不断地进行新陈代谢和生长发育,并具有修复、重建和再生的能力。经常锻炼可促进骨骼的良好发育和生长,长期废用则可能导致骨质疏松。骨的主要功能是保护内脏、支持身体以及在运动中起杠杆作用。此外,骨为体内最大的钙库,与钙、磷代谢关系密切。

二、骨的形态和分类

　　成人有 206 块骨(图 2-1)。按部位可分为颅骨 29 块(包括听小骨 6 块)、躯干骨 51 块、上肢骨 64 块和下肢骨 62 块。根据形态,可将骨分为长骨、短骨、扁骨和不规则骨。

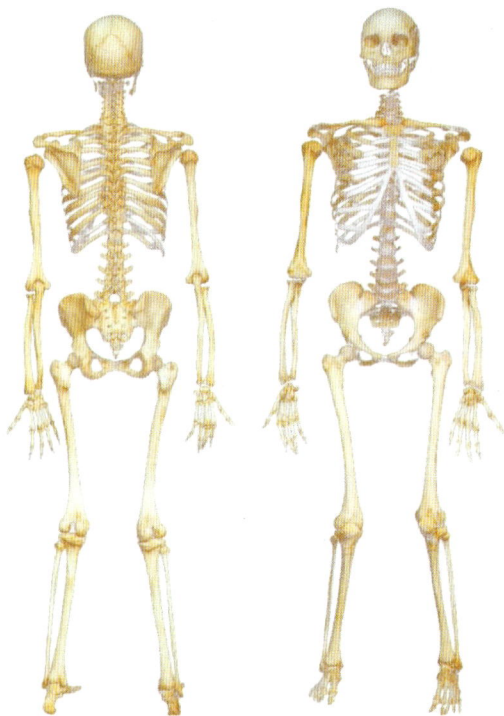

图 2-1　人体骨骼

1. 长骨 呈长管状,分为一体和两端。体又称骨干,内有空腔,称为骨髓腔,用于容纳骨髓。两端膨大称为骺,具有光滑的关节面。长骨多分布于四肢,如上肢的肱骨和下肢的股骨等。

2. 短骨 形似立方体,多分布于承受较大压力且运动较为复杂的部位,如腕骨和跗骨。

3. 扁骨 呈板状,主要构成颅腔、胸腔和盆腔的壁,以保护腔内器官,如颅骨和肋骨。

4. 不规则骨 形状不规则,主要分布于躯干、颅底和面部,如椎骨、颞骨和上颌骨。

三、骨的构造

骨由骨质、骨髓和骨膜构成(图 2-2)。

1. 骨质 由骨组织构成,按结构分为骨密质和骨松质。骨密质质地致密,耐压性强,分布于骨的表面和长骨的骨干。骨松质呈海绵状,由相互交错排列的骨小梁构成,主要分布于长骨两端和短骨、扁骨内。

2. 骨髓 为柔软而富有血管的组织,填充于骨髓腔和骨松质的间隙内,可分为红骨髓和黄骨髓两种。红骨髓呈红色,产生人体内的红细胞和大部分白细胞。黄骨髓含有大量的脂肪组织,已不具备造血功能,但当人体大量失血时,黄骨髓能转化为红骨髓进行造血。

图 2-2 骨的构造

3. 骨膜 由致密结缔组织构成,富含血管、神经和淋巴管,对骨的营养、再生、重建和修复具有重要作用。幼年期骨膜功能非常活跃,直接参与骨的生成;成年后,骨膜转为静止状态,但是一旦发生骨损坏(如骨折),骨膜可恢复成骨的功能,参与骨折的修复、愈合。

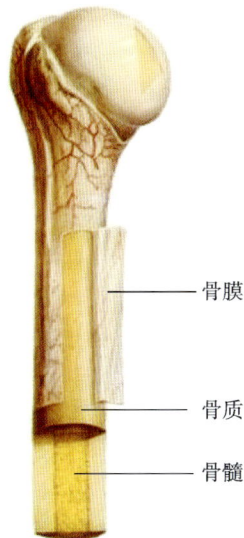

四、骨连结

骨与骨之间借纤维结缔组织、软骨或骨相连,构成骨连结。骨连结按连结形式不同,可分为直接连结和间接连结。

(一) 直接连结

直接连结指骨与骨之间借纤维结缔组织或软骨及骨直接连结,连结较为牢固,不能活动或仅能极小范围内活动。直接连结可分为纤维连结、软骨连结和骨性结合三种。

(二) 间接连结

间接连结指骨与骨之间借结缔组织囊(关节囊)相连。相对骨面之间有腔隙(关节腔),囊内有滑液,所以间接连结又称为滑膜关节,简称关节。关节包括基本结构和辅助结构。

1. 关节的基本结构 每个关节都具备关节面、关节囊和关节腔三种基本结构(图 2-3)。关节面是构成关节各骨的邻接面,通常为一凹一凸,凸面称为关节头,凹面称为关节窝。关节面上有关节软骨覆盖,表面光滑,具有弹性,起减少摩擦和缓冲震荡的作用。关节囊为结缔组织囊,附着于关节面周缘的骨面上,能产生滑液,润滑关节腔和营养关节软骨。关节腔是关节囊滑膜层与关节软骨之间围成的密闭腔隙,内含少量滑液,可减少运动时关节面之间的摩擦。关节腔内为负压,对维持关节的稳定性起一定的作用。

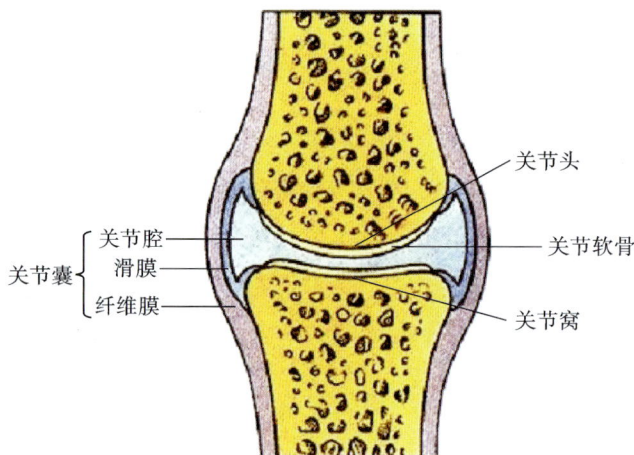

图 2-3 关节的基本结构

2. 关节的辅助结构 某些关节除具备上述基本结构外,还另有一些辅助结构,以增加关节的稳固性和灵活性,如韧带、关节盘和关节唇等。韧带由致密结缔组织构成,根据其与关节囊的关系分为囊内韧带和囊外韧带,可加强关节的稳定性和限制关节的运动幅度。关节盘为垫于关节面之间的纤维软骨板,周缘附着于关节囊。关节盘使两骨关节面更加相互适应,增加了关节的稳固性和灵活性。此外,关节盘有一定弹性,具有缓冲震荡的作用。关节唇是附着于关节窝周缘的纤维软骨环,具有加深关节窝、增加接触面积和稳固关节的作用。

五、躯干骨及其连结

成人躯干骨由 24 块椎骨、1 块骶骨、1 块尾骨、1 块胸骨和 12 对肋组成。

(一)椎骨及其连结

1. 椎骨 幼年时椎骨有 32 或 33 块,分为颈椎 7 块、胸椎 12 块、腰椎 5 块、骶椎 5 块、尾椎 3~4 块。成年后骶椎融合成 1 块骶骨,尾椎融合成 1 块尾骨(图 2-4)。椎骨为不规则骨,由椎体和椎弓构成(图 2-5)。

(1)椎体为椎骨前部的短圆柱状结构,是承受体重的主要部分。其表面为一层薄的骨密质,内部为骨松质。

(2)椎弓是椎体后方的弓形骨板,与椎体围成椎孔。各椎骨的椎孔连接形成椎管,管中容纳脊髓。由椎弓发出的 7 个突起:①1 个棘突,由椎弓后面正中伸向后方或后下方;②1 对横突,从椎弓根和椎弓板的交界处向两侧延伸;③2 对关节突,在椎弓根与椎弓板结合处分别向上、下方突起,即上关节突和下关节突。

2. 椎骨间的连结 椎骨间的连结包括椎体间的连结和椎弓间的连结。

(1)椎体间的连结:①椎间盘(图 2-6):是连结于相邻两个椎体之间的纤维软骨盘,由中央的髓核和周围的纤维环组成。髓核位于椎间盘的中央稍偏后,是柔软、富有弹性的胶状物质;纤维环是围绕髓核的多层纤维软骨环,坚韧,富有弹性,保护髓核并限制髓核向外膨出。椎间盘既坚韧又富有弹性,可在运动时起到弹性垫的作用,减缓运动震荡,确保脊柱向各个方向灵活运动。当纤维环破裂时,髓核容易向后外方脱出,突入椎管或椎间孔,进而压迫脊髓或脊神经根,称为椎间盘脱出。②前纵韧带(图 2-7):为紧贴于全部椎体和椎间盘前面的纵行韧带,可限制脊柱过度后伸。③后纵韧带(图 2-7):为紧贴于全部椎体和椎间盘后面的纵行韧带,可限制脊柱过度前屈。

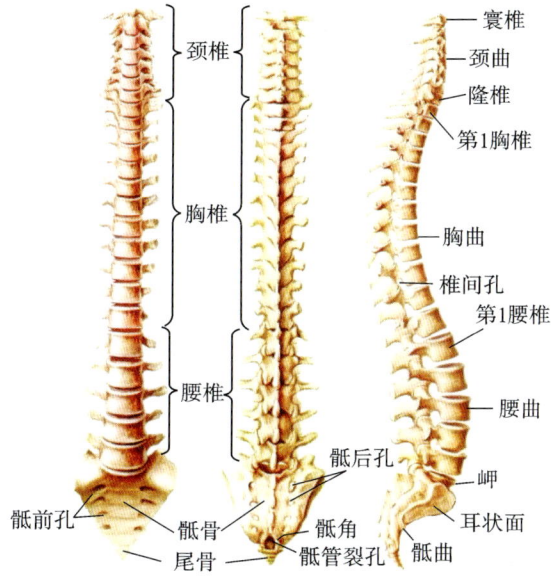

图 2-4　脊柱正面观、后面观、侧面观

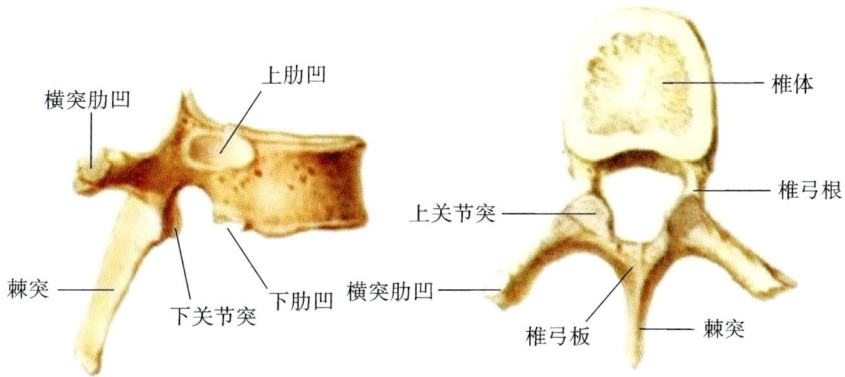

图 2-5　椎骨的一般形态

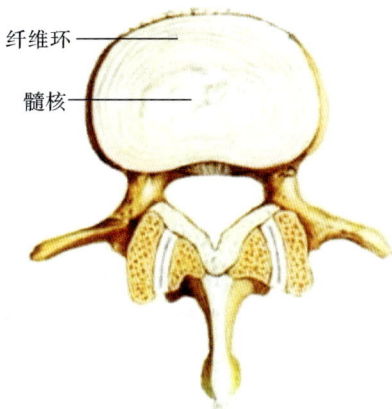

图 2-6　椎间盘

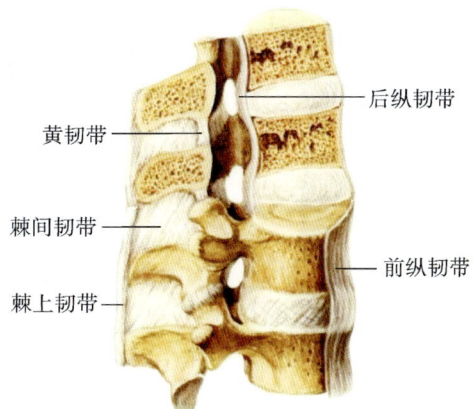

图 2-7　椎骨间的连结

（2）椎弓间的连结：包括椎弓板之间的连结和各突起之间的连结，分为韧带和关节两类。例如，黄韧带是连结相邻椎弓板的短韧带，参与围成椎管后壁，可限制脊柱过度前屈并维持直立姿势；棘间韧带是连结相邻棘突之间的短韧带，可限制脊柱过度前屈；棘上韧带是附着于棘突末端的长韧带，可限制脊柱过度前屈；横突间韧带是连结相邻横突之间的短韧带。

3. 脊柱的整体观　脊柱随年龄、性别和发育程度不同而略有差异。

（1）脊柱前面观：自第 2 颈椎到第 3 腰椎，随着负载增加，椎体逐渐加宽；由骶骨耳状面以下，由于重力传到下肢骨，体积逐渐缩小。故脊柱前面观呈现出椎体自上而下逐渐加宽，到骶骨上端最宽，再向下体积变小的形态。

（2）脊柱后面观：可见所有棘突排成纵线。颈椎棘突短而分叉，但隆椎（第 7 颈椎）棘突较长；胸椎棘突细长，呈叠瓦状排列，斜向后下方延伸；腰椎棘突呈板状，水平向后延伸，棘突间隙较宽。

（3）脊柱侧面观：可见脊柱有 4 个生理性弯曲，颈曲和腰曲凸向前，胸曲和骶曲突向后。脊柱的弯曲对于维持平衡和减缓震荡有重要作用。婴儿出生后随着动作发育，抬头时形成颈曲，坐立时形成腰曲。胸曲和骶曲在胚胎时期已经形成，可保护胸腔和盆腔的脏器。

（二）胸廓

胸廓由 12 个胸椎、12 对肋、1 个胸骨以及它们之间的骨连结构成。

1. 胸骨　胸骨属于扁骨，位于胸前壁正中，其全长可从体表触摸到，自上而下分为胸骨柄、胸骨体和剑突 3 部分。胸骨柄宽短，其外侧缘上部连接第 1 肋。胸骨体呈长方形，两侧的肋切迹与第 2～7 肋相连接。胸骨柄、体连接处形成向前突出的横行隆起，称为胸骨角，在体表可以触及，且两侧平对第 2 肋，是计数肋的骨性标志。剑突扁而薄，下端呈游离状态（图 2-8）。

2. 肋　肋由肋骨（图 2-9）和肋软骨组成，共 12 对。第 1～7 对肋的前端与胸骨连接，称为真肋；第 8～10 对肋的前端分别借肋软骨与上位软骨连接，形成肋弓，称为假肋；第 11、12 对肋的前端游离于腹壁肌层内，称为浮肋。肋软骨位于各肋骨（除第 11、12 对肋）的前端，由透明软骨构成。

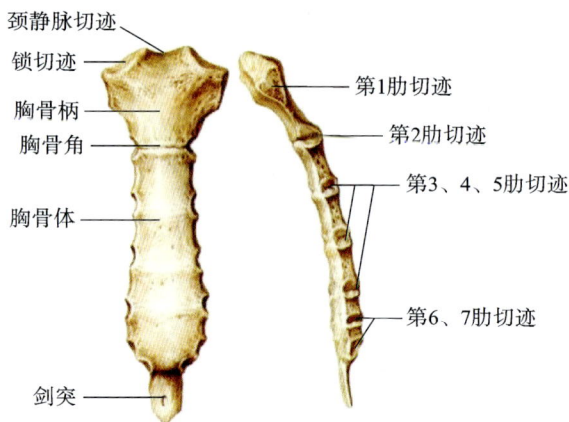

颈静脉切迹
锁切迹
胸骨柄
胸骨角
胸骨体
剑突

第1肋切迹
第2肋切迹
第3、4、5肋切迹
第6、7肋切迹

图 2-8　胸骨正面观和侧面观

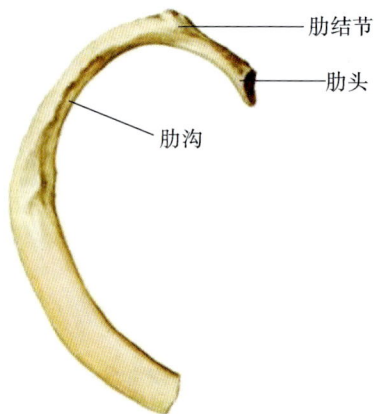

肋结节
肋头
肋沟

图 2-9　肋骨

3. 胸廓的整体观 成人胸廓呈左右略宽、前后略扁的圆锥形(图 2-10)。两侧肋弓在中线相交形成向下开放的角,称为胸骨下角。胸廓上口较小,由第 1 胸椎、第 1 对肋和胸骨柄上缘围成,是颈部与胸腔之间的通道。胸廓下口较大,由第 12 胸椎、第 12 对肋、第 11 对肋软骨前端、肋弓和剑突围成。两肋之间称为肋间隙。胸廓不仅具有支持和保护胸、腹腔脏器的功能,还参与呼吸运动。

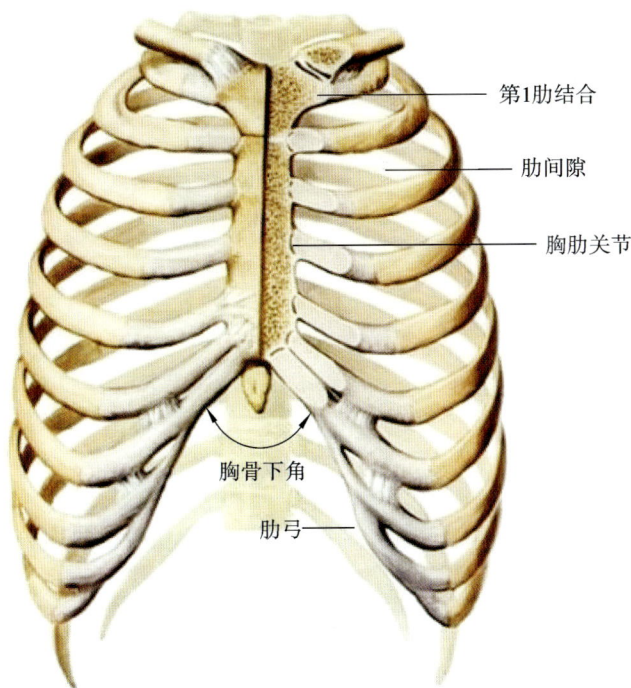

图 2-10 胸廓的整体观

(三)颅骨及其连结

成人颅(图 2-11、图 2-12)由 23 块颅骨组成,另有 3 对听小骨位于颞骨内。按颅骨的位置可将其分为脑颅骨和面颅骨,脑颅骨位于颅的后上方,参与围成颅腔,容纳脑;面颅骨位于颅的前下方,形成面部的轮廓,并构成骨性眶、鼻腔和口腔。颅骨主要对脑和感觉器官起支持和保护作用。

1. 颅骨 脑颅骨有 8 块,包括颅前方突出的额骨、颅后方突出的枕骨、两者之间成对的顶骨、颅底前部的筛骨、颅底中部的蝶骨、颅两侧成对的颞骨。它们共同围成颅腔,容纳脑。

面颅骨有 15 块,包括口腔上方的一对上颌骨,上颌骨外上方的一对颧骨,上颌骨后方各接一块的腭骨,上颌骨内上方的一对鼻骨,眼眶内侧壁的一对泪骨,鼻腔外侧壁下方的一对下鼻甲,鼻腔中部后下的一块犁骨,口腔下方的一块下颌骨,喉上方的一块舌骨。下颌骨呈蹄铁形,分为中部的下颌体和两侧的下颌支。下颌支上端有两个突起,前方尖锐的称为冠突,后方粗大的称为髁突。下颌支和下颌体相交而成的角称为下颌角。

2. 颅的整体观 颅前面包括骨性眶、骨性鼻腔和骨性口腔。颅前面上部为"额头",其下是一对眉弓,眉弓中间为眉间。眉弓下方为一对骨性眶,骨性眶的内下方为骨性鼻腔,骨性鼻腔的下方为不完整的骨性口腔。骨性眶为一对四棱锥形的腔,容纳视器。骨性鼻腔位于面颅中央,骨性鼻腔正中为由筛骨垂直板和犁骨构成的鼻中隔,将骨性鼻腔分为左、右两部分。骨性口腔由上颌骨、腭骨和下颌骨构成。

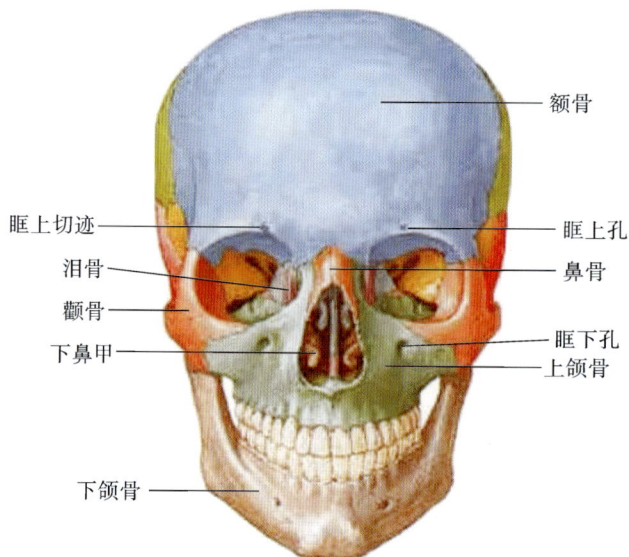

图 2-11　颅骨(前面观)

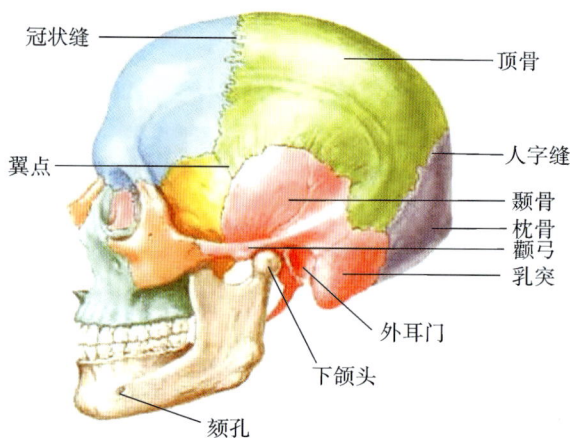

图 2-12　颅骨(侧面观)

颅侧面由额骨、顶骨、颞骨、蝶骨、枕骨组成。颅侧面中部有外耳门,向内通外耳道。外耳门的前上方为颧弓,后方向下的突起称为乳突,两者在体表均可触及,是重要的骨性标志。颧弓将颅外侧面分为上方的颞窝和下方的颞下窝。在颞窝的内侧壁,额骨、顶骨、颞骨、蝶骨四骨会合处构成"H"形的缝,该区域称为翼点。翼点处骨质最薄,在骨折时容易损伤经过其内面的脑膜中动脉,从而引起颅内出血并压迫脑。中医所说的"太阳穴"即位于翼点处。

颅顶由额骨、顶骨、部分颞骨和枕骨借缝连结构成。额骨和顶骨之间的连结称为冠状缝,两顶骨之间的连结称为矢状缝,顶骨与枕骨之间的连结称为人字缝。

3. 颅骨的连结　各颅骨之间多借缝、软骨或骨性结合相连结,连结极为牢固。唯下颌骨借颞下颌关节与颞骨相连。颞下颌关节又称下颌关节,由颞骨的下颌窝及关节结节与下颌骨的下颌头构成。关节囊松弛,外侧有韧带加强,囊内有关节盘,将关节腔分成上、下两部分。颞下颌关节属于联动关节,可进行上提、下降、前进、后退及侧方运动(图 2-13)。

（四）上肢骨及其连结

上肢骨包括上肢带骨和自由上肢骨，上肢带骨包括锁骨和肩胛骨，自由上肢骨包括肱骨、尺骨、桡骨和手骨。

1. 上肢骨

（1）锁骨：呈"～"形，位于胸廓前上方，全长均可触及，是重要的骨性标志。内侧端与胸骨柄相关节，外侧端与肩胛骨的肩峰相关节。

（2）肩胛骨：为三角形扁骨，位于胸廓后外上方，第2～7肋之间。肩胛骨上角平对第2肋；下角平对第7肋，易于触及，是计数肋的骨性标志；外侧角有关节盂，与肱骨头相关节。

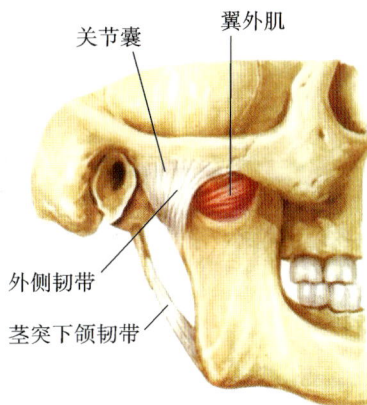

图2-13　颞下颌关节外侧面观

（3）肱骨：位于上臂，有一体两端。其上端有肱骨头，与肩胛骨的关节盂相关节。其下端有2个关节面，外侧面的肱骨小头与桡骨相关节；内侧面的肱骨滑车与尺骨相关节。

（4）尺骨和桡骨：尺骨位于前臂内侧，有一体两端。其上端有滑车切迹，与肱骨滑车相关节。滑车切迹上方较大的突起称为鹰嘴。桡骨位于前臂外侧，也有一体两端。其上端有桡骨头，与肱骨小头相关节；桡骨头周围的关节面与尺骨相关节。桡骨下端有腕关节面，与腕骨相关节。

（5）手骨：包括腕骨、掌骨和指骨。腕骨均属于短骨，共有8块，排成两列。从桡侧到尺侧，近侧列依次为手舟骨、月骨、三角骨、豌豆骨；远侧列依次为大多角骨、小多角骨、头状骨、钩骨。掌骨共有5块，从桡侧到尺侧依次为第1～5掌骨。指骨属于长骨，每只手有14块，其中拇指有2块，其余各指为3块，从近到远依次为近节指骨、中节指骨和远节指骨。

2. 上肢骨的连结　上肢运动灵活，其连结以关节为主，主要包括胸锁关节、肩锁关节、肩关节、肘关节、前臂骨连结以及手骨的连结。

（1）胸锁关节：由胸骨的锁切迹与锁骨的胸骨端构成，是上肢骨与躯干骨之间的唯一关节，具有固定和传导力的作用。

（2）肩锁关节：由肩胛骨的肩峰关节面与锁骨的肩峰端构成。

（3）肩关节（图2-14）：由肱骨的肱骨头和肩胛骨的关节盂构成。肱骨头大，关节盂小而浅，关节囊薄而松弛。关节囊外有喙肱韧带和喙肩韧带加强关节的稳固性。关节囊下壁没有肌肉和韧带加强，较为薄弱，故肩关节脱位常发生在前下方。肩关节是全身最灵活的关节。

（4）肘关节（图2-15）：由肱骨下端和桡骨、尺骨上端组成，包括3个关节。肱尺关节由肱骨滑车和尺骨滑车切迹构成；肱桡关节由肱骨小头和桡骨小头构成；桡尺近侧关节由桡骨头的环状关节面和尺骨桡切迹构成。3个关节包裹在一个关节囊中，关节囊的前、后壁薄而松弛，两侧厚而紧张，且两侧有尺、桡侧副韧带加强。由于幼儿桡骨头未发育完全，环状韧带松弛，在肘关节伸直位猛力向外上方牵拉前臂时，桡骨头可部分从下方脱出，造成桡骨头半脱位。

（5）前臂骨连结：前臂桡骨、尺骨借桡尺近侧关节、桡尺远侧关节和前臂骨间膜相连。在联合运动时，这些结构可使前臂旋前和旋后。

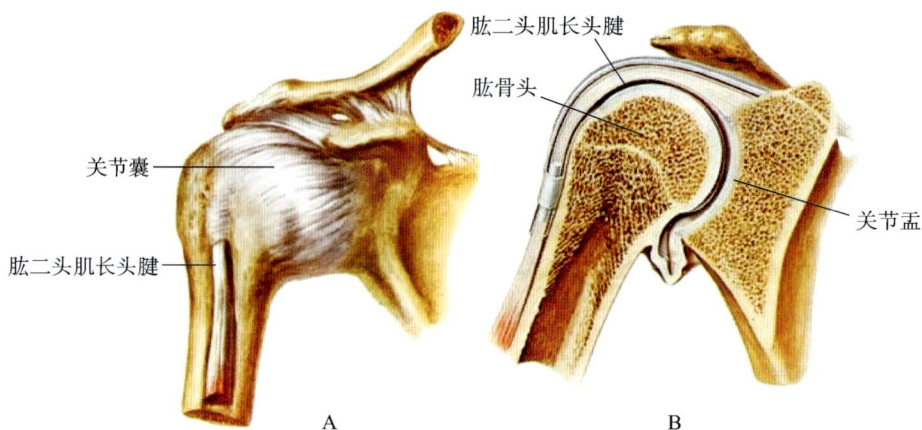

图2-14　肩关节的结构

A. 前面；B. 冠状切面

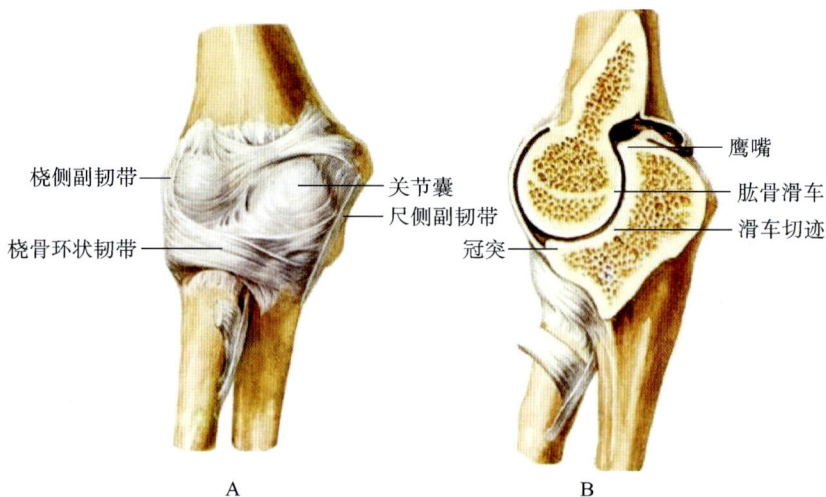

图2-15　肘关节的结构

A. 前面；B. 矢状切面

（6）手骨的连结：手部关节众多，如桡腕关节、腕骨间关节、腕掌关节、桡尺远侧关节等（图 2-16）。桡腕关节又称腕关节，由桡骨的腕关节面和尺骨头下方关节盘构成的关节窝，与手舟骨、月骨和三角骨近侧关节面构成的关节头共同组成。

（五）下肢骨及其连结

下肢骨包括下肢带骨和自由下肢骨，下肢带骨即髋骨，自由下肢骨包括股骨、髌骨、胫骨、腓骨和足骨。

1. 下肢骨

（1）髋骨：属于不规则扁骨，由髂骨、坐骨和耻骨融合而成。幼年期，三骨之间借软骨相连结，16 岁以后三骨逐渐骨化。三骨融合处的外侧有大而深的窝，称为髋臼，与股骨头构成髋关节。

（2）股骨：位于大腿，是全身最粗长的骨，约为身高的 1/4，分为一体两端。其上端有股骨头，与髋臼构成髋关节；下端与胫骨相关节。

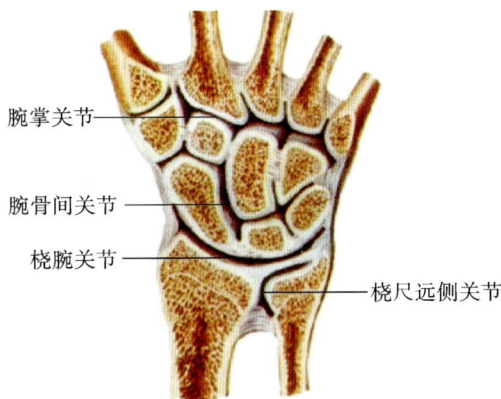

图2-16　手骨的连结

（3）胫骨和腓骨：胫骨位于小腿内侧，属于长骨，分为一体两端。其上端与股骨相关节，下端与距骨相关节。腓骨位于小腿外侧，相对细长，也分为一体两端。

（4）足骨：包括跗骨、跖骨和趾骨。跗骨属于短骨，共有7块，包括距骨、跟骨、足舟骨、骰骨、内侧楔骨、中间楔骨、外侧楔骨。跖骨有5块，由内侧向外侧依次为第1～5跖骨。趾骨共有14块，其中拇趾2块，其他各趾3块。各部分名称与指骨相同。

2. 下肢骨的连结　下肢骨的连结包括下肢带骨的连结和自由下肢骨的连结。

（1）骨盆：由左、右髋骨和骶骨、尾骨借之间的骨连结构成。骶骨和髂骨的耳状面构成骶髂关节；骶骨和坐骨之间有骶结节韧带和骶棘韧带；两侧耻骨联合面借纤维软骨构成耻骨联合。从骶骨岬经两侧弓状线、耻骨梳、耻骨结节、耻骨嵴至耻骨联合上缘构成的环形线，称为界线。骨盆以界线为界，分为上方的大骨盆和下方的小骨盆。小骨盆的内腔称为骨盆腔，男性盆腔呈漏斗形，女性盆腔呈圆桶形。两侧耻骨下支之间的夹角称为耻骨下角，在男性中为70°～75°，在女性中为90°～100°。骨盆既有承受、传递重力的作用，又可以保护盆腔内器官。

（2）骶髂关节：由骶骨与髂骨的耳状面构成。骶髂关节结构牢固，活动度极小，以适应下肢支持体重的功能。女性在妊娠后期，受激素影响，关节囊及韧带松弛，从而扩大盆腔，利于分娩。

（3）耻骨联合：由左、右耻骨联合面借耻骨间盘连结而成。女性的耻骨间盘较厚，其内有一矢状裂隙，在分娩时可有轻度分离。

（4）髋关节：由髋臼与股骨头构成。髋臼较深，周缘附有髋臼唇以增加关节窝的深度。髋关节囊厚而坚韧，将股骨颈的内上2/3包裹在囊内。关节囊内有股骨头韧带，韧带内有股骨头的营养血管（图2-17）。

（5）膝关节：由股骨下端、胫骨上端和髌骨构成，是人体最大、结构最复杂的关节（图2-18）。膝关节囊薄而松弛，其前方有股四头肌肌腱形成的髌韧带加强，两侧分别有腓侧副韧带和胫侧副韧带加强。膝关节囊内有前、后交叉韧带，将股骨与胫骨牢固连接。半月板由纤维软骨构成，位于股骨和胫骨的关节面之间，可分为内、外侧半月板，使胫骨和股骨的关节面更相适应，从而增强关节的稳固性，起缓冲压力的作用。

（6）胫、腓骨的连结：胫、腓二骨连结紧密，上端构成微动的胫腓关节，中部有小腿骨间膜相连，下端借韧带相连。

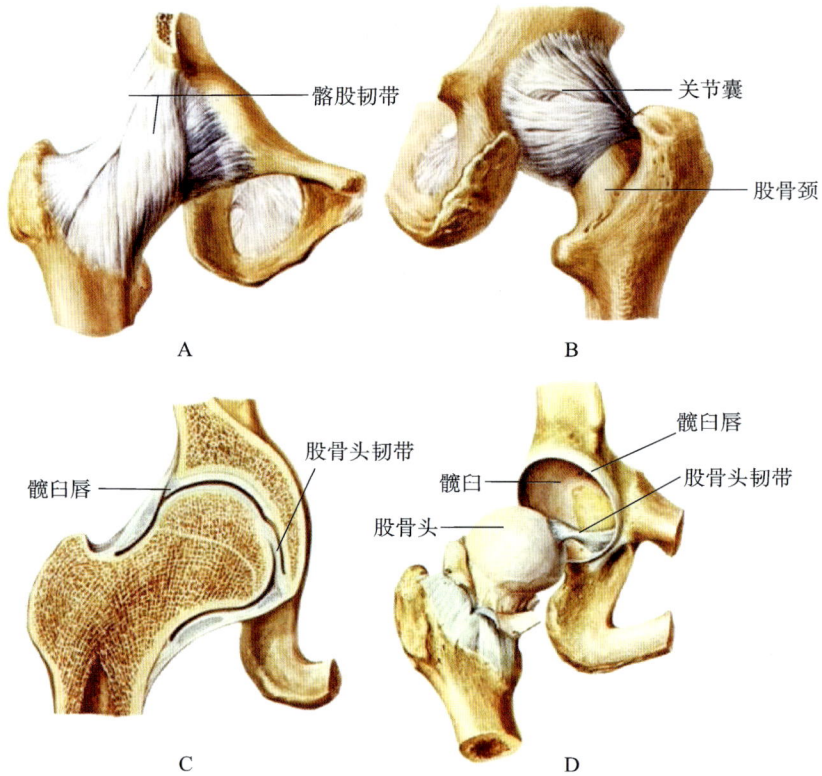

图2-17 髋关节的结构

A. 前面；B. 后面；C. 冠状切面；D. 关节囊离断

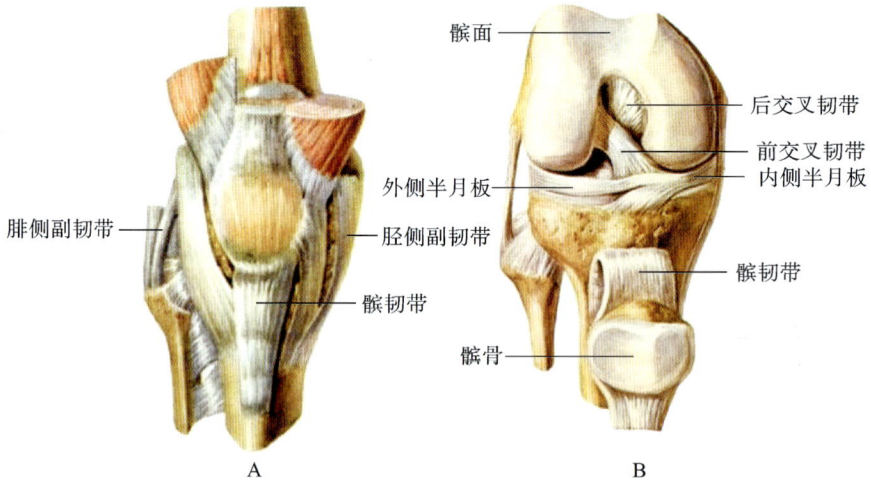

图2-18 膝关节

A. 前面；B. 内部结构

（7）足骨的连结：包括距小腿关节、跗骨间关节、跗跖关节、跖骨间关节、跖趾关节和趾骨间关节（图2-19）。距小腿关节又称踝关节，由胫骨、腓骨的下端与距骨滑车构成。关节囊前、后松弛，两侧有韧带加强，其中内侧韧带较坚厚，外侧韧带较薄弱，因此足过度内翻易导致外侧韧带扭伤。跗骨间关节是跗骨诸骨之间的关节，以距跟关节、距跟舟关节和跟骰关节较为重要。

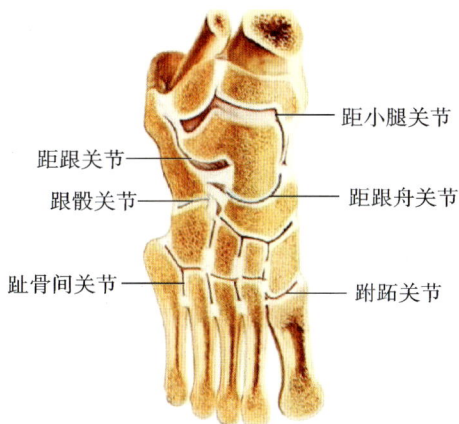

图2-19　足骨的连结

（8）足弓（图 2-20）：是由跗骨和跖骨借关节连结在足底形成的凸向上的弓形结构。足弓增加了足的弹性，有利于行走、跳跃和缓冲震荡，同时还能保护足底的血管和神经不被压迫。若维持足弓的软组织过度劳损、先天发育不良、骨折损伤等，可导致足弓塌陷，使足底变得平坦，形成扁平足，从而影响足部正常功能。

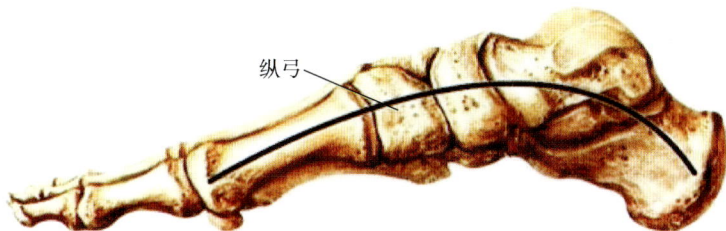

图2-20　足弓

（六）骨骼肌

骨骼肌是运动系统的动力部分，绝大多数附着于骨骼。骨骼肌在人体内分布极为广泛，总数超过 600 块，约占体重的 40%。每块骨骼肌都具有一定的形态、结构、位置和辅助装置，执行一定的功能，并且有丰富的血管和淋巴管分布，同时接受神经的支配，因此每块骨骼肌都可视为一个器官。

1. 骨骼肌的构造和形态　每块骨骼肌均包括肌腹和肌腱两部分。肌腹主要由骨骼肌纤维（即骨骼肌细胞）构成，呈红色，具有收缩功能；肌腱主要由平行致密的胶原纤维束构成，呈白色，强韧而无收缩功能，位于肌腹的两端，主要起连接作用。肌腹借肌腱附着于骨骼上。骨骼肌形态多样，按其外形大致可分为长肌、短肌、扁肌和轮匝肌四种（图 2-21）。长肌呈梭形，主要分布于四肢，如肱二头肌；短肌短小，多分布于躯干深面，如椎间肌；扁肌呈薄片状，多分布于躯干浅层，如背阔肌；轮匝肌呈环形，分布于孔裂周围，收缩时可关闭孔裂，如眼轮匝肌。

2. 骨骼肌的辅助装置　骨骼肌的周围有辅助装置协助其活动，具有保持骨骼肌的位置、减少运动时的摩擦和保护等功能，包括筋膜、滑膜囊和腱鞘。

（1）筋膜：遍布全身，分为浅筋膜和深筋膜两种（图 2-22）。浅筋膜又称皮下筋膜，位于真皮之下，由疏松结缔组织构成，内含脂肪、血管和神经等。临床上，皮下注射即将药物注入此层。深筋膜又称固有筋膜，位于浅筋膜的深面，由致密结缔组织构成，包被体壁、四肢的肌肉、血管和神经等。

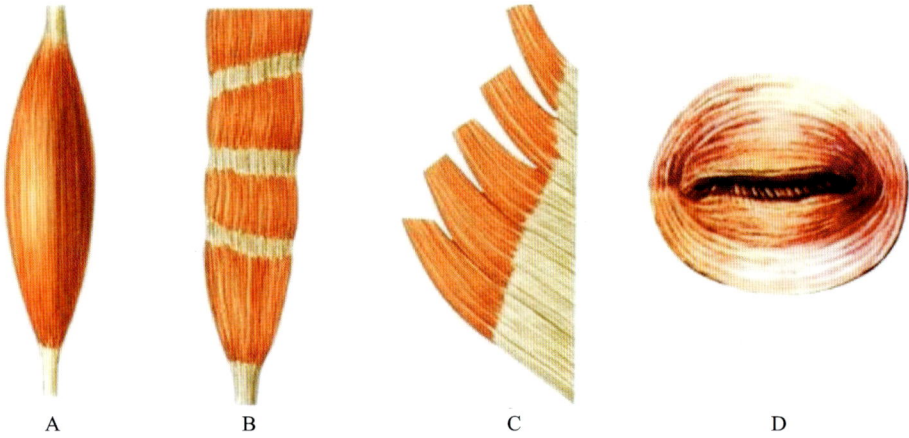

图2-21　肌的形态
A. 长肌；B. 短肌；C. 扁肌；D. 轮匝肌

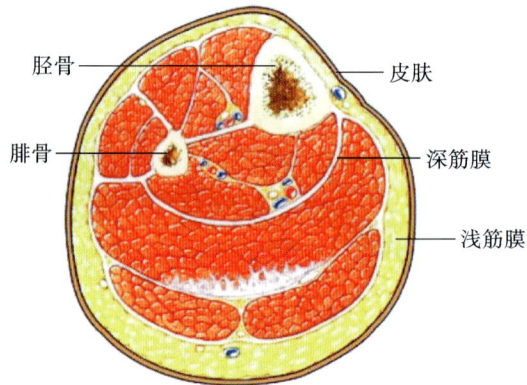

图2-22　小腿中部横切面(示筋膜)

（2）滑膜囊：为封闭的结缔组织囊，囊壁较薄，内有滑液，多位于肌腱与骨面相接触处，以减少两者之间的摩擦。

（3）腱鞘：为包围在肌腱外面的鞘管，存在于活动性较大的部位(图 2-23)。腱鞘可分为

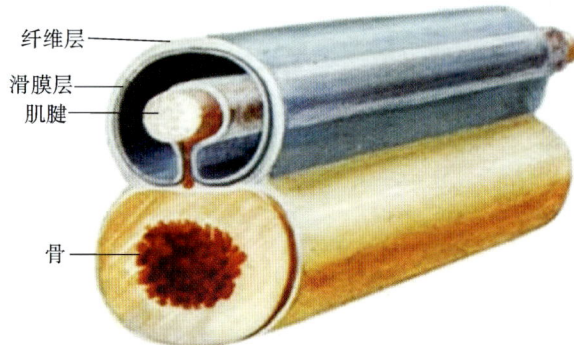

图2-23　腱鞘示意图

外层的纤维层和内层的滑膜层两部分。腱鞘滑膜层的脏、壁两层互相移行,形成腔隙,内含少量滑液,使肌腱能在腱鞘内自由滑动。

（黄　春）

任务二　消化系统的基本结构和功能

消化系统由消化管和消化腺组成(图 2-24)。其主要功能是将摄入的食物进行消化,吸收其中的营养物质,并最终将食物残渣转为粪便排出体外。此外,口腔和咽还参与呼吸和语言活动。

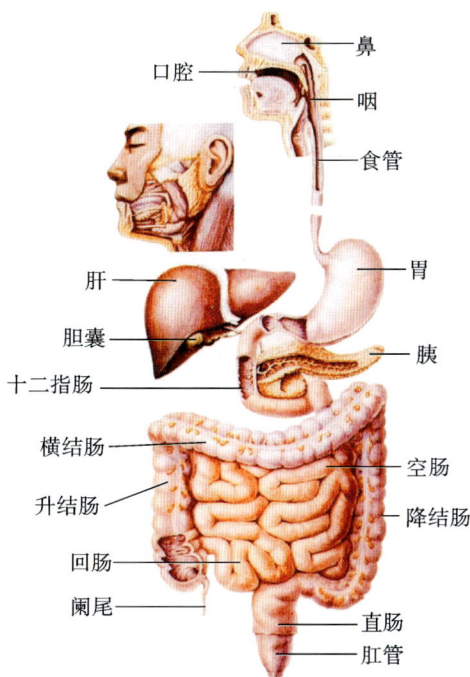

图2-24　消化系统概观

案例导入

通过矫正牙齿的位置和咬合关系,可以改善牙齿的外观和功能,改善口腔健康和提升美观度。小明想要通过拔牙的方式达到瘦脸的目的。

思考:

(1) 拔牙可以瘦脸吗?

(2) 牙齿的构造。

一、消化管

消化管又可称为消化道或胃肠道,指自口腔到肛门的连贯性通道,包括口腔、咽、食管、胃、小肠(十二指肠、空肠和回肠)和大肠(盲肠、阑尾、结肠、直肠和肛管)。消化管是覆有上皮组织的肌性管道,具有吸收营养的作用,同时也分泌消化酶和润滑食物的消化液。临床上常把从口腔到十二指肠的部分称为上消化道,空肠及以下的部分称为下消化道。

(一)口腔

口腔为消化管的起始部位,其前壁为上、下唇,侧壁为颊,上壁为腭,下壁为口腔底(图2-25)。

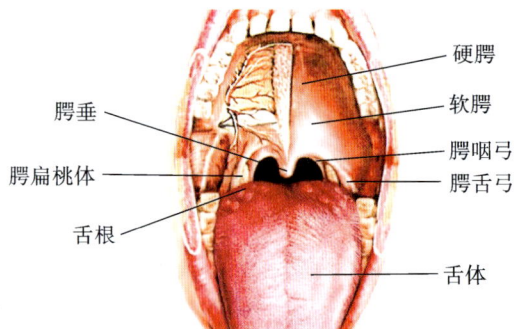

图2-25 口腔及咽峡

1. 口唇 分为上唇和下唇,其外层为皮肤,中间为口轮匝肌,内层为黏膜。上、下唇之间的间隙称为口裂,口唇的游离缘是皮肤与黏膜的移行部(唇红)。唇红是体表毛细血管最丰富的部位之一,呈红色,缺氧时呈绛紫色。上唇外面中线处有一纵行浅沟,称为人中,为人类所特有,昏迷患者进行急救时常在此处行指压或针刺操作。上唇外面两侧与颊部交界处各有一浅沟,称为鼻唇沟。

2. 颊 由黏膜、颊肌和皮肤构成。

3. 腭 是口腔的顶,分为硬腭和软腭两部分。硬腭位于腭的前 2/3,软腭位于腭的后 1/3。软腭后部向后下方悬垂,称为腭帆。腭帆后缘游离,中部有一突起,称为腭垂。自腭帆两侧分别向下延伸,形成两条黏膜皱襞,分别为前方的腭舌弓和后方的腭咽弓。腭舌弓和腭咽弓之间的三角形凹陷称为扁桃体窝,窝内容纳腭扁桃体。腭垂、腭帆游离缘、两侧的腭舌弓及舌根共同围成咽峡,是口腔和咽的分界标志。

4. 牙齿 是人体内最坚硬的器官,具有咀嚼食物和辅助发音等作用,镶嵌于上、下颌骨的牙槽内。

(1)牙齿的分类和排列:人的一生中有两套牙齿,分别为乳牙和恒牙(图2-26、图2-27)。乳牙共有20颗,一般在出生后6~7个月开始萌出,3岁左右出齐,分为乳切牙、乳尖牙、乳磨牙。至6~7岁时,乳牙开始脱落,恒牙相继萌出,共计32颗,14岁左右基本出齐。而第3磨牙(智齿)在18~28岁或更晚萌出,故称迟牙,有的人终生不萌出。

(2)牙齿的形态与构造:牙齿在外形上可分为牙冠、牙颈和牙根。牙冠暴露于口腔内,牙根嵌于牙槽内,牙冠与牙根交界处的缩细部分为牙颈。牙的中央有牙腔。牙齿由牙质、釉质、牙骨质和牙髓组成。牙质构成牙齿的主体;牙冠表面覆盖着釉质,是人体最坚硬的组织;牙骨质包在牙颈和牙根的牙质表面;牙髓位于牙腔内,由血管、神经和结缔组织共同组成(图2-28)。

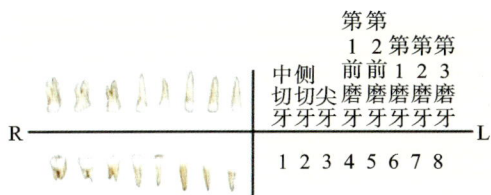

图2-26 乳牙的名称及符号

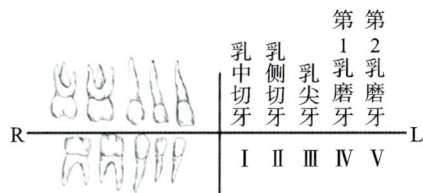

图2-27 恒牙的名称及符号

5. 舌 邻近口腔底，其基本结构为骨骼肌和表面覆盖的黏膜。舌具有协助咀嚼、吞咽食物、感受味觉及辅助发音等功能。舌下面黏膜在舌的正中线上，形成一黏膜皱襞，向下连于口腔底前部，称为舌系带（图2-29）。

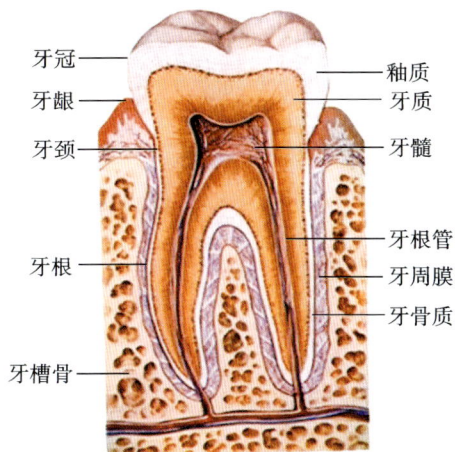

图2-28 牙体牙周组织

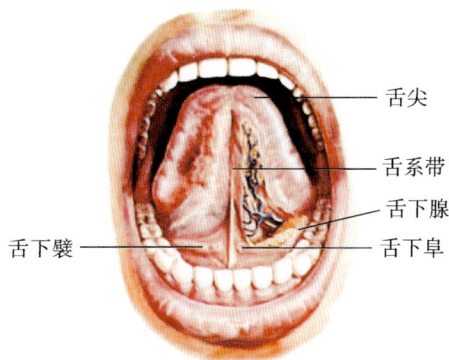

图2-29 舌下面观

（二）咽

1. 咽的位置和形态 咽位于颈椎前方，上端起于颅底，向下于第 6 颈椎椎体下缘处连接食管，全长约 12 cm，是消化管上端扩大的部分。咽呈上宽下窄、前后略扁的漏斗形肌性管道，其内腔称为咽腔。咽的两侧壁与颈部大血管和甲状腺侧叶等相毗邻（图2-30）。

2. 咽的分部 咽的后壁和侧壁完整，而前壁不完整，自上而下分别与鼻腔、口腔和喉腔相通。按照咽的前方毗邻结构，以腭帆游离缘和会厌上缘平面为界，可将咽分为鼻咽、口咽和喉咽。口咽和喉咽两部分是消化管与呼吸道的共同通道。

（三）食管

1. 食管的位置和分部 食管是一前后扁平的肌性管状器官，其上端在第 6 颈椎椎体下缘平面与咽相连，下端约在第 11 胸椎椎体高度与胃的贲门相接，长约 25 cm，是消化管中最为狭窄的部分。

2. 食管狭窄 食管有 3 处生理性狭窄。食管第 1 狭窄为食管的起始处；食管第 2 狭窄为食管在左主支气管后方与其交叉处；食管第 3 狭窄为食管通过膈肌食管裂孔处。这些狭窄不仅是异物容易滞留的部位，还是食管癌的好发部位（图2-31）。

（四）胃

胃是消化管各部中最膨大的部分，上连食管，下续十二指肠，成人胃的容量约为 1500 mL。胃除有受纳食物和分泌胃液的作用外，还具有内分泌功能。

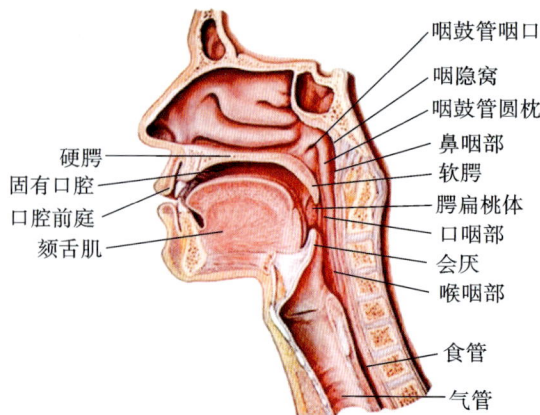

图2-30　头颈部正中矢状切面

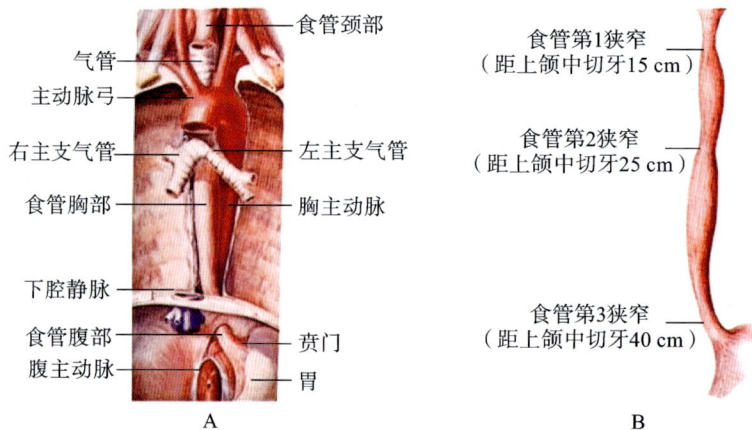

图2-31　食管

A. 前面观；B. 食管狭窄

1. 胃的形态　可受体位、体型、年龄、性别和胃的充盈状态等多种因素的影响，胃在完全空虚时略呈管状，高度充盈时可呈球囊形。胃具有前后两壁、大小两弯以及上下两口。胃上缘较短，凹向右上方，称为胃小弯；下缘较长，凸向左下方，称为胃大弯。胃的近端与食管连接处是胃的入口，称为贲门；胃的远端接续十二指肠处，是胃的出口，称为幽门（图 2-32）。

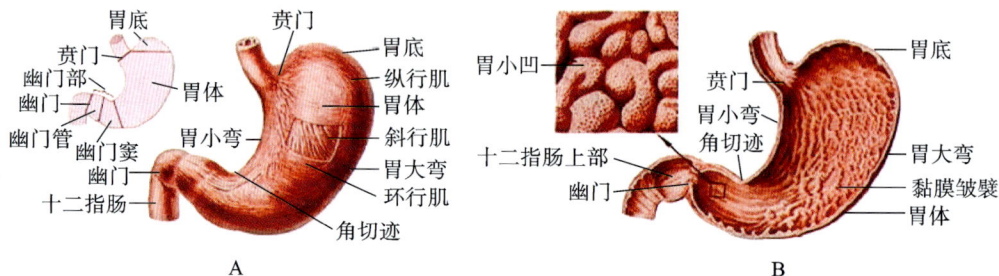

图2-32　胃的形态和分部

A. 胃的构造；B. 胃的黏膜（冠状切面）

2. 胃的分部　通常将胃分为 4 部（图 2-32）：贲门附近的部分称为贲门部，其界域不明显；贲门平面以上，向左上方膨出的部分为胃底；自胃底向下至角切迹处的中间部分，称为胃体;胃体与幽门之间的部分,称为幽门部。幽门部的大弯侧有一不甚明显的浅沟,称为中间沟,将幽门部分为右侧的幽门管和左侧的幽门窦。幽门窦通常位于胃的最低部,胃溃疡和胃癌多发生于胃的幽门窦近胃小弯处。

(五)小肠

小肠是消化管中最长的一段,在成人中长 5~7 m。其上端起于胃幽门,下端接续盲肠,分为十二指肠、空肠和回肠。小肠是进行消化和吸收的重要器官,并具有某些内分泌功能。

1. 十二指肠 位于胃与空肠之间,因其长度相当于十二个横指而得名,全长约 25 cm。十二指肠整体上呈"C"形,包绕胰头,可分为上部、降部、水平部和升部(图 2-33)。降部后内侧壁上有一纵行皱襞,称为十二指肠纵襞。降部下端的圆形隆起称为十二指肠大乳头,是胆总管和胰管的共同开口处。

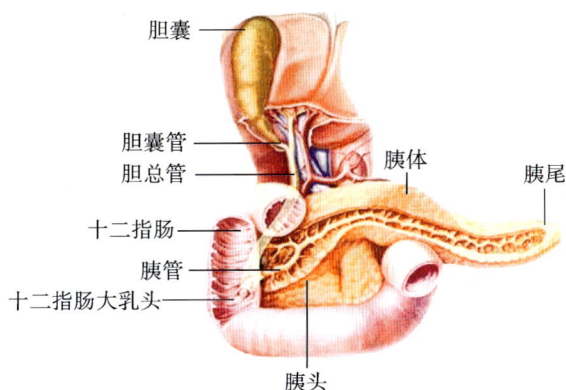

图2-33 胆道、十二指肠和胰

2. 空肠和回肠 上端起自十二指肠空肠曲,下端接续盲肠。空、回肠之间无明显界线,一般空肠占前 2/5,位于腹腔左上部,管径较粗,管壁较厚,血管丰富,颜色较红;回肠占后 3/5,位于腹腔右下部,管径较细,管壁较薄,血管较少,颜色较淡。空肠和回肠一起被小肠系膜悬系于腹后壁,合称为系膜小肠,有较大的活动度(图 2-34)。

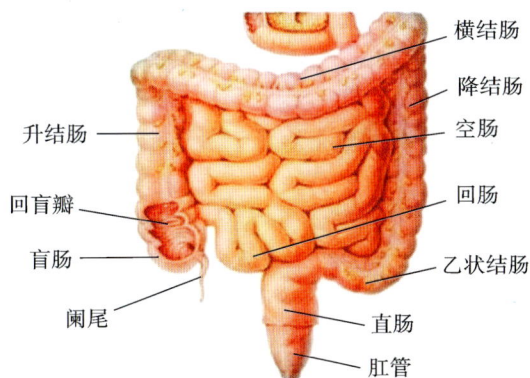

图2-34 空肠和回肠的内面观

(六)大肠

大肠是消化管的下段,全长约 1.5 m,全程围绕于空、回肠的周围,可分为盲肠、阑尾、结肠、直肠和肛管。大肠的主要功能为吸收水分、维生素和无机盐,并将食物残渣转化为粪便排出体外(图 2-34)。

结肠和盲肠具有 3 个特征性结构,即结肠带、结肠袋和肠脂垂,是区别大肠和小肠的重要标志。结肠带有 3 条,由肠壁的纵行肌增厚形成,沿大肠的纵轴排列,汇聚于阑尾根部。结肠袋是肠壁向外呈囊袋状膨出的部分。肠脂垂为结肠带两侧的脂肪突起。

二、消化腺

消化腺均可分泌消化液,消化液中含有消化酶。消化腺可分为大消化腺和小消化腺。大消化腺位于消化管壁外,为一个独立的器官,其分泌的消化液经导管流入消化管腔内,如大唾液腺、肝、胰等。小消化腺分布于消化管壁内,位于黏膜层或黏膜下层,如唇腺、颊腺、舌腺、食管腺、胃腺和肠腺等。

(一)肝

肝是人体内最大的消化腺,肝分泌的胆汁经输胆管道输送至十二指肠,参与食物的消化过程。肝是机体新陈代谢最为活跃的器官,不仅参与蛋白质、脂质、糖类和维生素等物质的合成、转化与分解,还参与激素、药物等物质的代谢和解毒。此外,肝还具有吞噬、防御等重要功能。

1. 肝的形态 肝大部分位于右季肋区和腹上区,小部分位于左季肋区。肝呈红褐色,质软而脆,易受外力冲击而破裂。肝呈楔形,分为上、下两面和前、后、左、右四缘。肝上面隆凸,与膈相贴,称为膈面,膈面借矢状位的镰状韧带将肝分为肝右叶和肝左叶(图 2-35)。膈面后部未被腹膜覆盖的部分称为裸区。肝下面凹凸不平,与腹腔器官相邻,称为脏面。脏面上有近似"H"形的 3 条沟。其中,正中的横沟称为肝门,是肝固有动脉、肝门静脉、左肝管、右肝管、神经以及淋巴管等出入的部位。出入肝门的这些结构被结缔组织包绕,合称为肝蒂。左侧纵沟的前部有肝圆韧带,后部有静脉韧带;右侧纵沟的前部有胆囊窝,容纳胆囊,后部为腔静脉沟。肝的脏面借"H"形沟分为 4 叶:肝右叶、肝左叶、方叶、尾状叶(图 2-36)。

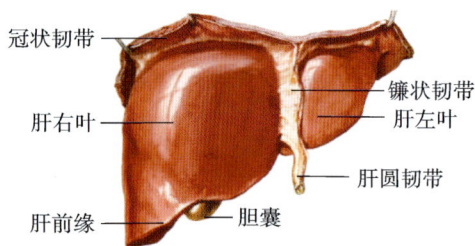

图2-35 肝(膈面)

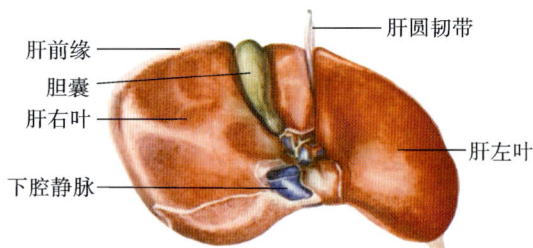

图2-36 肝(脏面)

2. 肝外胆道 指走出肝门之外的胆道,包括胆囊和输胆管道(肝左管、肝右管、肝总管和胆总管)。这些管道与肝内胆道一起,将肝分泌的胆汁输送到十二指肠腔(图 2-37)。胆囊位于肝(脏面)的胆囊窝内,是用于储存和浓缩胆汁的囊状器官。

(二)胰

胰是人体第二大消化腺,由内分泌部和外分泌部组成。内分泌部即胰岛,主要分泌胰岛素;外分泌部分泌胰液,内含多种消化酶。

胰位于腹后壁上部,平对第 1~2 腰椎椎体水平。胰的前面隔网膜囊与胃相邻,后方与下腔静脉、胆总管、肝门静脉、腹主动脉相接触,右侧被十二指肠包绕,左侧邻近脾门。胰呈三棱柱形,质地柔软,呈灰红色,长 17~20 cm,可分为胰头、胰体、胰尾,各部之间无明显界

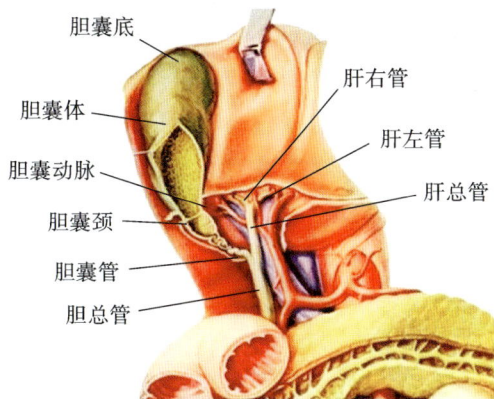

图2-37 输胆管道

限。胰头为胰右端膨大的部分,被十二指肠包绕。胰实质内有一条纵贯全长的胰管,沿途收集胰液,与胆总管汇合成肝胰壶腹,开口于十二指肠大乳头。

(三)唾液腺

唾液腺位于口腔周围(图 2-38),能分泌并向口腔内排出唾液,分为大、小两类:小唾液腺位于口腔各部黏膜内,如唇腺、颊腺、腭腺和舌腺等;大唾液腺有 3 对,即腮腺、下颌下腺、舌下腺。

1. 腮腺 最大的唾液腺,位于耳郭前下方,呈不规则三角形,上达颧弓,下至下颌角附近。腮腺管自腮腺前缘穿出,在颧弓下方约 1 横指处横过咬肌表面,至咬肌前缘处弯向内侧,穿过颊肌,开口于平对上颌第 2 磨牙的颊黏膜处。

2. 下颌下腺 位于下颌体内面的凹陷处,呈卵圆形,其导管开口于舌下阜。

3. 舌下腺 位于口腔底舌下襞的深面,其导管开口于舌下阜和舌下襞表面。

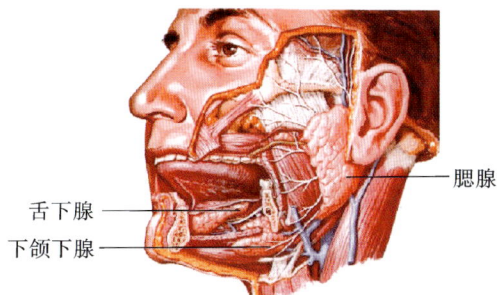

图2-38 唾液腺

(黄 春)

任务三 呼吸系统的基本结构和功能

呼吸系统由呼吸道和肺组成(图 2-39)。呼吸道是传送气体的管道,包括鼻、咽、喉、气管和各级支气管;肺是进行气体交换的器官,由肺实质(支气管树和肺泡)和肺间质(结缔组织、血管、淋巴管、淋巴结和神经)组成。临床上通常把鼻、咽和喉称为上呼吸道,把气管和各级支气管称为下呼吸道。呼吸系统的主要功能是进行气体交换,即从外界吸入氧气,并排出二氧化碳。此外,呼吸系统还有发音、嗅觉、协助静脉血回流入心的功能。

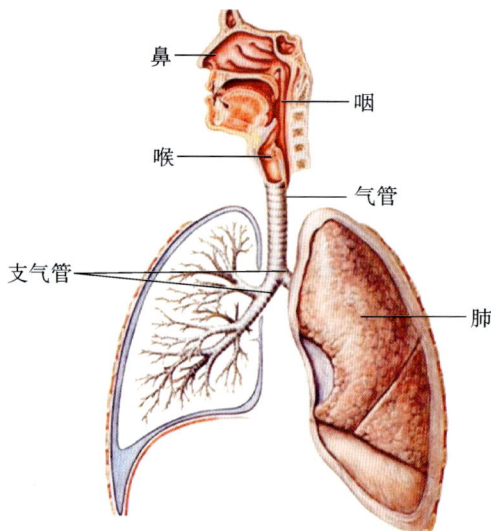

图2-39 呼吸系统概观

案例导入

患者,男,65岁。因慢性咳嗽、咳痰30余年,伴左侧胸痛入院。无发热、咯血等症状。有40余年吸烟史。查体:口唇发绀,心率95次/分,律齐。叩诊左下肺湿啰音。

思考:
(1)呼吸系统的组成。
(2)疾病传播的呼吸道途径。

一、呼吸道

1. **鼻** 由外鼻、鼻腔和鼻旁窦三部分组成,作为呼吸道的起始部,鼻不仅是嗅觉器官,还辅助发音。

(1)外鼻:位于面部中央,以骨和软骨作为支架,外覆皮肤和少量皮下组织,内覆黏膜。外鼻分为骨部和软骨部,软骨部的皮肤富含皮脂腺及汗腺,是痤疮和疖肿的好发部位。外鼻上端位于两眼之间的狭窄部分称为鼻根,向下延伸为鼻背,末端称为鼻尖。鼻尖两侧呈弧形膨大的部分称为鼻翼,从鼻翼向外下方至口角的浅沟称为鼻唇沟。

(2)鼻腔:被鼻中隔分为左、右二腔,各腔向前以鼻孔通外界,向后经鼻后孔通鼻咽(图2-40)。鼻中隔由筛骨垂直板、犁骨及鼻中隔软骨构成其支架,表面覆以黏膜。每侧鼻腔被鼻阈分为鼻前庭和固有鼻腔两部分。鼻前庭为鼻翼和鼻中隔前下份所围成的空腔,内覆皮肤,生有鼻毛。固有鼻腔的外侧壁自上而下有三个鼻甲突向鼻腔,分别为上鼻甲、中鼻甲和下鼻甲，三个鼻甲的下方各有一裂隙，分别为上鼻道、中鼻道和下鼻道。上、中鼻道及蝶筛隐窝分别有鼻旁窦的开口，下鼻道有鼻泪管开口。鼻黏膜分为嗅区和呼吸区两部分，嗅区含有嗅细胞，具有嗅觉功能；呼吸区含有丰富的血管和腺体，对吸入的空气起加温、加湿的作用。

（3）鼻旁窦：鼻腔周围颅骨内一些开口于鼻腔的含气空腔，内覆黏膜，对吸入空气有加温、加湿及发音共鸣的作用。鼻旁窦共有 4 对，包括额窦、筛窦、蝶窦和上颌窦。

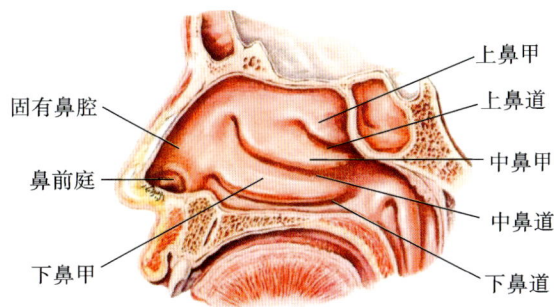

图2-40 鼻腔外侧壁

2. 咽 见项目二任务二。

3. 喉 以软骨为支架，借关节、韧带和喉肌连结而成。喉既是呼吸的管道，又是发音的器官。

（1）喉软骨：喉的支架是喉软骨，由不成对的甲状软骨、环状软骨、会厌软骨和成对的杓状软骨等构成（图 2-41）。甲状软骨构成喉的前外壁，由左、右对称的两块方形软骨板组成。两块软骨板前缘相互愈着，愈着处称为前角。前角上端向前突出，称为喉结，是成年男性颈部的重要体表标志。环状软骨位于甲状软骨下方，是喉软骨中唯一完整的软骨环。会厌软骨黏膜构成会厌，位于喉入口的前方。在吞咽时，喉上提，会厌封闭喉口，防止食物误入喉腔。杓状软骨左、右各一，位于环状软骨板上缘的两侧。

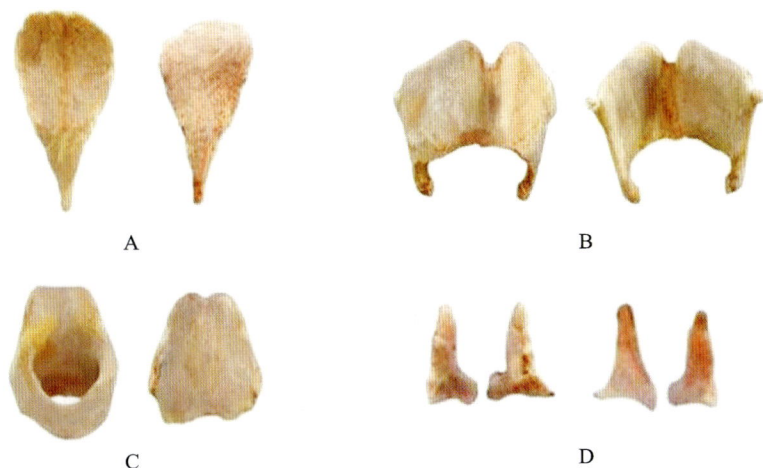

图2-41 喉软骨

A. 会厌软骨；B. 甲状软骨；C. 环状软骨；D. 杓状软骨

（2）喉软骨的连结：包括关节和膜性连结。环甲关节为甲状软骨下角与环状软骨侧面之间的滑膜关节。环杓关节为环状软骨板上缘外侧部的关节面和杓状软骨底之间形成的一对滑膜关节。弹性圆锥又称环甲膜，为圆锥形的弹性纤维膜。

（3）喉肌：系横纹肌，按功能可分为两群。一群作用于环甲关节，使声带紧张或松弛；另一群作用于环杓关节，使声门裂、喉口开大或缩小。

（4）喉腔：由喉软骨、韧带、纤维膜、喉肌和喉黏膜等围成的管腔，向上经喉口通喉咽，向下通气管。喉腔的上口称为喉口，由会厌上缘、杓状会厌襞和杓间切迹构成。喉腔侧壁有两对前后走行的黏膜皱襞，其中上方的一对称为前庭襞，下方的一对称为声襞。声襞内含有声韧带和声带肌，共同构成声带（图2-42）。

4. 气管和支气管

（1）气管：位于颈前正中，食管的前方，上接环状软骨，经颈部正中下行入胸腔，在胸骨角平面分为左、右主支气管（图2-43）。气管长10～11 cm，由14～17个呈"C"形的气管软骨以及各软骨环之间的环状韧带、平滑肌和结缔组织构成，内覆黏膜，气管软骨环后壁的缺口由平滑肌和结缔组织构成的膜壁封闭，有利于食管进行吞咽运动。根据气管的行程和位置，可将其分为颈部和胸部两部分。

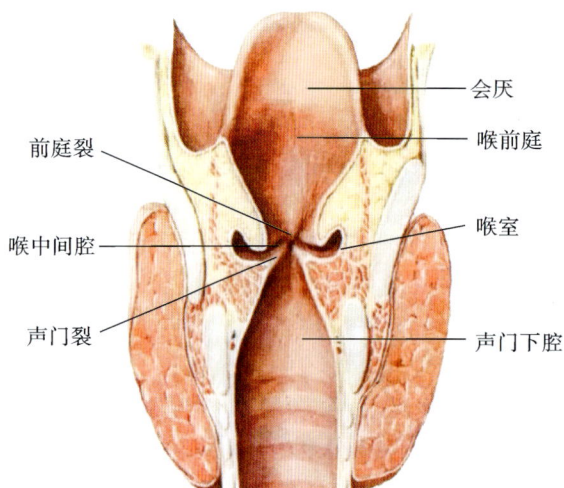

图2-42　喉额状切面

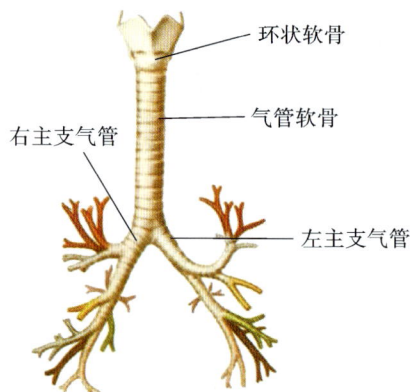

图2-43　气管与主支气管

（2）支气管：由气管分出的各级分支，其中第一级分支为左、右主支气管。右主支气管粗而短，走行较陡直，经右肺门入右肺；左主支气管细而长，走行较倾斜，经左肺门入左肺。

二、肺

（一）肺的位置与形态

1. 肺的位置　肺是呼吸系统的基本器官，左、右各一，位于胸腔内，膈肌的上方，纵隔的两侧。

2. 肺的形态　肺表面覆以浆膜，质柔软，呈海绵状，富有弹性。肺左、右各一，右肺较宽短，左肺较狭长。左肺借从后上方斜向前下方的斜裂，将左肺分为上、下两叶。右肺借斜裂和水平裂，将右肺分为上、中、下三叶。肺形似半圆锥形，具有一尖、一底、两面、三缘。肺尖钝圆，经胸廓上口伸入颈根部。肺底位于膈肌上面，受膈肌压迫呈半月形凹陷。肋面与胸廓相邻；纵隔面与纵隔相邻，其中央有一椭圆形凹陷，称为肺门，肺门内有支气管、血管、神经和淋巴管等出入。肺的前缘薄而锐，左肺前缘下部有一凹陷，称为左肺心切迹，切迹下方有一突起，称为左肺小舌；后缘厚而圆钝，贴于脊柱两侧；下缘薄而锐，伸向胸壁与膈的间隙内（图2-44）。

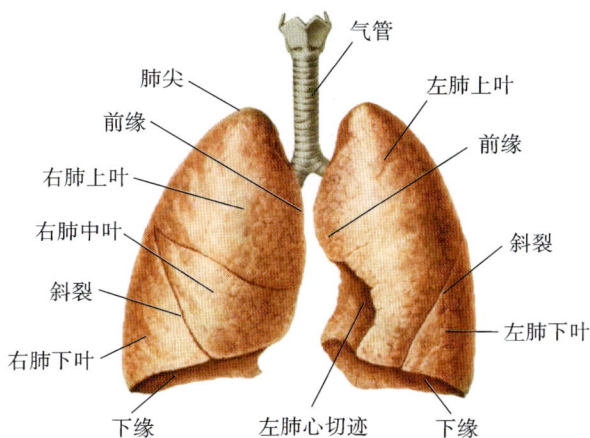

图2-44 肺的形态

（二）肺内支气管与支气管肺段

左、右主支气管在肺门处分为肺叶支气管，进入相应的肺叶。肺叶支气管在各肺叶内再分为肺段支气管，并在肺内反复分支，呈树枝状，称为支气管树。每一肺段支气管及其所属的肺组织构成一个独立的单位，称为支气管肺段，简称肺段。各肺段呈圆锥形，尖朝向肺门，底朝向肺表面。

三、胸膜与纵隔

（一）胸膜

胸膜是一层薄而光滑的浆膜，分为脏胸膜和壁胸膜两部分。脏胸膜紧贴于肺表面；壁胸膜则衬贴于胸壁内面、膈上面和纵隔侧面（图 2-45）。胸膜腔是由脏胸膜与壁胸膜在肺根处相互移行而形成的潜在性封闭腔隙，左右各一，互不相通，呈负压状态，有利于吸气。

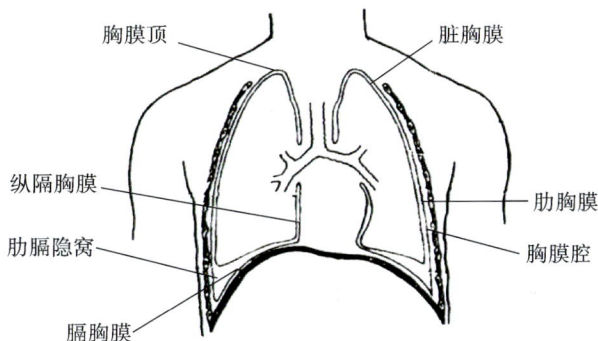

图2-45 胸膜与胸膜腔示意图

（二）纵隔

纵隔是左、右纵隔胸膜之间所有器官、结构及结缔组织的总称。纵隔的前界为胸骨，后界为脊柱胸部，两侧为纵隔胸膜，上界为胸廓上口，下界为膈。纵隔通常以胸骨角平面与第4胸椎椎体下缘的连线为界，分为上纵隔与下纵隔。下纵隔以心包为标志，又分为前纵隔、中纵隔和后纵隔（图 2-46）。

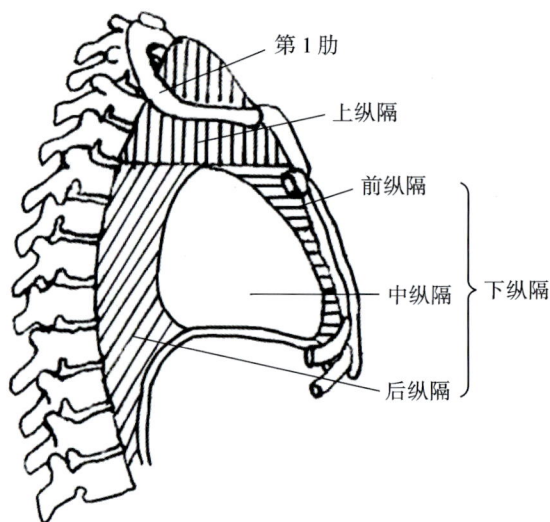

图2-46 纵隔的分区

（黄　春）

任务四　泌尿系统的基本结构和功能

泌尿系统由肾、输尿管、膀胱和尿道组成(图2-47)，主要功能是形成和排出尿液，保持内环境的平衡和稳定。肾的主要功能是产生尿液。机体产生的代谢废物及多余的水分通过血液循环运送到肾，在肾内形成尿液，经输尿管输送至膀胱储存，当膀胱内的尿液达到一定量时，在神经系统调节下，尿液经尿道排出体外。

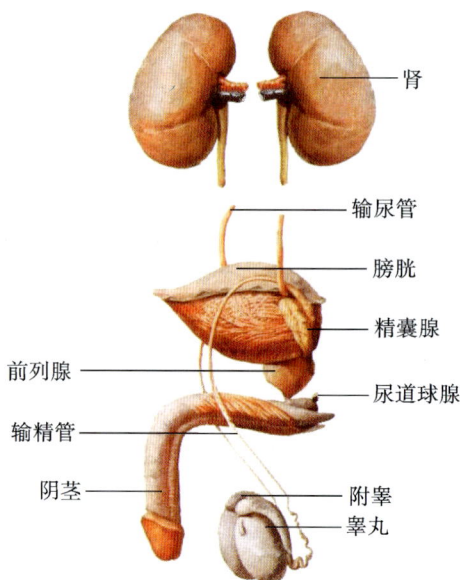

图2-47 泌尿系统、男性生殖系统概观

案例导入

患者 A，长期尿频、尿急、尿痛并伴有血尿，因突发腰痛入院。X 线检查示左季肋区有一类圆形高密度影。

思考：

（1）肾的位置、结构及功能。

（2）肾结石的排出途径。

一、肾

1. 肾的位置和形态 肾成对出现，位于脊柱两侧，呈外八字形排列。肾形似蚕豆，新鲜时呈红褐色，质地柔软，表面光滑。肾分为前、后两面，上、下两端和内、外侧两缘。肾前面较凸，后面较平；上端宽而薄，下端厚而窄；外侧缘隆凸，内侧缘中部凹陷，称为肾门，有血管、神经、淋巴管及肾盂出入。进出肾门的结构被结缔组织包裹，称为肾蒂。从肾门向肾内延伸的不规则腔隙称为肾窦，内含肾小盏、肾大盏、肾盂、肾血管、淋巴管、神经和脂肪组织等（图2-48）。

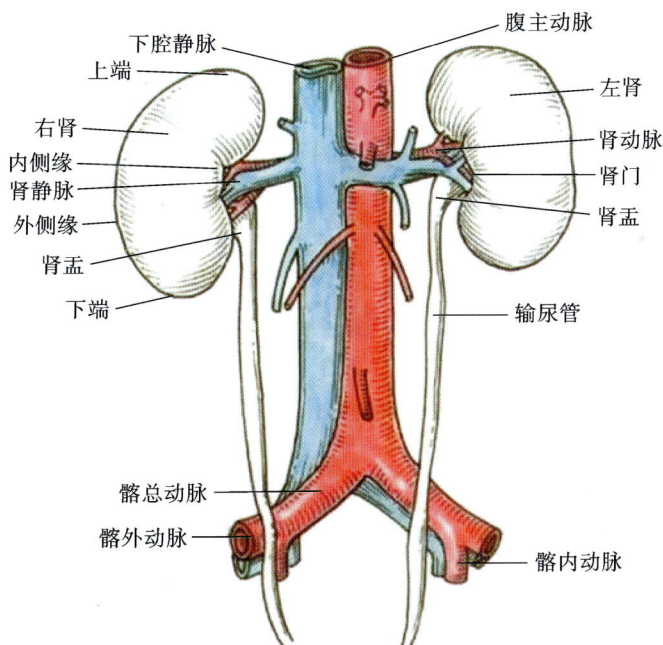

图2-48 肾与输尿管

2. 肾的剖面结构 从肾的冠状切面观察，肾实质可分为浅层的肾皮质和深层的肾髓质。肾皮质呈红褐色，富含血管。肾髓质呈淡红色，约占肾实质厚度的 2/3，可见 15～20 个呈圆锥形的肾锥体。伸入相邻肾锥体之间的肾皮质称为肾柱。肾锥体尖突入肾窦内形成肾乳头，其顶端有孔，称为乳头孔。在肾窦内，肾小盏包绕肾乳头，相邻 2～3 个肾小盏合成 1 个肾大盏，2～3 个肾大盏汇合成肾盂。肾盂在肾门处移行为输尿管。

二、输尿管

1. 输尿管的位置与行程 输尿管为一对细长的肌性管道,于平第 2 腰椎椎体上缘处与肾盂相连,下端终于膀胱,全长 25～30 cm,按走行部位可分为腹段、盆段和壁内段。输尿管腹段起自肾盂下端,经腰大肌前面下行至小骨盆上口处,越过髂血管进入盆腔;输尿管盆段自小骨盆上口处,经盆腔侧壁下行至坐骨棘水平;输尿管壁内段为输尿管在膀胱底外上角向内下方斜穿膀胱壁的部分,长约 1.5 cm,是输尿管最为狭窄的部位。

2. 输尿管分部和输尿管狭窄 输尿管全长有 3 处生理性狭窄:①上狭窄位于肾盂与输尿管移行处,即输尿管起始处;②中狭窄位于小骨盆上口,即输尿管跨越髂血管处;③下狭窄位于输尿管穿经膀胱壁处,即输尿管壁内段,此处最窄。当肾结石随尿液下行时,容易嵌顿在这些狭窄处。

三、膀胱

膀胱是储存尿液的肌性囊状器官(图 2-49),其大小、形态和位置随尿液充盈程度、年龄、性别等不同而异。正常成人膀胱容量为 350～500 mL,最大可达 800 mL;新生儿的膀胱容量约为成人的 1/10;老年人因膀胱肌张力降低而容量增大;女性的膀胱容量小于男性。

1. 膀胱的形态 空虚的膀胱呈三棱锥形,分为膀胱尖、膀胱体、膀胱底和膀胱颈(图 2-49)。膀胱尖朝向前上方,与耻骨联合上部后面相对;膀胱底呈三角形,朝向后下方;膀胱尖与膀胱底之间的部分为膀胱体;膀胱的最下部为膀胱颈。在膀胱底内面可见两输尿管口和尿道内口之间形成的一尖朝下的三角区,称为膀胱三角,是肿瘤、结核和炎症的好发部位。

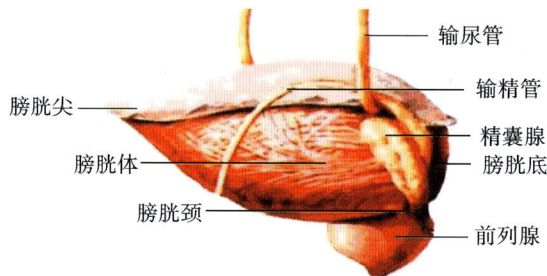

图 2-49 膀胱(侧面观)

2. 膀胱的位置与毗邻 成人膀胱位于盆腔内,耻骨联合后方。在男性中,膀胱上方有腹膜覆盖,后方有精囊、输精管壶腹和直肠,膀胱颈下方邻接前列腺(图 2-50)。在女性中,膀胱上方有子宫,后方借膀胱子宫陷凹与子宫相邻,下方邻接尿生殖膈。膀胱空虚时,膀胱尖一般不超过耻骨联合上缘。

四、尿道

尿道是尿液排出体外的通道。男性尿道除具有排尿功能外,还具有排精功能。女性尿道仅具有排尿功能,长约 5 cm,直径约 0.6 cm(图 2-51)。女性尿道较男性尿道短而直,故易引起逆行性尿路感染。

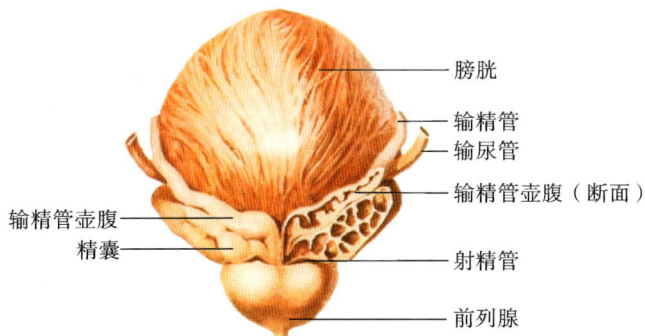

图2-50 男性膀胱及周围结构(后面观)

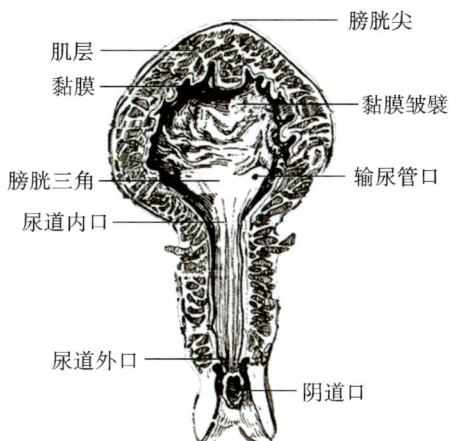

图2-51 女性尿道

（黄　春）

任务五　生殖系统的基本结构和功能

生殖系统分为男性生殖系统和女性生殖系统,其主要功能是产生生殖细胞以繁殖后代,并分泌性激素以促进生殖器官的发育、维持两性的性功能以及激发和维持第二性征。男、女性生殖系统包括内生殖器和外生殖器两部分,内生殖器多位于盆腔内,包括生殖腺、生殖管道和附属腺体;而外生殖器暴露于体表。

案例导入

异位妊娠,常被称作"宫外孕",是指受精卵在子宫腔以外的部位着床并发育的现象。常见类型包括输卵管妊娠、卵巢妊娠、宫颈妊娠等。异位妊娠是孕早期母体死亡的重要原因,一经确诊,应及时开展检测及治疗。

思考:

(1)异位妊娠的病因有哪些?

(2)子宫的结构。

一、男性生殖系统

男性生殖系统包括男性内生殖器和男性外生殖器。男性内生殖器包括生殖腺(睾丸)、生殖管道(附睾、输精管、射精管、男性尿道)和附属腺体(精囊腺、前列腺及尿道球腺);男性外生殖器包括阴茎和阴囊。

(一)男性内生殖器

1. 睾丸　属于男性生殖腺,能产生男性生殖细胞和分泌雄激素。睾丸位于阴囊内,左右各一。睾丸呈扁椭圆形,表面光滑,分为上下两端、前后两缘和内外两面。睾丸的前缘游离,上端和后缘有附睾贴附,血管、神经和淋巴管经后缘进出睾丸。睾丸实质分为多个锥形小叶,每个小叶内有1~4条弯曲的生精小管(精曲小管),在近睾丸纵隔处变为精直小管,精直小管进入睾丸纵隔相互吻合形成睾丸网。由睾丸网延伸出睾丸输出小管,睾丸输出小管最终汇合成一条附睾管(图2-52)。生精小管是产生精子的部位,其管壁上皮由支持细胞和生精细胞构成。

生精细胞是一系列不同发育阶段的生殖细胞的总称。从青春期开始,精原细胞不断分裂,其中一部分经历初级精母细胞、次级精母细胞的发育阶段,从而成为精子细胞,精子细胞经过形态转变后成为精子。

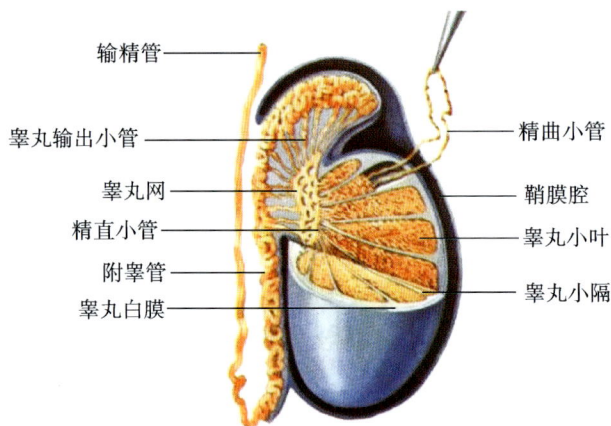

图2-52 睾丸及附睾结构

2. 附睾 位于睾丸的后外侧,呈新月形,从上到下分为头、体、尾三部分,为储存精子和营养精子的器官。精子在附睾内停留8~17天,接受附睾提供的营养并经历一系列成熟变化,从而获得运动能力,达到功能上的成熟。

3. 输精管和射精管 输精管起自附睾尾,至膀胱底与精囊的排泄管汇合成射精管,开口于尿道前列腺部(图2-53)。输精管在阴囊根部、睾丸后上方的位置表浅,是行输精管结扎术的常用的部位。

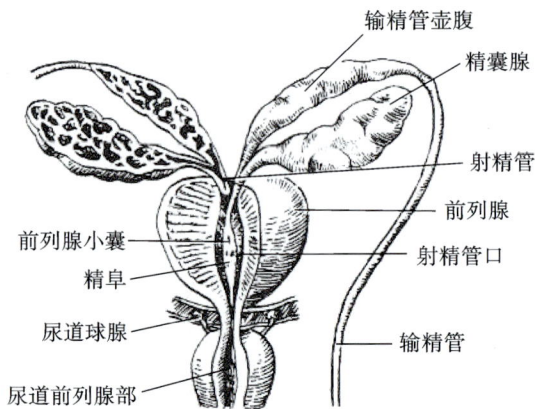

图2-53 精囊腺、输精管与射精管

4. 前列腺 男性附属腺体中最大的一个,位于盆腔内,膀胱与尿生殖膈之间,内有尿道和射精管穿过。前列腺分泌乳白色液体,参与精液的组成。中年以后,前列腺内结缔组织可能会增生,导致前列腺肥大。

5. 男性尿道 起自膀胱的尿道内口,终止于阴茎头的尿道外口,兼有排尿和排精功能,长 16～22 cm。按其行程可分为前列腺部、膜部和海绵体部(图 2-54)。男性尿道全长有 3 处狭窄、3 处扩大和 2 处弯曲。3 处狭窄分别位于尿道内口、尿道膜部和尿道外口,尿道结石常易嵌顿在这些狭窄部位。3 处扩大分别位于尿道前列腺部、尿道球部和尿道舟状窝。2 处弯曲分别为耻骨下弯和耻骨前弯。

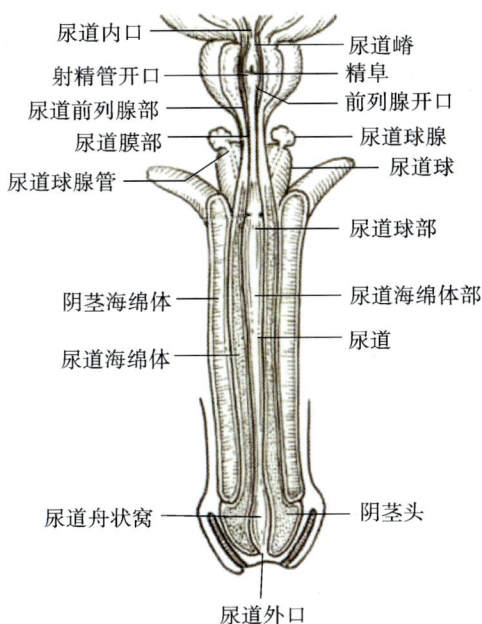

图2-54 男性尿道

(二) 男性外生殖器

1. 阴囊 为囊袋状结构,位于会阴部正中,阴茎的后下方,分为左、右两腔,容纳两侧睾丸、附睾及部分精索(图 2-55)。阴囊内的温度较体温低 1～2 ℃,有利于精子的生存和发育。

2. 阴茎 悬垂于耻骨联合的前下方,可分为阴茎头、阴茎体和阴茎根。阴茎前端膨大部称为阴茎头,其尖端有呈矢状位的尿道外口;后端为阴茎根,固定在耻骨弓及尿生殖膈下面,埋藏于阴囊和会阴部皮肤的深面。阴茎头与阴茎根之间的部分为阴茎体,呈圆柱状。阴茎主要由 2 条阴茎海绵体和 1 条尿道海绵体构成。

二、女性生殖系统

女性生殖系统包括女性内生殖器和女性外生殖器。女性内生殖器包括生殖腺(卵巢)、生殖管道(输卵管、子宫、阴道)和附属腺体(前庭大腺)(图 2-56);女性外生殖器即女阴。

(一) 女性内生殖器

1. 卵巢 左右各一,位于子宫的两侧、小骨盆侧壁的卵巢窝内,呈扁卵圆形。卵巢前缘借卵巢系膜连于子宫阔韧带,卵巢的血管、神经和淋巴管都经卵巢系膜出入卵巢。卵巢的大小和形态随年龄增长而发生变化。幼女卵巢较小,表面光滑;性成熟期卵巢体积最大,之后由于多次排卵,其表面会形成瘢痕而凹凸不平;35～40 岁时卵巢开始缩小;50 岁左右卵巢逐

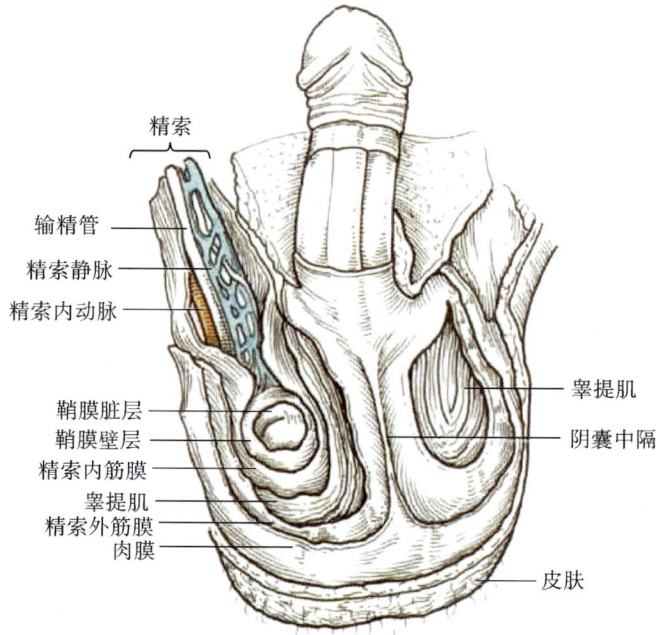

图2-55 阴囊层次结构

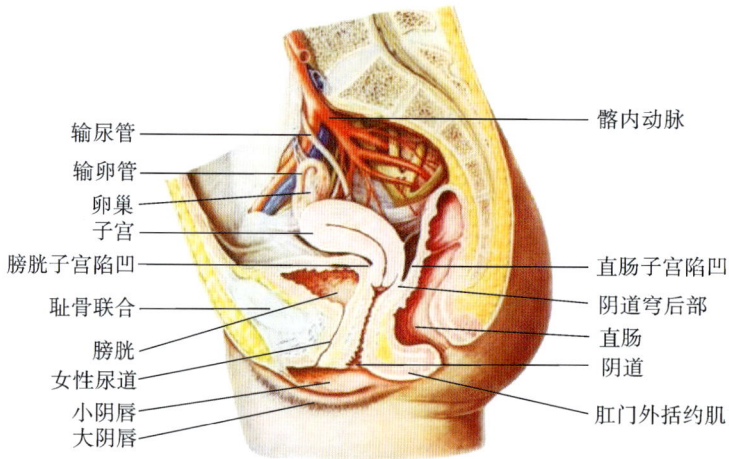

图2-56 女性盆腔正中矢状切面

渐萎缩。

卵巢实质分为卵巢皮质和卵巢髓质两部分。卵巢皮质位于卵巢实质的周围部,含有不同发育阶段的卵泡。青春期时,两侧卵巢内约有4万个原始卵泡;从青春期至更年期,卵巢在促性腺激素的作用下,每月有15～20个卵泡生长发育,但通常只有1个卵泡发育成熟。发育成熟的卵泡破裂,次级卵母细胞连同透明带、放射冠和卵泡液一起从卵巢排出,称为排卵。女性一生总共排卵400～500个,其余卵泡均在发育的不同阶段退化为闭锁卵泡。绝经期以后,卵巢一般不再排卵。

2. 输卵管 是一对输送卵细胞的管道,长10～14 cm,从卵巢上端延伸至子宫底的两侧(图2-57)。其外侧端游离,以输卵管腹腔口开口于腹腔膜;内侧端以输卵管子宫口开口于子宫腔。输卵管呈长而弯曲的喇叭形,可分为4部分:输卵管子宫部为输卵管穿子宫壁的部分,以输卵管子宫口通于子宫腔;输卵管峡部短而狭细,是临床上行输卵管结扎术的常用部位;输卵管壶腹部约占输卵管全长的 2/3,管径粗而弯曲,卵细胞通常在此部受精;输卵管漏斗部为输卵管外侧端的膨大部分,呈漏斗状,末端有输卵管腹腔口。

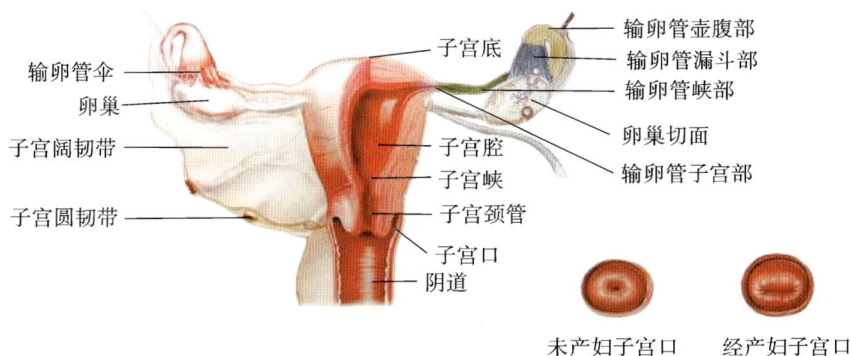

图2-57　女性内生殖器

3. 子宫　为一肌性中空器官,位于盆腔中央,在膀胱和直肠之间,下端伸入阴道。

(1) 子宫的形态:成年女性正常的子宫呈前倾前屈位。前倾是指子宫整体向前倾斜,使子宫的长轴与阴道的长轴形成向前开放的钝角;前屈是指子宫颈与子宫体构成凹向前的弯曲。成年未孕的子宫呈倒置梨形,可分为 3 部分。①子宫底:为两侧输卵管子宫口连线以上的圆凸部分。②子宫颈:为子宫下端呈细圆柱状的部分。子宫颈下 1/3 伸入阴道内,称为子宫颈阴道部;上 2/3 位于阴道的上方,称为子宫颈阴道上部。子宫颈是炎症和肿瘤的好发部位。③子宫体:为子宫底与子宫颈之间的部分。子宫体与子宫颈相移行处较为狭窄的部位称为子宫峡,妊娠时随子宫增大而逐渐延长,临产前可达 7~11 cm,产科常选择此处行剖宫产术(图 2-57)。

(2) 子宫壁:由内向外可分为子宫内膜、子宫肌层和子宫外膜。子宫内膜即子宫黏膜,由单层柱状上皮和固有层构成,固有层内含子宫腺和丰富的血管,其小动脉呈螺旋状走行,称为螺旋动脉。子宫内膜按其功能特点可分为浅、深两层,浅层称为子宫内膜功能层,深层称为子宫内膜基底层。子宫内膜功能层约占子宫内膜厚度的 4/5,自青春期开始,在卵巢分泌的激素作用下,可发生周期性脱落;子宫内膜基底层约占子宫内膜厚度的 1/5,有修复、增生子宫内膜功能层的能力。

(3) 子宫内膜的周期性变化及其与卵巢周期性变化的关系:自青春期开始,在卵巢分泌的激素作用下,子宫底和子宫体的子宫内膜发生周期性变化,即每 28 天左右发生 1 次子宫内膜剥脱出血、修复和增生的过程,称为月经周期。月经周期从月经的第 1 天开始,至下次月经来潮的前一天结束。每个月经周期中,子宫内膜的变化可分为月经期、增生期、分泌期。①月经期:为月经周期的第 1~4 天。卵巢排出的卵细胞未受精,黄体退化,雌激素和孕激素水平急剧下降,子宫内膜中的螺旋动脉持续收缩,导致子宫内膜功能层缺血坏死。子宫内膜功能层脱落,与血液一起从阴道排出,形成月经。②增生期:为月经周期的第 5~14 天,又称卵泡期。在卵泡分泌的雌激素的作用下,脱落的子宫内膜功能层由子宫内膜基底层修复,并逐渐增厚;子宫腺增多、增长;螺旋动脉也增长、弯曲。至增生期末,卵巢内的卵泡已趋于成熟,并准备排卵。③分泌期:为月经周期的第 15~28 天,又称黄体期。在黄体分泌的孕激素和雌激素的作用下,子宫内膜继续增厚;子宫腺继续增长、弯曲,腺腔内充满分泌物;螺旋动脉增长并更加弯曲。如果发生妊娠,子宫内膜在孕激素的作用下继续发育、增厚;如果卵细胞未受精,黄体退化,雌激素和孕激素水平下降,子宫内膜脱落,转入月经期。

4. 阴道 为前后略扁的肌性管道,位于膀胱和尿道的后方,直肠的前方。阴道上部较宽阔,包绕子宫颈阴道部,在二者之间形成环形的凹陷,称为阴道穹。阴道下部较窄,以阴道口开口于阴道前庭。阴道口周缘有环形或半月形黏膜皱襞,称为处女膜,破裂后留有处女膜痕。

(二)女性外生殖器

女性外生殖器又称女阴。阴阜为位于耻骨联合前面的皮肤隆起区,其深面有较多的脂肪组织。青春期后,阴阜皮肤生有阴毛。大阴唇位于阴阜的后下方,是一对纵行的皮肤皱襞。大阴唇内侧一对较薄的皮肤皱襞称为小阴唇。两侧小阴唇之间的裂隙为阴道前庭,其前部有尿道外口,后部有阴道口。尿道外口的前方有阴蒂,由两条阴蒂海绵体构成,相当于男性的阴茎海绵体。前庭球位于阴蒂体与尿道外口之间的皮下和大阴唇的深面(图2-58)。

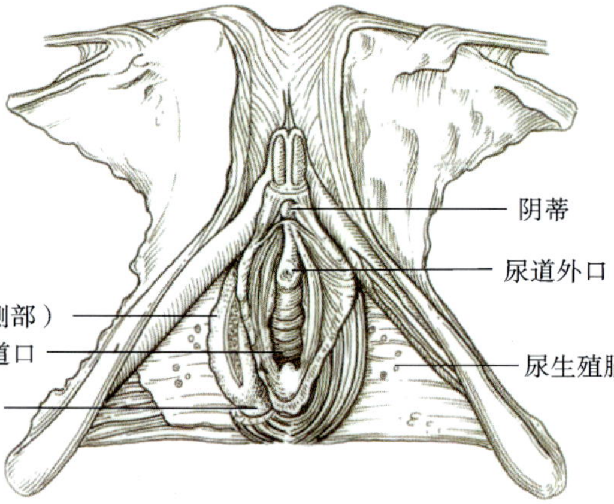

图2-58 阴蒂、前庭球和前庭大腺

(黄 春)

任务六 循环系统的基本结构和功能

循环系统由心血管系统和淋巴系统组成。心血管系统由心、动脉、静脉、毛细血管构成,其内流动着血液。心血管系统将消化吸收的营养物质、肺交换的氧气等物质输送到各个组织器官,并且将二氧化碳和尿素等代谢产物运送到肺、肾等器官排出。淋巴系统由淋巴管道、淋巴组织、淋巴器官组成,其内流动着淋巴液,最终通过静脉注入心,主要起免疫防御作用。

案例导入

某患者,因挤"痘痘"(面部痤疮)引发脑膜炎入院,高热(体温39.5 ℃)。医生提醒:当危险三角区有"痘痘"时,不要轻易挤压,否则可能导致细菌扩散到颅内,引起感染。当危险三角区出现"痘痘"时,应保持局部清洁,必要时可在专业医护人员的指导下进行治疗和护理。

思考：

（1）静脉和动脉在结构上的区别。

（2）面部"危险三角区"是哪个地方？有什么需要注意的？

一、心血管系统的组成

心血管系统由心、动脉、毛细血管和静脉组成（图 2-59）。

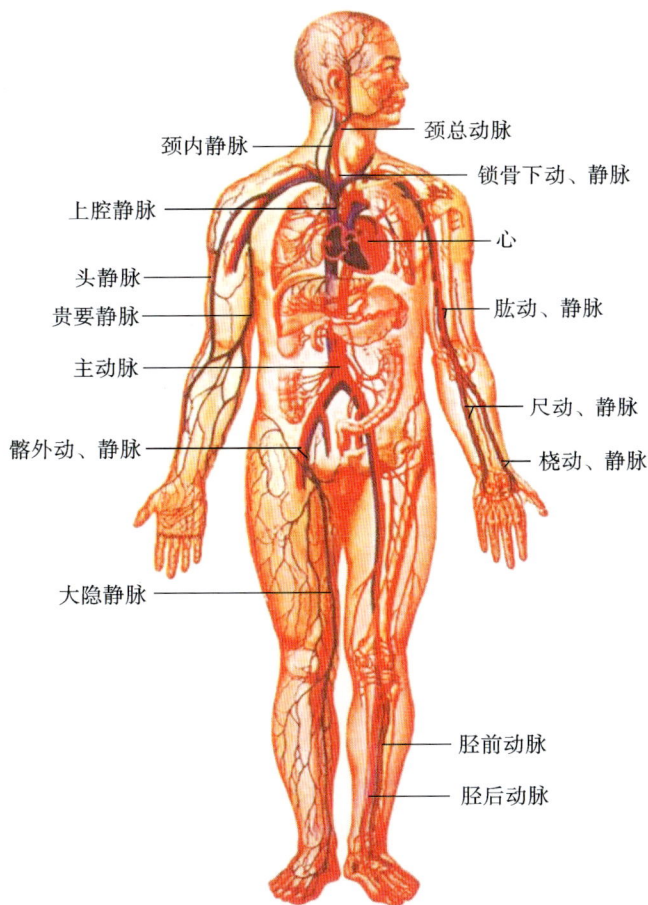

图2-59 心和全身血管

图中标注：
颈内静脉　颈总动脉
锁骨下动、静脉
上腔静脉　心
头静脉　肱动、静脉
贵要静脉
主动脉
尺动、静脉
髂外动、静脉　桡动、静脉
大隐静脉
胫前动脉
胫后动脉

（一）心

心是中空的肌性器官，是心血管系统的动力装置。心在神经和体液调节下，进行有节律的收缩和舒张，像泵一样将血液从静脉吸入，由动脉射出，从而推动血液循环。

（二）动脉

动脉是由心室发出的导血离心的血管，在行程中不断分支为大、中、小动脉，最后移行为毛细血管。动脉管壁较厚，管腔呈圆形，具有一定的弹性，可随心的舒张和收缩而搏动。

（三）毛细血管

毛细血管是连于小动、静脉之间呈网状的微细血管，几乎遍布于全身各部。毛细血管的管壁较薄,面积较广,具有选择通透性,且血流速度较慢,是进行物质交换的场所。

(四)静脉

静脉是导血回心房的血管。静脉起于毛细血管的静脉端,在回心过程中不断接受属支,逐级汇合,由细变粗,最后注入心房。静脉与伴行动脉比较,静脉管壁较薄、弹性较小、管腔大而不规则、血流速度缓慢、血容量较大。

二、血液循环

血液由心室射出,经动脉、毛细血管、静脉返回心房,再经房室口流至心室。这种周而复始的循环流动称为血液循环。根据途径的不同,血液循环可分为相互连续的两部分,即体循环和肺循环(图2-60)。

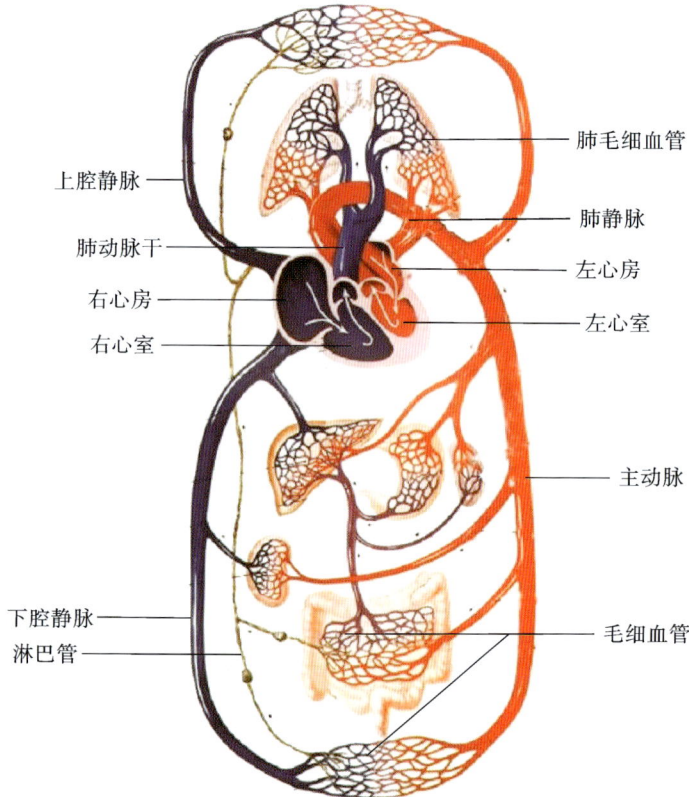

图2-60　脉管系统示意图

(一)体循环(大循环)

当心室收缩时,血液由左心室射入主动脉,然后经主动脉的各级分支到达全身毛细血管,血液在此与周围的组织、细胞进行物质交换后,动脉血逐渐变为静脉血,再经各级静脉,最后通过上、下腔静脉及冠状窦返回右心房。其特点是流程长、流经范围广,主要功能是以含氧量高和营养物质丰富的血液营养全身各处组织。

(二)肺循环(小循环)

血液由右心室射出,经肺动脉干及其各级分支到达肺泡毛细血管网,血液与肺泡内的气体进行交换,再经肺静脉进入左心房。肺循环的特点是血液流程短,只经过肺,其主要功能是使静脉血转变成氧饱和的动脉血,并排出二氧化碳。

三、心

（一）心的位置、外形和毗邻

心位于胸腔前下部，中纵隔内，外裹心包，约 2/3 位于正中线左侧，约 1/3 位于正中线右侧（图 2-61）。心的前面大部分被肺和胸膜遮盖，只有左肺心切迹内侧的一小部分与胸骨体及肋软骨相邻；心的后方与食管、迷走神经和胸主动脉等相邻；心的两侧与纵隔胸膜和肺相邻；心的上方与出入心的大血管相连；心的下方为膈。

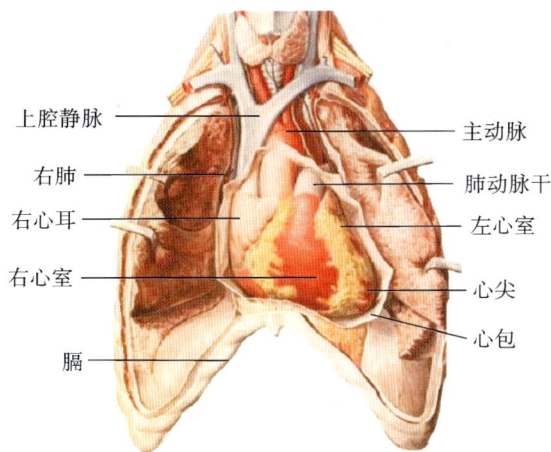

图2-61　心的位置

心的大小类似自身拳头，其外形近似前后略扁的倒置圆锥体，分为一尖、一底、两面、三缘和四沟（图 2-62）：①一尖：心尖朝向左前下方，由左心室构成。②一底：心底朝向右后上方，大部分由左心房构成，小部分由右心房构成。③两面：胸肋面亦称前面，大部分由右心房和右心室构成；膈面亦称下面或后壁，略朝向后下方，大部分由左心室构成，小部分由右心室构成。④三缘：下缘较为锐利，由右心室和心尖构成；右缘垂直圆钝，由右心房构成，向上延续为上腔静脉右缘；左缘圆钝，斜向左下方，绝大部分由左心室构成，小部分由左心耳构成。⑤四沟：心的表面有四条沟，可作为心腔在表面的分界。冠状沟又称房室沟，是心房与心室在心表面的分界标志；前室间沟和后室间沟分别在心室的胸肋面和膈面，是左、右心室在心表面的分界标志；房间沟在心底部，是左、右心房在心后面的分界标志。

（二）心腔

1. 右心房　位于心的右上部，可分为前方的固有心房和后方的腔静脉窦。右心房有 3 个入口和 1 个出口。右心房上方有上腔静脉口，下方有下腔静脉口，下腔静脉口与右房室口之间有冠状窦口（图 2-63），三者分别引流人体上半身、下半身和心壁的血液流入右心房，即为右心房的 3 个入口。右心房前下方有右房室口，通向右心室，即为右心房的 1 个出口。

2. 右心室　位于右心房的左前下方，其室腔可分为流入道和流出道两部分。右心室有 1 个入口和 1 个出口。流入道的入口为右房室口，是右心室的入口。右房室口周缘的纤维环上附着三尖瓣，又称右房室瓣（图 2-64）。当右心室收缩时，血流推动三尖瓣关闭右房室口，从而防止右心室内的血液逆流入右心房。流出道上端有通向肺动脉干的开口，称为肺动脉口，为右心室的出口。口周缘的纤维环上附着有肺动脉瓣。当右心室收缩时，肺动脉瓣打开；当右心室舒张时，肺动脉瓣关闭，防止血液反流入右心室。

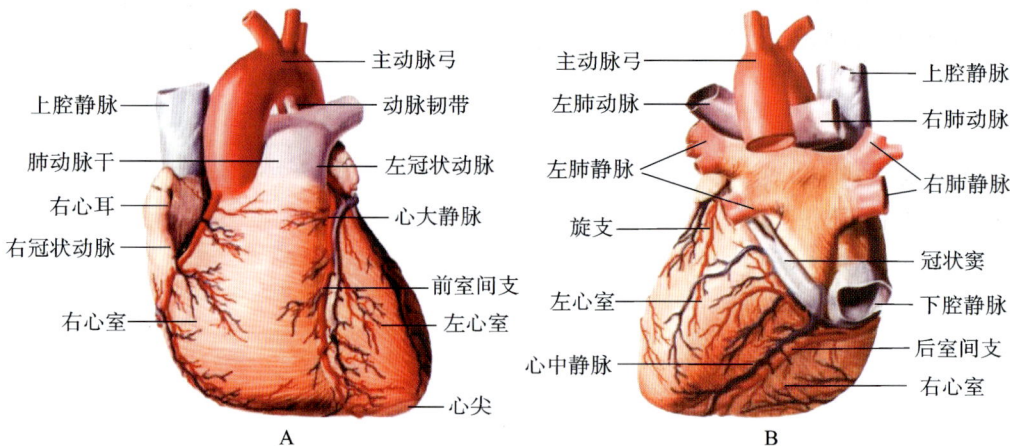

图2-62 心的外形和血管

A. 前面观；B. 后面观

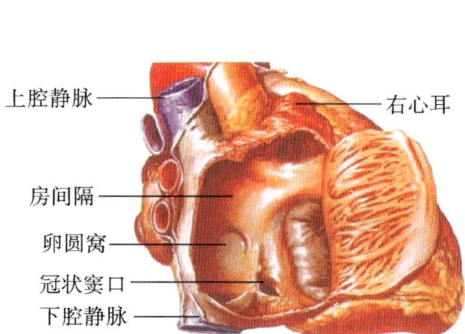

图2-63 右心房的腔面

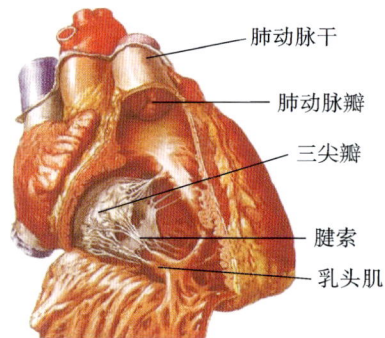

图2-64 右心室的腔面

3. 左心房 位于右心房的左后方,构成心底的大部分(图 2-65)。左心房有 4 个入口和 1 个出口。左心房的后方两侧分别有左肺上、下静脉口和右肺上、下静脉口,即为左心房的 4 个入口。左心房的出口为左房室口,通向左心室。

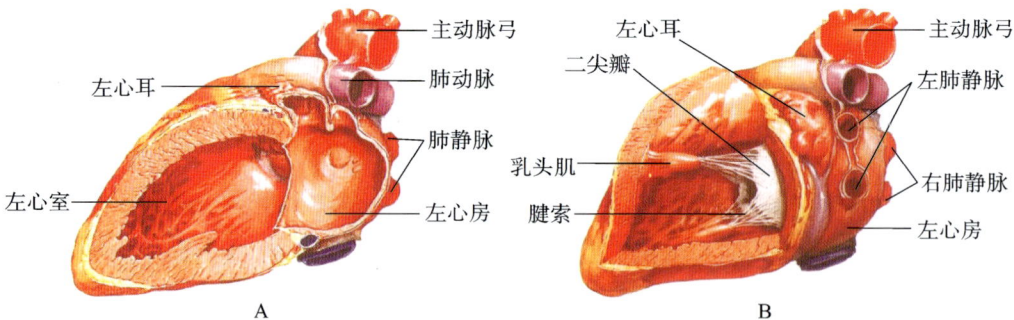

图2-65 左心房和左心室

A. 左心房；B. 左心室

4. 左心室 位于右心室的左后下方(图 2-65)。左心室有 1 个入口和 1 个出口。流入 道的入口为左房室口,其口周缘的纤维环上附着二尖瓣,又称左房室瓣。流出道的出口称为主动脉口,其口周缘的纤维环上附着主动脉瓣。当左心室收缩时,二尖瓣关闭、主动脉瓣打开,左心室内血液进入主动脉;当左心室舒张时,主动脉瓣关闭,防止血液从主动脉反流入左心室。

(三)心的血管

心的动脉供应主要来自左、右冠状动脉,均起自升主动脉根部(图 2-66)。右冠状动脉沿冠状沟向右下行,绕过心右缘至后室间沟与冠状沟交界处,分为左室后支和后室间支。左冠状动脉则向左前方行至冠状沟,分为前室间支和旋支。当冠状动脉阻塞时,可造成其供血部位的梗死。心的静脉可经 3 条途径回流,分别为心最小静脉、心前静脉及冠状窦。冠状窦是位于冠状沟后部的静脉窦,心壁的大部分静脉汇入冠状窦并流入右心房。

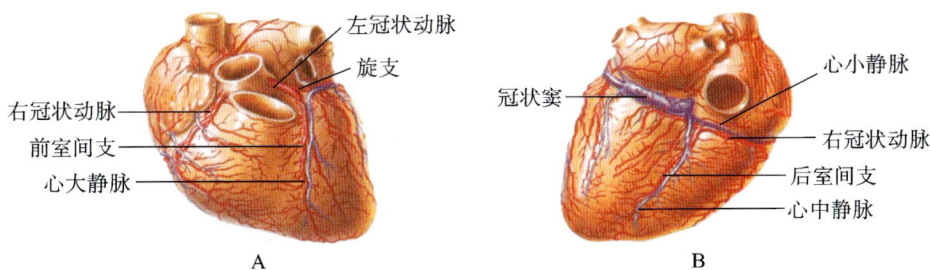

图2-66 心的血管
A. 前面观;B. 后面观

(四)心的体表投影

心的体表投影因体位、个体差异等而有所变化。一般采用下列 4 点及其连线表示心在胸前壁的体表投影(图 2-67)。①左上点:在左侧第 2 肋软骨下缘,距胸骨左缘 1~2 cm。②右上点:在右侧第 3 肋软骨上缘,距胸骨右缘约 1 cm。③左下点:在左侧第 5 肋间隙,左锁骨中线内侧 1~2 cm。④右下点:在右侧第 6 胸肋关节处。左、右上点连线表示心上界;左、右下点连线表示心下界;右上、下点连线表示心右界;左上、下点连线表示心左界。

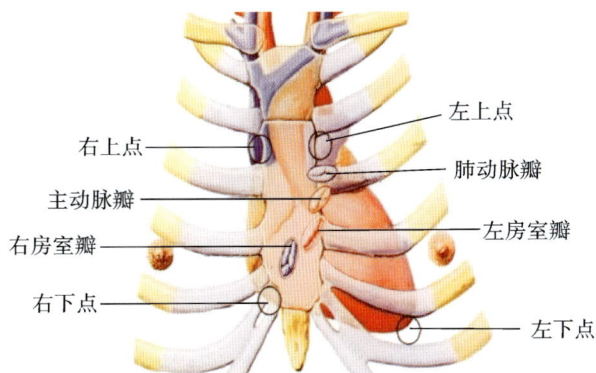

图2-67 心的体表投影模式图

四、动脉

从心输送血液至全身各器官的血管称为动脉,包括肺循环的动脉和体循环的动脉。

（一）肺循环的动脉

肺循环的动脉包括肺动脉干及其分支。肺动脉干是一短而粗的动脉干,起自右心室,至主动脉弓的下方分为左、右肺动脉。左肺动脉较短,分出上、下两支分别进入左肺上、下叶;右肺动脉较长,分出3支进入右肺上、中、下叶。

（二）体循环的动脉

体循环的动脉包括主动脉及其各级分支(图2-68)。主动脉是体循环的动脉主干,由左心室发出,依其行程可分为升主动脉、主动脉弓和降主动脉。升主动脉根部发出左、右冠状动脉。升主动脉向右前上方斜行,移行为主动脉弓。主动脉弓呈弓形弯向左后下方,从右向左依次发出头臂干、左颈总动脉和左锁骨下动脉。主动脉弓于第4胸椎椎体下缘移行为降主动脉。降主动脉上部为胸主动脉,其穿膈入腹腔移行为腹主动脉,后至第4腰椎下缘处分为左、右髂总动脉。

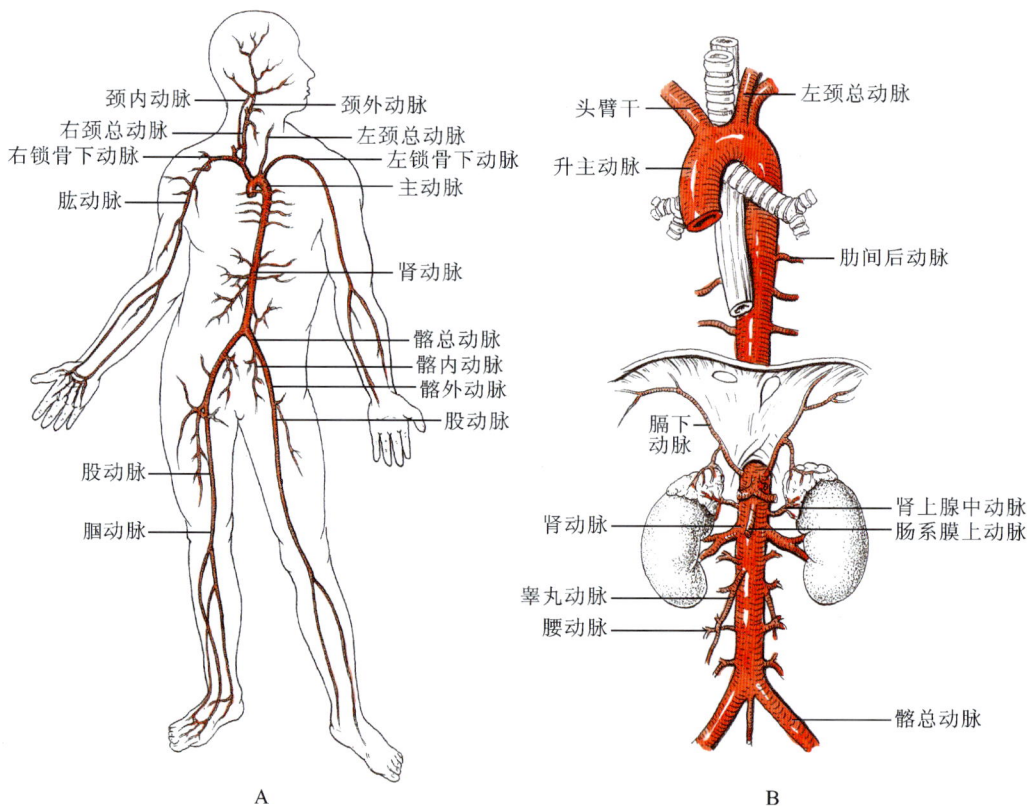

图2-68　体循环的动脉

A.体循环动脉分布示意图；B.主动脉行程、分部及其主要分支

1. 颈总动脉　为头、颈部的动脉干,成对出现,右颈总动脉起自头臂干,左颈总动脉起自主动脉弓。两侧颈总动脉均在胸锁关节的后方出胸廓,沿食管、气管和喉的外侧上行,至甲状软骨上缘分为颈内动脉和颈外动脉(图2-69)。颈外动脉起自颈总动脉,最初位于颈内动脉的前内侧,后绕颈内动脉前方至其前外侧,上行分为颞浅动脉和上颌动脉两个终支。颈外动脉的主要分支有甲状腺上动脉、舌动脉、面动脉、颞浅动脉及上颌动脉。颈内动脉由颈总动脉发出后,在颈部无分支,垂直上升至颅底,再经颈动脉管入颅腔。

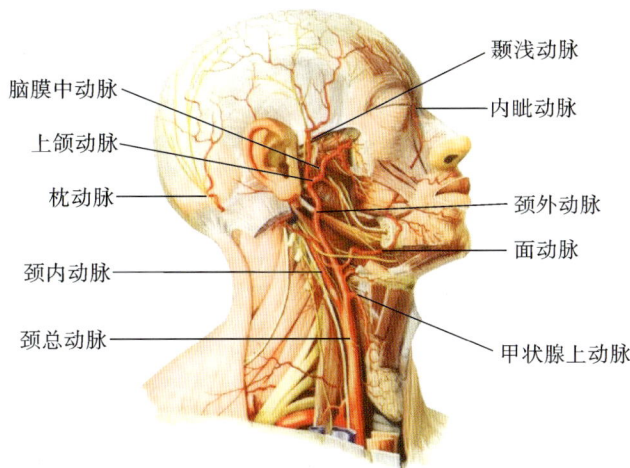

图2-69　颈总动脉及其分支

2. 锁骨下动脉　为较粗大的动脉干,成对出现。左侧锁骨下动脉起自主动脉弓,右侧锁骨下动脉起自头臂干。锁骨下动脉从胸锁关节后方斜向外行至颈根部,呈弓状经胸膜顶前方,其主要分支有椎动脉、胸廓内动脉和甲状颈干。锁骨下动脉在第1肋外缘延续为腋动脉(图 2-70)。

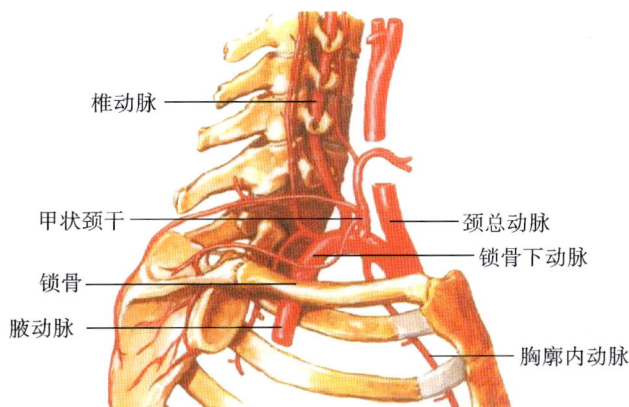

图2-70　锁骨下动脉及其分支

腋动脉为上肢的动脉主干,其主要分支有胸肩峰动脉、胸外侧动脉、肩胛下动脉、旋肱后动脉。腋动脉经腋窝,至大圆肌下缘处移行为肱动脉。肱动脉沿肱二头肌内侧沟与正中神经伴行,其主要分支为肱深动脉。在肘窝稍上方的肱二头肌肌腱内侧,可触及肱动脉的搏动,此处为测量血压时的听诊部位。肱动脉向下分为桡动脉和尺动脉(图 2-71)。

3. 胸主动脉　为胸部的动脉(图 2-72)主干,在第4胸椎椎体下缘左侧续于主动脉弓,下行发出壁支和脏支。壁支主要有肋间后动脉和肋下动脉;脏支主要有支气管支、食管支和心包支。

4. 腹主动脉　为腹部的动脉主干,于膈的主动脉裂孔处续于胸主动脉,下行发出壁支和脏支(图 2-68)。壁支主要有膈下动脉、腰动脉和骶正中动脉。脏支包括成对和不成对两种类型。成对的脏支主要有肾上腺中动脉、肾动脉和睾丸动脉(男性)或卵巢动脉(女性);不成对的脏支主要有腹腔干、肠系膜上动脉和肠系膜下动脉。腹腔干在主动脉裂孔的稍下方起自腹主

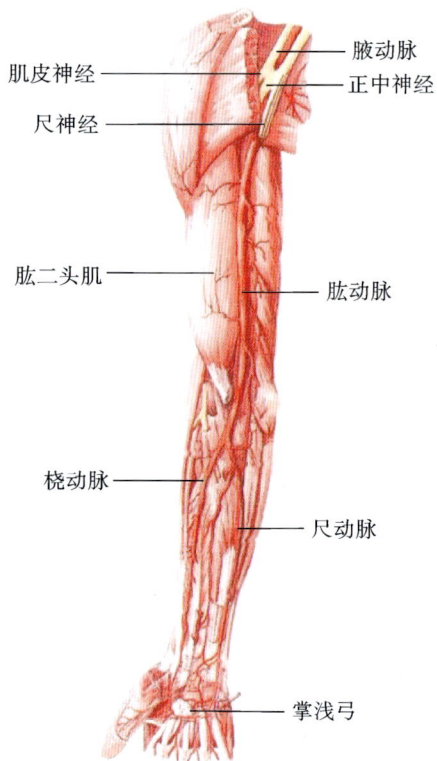

图2-71　上肢的动脉

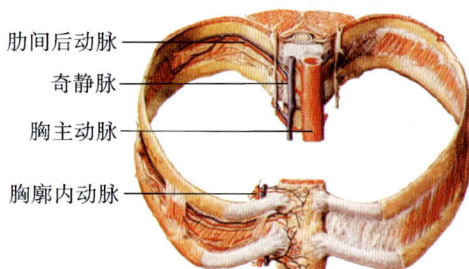

图2-72　胸部的动脉

动脉前壁,随即分为胃左动脉、肝总动脉和脾动脉。肝总动脉分为肝固有动脉和胃十二指肠动脉,肝固有动脉于肝门附近分为肝左、右支,分别进入肝左、右叶。肠系膜上动脉位于腹腔干起始处的稍下方,其分支分布于胰、十二指肠至结肠左曲之间的消化管。肠系膜下动脉约平第3腰椎高度起自腹主动脉前壁,主要分布于结肠左曲以下至直肠上部的消化管。

　　5. 髂总动脉　左、右各一,在第4腰椎椎体下缘由腹主动脉发出,沿腰大肌内侧行向外下方,至骶髂关节前分为髂内动脉和髂外动脉(图2-73)。髂内动脉是盆部的动脉主干,下行入盆腔,并分出壁支和脏支。髂外动脉沿腰大肌内侧缘下行,经腹股沟韧带中点深面至股部,移行为股动脉。

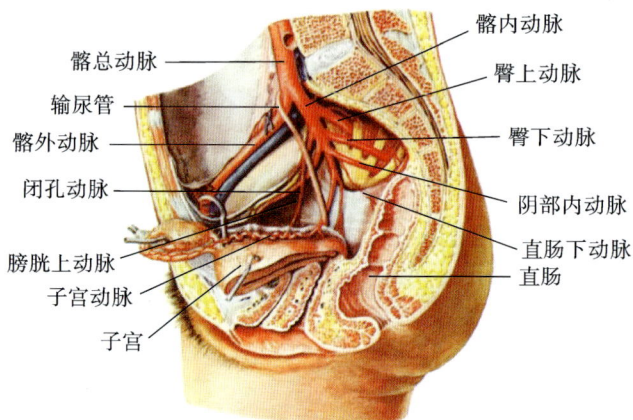

图2-73　盆腔的动脉(女性)

五、静脉

静脉是运输血液回心的血管,包括肺循环的静脉(肺静脉)和体循环的静脉。

(一)肺循环的静脉(肺静脉)

肺静脉无静脉瓣,左、右各二,分别为左上、下肺静脉和右上、下肺静脉。这些静脉均起自肺门,向内走行注入左心房后部。肺静脉将含氧量高的动脉血输送至心。

(二)体循环的静脉

体循环的静脉主要包括上腔静脉系、下腔静脉系和心静脉系。体循环的静脉分为浅静脉和深静脉。浅静脉位于皮下,称为皮下静脉,其位置表浅,是临床上输液、采血的常用静脉。深静脉位于深筋膜深面或体腔内,多与同名动脉伴行,其收纳范围、行程、名称和与之伴行的动脉相同。浅静脉最后会注入深静脉。体循环的静脉内有静脉瓣,可阻止血液逆流。

1. 上腔静脉系 由上腔静脉及其属支组成,收集头颈、上肢、胸壁及部分胸腔脏器的属支静脉,其主干为上腔静脉。上腔静脉由左、右头臂静脉汇合而成,注入右心房(图2-74)。

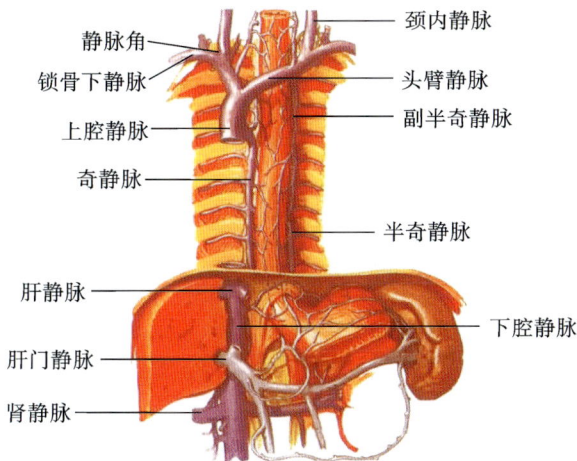

图2-74 上腔静脉及其属支

2. 下腔静脉系 由下腔静脉及其各级属支构成,收集下肢、盆部和腹部的血液,其主干为下腔静脉。下腔静脉是人体最大的静脉,由左髂总静脉和右髂总静脉在第5腰椎右前方汇合而成,穿膈的腔静脉孔进入胸腔,最终注入右心房。

六、淋巴系统

淋巴系统由淋巴管道、淋巴器官和淋巴组织构成。淋巴系统内流动着的无色透明的液体,即为淋巴液(图2-75)。淋巴系统不仅能协助静脉进行体液回流,还参与免疫反应。当血液流经毛细血管时,组织液会与细胞进行物质交换,交换后的大部分组织液经毛细血管静脉端进入血液,小部分则进入毛细淋巴管成为淋巴液。淋巴液沿各级淋巴管和淋巴结向心流动,并经过多个淋巴结的过滤,最后汇入静脉。

(一)淋巴管道

淋巴管道分为毛细淋巴管、淋巴管、淋巴干和淋巴导管(图2-76)。

1. 毛细淋巴管 为淋巴管道的起始段。毛细淋巴管以膨大的盲端起于组织间隙,彼此

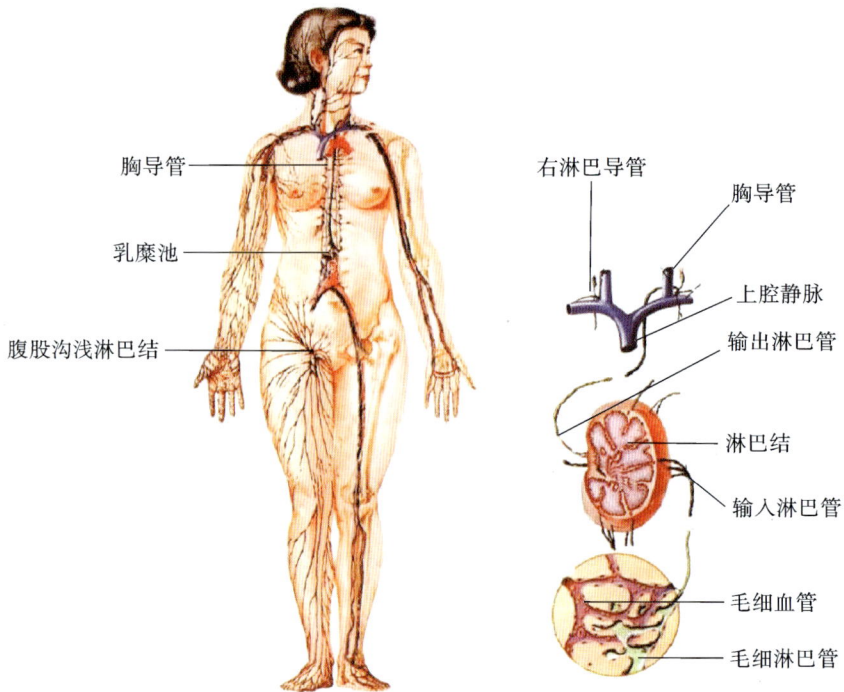

图2-75 全身浅、深淋巴管和淋巴结示意图

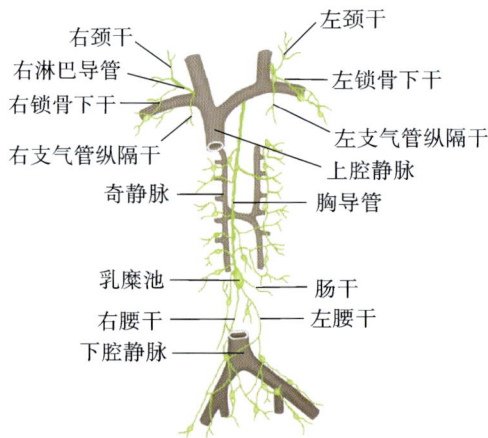

图2-76 淋巴干和淋巴导管

交织吻合成网。其通透性大于毛细血管,一些大分子物质(如蛋白质、癌细胞、细菌、异物等)较易进入毛细淋巴管。

2. 淋巴管 由毛细淋巴管汇合而成。管壁结构似小静脉,但管径更细,管壁更薄。由于淋巴管瓣膜较多,因此充盈的淋巴管外观呈串珠状。淋巴管在向心行程中要经过一个或多个淋巴结。淋巴管分为浅、深淋巴管两种,浅淋巴管位于皮下,多与浅静脉伴行;深淋巴管多与深部血管、神经束伴行。两者之间存在广泛交通。

3. 淋巴干 全身各部的浅、深淋巴管通过一系列的淋巴结后,其最后一群淋巴结的输出管会汇合成较大的淋巴干。全身共有 9 条淋巴干,包括:收集头颈部淋巴的左、右颈干;收集上肢及部分胸、腹壁淋巴的左、右锁骨下干;收集胸腔脏器和部分胸、腹壁淋巴的左、右支气管纵隔干;收集下肢、盆部、会阴部、腹腔内成对脏器和部分腹壁淋巴的左、右腰干;收集腹腔内不成对脏器淋巴的单一肠干。

4. 淋巴导管 全身淋巴干最后汇合成 2 条淋巴导管,包括右颈干、右锁骨下干和右支气管纵隔干汇入的右淋巴导管以及其余 6 条淋巴干汇入的胸导管。胸导管和右淋巴导管分别注入左、右静脉角。胸导管是全身最大的淋巴导管,收集人体 3/4 的淋巴回流。

(二)淋巴组织

淋巴组织分为弥散淋巴组织和淋巴小结两类。除淋巴器官外,消化系统、呼吸系统、泌尿系统和生殖系统管道以及皮肤等处也含有丰富的淋巴组织,起防御屏障的作用。弥散淋巴组织主要位于消化道和呼吸道的黏膜固有层。淋巴小结包括小肠黏膜固有层内的孤立淋巴滤泡和集合淋巴滤泡,以及阑尾壁内的淋巴小结等。

(三)淋巴器官

淋巴器官包括淋巴结、胸腺、脾和扁桃体(见消化系统)。

1. 淋巴结 为大小不等的圆形或椭圆形小体,是淋巴管向心行程中的必经器官。淋巴结常聚集成群,可分为浅、深淋巴结。当发生感染时,毒素、细菌或癌细胞等可沿淋巴管侵入相应区域的淋巴结而引起淋巴结肿大。

2. 胸腺 位于上纵隔内,一般分为不对称的左、右两叶,形态、大小随年龄的变化而变化。新生儿和幼儿的胸腺相对较大,性成熟时达到最大,此后逐渐萎缩、退化,成人胸腺常被结缔组织所取代。胸腺与机体建立完善的免疫功能密切相关。

3. 脾 为人体最大的淋巴器官,位于左季肋区。活体脾呈暗红色,质软,较脆,受暴力打击易破裂。脾呈扁椭圆形,具有内外两面、上下两缘和前后两端。脾的内面凹陷,称为脏面,中央处有脾门,血管、神经等由此出入;外面隆凸,称为膈面。脾的上缘前部有 2～3 个脾切迹,是临床上触诊脾的重要标志。正常情况下,脾位于肋弓下面,无法触及(图 2-77)。

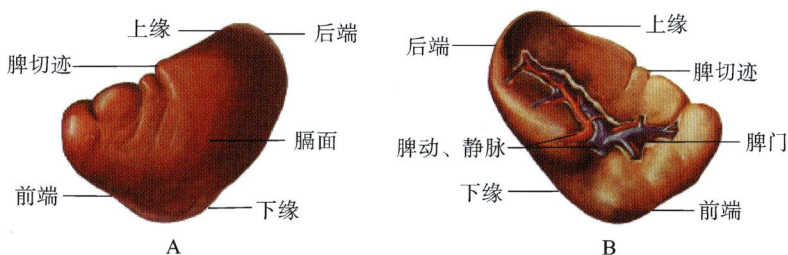

图 2-77　脾
A. 膈面观;B. 脏面观

(黄　春)

任务七　感觉系统的基本结构和功能

感觉系统是机体感受内、外刺激的生理系统,由感受器及其辅助装置组成。感受器是感觉神经末梢上的特殊结构,广泛分布于人体各部位的组织、器官内。感受器接受相应刺激后,将其转变为神经冲动,由感觉神经系统和中枢神经系统的传导通路传递到大脑皮质,进而产生相应的感觉。

感受器的种类繁多,形态和功能各异。感受器根据其特化程度可分为一般感受器(如痛觉、温度觉、触压觉等感受器)和特殊感受器(如视觉、听觉、嗅觉和味觉等感受器)。

案例导入

眼镜是人类历史上很重要的发明。有了眼镜后,即使人们视力出现问题,仍有机会拥有清晰的视觉。几个世纪以前,临床对于视力障碍几乎没有解决办法。人们经过了漫长的时间,才发明出如今我们所熟悉的现代眼镜。

思考:

(1)近视眼镜和老花眼镜有什么区别?原理是什么?

(2)眼屈光系统的组成及功能。

一、视器

视器即眼,大部分位于眶内,由眼球和眼副器两部分组成。眼球接受光的刺激,将其转变为神经冲动,经过视觉传导通路到达大脑,产生视觉;眼副器位于眼球的周围或附近,包括眼睑、结膜、泪器、眼球外肌、眶脂体和眶筋膜等,对眼球起支持、保护和运动作用。

(一)眼球

眼球为眼的主要部分,位于眶内,由眼球壁和眼球内容物构成(图2-78、图2-79)。

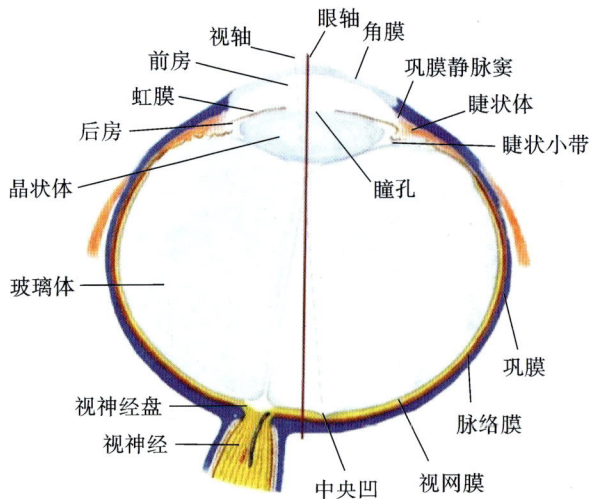

图2-78 眼球水平切面

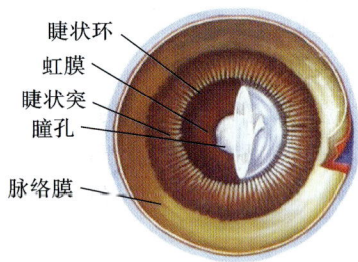

图2-79 眼球前半部后面观

1. 眼球壁 由外向内依次为外膜、中膜和内膜。

(1)外膜:又称纤维膜,由致密结缔组织构成,具有保护眼球内容物和维持眼球形态的作用。外膜分为角膜和巩膜(图2-78):①角膜占外膜的前1/6,无色透明,略向前凸,具有屈光作用。角膜内无血管但有丰富的感觉神经末梢。②巩膜占外膜的后5/6,呈乳白色,不透明,前缘接角膜,后部与视神经膜鞘相连。

(2)中膜:又称血管膜,内含丰富的血管和色素细胞,呈棕黑色,有营养眼球和遮光作用。中膜由前向后依次为虹膜、睫状体和脉络膜：①虹膜位于中膜最前部，呈冠状位的圆盘状。其中央有一圆孔称为瞳孔，是光线进入眼球的通路，其孔径大小随光线强弱和物体距离远近的不同而发生改变。②睫状体位于角膜和巩膜移行处内面，借睫状小带与晶状体相连，内有睫状肌，睫状肌舒张和收缩牵动着睫状小带，从而调节晶状体的曲度（图 2-80）。③脉络膜为中膜的后2/3，外面与巩膜疏松相连，内面紧贴视网膜。

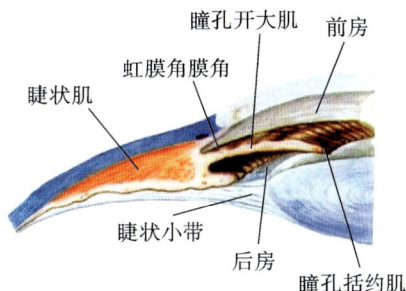

图2-80 虹膜角膜角

（3）内膜：又称视网膜，位于中膜的内面，分为盲部和视部。盲部无感光作用，而视部有感光作用。

2. 眼球内容物　包括房水、晶状体和玻璃体。这些结构和角膜一样无色透明且无血管分布，具有折光作用，和角膜合称为折光装置，能使所视物体在视网膜上清晰成像。

（1）房水：由睫状体产生的无色透明液体，具有营养角膜和晶状体以及维持眼压的作用。

（2）晶状体：为位于虹膜与玻璃体之间的双凸透镜透明体，其曲度可随睫状肌的舒张和收缩而变化。晶状体若因病变或创伤而变浑浊，则称为白内障。

（3）玻璃体：为位于晶状体与视网膜之间的胶状物，对视网膜具有支撑作用。

（二）眼副器

眼副器包括眼睑、结膜、泪器、眼球外肌、眶脂体和眶筋膜等结构，对眼球起保护、运动和支持作用。

1. 眼睑　位于眼球前方，分为上睑和下睑，二者间的裂隙称为睑裂。睑裂内、外侧角分别称为内眦和外眦。眼睑的游离缘称为睑缘，其前缘生有睫毛。睫毛根部有皮脂腺，称为睑缘腺。

2. 结膜　为一层薄而透明且富有血管的光滑黏膜，可分为覆盖在眼睑内面的睑结膜和覆盖在巩膜前面的球结膜。上、下睑结膜与球结膜互相移行，在其反折处分别构成结膜上穹和结膜下穹。当眼睑闭合时，全部结膜连同它们所围成的腔隙称为结膜囊。

3. 泪器　由泪腺和泪道组成（图 2-81）。泪腺位于眶上壁外侧部的泪腺窝内，其排泄小管开口于结膜上穹的外侧部。泪道包括泪点、泪小管、泪囊和鼻泪管。泪腺不断分泌泪液，通过眨眼动作涂抹于眼球表面，多余的泪液流经泪点入泪小管。

4. 眼球外肌　包括 6 条运动眼球的肌和 1 条提上睑的肌（图 2-82）：①上睑提肌起自视神经管上壁，止于上睑，作用为上提上睑，从而开大睑裂。②上直肌位于眼球上侧，作用为使眼球前极转向内上方。③下直肌位于眼球下侧，作用为使瞳孔转向内下方。④内直肌位于眼球内侧，作用为使眼球前极转向内侧。⑤外直肌位于眼球外侧，作用为使眼球前极转向外侧。⑥上斜肌作用为使眼球前极转向外下方。⑦下斜肌作用为使眼球前极转向外上方。

二、前庭蜗器

前庭蜗器又称耳，包括感受头部位置的位觉器和感受声波刺激的听觉器两部分，所以也称为位听器，包括外耳、中耳和内耳三部分（图 2-83）。外耳和中耳是传导声波的通道，而内耳是听觉感受器和位置觉感受器的所在之处。

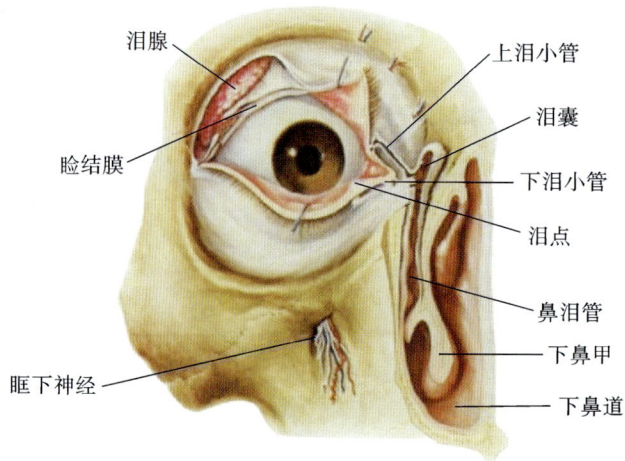

图2-81 泪器

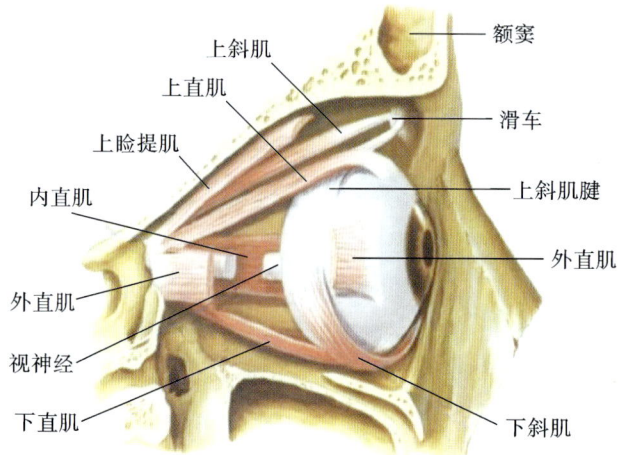

图2-82 眼球外肌

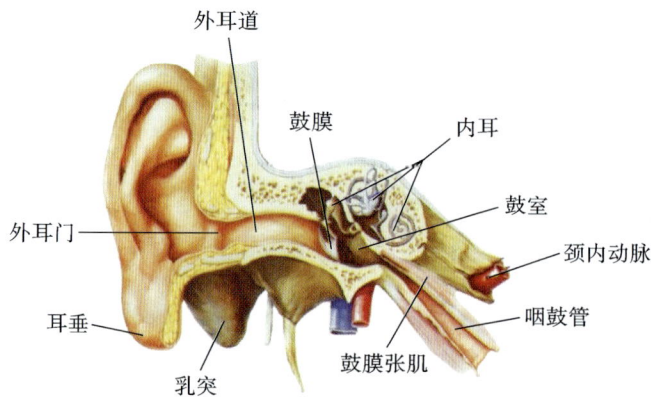

图2-83 耳全貌模式图

（一）外耳

外耳包括耳郭、外耳道和鼓膜，具有收集和传导声波的作用。

1. 耳郭 位于头部两侧,以弹性软骨为支架,外覆皮肤和薄层皮下组织。耳郭下部为耳垂,无软骨,仅含结缔组织和脂肪。

2. 外耳道 为自外耳门至鼓膜的弯曲管道。其外侧 1/3 以软骨为基础,称为软骨部,朝向内后上方;内侧 2/3 位于颞骨内,称为骨部,朝向内前下方。外耳道的皮肤除含有毛囊、皮脂腺外,还含有耵聍腺,能分泌耵聍,具有保护作用。

3. 鼓膜 位于外耳道底与鼓室之间,为椭圆形半透明薄膜。鼓膜的边缘附着于颞骨上,其中心向内凹陷,为锤骨柄末端的附着处,称为鼓膜脐。进行活体鼓膜检查时,可见鼓膜脐的前下方有三角形反光区,称为光锥(图 2-84)。

(二)中耳

中耳主要位于颞骨岩部内,介于外耳道与内耳之间,包括鼓室、咽鼓管、乳突窦和乳突小房。

1. 鼓室 为颞骨岩部内的一个不规则含气小腔,位于鼓膜与内耳之间,向前经咽鼓管通咽,向后借乳突窦通乳突小房。鼓室内有听小骨、肌肉、血管和神经等。听小骨由外向内依次为锤骨、砧骨和镫骨(图 2-85)。3 块听小骨及其关节构成听骨链,并连于鼓膜和前庭窗之间。当声波振动鼓膜时,3 块听小骨会将声波的振动传入内耳。

2. 咽鼓管 为连通鼻咽与鼓室的管道(图 2-83)。咽鼓管平时在咽部的开口处处于闭合状态,当吞咽或打哈欠时开放,使空气经咽鼓管进入鼓室,以保持鼓膜内、外压力的平衡。

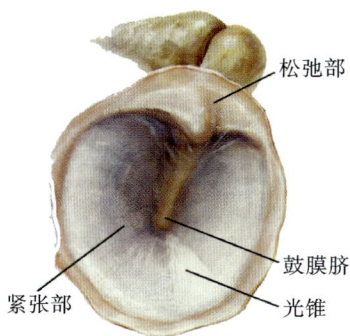

图2-84 鼓膜

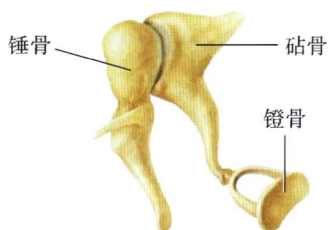

图2-85 听小骨

3. 乳突窦和乳突小房 乳突窦是介于鼓室和乳突小房之间的通道,乳突小房是位于颞骨乳突内的含气小腔。

(三)内耳

内耳位于颞骨岩部内,介于鼓室与内耳道之间。内耳由构造复杂的弯曲管道组成,故又称迷路,是位置觉、听觉感受器的所在部位。迷路可分为骨迷路和膜迷路,其中膜迷路套在骨迷路内。

1. 骨迷路 为骨密质构成的管道,从后外方向前内方分别为骨半规管、前庭和耳蜗(图 2-86)。三者互相通连,沿颞骨岩部长轴排列。

2. 膜迷路 为套在骨迷路内的膜性管和囊(图 2-87),与骨迷路形态相似但略小,分为互相连通的椭圆囊、球囊、膜半规管和蜗管。

三、声波的传导途径

1. 气传导 为正常情况下声音传导的重要途径。声音经外耳道传到鼓膜,引起鼓膜振

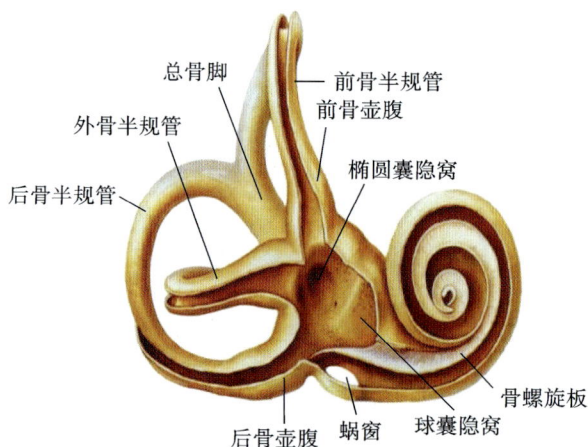

图2-86 骨迷路

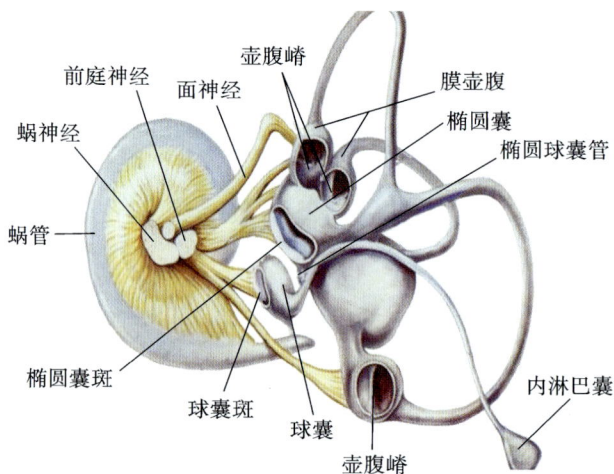

图2-87 膜迷路

动,再通过听骨链经前庭窗传入内耳。当鼓膜或听骨链受损时,声波可引起鼓室内空气的振动,直接波及第二鼓膜,再经蜗窗传入内耳。但这种情况下的听力会显著下降。

2. 骨传导 指声波经颅骨(骨迷路)直接传入内耳的过程。声波的振动可直接引起颅骨(骨迷路)的振动,进而引起蜗管内淋巴的振动,从而将声波的振动传入内耳。骨传导在正常听觉中所起的作用较小。

（黄　春）

任务八　神经系统的基本结构和功能

　　神经系统是人体内最为复杂、精细的系统之一,负责控制和协调人体内部以及与外部环境之间的信息处理和反应。神经系统通过神经元之间的连接和信息传递,实现对体内各器官、组织的调控和感知功能。

本任务将介绍神经系统的构成、分布、结构、功能特点,要求重点掌握神经系统如何通过神经元之间的连接和信息传递,实现对身体的各种运动和感觉功能的调控和感知;理解人体神经系统的工作原理及其在预防和治疗神经系统相关疾病中的重要意义。

案例导入

随着人工智能(AI)技术的兴起,各种神经网络模型的现实应用给人类带来越来越多的便利。在美容行业中,基于人工智能算法的模拟咨询设计应用日益广泛。然而,即便如此,人体神经系统复杂的功能活动时至今日仍未被人类完全了解。

思考:

(1) 在未来,AI模拟咨询设计可以完全替代人类咨询师吗?

(2) 人体神经系统的活动方式是什么?人体神经系统具体由哪几部分构成?

神经系统通过神经元与全身各组织、器官建立广泛的联系,能够感知体内、外各种刺激,并做出相应的反应,控制和调节各器官、系统的功能活动,确保机体各部分相互制约、相互协调,成为一个完整的统一体。在神经系统的主导协调下,人体不但能自我更新,适应生长发育和新陈代谢的需求,还能适应环境的变化,并在不断创造新的生存条件的同时,促进人类种族的延续和进化。

一、神经系统的分类

神经系统按其位置可分为中枢神经系统和周围神经系统。中枢神经系统位于人体中轴部位的颅腔和椎管内,包括脑和脊髓(图2-88);周围神经系统与中枢神经系统相连,并分布至全身各组织器官,包括12对脑神经和31对脊神经。根据周围神经的分布对象,可将其分为躯体神经和内脏神经。躯体神经分布于体表、骨、关节和骨骼肌;内脏神经分布于内脏、心血管系统和腺体。躯体神经和内脏神经中均含有感觉(神经)纤维和运动(神经)纤维。感觉纤维又称为传入纤维,末端起自全身各部位的感受器,负责将其接受的感觉刺激转变为神经冲动,并传入中枢神经系统,形成各种感觉;运动纤维又称为传出纤维,负责将中枢神经产生的兴奋传向全身各部位的效应器,支配其运动。内脏神经中的传出纤维支配内脏及血管平滑肌、心肌的运动和各种腺体的分泌,因其不受主观意识控制,故又称其为自主神经或植物神经。

二、神经系统的构成

神经系统主要由神经组织构成。神经组织包

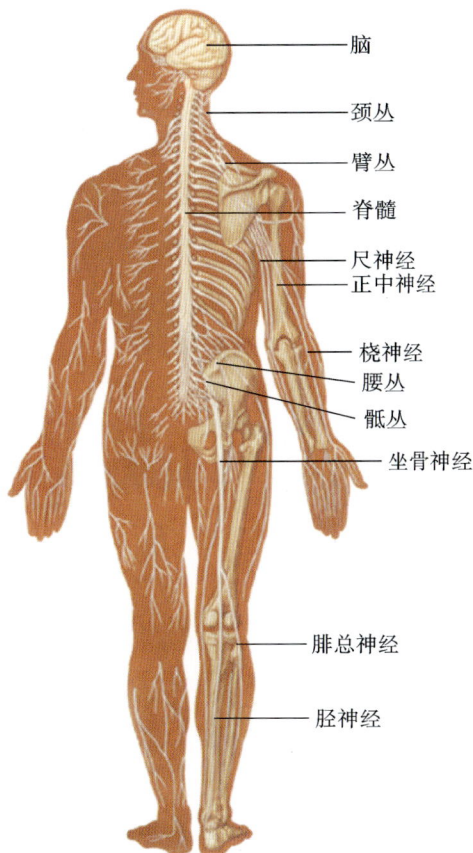

图2-88 神经系统的分布

脑
颈丛
臂丛
脊髓
尺神经
正中神经
桡神经
腰丛
骶丛
坐骨神经
腓总神经
胫神经

括神经元和神经胶质。神经元,即神经细胞,是神经系统结构和功能的基本单位,神经冲动就是沿神经元进行传导的,部分神经元还具有内分泌功能。神经胶质,即神经胶质细胞,具有支持、营养、保护和绝缘等功能,对神经元的兴奋传导主要起辅助作用。神经元和神经胶质彼此之间有着极为密切的联系,共同实现神经系统的功能。

(一)神经元

神经元(图2-89)是多突起的细胞,可分为胞体和突起两部分。胞体的形态常有锥体形、圆形和梭形等,内有一大而圆的细胞核。突起分为树突和轴突。树突一般较短且粗,因其呈树枝状分支而得名;1个神经元至少有1个(有的可以有多个)树突,末端连接感受器,其基本功能是将刺激转变为神经冲动,并向胞体传导神经冲动。1个神经元只有1个轴突,一般细而长,表面较光滑且分支较少;轴突末端连接效应器,其基本功能是从胞体向外周传导冲动,从而支配效应器产生运动。根据神经元的功能,可将神经元分为感觉(传入)神经元、运动(传出)神经元和联络(中间)神经元。

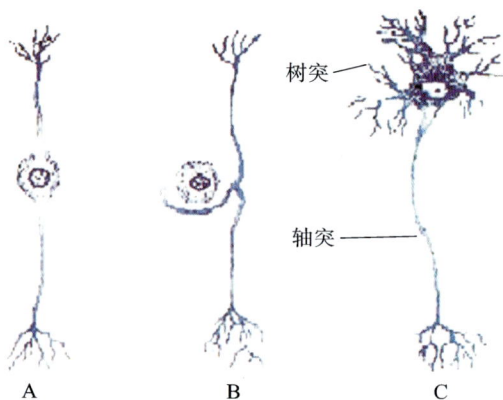

图2-89 神经元的形态与分类
A. 双极神经元;B. 假单极神经元;C. 多极神经元

神经元与神经元之间,或神经元与效应细胞及感受器之间的信息传递是通过突触完成的。典型的突触是化学性突触(图2-90),由前一个神经元轴突末端形成的膨大(突触前成分)与后一神经元或效应器某一局部区域(突触后成分)构成,二者之间有15~30 nm的突触间隙。传递信息时,突触前膜释放的某种化学物质(神经递质)与突触后膜上固有的特定受体相结合,从而引起后者的兴奋。神经系统即通过神经元之间形成的突触链构成一个完整而复杂的反应体系,并通过神经元与其他非神经元的突触连接,使人体成为一个有机的统一体。

(二)神经胶质

神经胶质,即神经胶质细胞,数量较多且形态多样,广泛分布于中枢神经系统和周围神经系统,特别是在周围神经系统中,某些神经胶质细胞可形成有髓神经纤维的髓鞘。

三、神经系统的活动方式

(一)反射

神经系统功能活动的基本方式为反射。反射(reflex)指人体通过神经系统对人体内、外各种刺激做出的应答反应。神经系统对人体各种功能的调节以及对环境的适应,主要是通过反射来实现的。人体的反射有简单和复杂之分。简单的反射无须高级中枢参与,直接由

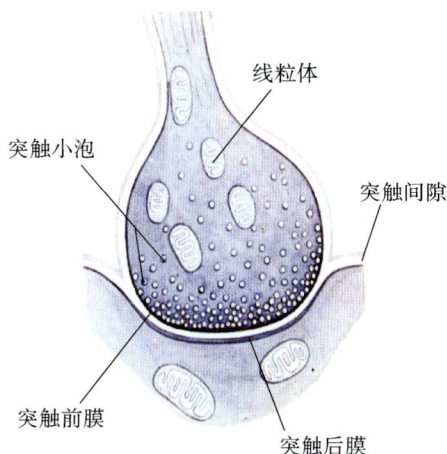

图2-90　化学性突触

低级中枢完成;而复杂的反射则需在高级中枢甚至大脑皮质的参与下完成,如人类的语言交流、学习行为等,便是在众多高级中枢参与下进行的复杂活动。

（二）反射弧

反射弧是由神经元链构成的兴奋传导路径,反射弧是反射的结构基础(图 2-91)。最简单的反射弧由感受器、传入神经、低级中枢(联络神经元)、传出神经和效应器五个部分构成。

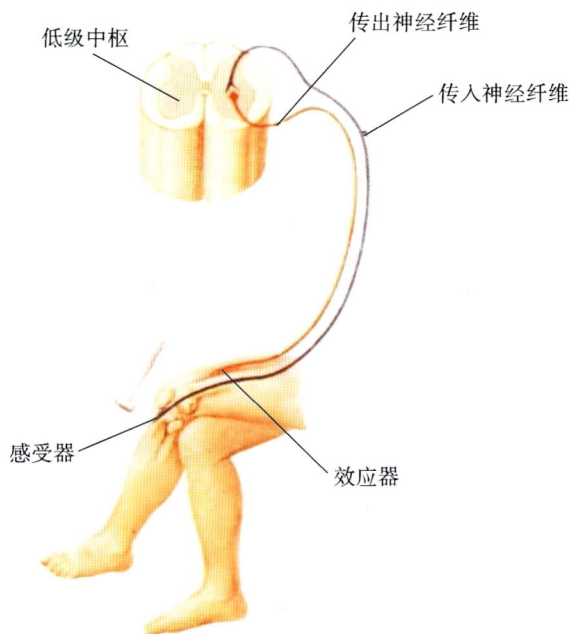

图2-91　反射弧

1. 感受器　感觉神经末梢与其周围组织共同特化而成的结构,能接受来自内、外环境的刺激,并能将刺激转变为神经冲动。

2. 传入神经　周围神经中的感觉神经纤维,其胞体一般位于脑、脊神经节内。传入神经的周围突伸向感受器,而中枢突进入中枢神经系统。传入神经将感受器形成的神经冲动传向中枢神经系统。

3. 低级中枢 位于脑和脊髓内,由联络神经元胞体聚集形成的神经核团构成,一方面接受传入神经的冲动,另一方面与传出神经相联系。低级中枢还可与高级中枢相联系,以构成复杂的反射弧。

4. 传出神经 周围神经中的运动神经纤维,其胞体位于脑、脊髓的运动神经核内。传出神经发出纤维,经周围神经至效应器,其基本功能是将中枢产生的运动信息传出至效应器。

5. 效应器 运动神经末梢与肌细胞或腺细胞共同特化而成的结构,其基本功能是将运动信息转换为肌细胞收缩或腺细胞分泌等运动效应。

正常的反射是感受器接受刺激后产生神经冲动,并沿着上述结构依次传导,最终通过效应器产生相应的运动效应的过程。反射弧任何一部分受到损伤,都可能导致反射障碍。临床上通过检查反射的情况,可以协助诊断神经系统的某些疾病。

四、中枢神经系统

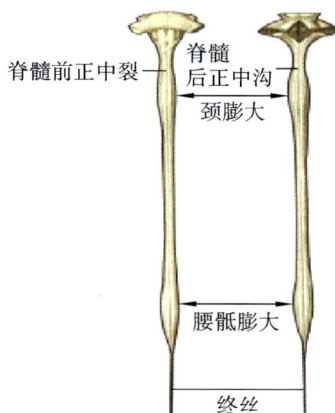

脊髓前正中裂——
脊髓后正中沟
颈膨大
腰骶膨大
终丝

图 2-92 脊髓的外形

中枢神经系统包括脊髓和脑。中枢神经系统各部分均由灰质和白质构成,白质的纤维束在上、下位中枢之间传递感觉和运动信息,最终在端脑形成各种感觉或支配效应器产生相应的运动。

(一) 脊髓

脊髓通过 31 对脊神经与全身各处的感受器和效应器建立联系,并通过上、下行纤维束与脑的高级中枢保持广泛的联系,从而完成各种感觉和运动信息的传导。

1. 脊髓的位置和外形 脊髓位于椎管内,呈前后稍扁的圆柱形,全长 42～45 cm。脊髓上端在枕骨大孔处续于延髓,下端在成人中平对第 1 腰椎椎体下缘(在新生儿中平对第 3 腰椎椎体),末端变细形成脊髓圆锥,自此向下延伸为无神经组织的终丝(图 2-92)。脊髓粗细不等,共有 2 个梭形膨大,即颈膨大(第 4 颈椎至第 1 胸椎)和腰骶膨大(第 1 腰椎至第 3 骶椎)。膨大处神经元数量相对较多,与四肢的神经支配相关。

脊髓由前后 2 条纵沟分为左、右两半,前面的纵沟较深,称为脊髓前正中裂;后面的纵沟较浅,称为脊髓后正中沟。脊髓侧面还有两对较浅的沟,即脊髓左、右前外侧沟和脊髓左、右后外侧沟,分别有脊神经前根和脊神经后根的根丝附着。脊神经前根含运动性神经纤维,脊神经后根含感觉性神经纤维。

每一对脊神经前、后根的根丝之间的一段脊髓称为一个脊髓节段。脊神经共有 31 对,将脊髓分为 31 个节段:8 个颈节,12 个胸节,5 个腰节,5 个骶节和 1 个尾节(图 2-93、图 2-94)。

在临床上,腰椎穿刺常在第 3、4 或第 4、5 腰椎棘突间进行,以避免脊髓损伤。

2. 脊髓的内部结构 脊髓的横切面可分为中央管、灰质及白质三部分。中央管较细小,位于脊髓中央,纵贯脊髓全长,向上通第四脑室,向下达脊髓圆锥处,扩大为终池,内含脑脊液。在 40 岁以上的人群中,中央管常闭塞。灰质位于中央管周围,由神经元胞体及纵横交织的神经纤维构成。灰质的外面是白质,主要为纵行排列的纤维束。

(二) 脑

脑位于颅腔内,由胚胎时期的神经管前端发育形成。在我国,男性成人脑的重量平均为

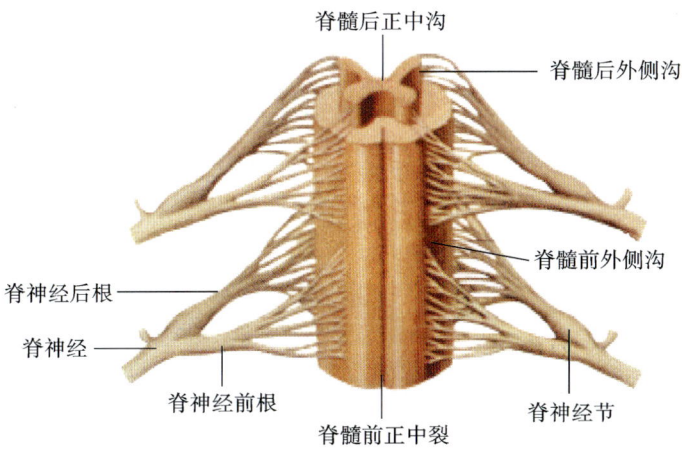

图2-93 脊髓节段

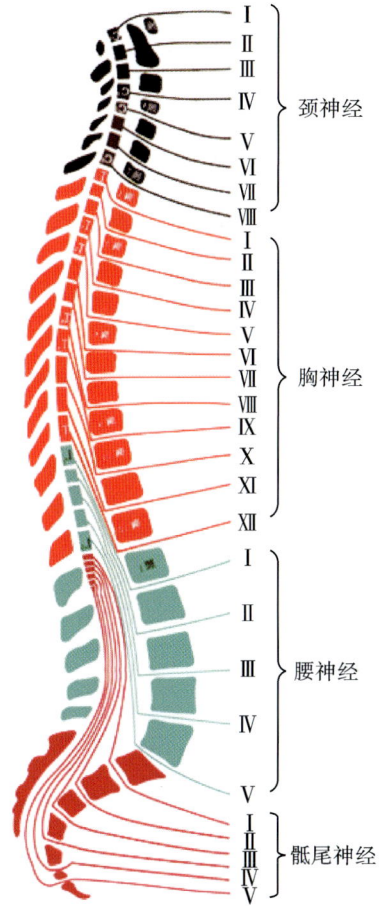

图2-94 脊髓节段与椎骨的对应关系

1375 g, 女性平均为1305 g。一般将脑分为端脑、间脑、中脑、脑桥、延髓和小脑6个部分（图2-95、图2-96）。通常将中脑、脑桥和延髓合称为脑干。随着脑的发育，神经管的内腔在脑的不同部位扩大，形成相互连通的脑室系统。

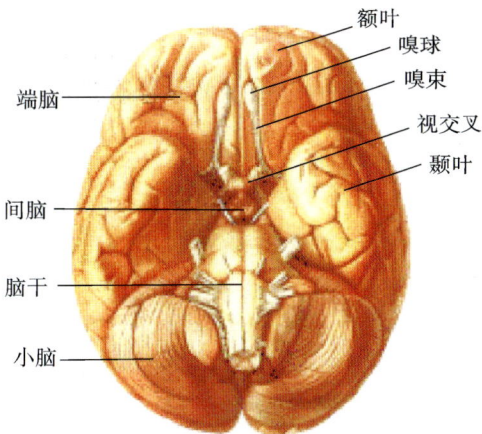

图2-95 脑的底面观

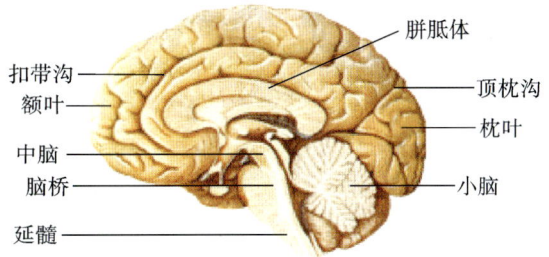

图2-96 脑的正中矢状面

1. 脑干 为介于脊髓和间脑之间的一个较小的部分，自下而上包括延髓、脑桥和中脑三部分。延髓和脑桥前靠斜坡,背面经小脑脚与小脑相连,它们之间的腔室为第四脑室,其向上连通中脑导水管,向下与延髓和脊髓中央管相续(图 2-97、图 2-98)。

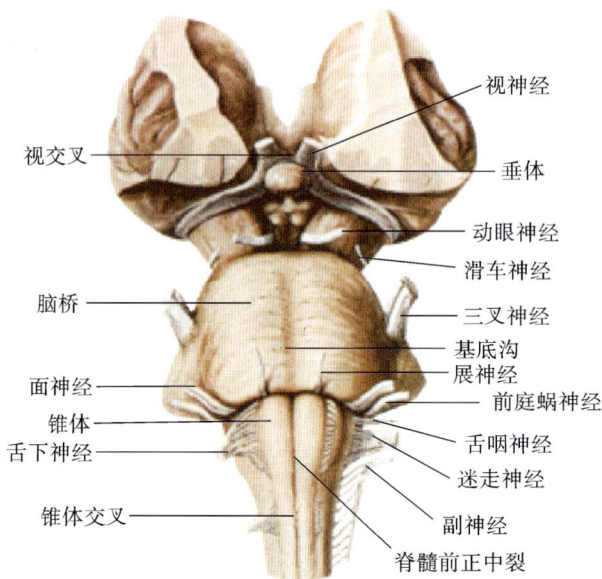

图2-97　脑干腹侧面

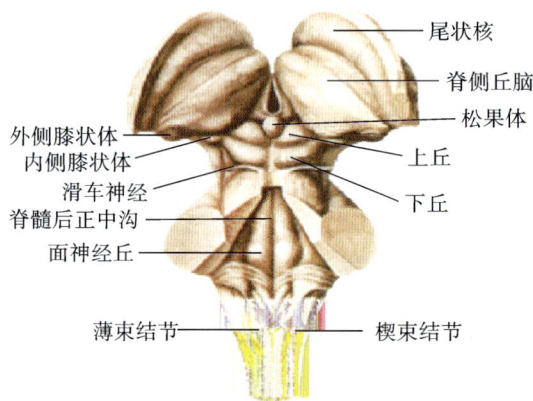

图2-98　脑干背侧面

2. 小脑　位于颅后窝,端脑枕叶的下方,二者之间由小脑幕相隔。小脑中部较为狭窄,称为小脑蚓;两侧膨大,称为小脑半球。小脑上面平坦,下面呈半球形隆起,近枕骨大孔外上方,小脑蚓两侧的半球较为膨出,称为小脑扁桃体(图 2-99、图 2-100)。当脑外伤或颅内肿瘤等导致颅内高压时,小脑扁桃体可嵌入枕骨大孔,形成小脑扁桃体疝,进而压迫延髓,危及生命。小脑前方借 3 对小脑脚连于脑干的背面:小脑上脚主要由小脑的传出纤维组成,两小脑上脚之间有薄片状的上髓帆;小脑中脚的纤维起自对侧的脑桥核;小脑下脚主要由起于脊髓和下橄榄核的纤维组成。

3. 间脑　间脑是仅次于端脑的高级中枢部位,位于中脑和端脑之间。除腹侧部露于脑底外,间脑的其他部分被大脑半球所覆盖。间脑的结构和功能十分复杂,可分为背侧丘脑、上丘脑、下丘脑、后丘脑和底丘脑 5 个部分。

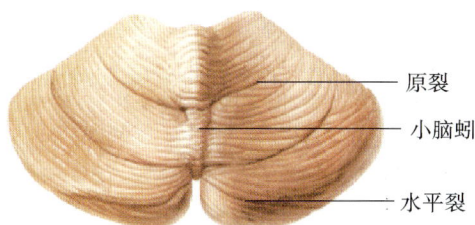

图2-99　小脑上面

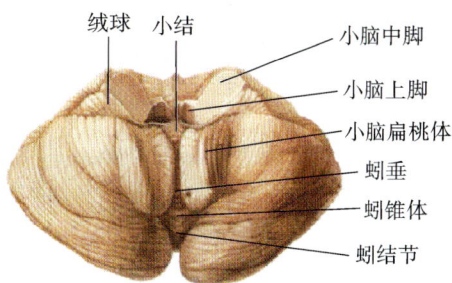

图2-100　小脑下面

第三脑室位于间脑正中,呈矢状位狭窄的间隙,分隔左、右间脑。第三脑室顶部为脉络组织;前部借室间孔分别通向两侧的侧脑室;底部为视交叉、灰结节、漏斗和乳头体;前部为终板;后部借中脑导水管通第四脑室;两侧为背侧丘脑和下丘脑。

4. 端脑　又称大脑,是脑的高级中枢部位,包括左、右大脑半球(图 2-101)。人类大脑半球高度发育,遮盖间脑和中脑,左、右大脑半球借胼胝体相连。大脑半球的结构包括大脑皮质、大脑髓质、基底核和侧脑室。

大脑半球在颅内发育时,其表面积增长较快,形成许多隆起的脑回和深陷的脑沟。大脑纵裂分隔左、右大脑半球,大脑纵裂的底为胼胝体。大脑横裂分隔大脑与小脑,每侧大脑半球有 3 个面,即上外侧面、内侧面和下面。

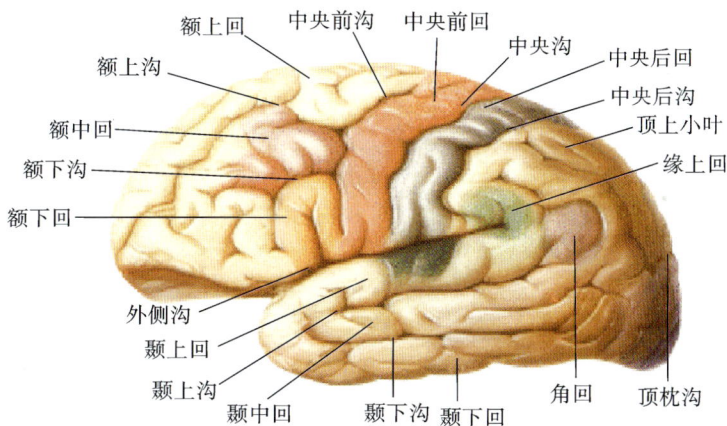

图2-101　大脑半球上外侧面

大脑皮质是覆盖在大脑半球表面的灰质,也是神经系统的高级中枢。大脑皮质是脑最重要的部分,是高级神经活动的物质基础。其不同区域有不同的相关功能,将这些具有一定功能的脑皮质区称为"中枢"(图 2-102)。但是这些中枢只是执行某种功能的核心区域,其相邻的大脑皮质也可能有类似的功能。如中央前回主要负责全身骨骼肌的随意运动,但也接受部分感觉信息;中央后回负责躯体感觉,但刺激它也可引发少量运动反应。此外,大脑皮质的大部分区域不局限于某种特定功能,而是对各种信息进行整合、加工,以完成更高级的神经精神活动,称为联络区。联络区的功能在高等动物中更为显著。

五、周围神经系统

周围神经系统主要包括脊神经、脑神经和内脏神经。脊神经与脊髓相连,主要分布于躯干和四肢;脑神经与脑相连,主要分布于头、颈部;内脏神经分布于内脏、心血管和腺体。

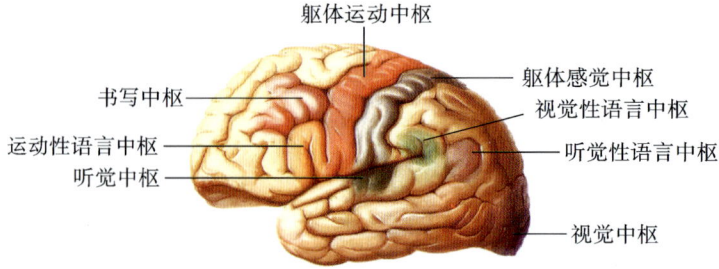

图2-102　大脑皮质的功能定位

（一）脊神经

脊神经由脊髓发出,共有 31 对,包括 8 对颈神经、12 对胸神经、5 对腰神经、5 对骶神经和 1 对尾神经。每对脊神经皆由与脊髓相连的脊神经前根和脊神经后根合成。脊神经前根由脊髓前外侧沟发出;脊神经后根连于脊髓后外侧沟,在椎间孔附近形成略为膨大的脊神经节。脊神经前、后根在椎管内合成脊神经并穿出椎间孔(图 2-103)。

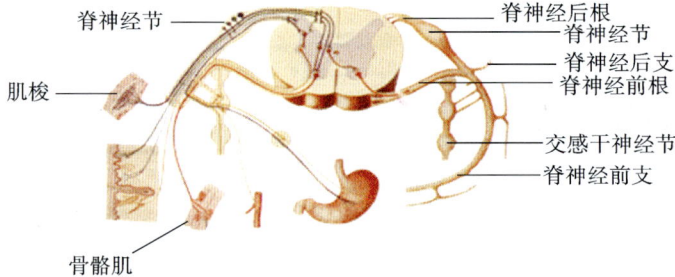

图2-103　脊神经的组成

脊神经均为混合性神经,按照其分布范围和功能的不同,可将脊神经所含的神经纤维分为以下 4 种。

1. 躯体感觉纤维　由位于脊神经节内的假单极神经元突起构成。其中,中枢突是脊神经后根的主要成分,周围突通过脊神经及其分支分布于相应部位的皮肤、骨骼肌、肌腱和关节,负责传导皮肤浅感觉和肌、肌腱、关节的深感觉。

2. 内脏感觉纤维　脊神经后根中有少量的内脏感觉纤维,其周围突分布于内脏、心血管和腺体,负责传导内脏感觉。

3. 躯体运动纤维　为脊神经前根的主要成分,纤维来自相应脊髓节段的灰质前角,分布于骨骼肌,支配其随意运动。

4. 内脏运动纤维　通过脊神经前根支配心血管、内脏平滑肌和心肌的运动,控制腺体分泌。

（二）脑神经

脑神经与脑相连,共有 12 对,排列顺序通常用罗马数字表示:Ⅰ嗅神经、Ⅱ视神经、Ⅲ动眼神经、Ⅳ滑车神经、Ⅴ三叉神经、Ⅵ展神经、Ⅶ面神经、Ⅷ前庭蜗神经、Ⅸ舌咽神经、Ⅹ迷走神经、Ⅺ副神经、Ⅻ舌下神经(图 2-104)。

脑神经含有躯体感觉纤维、内脏感觉纤维、躯体运动纤维、内脏运动纤维 4 种神经纤维。根据脑神经所含神经纤维的性质不同,将脑神经分为感觉性神经(包括第Ⅰ、Ⅱ、Ⅷ对脑神经)、运动性神经(包括第Ⅲ、Ⅳ、Ⅵ、Ⅺ、Ⅻ对脑神经)和混合性神经(包括第Ⅴ、Ⅶ、Ⅸ、Ⅹ对脑

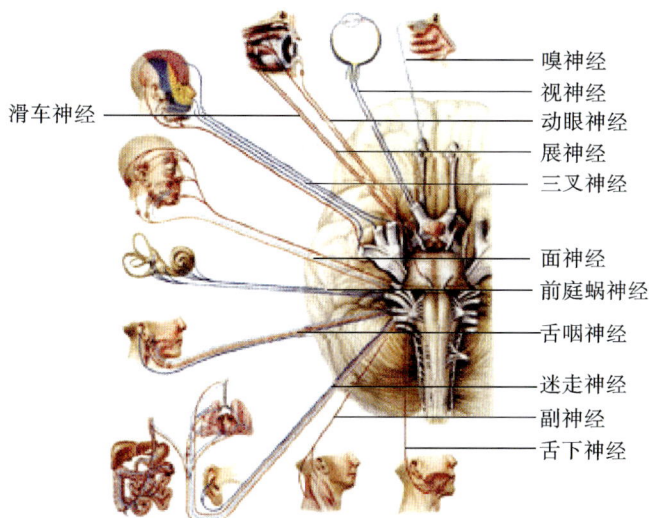

图2-104 脑神经概观

神经)。

1. 嗅神经 起自固有鼻腔嗅区黏膜内的嗅细胞,其中枢突聚集为嗅丝,向上穿筛孔进入颅前窝,终于嗅球,负责传导嗅觉冲动。

2. 视神经 由眼球壁内视网膜节细胞的轴突在视神经盘处聚集,在眼球后极穿出巩膜后组成。视神经向后经视神经管入颅中窝,连于视交叉。经视交叉向后延续为视束,终于间脑的外侧膝状体。

3. 动眼神经 由起自动眼神经核的躯体运动纤维和起自动眼神经副核的内脏运动纤维组成。动眼神经经中脑脚间窝出脑,向前穿海绵窦外侧壁,经眶上裂入眶,其分支支配上睑提肌、上直肌、下直肌、内直肌和下斜肌。内脏运动纤维与睫状神经节相连,后者位于视神经与外直肌之间。内脏运动纤维在睫状神经节内换元后进入眼球,支配睫状肌和瞳孔括约肌,参与调节瞳孔对光反射。

4. 滑车神经 起自中脑的滑车神经核,自下丘下方出脑后,绕过大脑脚外侧前行,经海绵窦外侧壁向前,经眶上裂入眶,越过上直肌和上睑提肌,进入并支配上斜肌。

5. 三叉神经 为最粗大的混合性脑神经。其躯体运动纤维起自脑桥的三叉神经运动核,组成三叉神经运动根,入下颌神经,支配咀嚼肌。躯体感觉纤维胞体位于三叉神经压迹处的三叉神经节,其中枢突组成粗大的三叉神经感觉根,于脑桥基底部与小脑中脚交界处入脑,止于三叉神经脑桥核和脊束核;其周围突组成三叉神经的三大分支:眼神经、上颌神经、下颌神经(图 2-105、图 2-106)。

6. 展神经 躯体运动纤维起自脑桥的展神经核,自延髓脑桥沟出脑,穿海绵窦经眶上裂入眶,支配外直肌。

7. 面神经 为混合性神经,自延髓脑桥沟外侧出脑,入内耳门,穿过内耳道底进入面神经管。面神经除在面神经管内发出数小分支外,主支由茎乳孔出颅,向前进入腮腺,分出数支并交织成丛。由丛发出 5 组分支至腮腺前缘,呈辐射状穿出,支配表情肌。

8. 前庭蜗神经 又称位听神经,由前庭神经和蜗神经组成。

9. 舌咽神经 为混合性脑神经,从延髓橄榄后沟出脑,与迷走神经、副神经共同穿过颈静脉孔出颅,出颅后先在颈内动、静脉之间下降,继而呈弓形向前,经舌骨舌肌内侧达舌根。

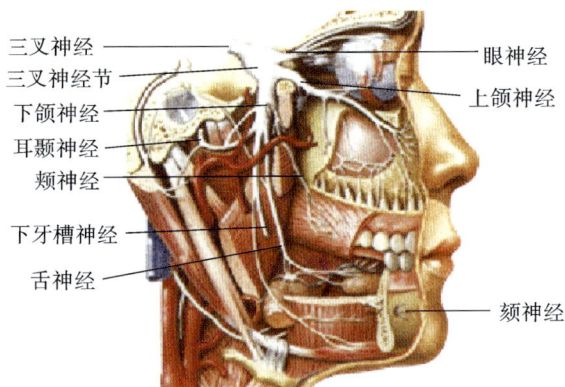

图2-105　三叉神经分支

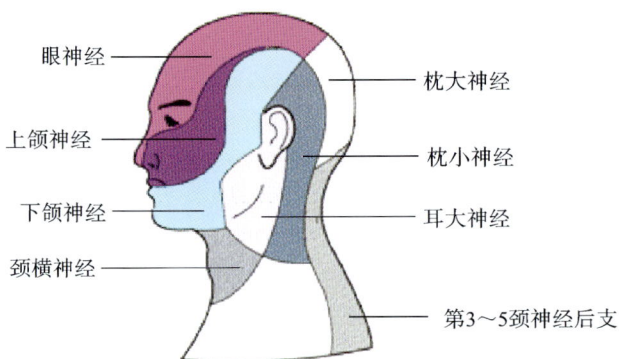

图2-106　三叉神经皮支分布区

舌咽神经的主要分支包括鼓室神经、颈动脉窦支、舌支、茎突咽肌支、咽支。

10. 迷走神经　为行程最长、分布最广的脑神经,连于延髓侧面、舌咽神经下方。经颈静脉孔出颅后,走行于颈动脉鞘内,在动、静脉之间的后方下行,经胸廓上口入胸腔。在胸腔内,左迷走神经在左颈总动脉与左锁骨下动脉之间下行,越过主动脉弓前方、左肺根后方,至食管前面分支,构成左肺丛和食管前丛,继续下行至食管下端集中为迷走神经前干;右迷走神经在右颈总动脉与右锁骨下动脉之间沿气管右侧下行,经右肺根后方转至食管后方分支,构成右肺丛和食管后丛,继续下行集中为迷走神经后干。迷走神经前、后干随食管经膈肌食管裂孔入腹腔。

11. 副神经　为运动性脑神经,由颅根和脊髓根组成,其纤维分别起自疑核和副神经核,经颈静脉孔出颅。颅根加入迷走神经,并随其分支分布于咽喉肌;来自脊髓根的纤维经胸锁乳突肌后缘上、中 1/3 交点附近斜向后下,在斜方肌前缘中、下 1/3 交点处进入斜方肌深面,其分支支配胸锁乳突肌和斜方肌。

12. 舌下神经　为运动性脑神经,其纤维起自舌下神经核,自延髓前外侧沟出脑,经舌下神经管出颅,在颈内动、静脉之间下行至舌骨上方。其分支支配全部舌内肌和大部分舌外肌。一侧舌下神经损伤时,患侧舌肌会出现瘫痪、萎缩,且伸舌时舌尖偏向患侧。

（三）内脏神经

内脏神经是脊神经和脑神经中分布至内脏器官、心血管系统及全身腺体中的纤维,包括内脏运动神经和内脏感觉神经。内脏感觉神经一般伴内脏运动神经走行,将内脏的感觉冲动传导至中枢,以完成各种内脏反射或引起大脑的内脏感觉。

1. 内脏运动神经 一般不受意识支配,故又称为自主神经或植物神经。根据自主神经的结构和功能,可将其分为交感神经和副交感神经。内脏运动神经支配全身的平滑肌、腺体和心肌,且在一定程度上不受意识控制。该传导过程需要两级神经元(节前神经元和节后神经元)才能完成。内脏运动神经分为交感和副交感两种纤维成分,多数内脏器官同时有这两种纤维分布。躯体运动神经则只有一种纤维成分。

2. 内脏感觉神经 内脏感觉神经的特点:①内脏感觉纤维数目较少、细小、痛阈较高,一般不引起主观感觉;②内脏对切割等刺激不敏感,但对牵拉、膨胀、冷热、缺血等刺激敏感;③内脏感觉传入途径较分散,导致内脏感觉模糊、内脏疼痛分散且定位不准确。

六、脑和脊髓的被膜、脑脊液循环和脑屏障

(一)脑和脊髓的被膜

脑和脊髓的表面都包有 3 层被膜,由外向内依次为:①硬膜:较厚,由坚韧的结缔组织构成;②蛛网膜:为一层透明的薄膜,紧贴于硬膜内面;③软膜:较薄,富有血管,紧贴于脑和脊髓表面。3 层被膜在脑和脊髓的结构存在一定差异(图 2-107)。以脊髓的 3 层背膜为例进行介绍。

(1)硬脊膜:位于椎管内,上端附着于枕骨大孔边缘,并与硬脑膜相续,其下端在第 2 骶椎平面逐渐变细,包裹终丝,并随终丝附着于尾骨背面。硬脊膜与椎管壁之间有狭窄的腔隙,称为硬膜外隙,不与颅内硬膜外隙相通,内有疏松结缔组织、脂肪组织、淋巴管、椎内静脉丛等。临床上可在此隙行硬膜外麻醉,以阻滞脊神经根的传导。

(2)脊髓蛛网膜:紧贴硬脊膜内面,其上端延续至颅内,下端达第 2 骶椎。蛛网膜与其深面的软膜之间有一较为宽阔的间隙,称为蛛网膜下隙,其下部更为扩大,称为终池。蛛网膜下隙及终池内充满脑脊液,起保护脊髓、减轻震荡的作用。临床上常选择第 3、4 或 4、5 腰椎之间行椎管穿刺,即将针穿入终池内,抽取脑脊液,同时可避免损伤脊髓。

(3)软脊膜:紧贴脊髓表面,向上延续至脑,向下包裹终丝表面,并浸于脑脊液中。

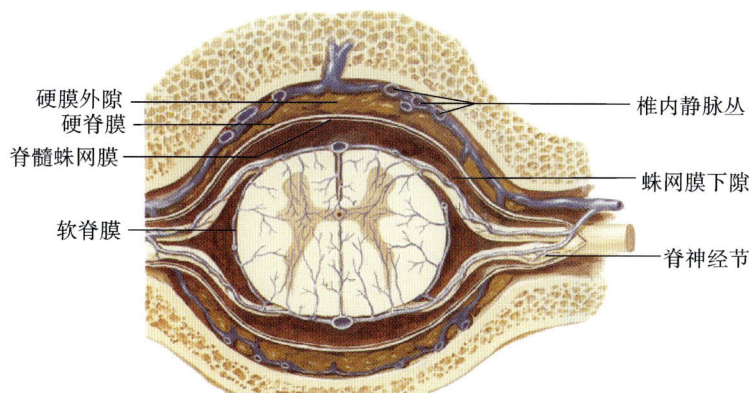

图2-107 脊髓的 3 层被膜与间隙

(二)脑脊液循环和脑屏障

1. 脑脊液的产生与循环(图 2-108) 脑脊液(CSF)为无色透明的液体,充满脑室系统、脊髓中央管及蛛网膜下隙,对中枢神经系统起缓冲、保护、营养、运输代谢产物的作用。正常

脑脊液有相对恒定的生化成分和细胞数量,中枢神经系统的某些病变可使脑脊液的成分发生相应变化。临床上行脑脊液检查有助于明确诊断。

脑脊液总量约150 mL,产生于脉络丛,并最终回流入静脉,处于不断循环之中,保持总体上的动态平衡,并维持正常的颅内压。

脑脊液的循环过程若发生障碍,可引起脑积水或颅内压增高,压迫脑组织并导致其移位,甚至形成脑疝,危及生命。

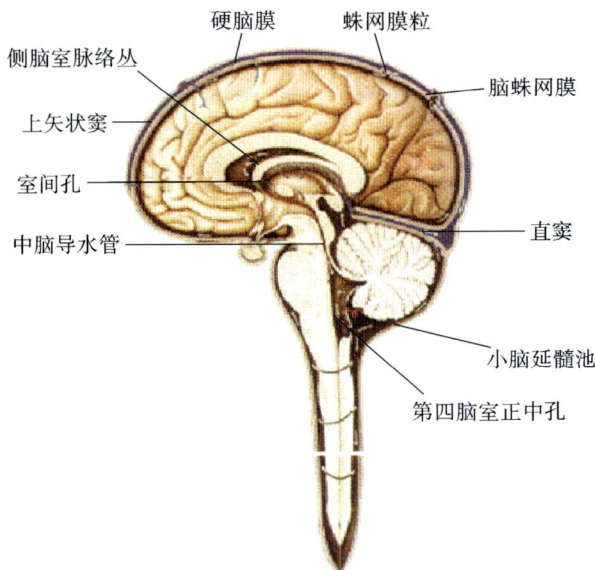

图2-108　脑室系统与脑脊液循环图解

2. 脑屏障　研究发现,在中枢神经系统神经元与血液和脑脊液之间存在一种屏障,这种屏障结构具有选择性,能够阻止染料、蛋白质和某些大分子药物进入脑组织,以保证中枢神经系统内环境的稳定,确保脑的整合、调节及控制功能的有效发挥。目前已知的脑屏障有3种:①血-脑屏障:位于脑组织中,由星形胶质细胞伸出的足突包绕无孔的毛细血管所形成;②血-脑脊液屏障:介于脑室与血液之间,由脑室壁脉络丛毛细血管壁和室管膜上皮构成;③脑脊液-脑屏障:介于脑室与蛛网膜下隙之间,由室管膜上皮、软脑膜和胶质膜等组成。

(盛冠麟　李伟航)

任务九　内分泌系统的基本结构和功能

内分泌系统是由多个内分泌腺和内分泌组织组成的复杂网络,负责分泌各种激素,通过血液循环运送至全身各处,进而调节和控制人体的代谢、生长、发育、生殖、免疫以及其他多种生理过程。

本任务将介绍人体内分泌系统的组成及功能,要求重点掌握内分泌系统的组成和功能特点,理解内分泌激素对于人体生理功能的调节作用。

案例导入

王阿姨,60岁,在某美容机构的强烈推荐下办理了"卵巢保养卡"。该机构宣称,通过"卵巢保养"项目,如精油按摩、药物按摩等方法,可以帮助女性改善内分泌功能,达到永葆青春、延缓衰老的目的。

思考:

(1)诸如此类的卵巢保养项目有科学依据吗?

(2)什么是靶器官?人体内分泌系统如何调节生殖功能?

内分泌系统与神经系统相辅相成,共同维持机体内环境的平衡与稳定,调节机体的生长发育和各种代谢活动。该系统由身体不同部位的内分泌腺和内分泌组织组成。内分泌腺与一般腺体在结构上最显著的不同是没有排泄管,因而又称无管腺。内分泌腺分泌的物质称为激素,直接进入血液后被运送至全身,作用于特定的靶器官。人体内分泌系统包括中枢内分泌腺(垂体、甲状腺、甲状旁腺、肾上腺、胰岛、松果体、胸腺和性腺等)和内分泌组织,内分泌组织以细胞团为单位分散存在于人体的器官或组织内,如消化道、呼吸道、神经组织、胰岛、睾丸间质细胞、卵巢内的卵泡和黄体等(图2-109)。

内分泌腺的体积和重量较小,但其分泌的激素对于人体的新陈代谢、生长发育、生殖等的调节作用很大。内分泌腺的血供与其旺盛的新陈代谢和激素的运送有关。内分泌腺的结构和功能活动存在显著的年龄变化。

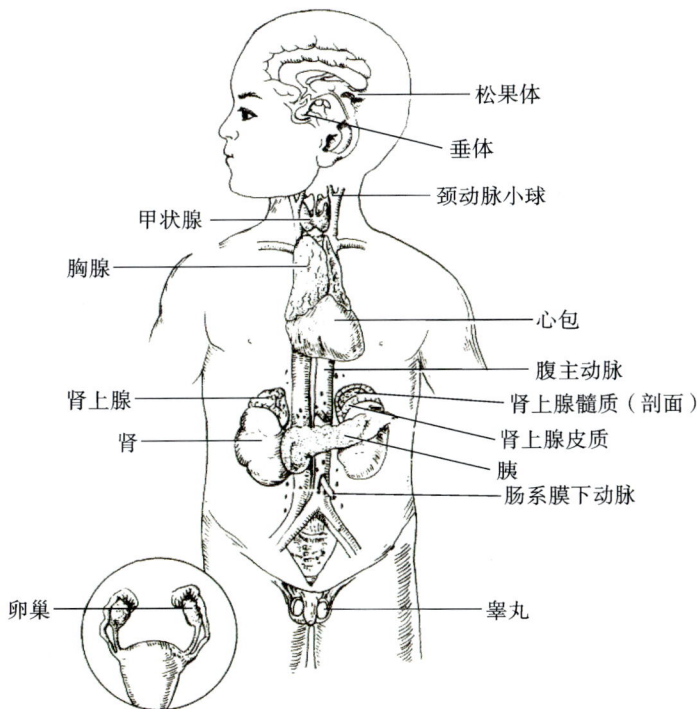

图2-109 内分泌系统模式图

一、中枢性内分泌系统组成及功能

内分泌系统包括中枢性内分泌系统以及相应的靶器官、靶腺。中枢性内分泌系统主要包括下丘脑、脑垂体(图 2-110)。

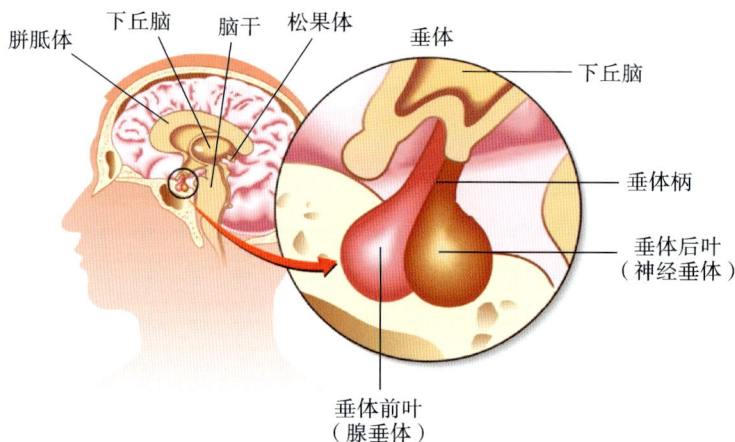

图2-110 下丘脑与脑垂体的关系

(一) 下丘脑

下丘脑又称丘脑下部,位于大脑的腹面、丘脑的下方,是调节内脏活动和内分泌活动的较为高级的神经中枢。通常将下丘脑从前向后分为三个区域:视上部,位于视交叉上方,由视上核和室旁核组成;结节部,位于漏斗的后方;乳头部,位于乳头体。下丘脑位于丘脑下沟的下方,构成第三脑室的下壁,界限较为模糊,向下延伸与垂体柄相连。下丘脑和神经垂体是一个整体,下丘脑、神经纤维和神经垂体构成下丘脑神经纤维束。

下丘脑的神经内分泌细胞分泌释放激素或释放抑制激素,调节腺垂体腺细胞的分泌活动。腺垂体分泌的激素调节相应靶细胞分泌及其他活动。靶细胞分泌物或外周血液中的物质(如血糖、血钙等)又可通过负反馈调节影响腺垂体和下丘脑的分泌活动。

(二) 脑垂体

脑垂体位于蝶鞍垂体窝内,体积与性别、年龄有关,重量为 0.5～0.6 g。脑垂体由腺垂体和神经垂体组成,表面覆有结缔组织被膜。腺垂体来自胚胎口凹的外胚层上皮,可分为远侧部、中间部和结节部(图 2-111)。远侧部最大,又称为垂体前叶;中间部位于远侧部与神经部之间;结节部环绕在神经垂体的漏斗周围。神经垂体由间脑底部的神经外胚层向腹侧突出的神经垂体芽发育而成,分为神经部和漏斗部。漏斗部与下丘脑相连,神经部和腺垂体的中间部合称为垂体后叶。

1. 腺垂体 可分为远侧部、中间部和结节部。

(1)远侧部(pars distalis):又称为垂体前叶,腺细胞排列成团索状,少数围成小滤泡。腺细胞间有窦状毛细血管和少量结缔组织。根据 HE 染色显示的腺细胞嗜色性,可分为嗜色细胞和嫌色细胞。嫌色细胞(chromophobe cell)数量较多,体积较小,呈圆形或多角形;胞质较少,着色较浅;细胞界限不清晰。在电镜下观察,部分细胞的胞质含有少量分泌颗粒;大多数细胞有长突起,伸入其他细胞之间,功能尚不明确。嗜色细胞(chromophil cell)可分为嗜酸性细胞和嗜碱性细胞。

①嗜酸性细胞:数量较多,呈圆形或椭圆形,胞质内含有嗜酸性颗粒,负责合成和释放生

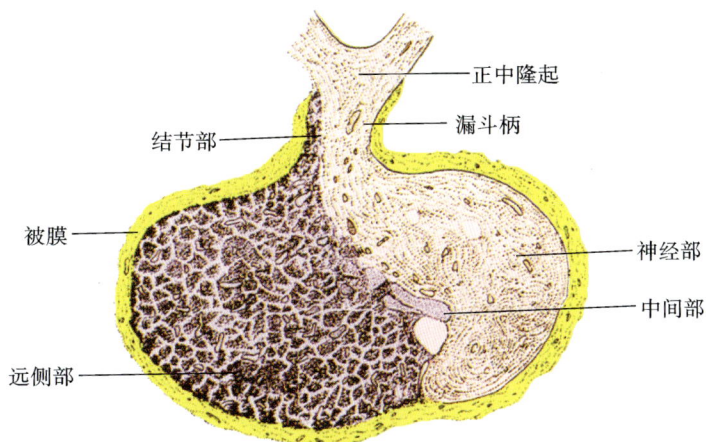

图2-111 垂体分部

长激素(growth hormone;somatotropin;GH),促进体内多种代谢过程,尤其刺激骺软骨生长,使骨骼增长。在幼年时期,GH分泌不足可致垂体性侏儒;分泌过多可引起巨人症,成人表现为肢端肥大症。

催乳激素细胞(mammotroph):在男女体内均有,胞质内含有分泌颗粒。在妊娠和哺乳期,分泌颗粒增大,呈椭圆形或不规则形,数量增多,体积增大。分泌催乳素(prolactin),促进乳腺发育和乳汁分泌。

②嗜碱性细胞:数量较少,呈椭圆形或多边形,胞质内含有嗜碱性颗粒,含有糖蛋白类激素,过碘酸希夫(PAS)反应呈阳性,可分为以下三种。

a. 促甲状腺激素细胞(thyrotroph):呈多角形,颗粒较小,分布在胞质边缘。分泌促甲状腺激素(thyrotropin;thyroid-stimulating hormone;TSH),促进甲状腺激素的合成和释放。

b. 促性腺激素细胞(gonadotroph):体积较大,呈圆形或椭圆形,胞质颗粒中等。分泌卵泡刺激素(follicle stimulating hormone;FSH)和黄体生成素(luteinizing hormone;LH)。FSH促进女性卵泡发育,刺激男性生精小管的支持细胞合成雄激素结合蛋白,促进精子生成。LH促进女性排卵和黄体形成,刺激男性睾丸间质细胞分泌雄激素,又称间质细胞刺激素(interstitial cell-stimulating hormone;ICSH)。

c. 促肾上腺皮质激素细胞(corticotroph):呈多角形,分泌颗粒较大。分泌肾上腺皮质激素(adrenal cortical hormone),促进肾上腺皮质分泌糖皮质激素。同时分泌促脂解素(lipotropin;lipotropic hormone;LPH),使脂肪细胞产生脂肪酸。

(2)中间部(pars intermedia):由嫌色细胞和嗜碱性细胞组成。立方上皮细胞围成大小不等的滤泡,腔内含有胶质。鱼类和两栖动物的中间部能分泌促黑素细胞激素(melanocyte stimulating hormone;MSH),使皮肤黑素细胞的黑素颗粒向突起内扩散,导致体色变黑。

(3)结节部(pars tuberalis):包围神经垂体的漏斗。在漏斗前缘稍厚,后方较薄或缺如,纵行毛细血管丰富,腺细胞呈索状纵向排列于血管之间。细胞较小,主要为嫌色细胞;其间有少数嗜酸性细胞和嗜碱性细胞,嗜碱性细胞分泌促性腺激素。

2. 神经垂体 可分为漏斗部和神经部。主要由无髓神经纤维和神经胶质细胞组成,含有较丰富的窦状毛细血管和少量神经纤维。下丘脑两个神经核团——视上核和室旁核,含有大型神经内分泌细胞,不仅具有一般神经元的结构,还具有内分泌功能,可分泌以下激素。

（1）促甲状腺激素释放激素（TRH）：刺激垂体前叶分泌促甲状腺激素（TSH），进而促进甲状腺的激素合成与分泌。

（2）促性腺激素释放激素（GnRH）：促进腺垂体的细胞合成卵泡刺激素（FSH）和黄体生成素（LH），从而影响性的激素分泌。

（3）生长激素释放激素（GHRH）：刺激腺垂体分泌生长激素（GH），对机体的生长和发育具有促进作用。

（4）抗利尿激素（antidiuretic hormone；ADH）：促进肾远曲小管重吸收水分，减少尿量。分泌过量时，可导致小动脉平滑肌收缩，血压升高，故又称血管升压素（vasopressin）。

（5）催产素（oxytocin）：引起子宫平滑肌收缩，促进乳汁分泌。

3. 脑垂体的血管分泌 垂体门脉系统：大脑基底动脉环→垂体上动脉→结节部上端至神经垂体漏斗→袢状窦状毛细血管（第一级毛细血管网）→下行至结节部→数条垂体微静脉→下行至远侧部→第二级毛细血管网→小静脉→注入脑垂体周围的静脉窦。垂体门微静脉和两端的毛细血管网共同构成垂体门脉系统（hypophyseal portal system）。

二、松果体

松果体属于神经内分泌系统，为一灰红色卵圆形小体。松果体位于胼胝体压部和上丘之间，上丘脑缰连合的后上方，以柄附于第三脑室顶的后部。柄向前分为上、下两板，两板之间为第三脑室的松果体隐窝，上板内有缰连合，下板有后连合。

松果体可合成和分泌褪黑素，从而使两栖动物的皮肤颜色变浅。在哺乳类动物中，松果体内的褪黑素和 5-羟色胺含量具有显著的昼夜节律改变，它们参与调节生殖系统的发育及动情周期、月经周期的节律。在儿童时期，松果体病变引起其功能不足时，可出现性早熟或生殖器官过度发育；若分泌功能过盛，可导致青春期延迟。成年后，松果体可部分钙化形成钙斑，在 X 线片上常可见到，成为颅片定位的一个标志。

三、甲状腺

甲状腺（图 2-112）位于颈前部，呈"H"形，分为左、右两个侧叶，中间以甲状腺峡相连。甲状腺侧叶位于喉下部和气管上部的两侧，上至甲状软骨中点，下达第 6 气管软骨环，后方平对第 5~7 颈椎高度。甲状腺峡多位于第 2~4 气管软骨环前方，少数人的甲状腺峡缺如。约有半数人自甲状腺峡向上伸出一锥状叶，长者可达舌骨平面，且多偏于左侧。

甲状腺分泌甲状腺激素，可调节机体基础代谢并影响生长和发育等。

四、甲状旁腺

甲状旁腺（图 2-113）为棕黄色、呈扁椭圆形的两对小体，其形状及大小略似黄豆。上甲状旁腺位置比较恒定，一般位于纤维囊和甲状腺鞘之间的间隙中，在甲状腺侧叶后缘上、中1/3 交界处；下甲状旁腺的位置变异较大，多位于甲状腺侧叶后缘近下端的甲状腺下动脉附近。甲状旁腺也可位于甲状腺鞘外或埋入甲状腺组织中。

甲状旁腺的功能是调节钙磷代谢，维持血钙平衡。若在甲状腺手术中不慎误将甲状旁腺切除，则可引起患者血钙降低、手足抽搐，肢体出现对称性疼痛与痉挛；若甲状旁腺功能亢进，则可导致骨质疏松并易发生骨折。

五、肾上腺

肾上腺（图 2-114）分别位于腹膜后间隙内脊柱的两侧，左、右肾上极的上内方，与肾共同

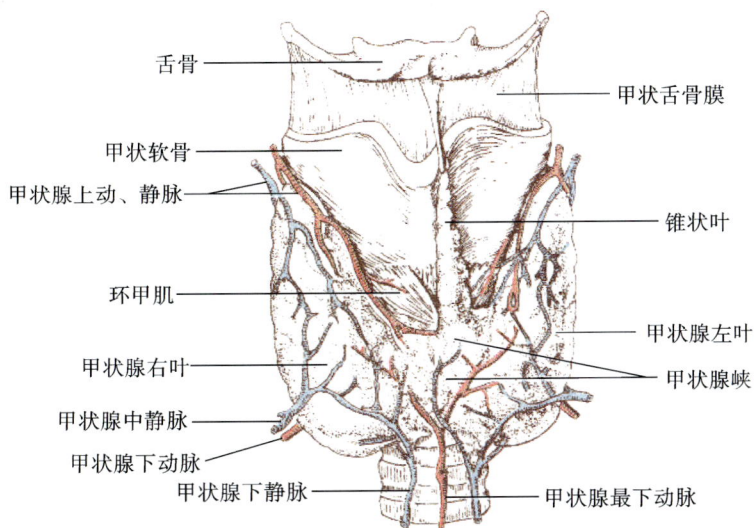

图2-112 甲状腺(前面)

图中标注:
舌骨
甲状软骨
甲状腺上动、静脉
环甲肌
甲状腺右叶
甲状腺中静脉
甲状腺下动脉
甲状腺下静脉
甲状舌骨膜
锥状叶
甲状腺左叶
甲状腺峡
甲状腺最下动脉

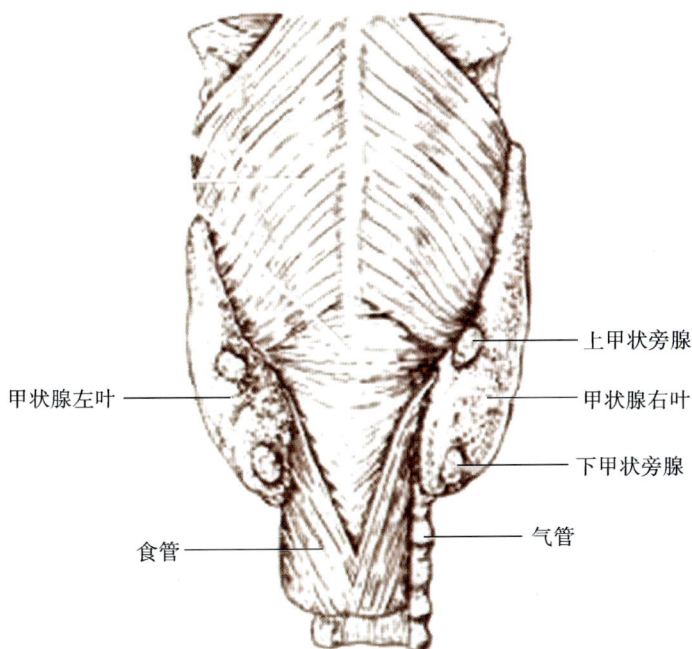

图2-113 甲状腺和甲状旁腺(后面观)

图中标注:
甲状腺左叶
食管
上甲状旁腺
甲状腺右叶
下甲状旁腺
气管

被包裹在肾筋膜内。左肾上腺近似半月形,右肾上腺呈三角形。肾上腺实质可分为肾上腺皮质和肾上腺髓质。

肾上腺皮质可分泌调节体内水盐代谢的盐皮质激素、调节碳水化合物代谢的糖皮质激素以及影响性行为和第二性征的性激素。肾上腺髓质可分泌肾上腺髓质激素(包括肾上腺素和去甲肾上腺素),能使心跳加快、心肌收缩力增强,并使小动脉收缩,从而维持血压和调节内脏平滑肌的活动等。

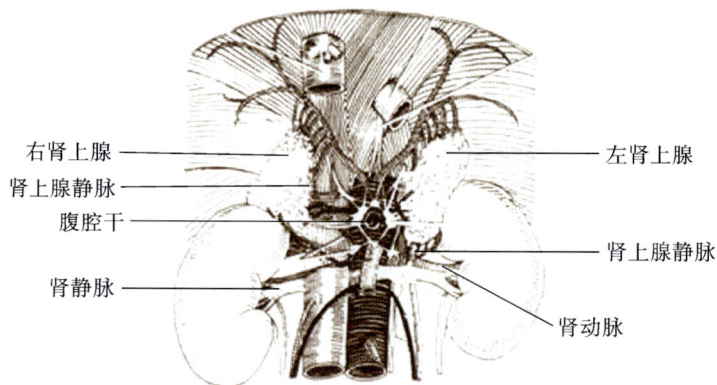

图 2-114　肾上腺

（图中标注：右肾上腺、肾上腺静脉、腹腔干、肾静脉、左肾上腺、肾上腺静脉、肾动脉）

六、胰岛

胰岛是胰的内分泌部分，为许多大小不等、形状不定的细胞群，其周围由薄膜包裹，散布在胰的实质内，其中以胰尾为最多，胰体、胰头较少。成人胰岛总数为 100 万～200 万个。胰岛分泌的激素有胰岛素和胰高血糖素，共同调节血糖浓度。胰岛素分泌不足时可引发糖尿病。

七、胸腺

胸腺属于淋巴器官，兼有内分泌功能。它位于胸骨柄后方，上纵隔的前部，贴近心包的上方以及主动脉弓和头臂静脉等大血管的前部。胸腺的两侧与纵隔胸膜贴近，其上端与胸骨柄上缘水平相当，少数胸腺上端可延伸到颈段气管前方。胸腺通常可分为不对称的左、右两叶，两者借结缔组织相连，每叶多呈扁条状，质软。胸腺具有明显的年龄变化，其周围有脂肪组织和淋巴结。新生儿和幼儿的胸腺非常发达；性成熟后胸腺发育至最高峰，由淋巴组织构成；此后胸腺逐渐萎缩、退化，成人的胸腺通常被结缔组织替代，但胸腺遗迹一直到老年均可辨认。

胸腺可分泌胸腺素和促胸腺生成素等具有激素作用的活性物质。胸腺素可将来自骨髓、脾等处的原始淋巴细胞转化为具有免疫能力的 T 细胞，参与细胞免疫反应。促胸腺生成素可使包括胸腺细胞在内的淋巴细胞分化为参与免疫反应的细胞。

八、生殖腺

睾丸是男性生殖腺，位于阴囊内，可产生精子和雄激素。雄激素由精曲小管之间的间质细胞产生，经毛细血管进入血液循环，其作用是激发男性第二性征的出现并维持正常的性功能。

卵巢为女性生殖腺，左、右各一，可产生卵泡。卵泡壁的细胞主要产生雌激素和孕激素。卵泡排卵后，残留在卵巢内的卵泡壁转变为黄体，黄体的主要作用是分泌孕激素和雌激素。雌激素可刺激子宫、阴道和乳腺的生长发育，并出现和维持女性第二性征。孕激素可使子宫内膜增厚，以准备受精卵的着床，同时促进乳腺逐渐发育以准备哺乳。

（盛冠麟　李伟航）

项目小结

　　人体是一个结构复杂、功能多样的整体,各种功能由结构不同的系统、器官、组织通过互相协调、互相配合来完成。在学习时,既要注重系统、器官在整体中的重要地位,又不能完全孤立地认识局部,忽略整体的存在。

　　运动系统由骨、骨连结和骨骼肌组成,执行躯体的运动功能。消化系统由消化管和消化腺组成,主要消化食物、吸收营养物质和排出代谢产物。呼吸系统由呼吸道和肺组成,执行气体交换功能,吸进氧气并排出二氧化碳。泌尿系统由肾、输尿管、膀胱和尿道组成,排出机体溶于水的代谢产物。生殖系统分为男性生殖系统和女性生殖系统,男、女性生殖器均包括内生殖器和外生殖器两部分,主要执行生殖、繁衍后代的功能。循环系统包括心血管系统和淋巴系统,用于输送血液和淋巴,执行物质运输功能。感觉系统是机体感受内、外刺激的生理系统,由感受器及其辅助装置组成。神经系统可分为中枢神经系统和周围神经系统,共同调控人体全身各系统和器官活动的协调和统一。内分泌系统由内分泌腺和内分泌组织组成,与神经系统相辅相成,共同维持机体内环境的平衡与稳定,以调节机体的生长发育和各种代谢活动。

能力检测

明德知行阁

　　1. 解剖以求真,审美以尚和　人体解剖结构不仅承载着生理功能,更是动态美学基石。医学美容务必遵循生物学规律。健康是美的源泉,而美则是健康的外在表现,功能健康优先于形态趋同。

　　2. 风险告知护生命,医德为本守安全　面部危险三角区缺乏瓣膜结构且与颅内海绵窦存在交通路径,故在该区域及周边进行美容注射操作时存在极大的栓塞风险,因此在术前务必与求美者进行充分沟通,对其进行评估,如实告知相关风险和并发症,维护求美者的知情权。

　　3. 恪守伦理准则,守护身心健康　网红经济借助制造"颜值即正义"的消费主义陷阱,将人体商品化。"精灵耳""小腿神经阻断术"等违背人体解剖结构的操作被精心包装成"变美捷径",实际上破坏了正常生理功能,并带来了诸多健康风险。商业机构过度营销制造焦虑,使得求美者将自我价值与外貌紧密绑定,忽视了心理健康和社会功能。这种价值观的异化不仅违背了医学伦理,更触犯了国家法律法规。

项目三　皮肤的美容解剖

皮肤是维持人体内环境稳定的重要屏障,具有保护、吸收、感觉、分泌、排泄、调节体温、参与物质代谢以及免疫等多种功能。同时,皮肤在人体美学中扮演着重要的角色,健康的皮肤不仅是人们审美观念的重要体现,而且是人们追求美丽与自信的重要载体。

扫码看课件

项目目标

掌握:表皮、真皮的正常解剖结构,皮肤的生理功能。

熟悉:皮肤附属结构的解剖形态、生理功能,不同皮肤的类型及护理要点。

了解:毛发结构特点及分布规律,健康皮肤的审美要素及常见皮肤美容、治疗技术的作用原理。

任务一　皮肤的正常结构与相关美容功能

皮肤是人体最大的器官,由多个组成部分共同协作执行保护身体、调节体温、感知外界刺激等重要生理功能。了解皮肤的结构和功能对于维护皮肤健康、预防皮肤病、彰显人体整体美均具有重要意义。

本任务将详细介绍人体皮肤正常解剖结构,要求重点掌握表皮、真皮及附属组织的正常结构与相关美容功能。

案例导入

炎炎夏日,骄阳似火,小艾同学参加户外志愿者服务活动后不慎晒伤双前臂及头颈部皮肤。急需进行皮肤护理的她,非常担心晒伤部位会留下难看的瘢痕。美容皮肤科门诊医生进行紧急处理后,安排你实施健康宣教。

思考:

(1)阳光灼伤皮肤表层会导致瘢痕吗?

(2)表皮是由哪些结构组成的?

皮肤由表皮、真皮借皮下组织与深部组织相连(图3-1)。皮肤附属器由表皮衍生而来,包括毛囊、指(趾)甲、皮脂腺和汗腺等。

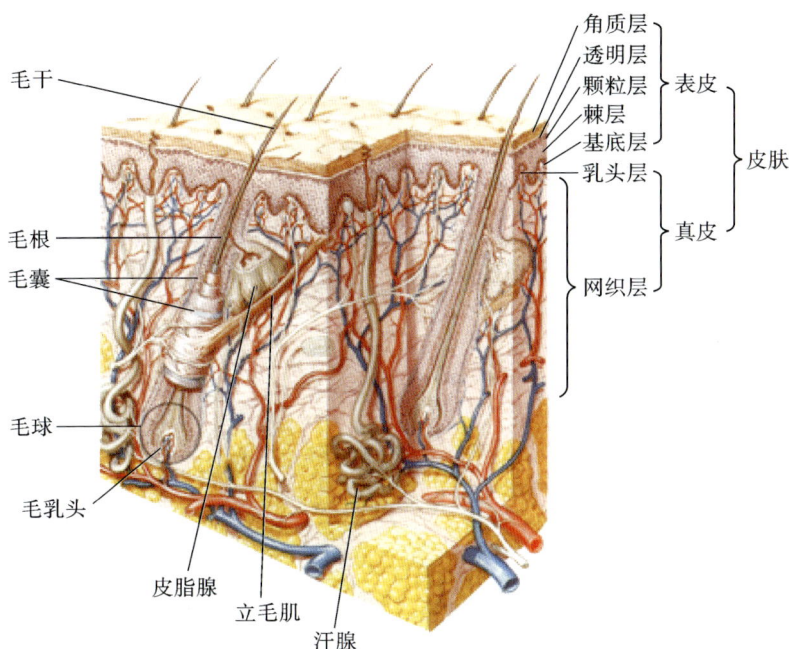

图 3-1　皮肤结构模式图

一、表皮的正常结构与相关美容功能

表皮位于皮肤浅层,由外胚层分化而来,由角化的复层扁平上皮构成。根据人体的分布部位不同,其厚薄存在差异。手掌和足底表皮较厚,一般为 0.8～1.5 mm,而其他部位厚0.7～1.2 mm。表皮为人体重要的保护屏障,能抵御外界致病因素的侵袭,对皮肤的损伤修复起重要作用,同时可反映人体皮肤的健康状态。

（一）角质形成细胞和表皮的分层

表皮细胞分为两大类,即角质形成细胞和非角质形成细胞。其中前者为构成表皮的主要细胞,约占表皮细胞的 80%;后者散在分布于角质形成细胞之间,因其形态呈树枝状突起,也称为"树枝状细胞"。根据角质形成细胞的分化和特点可将表皮由外到内依次分为 5 层,即角质层、透明层、颗粒层、棘层、基底层(图 3-1)。

1. 角质层　为表皮的最外层,由多层扁平角质细胞和角质层脂质组成。角质细胞角化、干硬,扁平无核,无生物活性。通过上下重叠、镶嵌排列组成达 40～50 层紧密的板层结构,形成皮肤最外层重要的天然保护屏障,能够抵御致病微生物的入侵,防止体液流失,抵抗外界摩擦,并对酸、碱、紫外线等理化因素的刺激具有一定的耐受力。角质层脂质充填于角质细胞间隙形成连续的膜状物,其细胞间的桥粒连接逐渐消失。机体通过新陈代谢可使新生角质细胞由基底层向角质层逐渐分化、移动,替代原有的角质细胞,使其脱落成为皮屑,从而维持表皮相对稳定的厚度(图 3-2)。

2. 透明层　为角质层前期,位于颗粒层上方。仅分布于掌、跖等角质层较厚的表皮,由2～3 层扁平细胞组成,无胞核,细胞界限不清晰,排列紧密,具有较强的折光性。可有效防止水、电解质及小分子化学物质通过(图 3-2)。

3. 颗粒层　即颗粒细胞层,位于棘层之上,由 2～4 层扁平的梭形细胞组成。细胞质中含有大量大小不等、形状不规则、具有强嗜碱性的透明角质颗粒。其间含有较多与细胞膜融

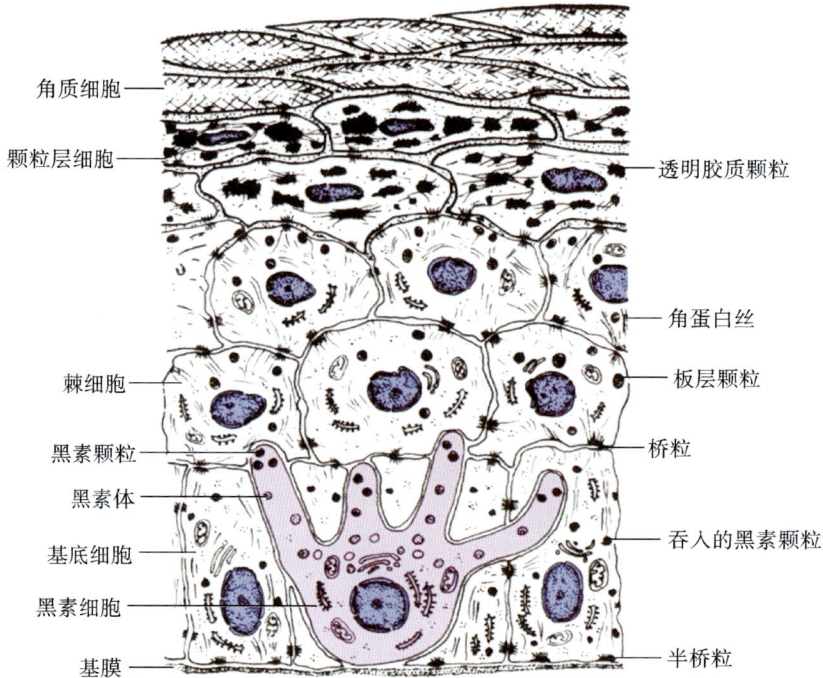

图 3-2　表皮超微结构模式图

合的角质小体,将邻近细胞黏合形成多层膜状结构,为阻止小分子物质透过表皮的主要屏障结构(图 3-2)。

4. 棘层　即棘细胞层,位于基底层之上,由 4~10 层呈多边形、体积较大的棘细胞组成。棘细胞内含角质小体和角蛋白丝,细胞间还有细胞外被,具有黏合作用。此外,棘细胞还含有糖结合物、糖皮质激素、肾上腺素及其他内分泌受体和表皮生长因子受体等,可参与表皮损伤后的修复过程(图 3-2)。

5. 基底层　即基底细胞层,为表皮的最底层,附着于基底膜上,由单层立方上皮细胞组成,于基底膜带上垂直排列成栅栏状,与下方的真皮呈锯齿状相互嵌合。表皮与真皮之间存在基底膜带,具有半渗透膜作用,能进行营养物质交换。在电镜下,可见相邻基底细胞间以及基底细胞与棘细胞间以桥粒连接,基底细胞与基底膜带以半桥粒连接。基底细胞是未分裂的幼稚细胞,具有活跃的分裂能力,新生的细胞在向皮肤表层移动过程中逐渐分化,形成表皮各层细胞,因此基底层又称为"生发层"。正常情况下,表皮基底层细胞的分裂周期为 13~19 天;分裂后形成的细胞逐渐向上推移、分化,由基底层移行至颗粒层需 14~42 天,由颗粒层移行至角质层表面脱落约需 14 天。故分裂后的细胞从基底层移行至角质层并脱落至少需要 28 天(通常称为"角质形成细胞的通过时间",又称为"更替时间")(图 3-3)。因此,基底层细胞是人体表皮新陈代谢的补充来源和表皮组织修复再生的基础,在表皮的更新和创伤修复中起重要作用。

(二) 非角质形成细胞

1. 黑素细胞　为生成黑色素的细胞,分散于表皮基底细胞之间。在人体各个部位的分布数量存在明显差异,集中于乳晕、腋窝、生殖器及会阴部等处。黑素细胞为有多个较长分支突起的细胞,突起伸向邻近的基底细胞和棘细胞。借树枝状突起可与 30~36 个角质形成

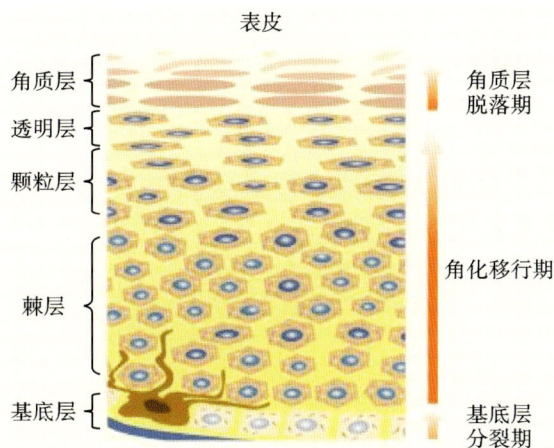

表皮

图 3-3 皮肤角质层更替时间示意图

细胞接触,向它们输送黑素颗粒,从而形成表皮黑素单位。黑素细胞的主要特征是胞质中含有多个呈长圆形的黑素体。黑素体有界膜包被,内含酪氨酸酶,能将酪氨酸转化为黑色素。黑素体充满黑色素后则成为黑素颗粒。黑素颗粒迁移到细胞突起末端,并被输送到邻近的基底细胞内,因此基底细胞内常含有许多黑素颗粒。黑色素为棕黑色物质,是决定皮肤颜色的重要因素。细胞中黑素颗粒的大小和含量的差别,以及黑素细胞合成黑色素的速度不同,决定了不同种族和个体之间皮肤颜色的差异。黑色素能吸收和散射紫外线,保护表皮深层细胞免受辐射损伤(图 3-4)。

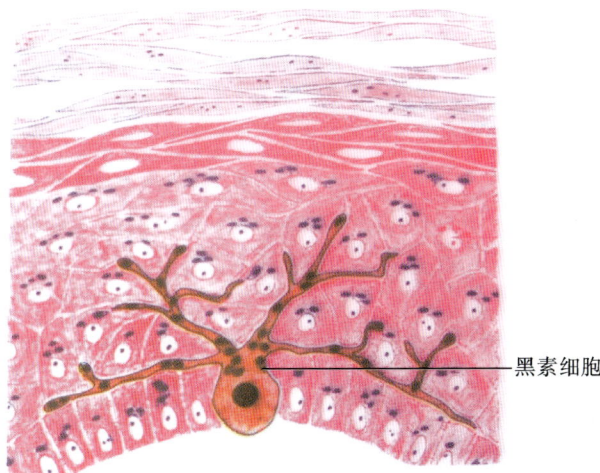

图 3-4 皮肤黑素细胞示意图

2. 朗格汉斯细胞 为一种来源于骨髓和脾的免疫活性细胞,占表皮细胞的 3%～5%,分散于表皮棘细胞之间及毛囊上皮内,也可见于口腔、扁桃体、咽部、食管、阴道、直肠的黏膜以及真皮、淋巴结、胸腺等处。朗格汉斯细胞具有吞噬及吞饮作用,以及抗原呈递和同种异基因刺激作用;在接触性变态反应中,可将半抗原呈递给 T 细胞使之活化;可分泌白细胞介素-1(IL-1),并参与同种异体皮肤移植时的排斥反应。

3. 梅克尔细胞 为一种具有短指状突起的细胞,分散于基底细胞之间,多见于掌跖、指趾、口腔、生殖器等皮肤或黏膜,也可见于毛囊上皮。多数梅克尔细胞的基底部与脱去髓鞘的神经轴索末梢相接触,后者的末梢扩大成半月板状,并与梅克尔细胞下的基底面相融合,形成梅克尔细胞-轴索复合体。梅克尔细胞的来源尚无定论,一般认为是来源于外胚层的神经嵴细胞。推测梅克尔细胞是一种感觉细胞,能感受触压和刺激感觉。

二、真皮的正常结构与相关美容功能

真皮来源于中胚叶,由纤维、基质、细胞构成的结缔组织组成,与表皮牢固相连,真皮深部与皮下组织相连。身体各部位真皮的厚薄不等,一般厚 1～2 mm。真皮分为乳头层和网织层,其中接近于表皮的真皮乳头称为乳头层,又称为真皮浅层;其下方较厚的部分称为网织层,又称为真皮深层,两者之间无严格界限(图 3-1)。

(一)乳头层

乳头层为紧邻表皮的薄层结缔组织,其中胶原纤维和弹性纤维细密且含细胞较多。乳头层的结缔组织向表皮底部突出,形成许多嵴状或乳头状的凸起,称为真皮乳头,使表皮与真皮的连接面扩大,有利于两者的牢固连接,并便于表皮从真皮的血管获得营养。乳头层毛细血管丰富,含有许多游离神经末梢,在手指等触觉灵敏的部位常有触觉小体。

(二)网织层

网织层在乳头层下方,较厚,是真皮的主要组成部分,与乳头层无清晰的分界。网织层由致密结缔组织组成,粗大的胶原纤维束交织成密网,并含有许多弹性纤维,使皮肤具有较大的韧性和弹性。网织层内含有许多血管、淋巴管和神经,同时毛囊、皮脂腺和汗腺也多分布在此层内,并常见环层小体。部分婴儿骶部皮肤真皮中有较多的黑素细胞,使局部皮肤呈灰蓝色,称为胎斑。真皮结缔组织间可见成纤维细胞、肥大细胞、巨噬细胞、淋巴细胞和其他白细胞,以及朗格汉斯细胞、树突状细胞和载黑素细胞等。

三、皮下组织、皮肤附属器的正常结构与相关美容功能

(一)皮下组织

真皮下方为皮下组织,与真皮无明显界限,其下方与肌膜等组织相连。皮下组织由疏松结缔组织及脂肪小叶组成,又称为皮下脂肪层。皮下组织厚薄因身体不同部位及营养状况而异,女性下腹部、臀部和大腿上部的皮下脂肪最为丰富,是第二性征的表现。皮下组织内还有汗腺、毛囊、血管、淋巴管及神经等。

(二)皮肤附属器

由表皮衍生而来,包括毛发、毛囊、皮脂腺、小汗腺、大汗腺及指(趾)甲等(图 3-5)。

1. 毛发 由角化的上皮细胞构成,分为长毛、短毛及毳毛。长毛包括头发、胡须、阴毛及腋毛等;短毛包括眉毛、睫毛、鼻毛及外耳道的短毛等;毳毛细软、色淡、无髓,分布于面部、颈部、躯干及四肢。指(趾)末节伸侧、掌跖、乳

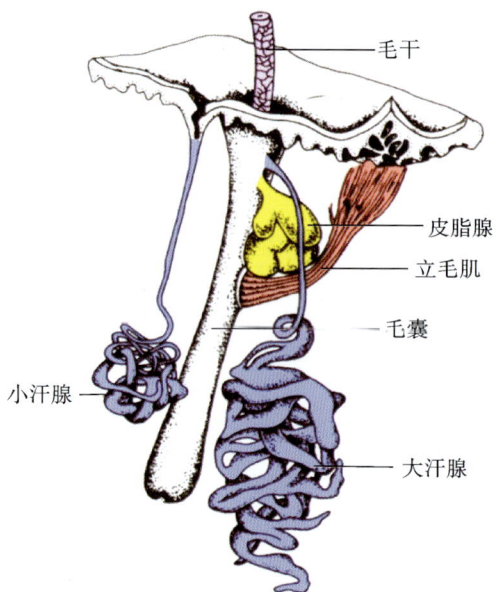

图 3-5 皮肤附属器示意图

头、唇红、阴茎头及阴蒂等处通常无毛。

毛发露出皮肤表面的部分称为毛干,在毛囊内的部分称为毛根。毛根下端略膨大,称为

毛球。毛球底面凹陷,容纳毛乳头。毛乳头由结缔组织、神经末梢及毛细血管组成,为毛球提供营养。毛球下层靠近毛乳头处的细胞称为毛基质,是毛发及毛囊的生长区,相当于表皮的基底层,并含有黑素细胞。毛发的横断面可分 3 层:中心为毛髓质(毛发末端无毛髓质),由 2～3 层部分角化的多角形细胞组成,内含黑素颗粒和气泡;毛髓质外为毛皮质,由几层已角化的梭形上皮细胞组成,无细胞核,胞质中含有黑素颗粒;最外层称为毛小皮,由一层排列成叠瓦状的角化扁平上皮细胞组成。毛囊由表皮下陷而成。毛囊壁由内毛根鞘、外毛根鞘及最外层的结缔组织鞘组成。外毛根鞘由数层细胞构成,相当于表皮的棘层和基底层。结缔组织鞘的内层为玻璃样膜,相当于加厚的基底膜;中层为较致密的结缔组织;最外层为疏松结缔组织,与周围的结缔组织相连(图 3-6)。

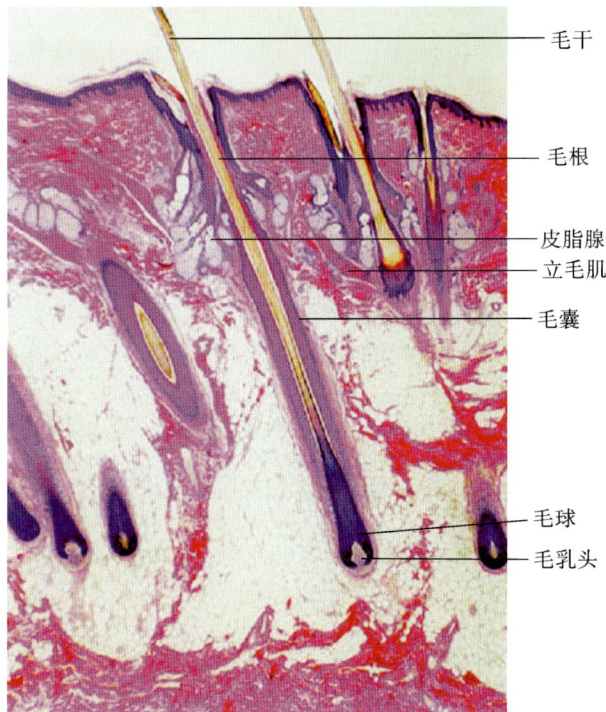

图 3-6　毛发结构示意图

　　人的头皮约有 10 万根头发。人的头发和其他部位毛发并非同时或按季节生长或脱落,而是在不同时期分散地脱落和再生。正常人每日可脱落 70～100 根头发,同时也有等量的头发再生。不同部位的毛发长短不同,这是由于它们的生长期、退行期及休止期的时间长短不同。头发的生长期为 3～4 年;退行期约数周,这时头发停止生长;休止期为 3～4 个月,旧发脱落后至新发再生。头发每日生长 0.27～0.4 mm,3～4 年可生长至 50～60 cm,随后脱落并重新生发。眉毛和睫毛的生长期仅约 2 个月,故较短。毛发生长受多种因素影响,男性在青春期后,胡须以及躯干、腋部和耻部毛发增长,这与睾丸产生的雄激素有关。女性在生殖器成熟前即可出现阴毛,这可能与肾上腺皮质产生的雄激素有关。毛发在皮肤上形成一定的倾斜角度。在毛囊的稍下段有立毛肌,属于平滑肌,受交感神经支配。立毛肌下端附着在毛囊下部,上端附着在真皮乳头层,神经紧张及寒冷时可引起立毛肌的收缩,形成所谓的"鸡皮疙瘩"。

　　2. 皮脂腺　分布广泛,存在于掌、跖和指(趾)屈侧以外的全身皮肤。头部、面部及胸背上部等处皮脂腺较多,故称为皮脂溢出部位。皮脂腺常开口于毛囊上部,位于立毛肌和毛囊的夹角之间,故立毛肌收缩可促进皮脂的排出。乳晕、口腔黏膜、唇红部、小阴唇、包皮内侧等处的皮脂腺单独开口于皮肤。皮脂腺由一个或几个囊状的腺泡和一个共同的导管构成。腺泡内无腺腔,外层由扁平或立方形细胞组成,周围被基膜和结缔组织包裹。腺细胞由外向内逐渐增大,胞质内脂滴逐渐增多,最终破裂而释放出皮脂,经导管排出,故皮脂腺为全浆分泌腺。皮脂腺导管由复层鳞状上皮构成。

3. 小汗腺 又称外泌汗腺,具有分泌汗液和调节体温的作用。除唇红区、包皮内侧、阴茎头、小阴唇及阴蒂外,小汗腺遍布全身,有 160 万～400 万个,以足跖(600 个/cm^2)、腋下、额部较为密集,而背部(64 个/cm^2)较少。每个小汗腺可分为分泌部和导管部。分泌部存在于真皮深层及皮下组织,由单层分泌细胞排列成管状,盘绕如球形,管腔直径为 20 μm。其外层为一层不连续的梭形肌上皮细胞,最外层为基底膜。小汗腺的分泌细胞有两种,即亮细胞和暗细胞。亮细胞稍大,其基底部较宽,顶部较窄,占腺腔面积较少,胞质中含有较多的糖原颗粒,为分泌汗液的主要细胞。汗液含有较多的钠离子、氯离子、水及少量糖原。暗细胞略小,其顶部稍宽而占腺腔的大部分面积,在 HE 染色切片中胞质呈嗜碱性,可分泌黏蛋白、回吸收钠离子、氯离子等电解质。小汗腺受交感神经系统支配。肌上皮细胞对汗腺分泌部起支持作用,但其收缩对排汗影响较小。导管部也称汗管,由两层小立方形细胞组成,其基底膜不明显,无肌上皮细胞,管腔直径约为 15 μm。汗管于最深部和分泌部盘绕在一起,然后通过真皮向上延伸,自表皮突下端进入表皮,在表皮中呈螺旋状上升,最终开口于皮肤表面。表皮内汗管细胞的角化过程比表皮角质形成细胞早,在颗粒层水平处即已完全角化。

4. 大汗腺 又名顶泌汗腺,为较大的管状腺。其分泌部在皮下脂肪层中,腺腔直径约为小汗腺腺腔的 10 倍。大汗腺的分泌部由一层立方或柱状分泌细胞组成,其外有肌上皮细胞及基底膜。其导管部的组织结构与小汗腺相似,但通常开口于毛囊的皮脂腺入口上方,少数直接开口于表皮。大汗腺主要分布于腋窝、乳晕、脐窝、肛门及外阴等处。外耳道的耵聍腺、眼睑的睫毛腺(moll 腺)以及乳腺属于变异的大汗腺。大汗腺的分泌活动主要受性激素影响,在青春期分泌最为旺盛。一般认为大汗腺的分泌方式属于顶浆分泌,但也可能为顶浆分泌、局浆分泌和全浆分泌 3 种分泌方式。新鲜的大汗腺分泌物为无臭的乳状液,排出后被某些细菌(如类白喉杆菌)分解,产生臭味物质(短链脂肪酸及氨)。

5. 指(趾)甲 由多层紧密的角化细胞构成,外露部分称为甲板,伸入近端皮肤中的部分称为甲根。覆盖甲板周围的皮肤称为甲襞。甲板之下的皮肤称为甲床。甲根之下和周围的上皮称为甲母质,是指(趾)甲的生长区。甲板近端可见新月状淡色区,称为甲半月,这是由甲母质细胞层较厚所致(图 3-7)。指甲生长速度约每日 0.1 mm,趾甲生长速度为指甲的

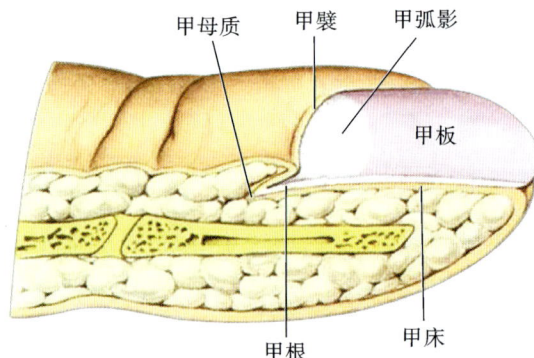

图 3-7 指(趾)甲结构示意图

1/3～1/2。疾病、营养状况、环境及生活习惯等因素的改变可使当时生成的指（趾）甲出现凹沟或不平整的现象。

任务二 皮肤的生理功能与美容

皮肤广泛覆盖于人体表面并直接与外界环境相接触，其面积可达 $1.2～2 \ m^2$，重量占体重的 $14\%～16\%$，是人体最大的器官。皮肤具有免疫防护、分泌、排泄、调节体温、感受刺激等多种功能。全面了解人体皮肤正常功能，对于掌握各项皮肤美容技术至关重要。

本任务将详细介绍人体皮肤的生理功能与美容，要求学生重点掌握皮肤生理功能及不同皮肤护理要点。

案例导入

小艾同学皮肤白皙但经常发干，遭遇太阳暴晒后颜面及四肢容易大范围出现皮肤红斑，并伴有局部瘙痒和刺痛。每到夏季，皮肤防晒成了让她最苦恼的事情。你能够帮助她解决烦恼吗？

思考：

（1）分析案例中小艾的皮肤类型。

（2）请结合小艾的皮肤类型提出相应皮肤护理方案和防晒措施。

一、皮肤的生理功能

（一）屏障作用

人体正常皮肤有两方面的屏障作用：一方面，保护机体内各种器官和组织免受外界环境中的机械性刺激，如摩擦、牵拉、冲撞等，具有一定防护能力；对物理性刺激也有一定的防护作用，如对光的吸收能力，对低电流的阻抗能力等；角质层对化学性刺激有一定的防护能力；皮肤对生物损伤也有防护作用。另一方面，皮肤可防止组织内的各种营养物质、电解质和水分丢失。

（二）感觉作用

1. 痒觉 由于对痛点施加轻微持续性刺激，痒觉经脊髓前侧索上传到大脑皮质而感到发痒。接受痒觉的纤维分布在表皮和真皮的交界处，痒点往往与纤维较多的地方相一致。引起痒觉的化学物质包括组胺、氨基酸、多肽、乙酰胆碱、蛋白酶等，机械性刺激也可使皮肤发痒。上述物质可以单独作用，也可以是几种物质同时发挥作用。

2. 触觉和压觉 触、压觉由触觉小体（无毛部）和梅克尔细胞（有毛部）感受，由有髓神经纤维传导。

3. 运动觉 由环层小体感受，如变形、振动的感觉。

4. 温觉和冷觉 温点和冷点以点状形式存在于皮肤和黏膜上，冷点多于温点。当皮肤温度低于 20 ℃或高于 40 ℃时,即有冷觉和温觉。

5. 痛觉 疼痛分为快痛和慢痛。快痛是一种定位清楚而尖锐的刺痛,通常在皮肤受到刺激时很快发生,并在撤除刺激后迅速消失。这种痛觉通常由 Aδ 神经纤维传导,其传导速度较快。

慢痛则是一种定位不明确且难以忍受的烧灼痛,通常在刺激作用后 0.5~1 s 产生,持续时间较长,并伴有心率加快、血压升高、呼吸加快和情绪的改变。这种痛觉通常由 C 类神经纤维传导,其传导速度较慢。

(三)调节体温作用

人体的皮肤通过多种机制来调节体温,以维持体内温度的稳定。其中主要的方式有以下两种。

一是血管舒缩反应。皮肤的血管会根据外界环境温度的变化进行舒缩,从而调节流经皮肤的血流量。在寒冷环境中,血管收缩,减少热量散失,以保持体温;而在炎热环境中,血管舒张,增加血流量,通过皮肤表面的热量辐射和对流增强散热效果。

二是汗液分泌与蒸发。随着环境温度的升高,皮肤的汗腺分泌汗液也相应增加。汗液在皮肤表面蒸发时,会吸收大量的热量,从而帮助降低体温,确保身体内部的温度稳定。

这些调节机制共同协作,使人体能够适应不同的环境温度,保持生命活动的正常进行。

(四)吸收作用

皮肤有吸收外界物质的能力,称为经皮吸收。皮肤主要通过 3 个途径吸收外界物质,即角质层、毛囊皮脂腺和汗管口。皮肤吸收作用对于维护身体健康必不可少,并且是现代皮肤科外用药物治疗皮肤病的理论基础。

(五)分泌和排泄作用

分泌和排泄作用包括皮脂分泌、小汗腺发汗和大汗腺发汗。小汗腺发汗又分为显性发汗和非显性发汗,前者是由温热、精神刺激引起的发汗,后者是意识不到的水分蒸发,一天为 600~700 mL。大汗腺受肾上腺素能及胆碱能神经支配,情绪激动时分泌含有大量蛋白质和脂质的乳白色、黏稠的分泌物。

(六)黑色素的生成和代谢作用

黑色素由黑素细胞产生,成熟的黑素细胞主要分布于表皮的基底层内。全身皮肤内约有 400 万个黑素细胞。黑素细胞属于表皮树枝状细胞体系,其胞质内有黑素小体,是形成黑色素的主要场所。黑色素可以分为:①优黑素:是丙氨酸及酪氨酸经氧化作用后的产物,主要分布于动物皮肤处。②脱黑素:是一种光感性色素。③异黑素:是邻苯二酚经氧化作用后的产物。黑色素代谢受交感神经和内分泌的影响,如下丘脑产生的一种促黑素细胞激素释放抑制因子(MIF)具有拮抗促黑素细胞激素(MSH)的作用,使黑色素减少。脑垂体中叶分泌的促黑素细胞激素可使黑色素增多。此外,其他性腺、甲状腺可使黑色素增多,而肾上腺可使黑色素减少。

(七)上皮角化作用

角化是表皮细胞的重要功能之一。角质细胞是由基底细胞逐渐移行至角质层时形成的,由圆锥形细胞演变成扁平形细胞,没有细胞核,这个演变过程所需的时间为生长周期,需3~4 周。各层细胞转换时间不同,此周期又称为表皮更替时间。角质细胞的胞质呈网眼状,其中含有大量角蛋白。角蛋白可以分为:①硬角蛋白:主要存在于毛发、指(趾)甲处。②软角蛋白:主要存在于皮肤角质层内。通过 X 射线衍射仪检查,根据角蛋白的空间结构形式,可将其分为 α-角蛋白及 β-角蛋白。

影响角化的因素有环磷酸腺苷、环磷酸鸟苷、前列腺素、表皮生长因子、维生素 A 等,都可以影响角质细胞的增殖与分化。

二、皮肤分类与美容

(一) 皮肤分类

经典的皮肤分类是基于皮肤表面的水油平衡状态进行的,通常将皮肤分为中性皮肤、干性皮肤、油性皮肤和混合性皮肤。当各种内外环境因素的影响累及皮肤屏障时,则表现为敏感性皮肤。

1. 中性皮肤 角质层含水量适中,为 10%～20%,皮脂分泌量较为均衡,pH 为 4.5～6.5,对外界的各种不良刺激有着良好的耐受性,是标准的健康皮肤。

2. 干性皮肤 角质层含水量低于 10%,皮脂分泌少,皮肤无光泽,干燥脱屑,易出现细小皱纹及色斑,pH＞6.5,对外界不良刺激耐受性差。

3. 油性皮肤 是不同于干性皮肤的另一种皮肤亚健康状态,其特征为角质层含水量正常或降低,皮脂分泌旺盛,毛孔粗大,皮肤油腻发亮,不易清洁,易患痤疮、毛囊炎、脂溢性皮炎等。

4. 混合性皮肤 面部皮肤常分为 T 区(前额、鼻部皮肤)和面颊区两个区域。混合性皮肤一般是指面部 T 区为油性皮肤,而两颊为干性或中性皮肤。其同时具有两种皮肤类型,不同区域分别呈现相应皮肤类型的特性,故相比单一的干性和油性皮肤,混合性皮肤的情况更复杂。因此,混合性皮肤在护理时需根据分区、分型选择相应的护肤品。

5. 敏感性皮肤 特指皮肤在生理或病理条件下发生的一种高反应状态,主要发生于面部,表现为受到物理、化学、精神等因素刺激时皮肤易出现灼热、刺痛、瘙痒及紧绷感等主观症状,伴或不伴红斑、鳞屑、毛细血管扩张等客观体征。

除上述主分类及判定标准以外,需对面部皮肤色素、敏感、皱纹及日光反应做次分类。

(1) 皮肤色素:中国人大多为黄种人,容易出现深浅不一的色素沉着(图 3-8)。根据色素斑点占面部皮肤的比例分为 4 级。

①无色素沉着(P0):面部肤色均匀,无明显色素沉着。

②轻度色素沉着(P1):色素沉着面积少于面部 1/4,呈浅褐色。炎症及外伤后不易留下色素沉着。

③中度色素沉着(P2):色素沉着面积大于面部 1/4、小于 1/3,呈浅褐色到深褐色不等。炎症及外伤后可留下色素沉着,且消失较慢。

④重度色素沉着(P3):色素沉着面积大于面部 1/3,呈深褐色。炎症及外伤后易留下色素沉着,且不易消失。

(2) 皮肤敏感:皮肤遇外界刺激时,容易出现红斑、丘疹、毛细血管扩张伴瘙痒、刺痛、灼热、紧绷等,对普通化妆品耐受性差。根据皮肤对外界刺激反应及乳酸刺激试验结果可分为 4 级。

①不敏感(S0):皮肤对外界刺激无反应。乳酸刺激试验得分为 0 分。

②轻度敏感(S1):皮肤对外界刺激敏感,但可耐受,短期内可自愈。乳酸刺激试验得分为1分。

③中度敏感(S2):皮肤对外界刺激敏感,不易耐受,短期内不自愈,但很少发生湿疹等变态反应性疾病。乳酸刺激试验得分为2分。

④高度敏感(S3):皮肤对外界刺激反应明显,容易发生接触性皮炎、湿疹等变态反应性疾病。乳酸刺激试验得分为3分。

(3)皮肤皱纹:面部皮肤皱纹按产生的原理可分为动力性皱纹和静止性皱纹。动力性皱纹指面部表情肌附着部位由于表情肌收缩引起的皱纹,如额纹、鱼尾纹、下睑皱纹、眉间垂直纹、鼻根横纹、口周垂直纹等。静止性皱纹又称为重力性皱纹,是由皮下组织与肌肉萎缩,并加上重力作用所致,主要分布于眶周、颧弓、下颌区和颈部(图3-9)。

图3-8 皮肤病理性色素沉着

敏感性皮肤测试——乳酸刺激试验

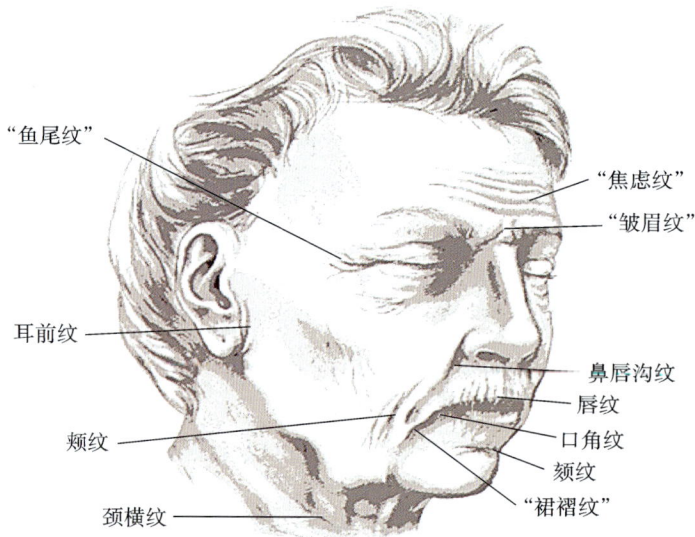

①无皱纹(W0):没有皱纹,皮肤弹性和紧致度正常。

②轻度皱纹(W1):静止时无皱纹,面部运动时有少许线条皱纹。皮肤弹性和紧致度略有降低。

③中度皱纹(W2):静止时有浅细皱纹,面部运动时有明显线条皱纹。皮肤松弛,弹性下降。

④明显皱纹(W3):静止时可见深在、明显且粗大的皱纹。皮肤明显松弛,

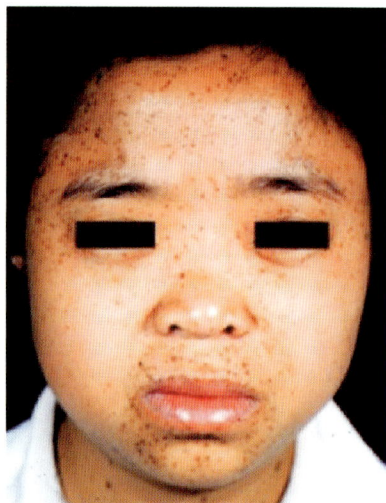

图3-9 面部皮肤皱纹

缺乏弹性。

(4)皮肤日光反应:根据初夏上午11点日晒1 h后,皮肤出现晒红或晒黑反应分类(图3-10、表3-1)。

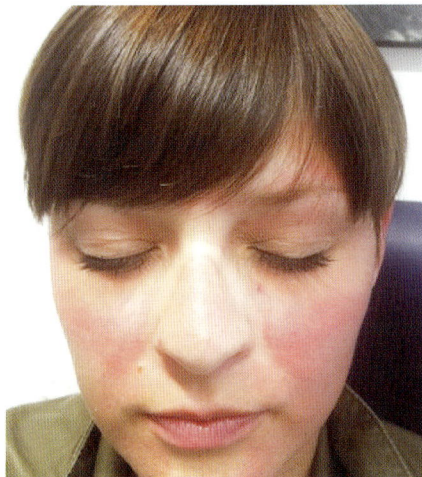

图3-10 面部日光性皮炎

表 3-1 日光反应性皮肤分型

皮 肤 类 型	日 晒 红 斑	日 晒 黑 化	未曝光区皮肤
I	极易发生	从不发生	白色
II	容易发生	轻微晒黑	白色
III	有时发生	有些晒黑	白色
IV	很少发生	中度晒黑	白色
V	罕见发生	呈深棕色	棕色
VI	从不发生	呈黑色	黑色

①日光反应弱(SR0)：皮肤日晒后既不易晒红也不易晒黑。

②易晒红(SR1)：皮肤日晒后容易出现红斑，不易晒黑，基础肤色偏浅。

③易晒红和晒黑(SR2)：皮肤日晒后既容易出现红斑又会晒黑，基础肤色偏浅褐色。

④易晒黑(SR3)：皮肤日晒后容易晒黑，不易出现红斑，基础肤色偏深。

(二)不同类型的皮肤美容护理

1. 中性皮肤 易受季节变化的影响。在不同的季节，需要根据气候变化选择保湿或抑制油脂的产品来维护皮肤的状态。

2. 干性皮肤 需要注意保湿和滋润。应选择温和、无刺激的护肤品，避免过度清洁和去油，保持皮肤的水油平衡。

3. 油性皮肤 注意保持皮肤清洁，避免毛孔堵塞和细菌感染，同时也要注重保湿和防晒，以维护皮肤健康。

4. 混合性皮肤 注意保持皮肤的水油平衡，针对不同区域进行不同的护肤处理。对于 T 区，可以使用控油、收缩毛孔的护肤品；对于 U 区，则需要使用保湿、滋润的护肤品。

5. 敏感性皮肤 使用不含香料、色素且温和、安全的医学护肤品，加强保湿，保护皮肤屏障功能。

所有类型皮肤都应当重点加强防晒，预防日光反应。加强阳光紫外线 B 段(UVB)的防护，使用防晒系数(SPF)30 的防晒品。如果皮肤容易晒黑，应加强紫外线 A 段(UVA)的防护,使用 UVA 防护等级(PA)＋＋～＋＋＋的防晒品。此外,口服光敏性药物(如四环素、磺胺类抗生素、喹诺酮类抗生素、维 A 酸等)或食用光敏性食物(如灰菜、紫云英、雪菜、莴苣、茴香、苋菜、荠菜、芹菜、萝卜叶、菠菜、荞麦、香菜、红花草、油菜、芥菜、无花果、柑橘、柠檬、芒果、菠萝等)后,尤其需要注意防晒,使用遮阳伞、穿长袖衣裤、戴宽檐帽和太阳镜等可起到辅助防晒效果。

三、健康皮肤的审美要素

健康的皮肤不但是人体审美形式和内容高度统一的载体,而且是人体形态美的外在表现。一般认为正常或健康的皮肤就是美的,每个民族都把本民族的皮肤特征视为普遍性的标准。尽管文化和地域的差别使人们对于皮肤的审美存在明显差别,但是健康的皮肤均具有以下共同的审美要素。

防晒系数与
防晒品选择

(一)肤色

肤色是视觉审美的第一要素,是视觉美的重要特征。肤色的改变可以引起视觉审美心理的强烈变化。正如画家马蒂斯所说:"线条是诉诸心灵的,色彩是诉诸感觉的"。在人类感觉系统中,视觉是第一位的,而健康的肤色正是人体健康状态的直观反映。肤色的决定因素包括以下两个方面。

1. 皮肤的解剖生理特点

(1)皮肤的厚度:如角质层、颗粒层的厚度。表皮薄则易显示出真皮内的血液颜色;颗粒层厚则透光性较差,导致肤色发黄。

(2)皮肤内血管的分布情况:如血管的深浅和疏密程度。

(3)血液中氧化还原血红蛋白的含量:毛细血管中的氧化血红蛋白呈红色,而静脉内的还原血红蛋白呈蓝色。

2. 皮肤和皮下脂肪内色素的含量

(1)皮肤和皮下脂肪内胡萝卜素的含量:胡萝卜素呈黄色,且黄种人皮肤和皮下脂肪内胡萝卜素的含量较西方人更为显著。

(2)皮肤中黑色素的含量:黑色素是决定肤色深浅的主要因素。

(二)光泽

健康皮肤的良好光泽能体现生命活力。皮肤的内部结构和功能都处于最佳状态时,不仅能展示积极的精神状态,而且传递着健康皮肤的生命质感。相反,暗淡、灰暗的皮肤则反映出不良情绪、精神、心理以及病理等因素的影响。

(三)滋润程度

滋润是皮肤代谢功能良好的标志,展示出皮肤的细腻、柔嫩、光滑和富有弹性的特质,是人体生理功能、新陈代谢等处于最佳状态的表现之一。性激素水平及内分泌功能的正常是维持皮肤滋润的前提,因此皮肤的滋润程度可以反映人体内分泌系统的功能状态。

(四)细腻度

若皮肤角质层的代谢出现障碍,皮肤便会失去光泽而显得粗糙。皮肤毛孔通畅,血液、淋巴液等组织液的循环良好,可以维持细胞的活跃度和良好的新陈代谢。所以,无论是从视觉还是触觉的角度来讲,细腻而光洁的皮肤都是皮肤美学特点的重要表征。

（五）弹性

具有弹性的皮肤坚韧、柔嫩、富有张力，表明皮肤的含水量适中、血液循环良好、新陈代谢旺盛。如长期使用某些化妆品或糖皮质激素，可引起皮肤萎缩、变薄，胶原纤维和弹力纤维减少，并可出现毛囊萎缩，使皮肤的弹性下降，影响人体皮肤的审美价值。

（六）体味

体味是指人体散发出来的种种气息。体味主要由皮肤的汗腺、皮脂腺的分泌物所产生，有的也可由呼吸道、消化道、尿道、阴道等的分泌物和排泄物所产生，人的体味是这些气息的总和。体味往往因人而异，不同的体味传递着不同的人体信息。因此，在生活中人们常常利用体香味的原理在自己的身上或环境中喷洒香水，以适应社交需求。

（七）结构与功能

人体皮肤结构、功能的协调与完美不仅是自然界生物进化的杰作，而且是人体健康美的外在表现。因此，健康皮肤需具备以下三个基本要素。

（1）屏障功能完整：健康的皮肤拥有完整的角质层和均匀的皮脂膜，可防止水分流失以及抵御外界细菌、污染物和紫外线的侵害，维持皮肤 pH 平衡，减少过敏反应。

（2）代谢更新正常：皮肤老化细胞及时替换，保持皮肤柔嫩光滑。

（3）防护机制有效：健康皮肤具备自我修复能力，通过抗炎因子和生长因子应对外界刺激，保持皮肤稳定。

任务三　皮肤的美容技术

皮肤美容技术不仅能有效改善皮肤的外观和质感，使人焕发青春活力。对于存在皮肤创伤的求美者来说，皮肤移植术可以修复皮肤缺损，促进伤口恢复和治疗。在实施相应皮肤美容技术前，必须通过专业的皮肤分析和评估，选择合适的方法，以期达到理想的美容效果。

本任务将介绍常用的皮肤美容技术，要求了解相应皮肤美容技术的作用原理。

一、皮肤移植术

皮肤移植术是治疗创伤、烧伤及其他因素所致皮肤缺损的常用方法，包括皮肤组织单独移植的游离植皮以及皮肤与皮下组织同时移植的带蒂皮瓣或皮管的移植。移植皮肤能否成功存活主要取决于移植的皮肤与受皮组织能否建立有效的血液循环（图 3-11）。

1. 皮片移植术　从人体某处切下部分厚度或全层厚度的皮肤，使其完全与身体（供皮区）分离，移植到另一处（受皮区），重新建立血液循环并继续保持活力，以达到整形修复的目的。因此，应综合考虑供皮区的选择、皮片的切取、移植的方法、血液循环的重建、术后皮片的成活保障，以及能否达到修复目的等。

皮片移植依其厚度不同可分为薄（表层或刃厚皮片）、中（断层或中厚皮片）、厚（全层或全厚皮片）三类（图 3-12），其中以中、厚皮片最常采用。表层皮片移植常用于大面积皮肤缺损、有感染的肉芽创面，如创伤、皮肤撕脱或浅表肿瘤切除后遗留的创面，以及广泛感染造成的皮肤坏死或三度烧伤后的肉芽创面。中厚皮片移植常用于修复面部或关节处等功能部

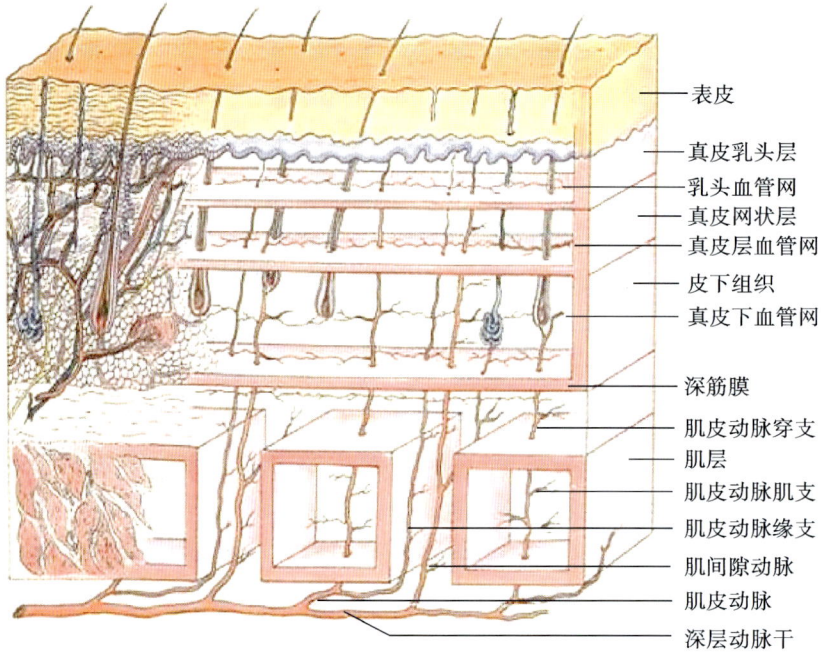

图3-11　皮瓣和肌皮瓣动脉分布示意图

位的新鲜创面皮肤缺损，或切除瘢痕、肿瘤后遗留的创面，以及健康的肉芽创面，如面颈部瘢痕切除术后创面、四肢关节和肌腱损伤创面。全厚皮片移植常用于面部器官皮肤的缺损或修复手掌、脚底等新鲜无菌创面，如眼睑外翻、鼻翼缺损等美容整形术创面。

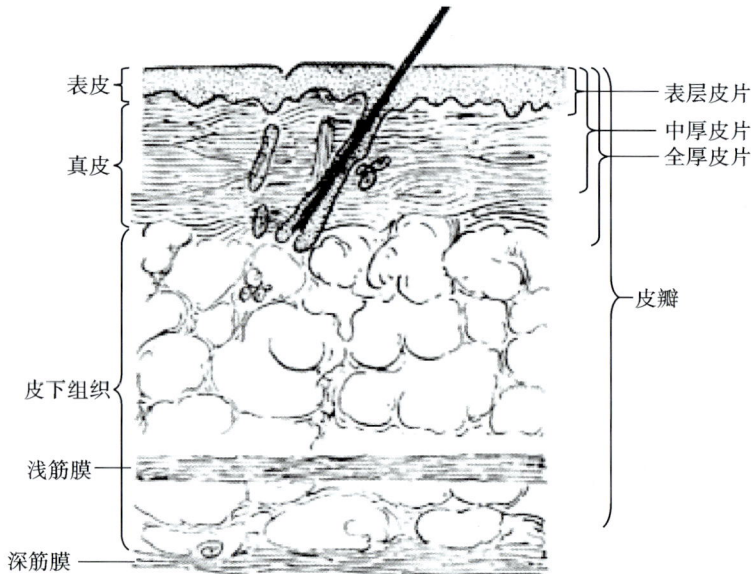

图3-12　皮肤组织与皮片分类示意图

2. 皮瓣移植术　皮瓣也称带蒂移植皮肤，是由具有血供的皮肤及其附着的皮下脂肪组织共同形成的组织块。在皮瓣的形成与转移过程中，必须保留一部分与本体（供皮瓣区）相连，相连的部分称为蒂部，被转移的部分称为瓣，又称皮瓣。皮瓣的血供与营养在早期完全依赖蒂部,故又名带蒂皮瓣(图3-13)。皮瓣在移植处愈合后3周左右可逐渐建立起新的血液循环,存活后可以切断蒂部,完成移植区域的覆盖。部分皮瓣在移植过程中可以不断蒂部,比如局部旋转皮瓣或推进皮瓣等。在美容整形术中,皮瓣能覆盖深且大的创面,保护深部组织,是美容整形的一种理想材料。

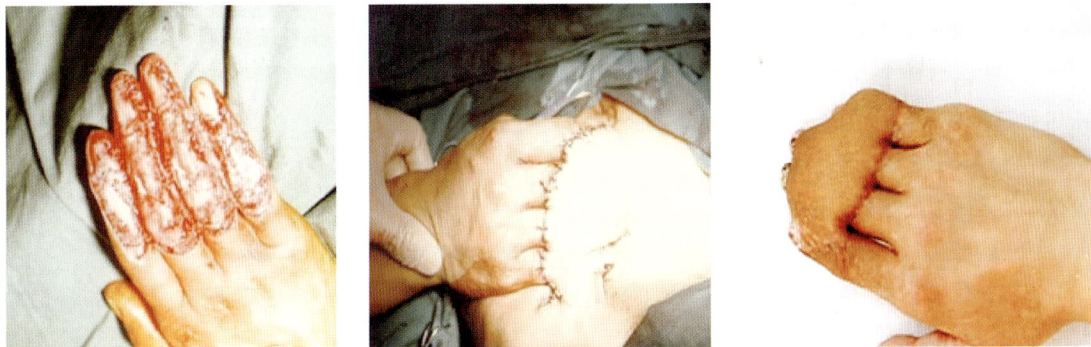

图3-13 右手指背创面腹部带蒂皮瓣移植

皮瓣根据功能形态可分为扁平皮瓣和管状皮瓣;根据供瓣区与受区的距离可分为局部皮瓣、邻位皮瓣、远位皮瓣;根据血供类型可分为随意皮瓣和轴型皮瓣(动脉性皮瓣)。因此,皮瓣移植术是整形外科中最基本也是最常用的操作技术之一,有以下广泛的应用。

(1)修复存在肌腱、骨、关节、大血管、神经干等组织裸露的新鲜创面或陈旧性创伤。

(2)广泛应用于各种器官的再造、重建,如鼻、唇、眼睑、耳、阴茎、手指的再造皆以皮瓣为基础。例如,鼻部缺损的修复多采用邻近的额部皮瓣,因其修复后的厚度和色泽与缺损区相近,效果较好(图3-14)。

(3)修复人体洞穿性缺损,如面颊部、鼻梁、腭等处的洞穿性缺损,以及膀胱阴道瘘或直肠瘘。

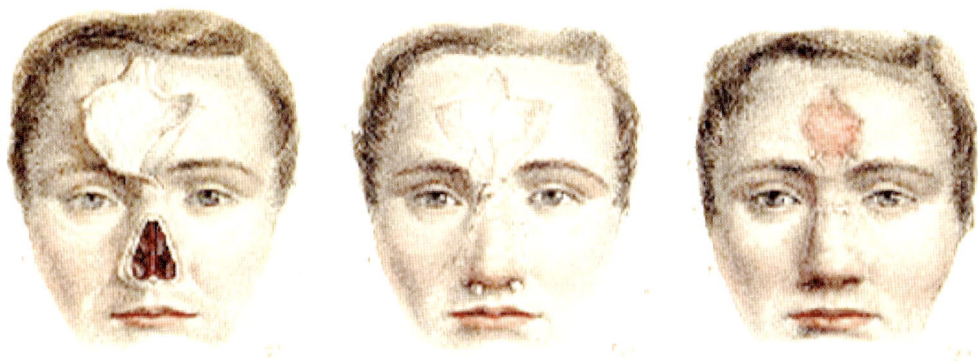

图3-14 额部正中皮瓣鼻再造术

二、皮肤抗衰老技术

1. 传统中医药皮肤抗衰老技术 传统中医药以其独特的理念和方法,为现代人提供了自然、健康的抗衰老解决方案。通过综合运用中草药护肤精华、针灸美容疗法、拔罐排毒养颜、推拿按摩舒筋、食疗内调养颜、五行音乐疗法、中药面膜疗法以及经络养生调理等技术手段,对人体特定穴位、经络进行刺激,调整人体的气血流通,改善局部血液循环,从而促进人体皮肤新陈代谢,增强免疫力,延缓皮肤衰老。

2. 化学剥脱美容技术　利用高浓度的酸性化学药物去除皮肤表面的老化角质层,从而刺激皮肤细胞再生和胶原蛋白的合成,达到抗衰老和皮肤美容的目的。化学剥脱美容技术可改善皮肤透亮度、增加皮肤保水能力、增加皮肤厚度、辅助治疗痤疮、改善色素沉着、均匀肤色、抚平皱纹等。

3. 光电美容技术　利用非剥脱性激光和电磁波穿透表皮屏障,作用于人体皮肤真皮形成热效应,使部分胶原纤维变性且不损伤表皮,可祛除皱纹,使松弛的皮肤收紧,并同时刺激皮肤启动修复机制,产生新胶原蛋白,达到长久紧肤的效果。该技术可以治疗色素增加性疾病、血管类疾病、痤疮、酒渣鼻等,常用于颈部、双手、胸部、四肢等部位,改善皮肤松弛及肤质,使皮肤收紧上提,同时还有溶脂及抽脂后抚平皮肤的作用。

4. 注射美容技术　注射美容是一种非手术整形美容技术,利用注射的方法将生物材料或人工合成生物兼容性材料注射入真皮或皮下,通过不同作用机制达到减少皮肤皱褶或塑形的目的。注射美容最常用的两类制剂是肉毒毒素和透明质酸,广泛用于面部皮肤除皱和局部填充塑形。该技术具有操作简单、损伤小、审美效果好等优点。但是,由于部分注射材料容易被降解和吸收,往往需多次重复注射。

5. 面部除皱术　又称为面部提升术,其手术方式历经皮下面部提升、面部浅表肌腱膜系统(SMAS)折叠或提升、骨膜下除皱及复合除皱术 3 个发展阶段,目前以微创埋线悬吊除皱术和埋没导引缝合技术为主流术式。通过在头皮内的小切口应用埋没导引器在头皮下埋置固定基线,将不同层次的面部组织进行可靠的缝合,以达到提升面部组织、祛除皱纹的目的。

(盛冠麟)

项目小结

皮肤承担人体免疫屏障、调节体温、感知环境等复杂的生理功能,人体皮肤生理功能的正常运转与其解剖结构的形态特点密切相关。皮肤由以下三层基本结构组成。

1. 表皮　为皮肤最外层,由 5 层角质细胞组成,即角质层、透明层、颗粒层、棘层、基底层,主要功能为保护人体免受外界环境的伤害。

2. 真皮　位于表皮之下,分为浅层的乳头层和深层的网织层,含有丰富的胶原蛋白、弹力蛋白、血管以及广泛的神经末梢。主要功能是为皮肤提供修复和营养支持,产生感觉,并维持皮肤的弹性和韧性。

3. 皮下组织　位于真皮之下,主要由脂肪细胞组成,其间分布血管、淋巴管、神经组织,起到保温和缓冲的作用。

皮肤附属器包括汗腺、皮脂腺、毛发和指(趾)甲等,共同维持着皮肤的健康和美观。

皮肤真皮、皮下组织中分布着大量的神经末梢,能够感受外界刺激,如温度觉、触觉和痛觉等,是感知外界环境的重要媒介。皮肤通过其完整的结构和表面的酸性环境,构成人体的天然屏障,能够防止外界有害物质的侵入和体内水分的丢失。皮肤的美观和健康直接反映了一个人的外在形象和生活质量。皮肤美容不仅关乎外表,还与身体健康和心理状态密切相关。通过科学的护肤和美容技术,可以延缓皮肤衰老,提升肌肤质感,增强自信。

能力检测

明德知行阁

1. **皮肤是人体健康和美的载体** 皮肤是人体最大的器官,不仅具有保护、调节体温、感知外界等功能,还是美丽和自信的载体。健康的皮肤是个人形象和整体健康的外在体现,培养、重视个人仪表,注重皮肤清洁的良好卫生习惯,是每个医疗美容从业者的基本职业素养。

2. **弘扬中医药美容文化** 中华民族有着悠久的中医药美容历史和文化传统。如中药美容、针灸美容、按摩美容等传统中医美容皮肤保健技术和健康养生理念,是中华民族的瑰宝,需要新时代青年人不断传承、学习和推广,以彰显中华文化自信和民族自豪感。

3. **倡导科学美容观念** 随着科技的发展,医疗美容行业也在不断进步,出现了许多新的技术和产品。然而,一些不科学的美容观念和方法也随之出现,如过度去角质护肤、滥用美白护肤品等。树立科学正确的美容观念,科普各种美容技术的原理和风险,避免求美者盲目跟风和过度消费,是广大医疗美容从业者的责任。

项目四　体表脂肪的美容解剖

通过研究不同部位体表脂肪的特点,调节人体脂肪的分布和量化,可达到美容美体手术的目的。深入了解体表脂肪的解剖学特征,可以更好地指导美容手术和非手术美容治疗方案,为个体化美容方案的制定提供科学依据。

项目目标

掌握:体表脂肪的结构与相关美容功能。

熟悉:体表脂肪的生理功能。

了解:体表脂肪的美容相关应用。

任务一　体表脂肪的正常结构与相关美容功能

本任务旨在深入研究体表脂肪的结构特点及其与美容相关的功能。通过对体表脂肪组织的分布、脂肪细胞的结构与功能、体表脂肪与皮肤结构的关系以及体表脂肪在美容领域中的应用进行探讨,从而全面介绍体表脂肪在美容领域中的重要作用。

案例导入

小张,身高 182 cm,体重 195 kg,重度肥胖,同时还患有肥胖合并的重度睡眠呼吸暂停综合征、2 型糖尿病、代谢综合征等多种疾病。于某人民医院接受减重手术,包括腹腔镜袖状胃切除术和空肠回肠旁路术,术后恢复良好,一周时间减去 10 余 kg 体重,并且睡眠呼吸暂停综合征、2 型糖尿病等症状得到明显改善。

思考:

(1) 肥胖症的治疗方法有哪些?

(2) 如何计算体重指数?

一、体表脂肪细胞的正常结构与相关美容功能

脂肪细胞是胞体较大的球形或卵圆形结构,细胞质内含有大脂滴,其余成分以及细胞核被挤到细胞一侧,细胞核呈新月形。在 HE 染色标本上,脂滴被脂溶剂溶解,故呈空泡(图 4-1)。

正常人有 250 亿~400 亿个脂肪细胞。正常女性较男性的脂肪细胞数目多,这也是女性

肥胖者较男性多见的原因之一。正常人的脂肪细胞平均直径为 $67\sim98~\mu m$，每个脂肪细胞的脂肪含量约为 $0.6~\mu g$。发生肥胖时，脂肪细胞明显增大，体表脂肪细胞的脂肪含量可增大到 $0.9~\mu g$，有的甚至可达 $1.36~\mu g$。如果肥胖发展较快，一般只是表现为脂肪细胞的肥大；而当肥胖发生发展过程缓慢且长期持续时，脂肪细胞则不仅个体肥大，而且数目增加，会造成脂肪细胞多沿血管周围单个或成群分布。脂肪细胞可合成和储存脂肪，脂肪氧化分解时可释放大量热量。当大量脂

图 4-1 脂肪细胞

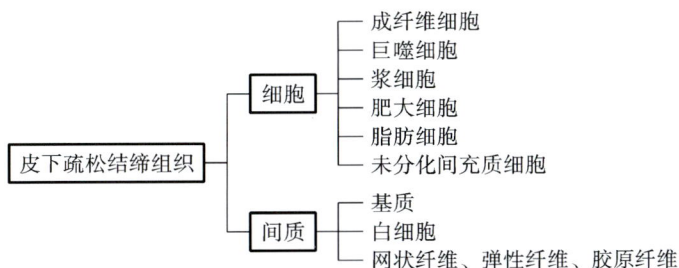

肪细胞内的脂肪被分解消耗时，脂肪组织会转变为疏松结缔组织。皮下疏松结缔组织广泛分布在皮肤与肌肉之间，其结构特点是基质较多、纤维较少，整体结构疏松。该组织具有连接、支持、防御、保护、营养和修复创伤的功能。皮下疏松结缔组织由间质与细胞两大部分组成，其具体组成如图 4-2 所示。

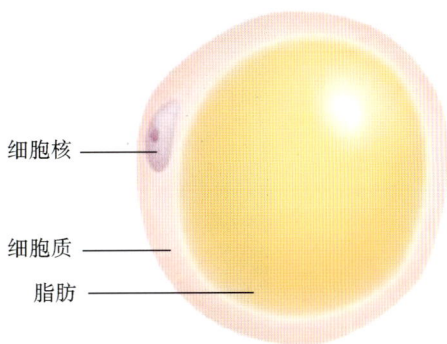

图 4-2 皮下疏松结缔组织组成

二、体表脂肪组织的正常结构与相关美容功能

脂肪组织是一种特殊的结缔组织，由大量脂肪细胞聚集在疏松结缔组织中构成。疏松结缔组织将成群的脂肪细胞分隔成许多小叶，而脂肪细胞则沿其中的小血管呈单个或成群分布（图 4-3）。

（一）体表脂肪组织的分类

根据脂肪组织结构和功能的不同，可将脂肪组织分为以下两种（图 4-4）。

1. 黄（白）色脂肪组织 黄（白）色脂肪组织广泛分布于皮下组织，约占成人体重的 10%，其数量受年龄与性别的影响，而且存在部位性差异。婴幼儿有连续性体表脂肪层，厚度均匀，遍布全身。成人的脂肪层在有些部位较薄，而在某些特定部位不仅长期保留，而且较厚。这些部位在男女之间存在差异，成为男女体形特点不同的主要原因。男性体表脂肪丰富的主要部位为颈后、覆盖第 7 颈椎的部位、覆盖三角肌和肱三头肌的皮下部、腰髂部及臀部。女性体表脂肪最丰富的部位则位于乳房、臀部、大转子外侧部及股前部等。一些部位的脂肪组织一般不参与供能，例如位于眼眶内、大关节内、手掌以及足底部的脂肪组织。这些部位的脂肪组织具有机械性支持与保护功能，只有在长期饥饿的情况下才会减少。

2. 棕色脂肪组织 棕色脂肪组织呈棕色。其主要特点是组织中含有丰富的血管，脂肪细胞内散在许多小脂滴和线粒体，细胞核呈圆形且位于细胞中央。这种脂肪细胞称为多泡脂肪细胞。棕色脂肪在成人中很少，在新生儿和冬眠动物中较多，参与脂肪代谢，产生热能。

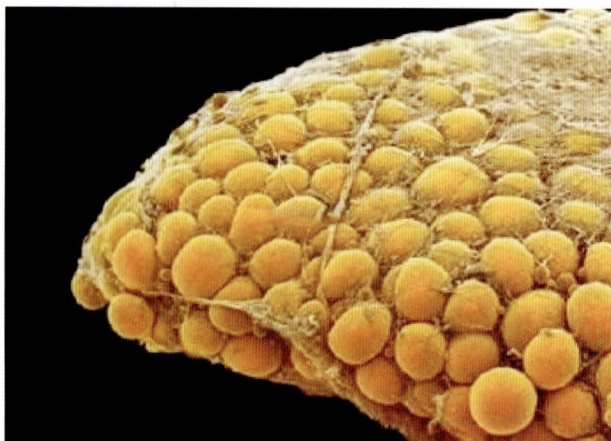

图 4-3 脂肪组织

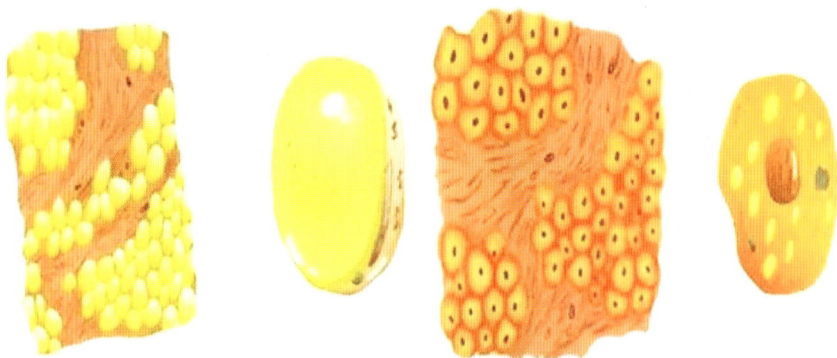

图 4-4 黄(白)色脂肪组织(左)和棕色脂肪组织(右)

(二)体表脂肪组织的分布

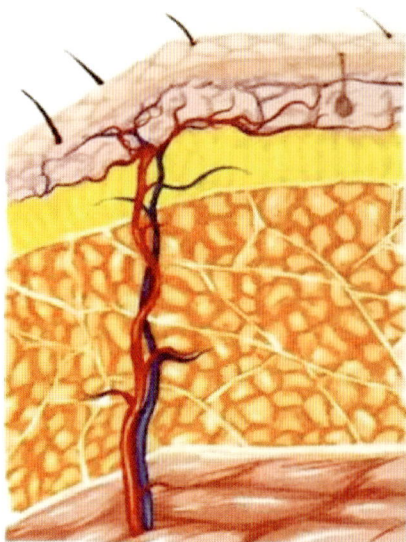

图 4-5 脂肪组织的层次结构及血供

从解剖学上看,体表脂肪可分深、浅两层,浅层脂肪位于真皮与浅筋膜之间,深层脂肪位于浅筋膜与肌膜或骨膜之间(图 4-5)。

浅筋膜构成了皮肤的深层,但其存在并不总是十分明显。它分开了浅、深层脂肪。当没有深层脂肪时,其与肌筋膜的浅层相融合。

1. 浅层脂肪 从组织学和解剖学上看,浅层脂肪被裹在由结缔组织形成的纤维隔内,其直径为 0.5~1.0 cm,纤维牢固地附着在皮肤的下面和浅筋膜的表面(图 4-6)。这些纤维具有弹性,可以伸长以适应脂肪的增生,也可以缩短以适应脂肪的减少。浅层脂肪存在于身体的所有部位,根据个体差异或部位的不同,其增生程度不同。浅层脂肪具有代谢功能,从而引起体重的减少。浅层脂肪厚度一般为 1 cm,但也可增至数厘米,其内存在较多的血管和淋巴管。

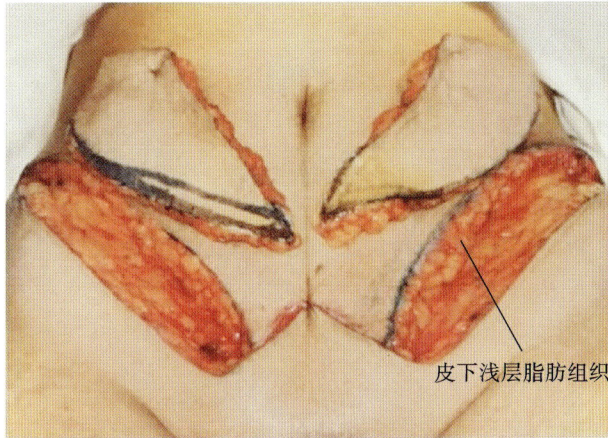

图 4-6 皮下浅层脂肪组织

2. 深层脂肪 位于浅筋膜与深筋膜之间,又称板状层,被纤维隔水平分隔,遂呈板状(图 4-7)。其与深层肌筋膜联系密切,而与皮肤联系松散。其形态、厚度因人而异,具有明显的性别差异,通常中央较厚,周边较薄。深层脂肪组织属于静止性脂肪组织,易于合成而不易分解。正常情况下,深层脂肪可达数厘米,在饥饿状态下,其对抗分解的能力比浅层脂肪强。深层脂肪存在于某些特定的部位,如下腹部、腰部、股外侧等部位。深层脂肪的组织结构较为疏松,仅含有少量血管。下腹部的深层脂肪通常比预期的少;上腹部没有深层脂肪,其出现的肥胖现象是由于浅层脂肪的极度增加,上腹部的脂肪内含有较多的纤维组织和血管。正常情况下,人体脂肪细胞的数目是恒定的,但在重度肥胖人群中,脂肪细胞可发生增殖,细胞数目增加。中老年女性肥胖时,深层脂肪厚度增加尤为明显,可形成局部脂肪堆积,与青少年肥胖不同,呈现出特殊的中老年肥胖体形,主要表现为项区、颏下、上后臂外侧、下腹部、髂腰部、臀下部、大腿上部内侧、膝内侧的局部肥大,这也是抽脂术的极佳适应证。人

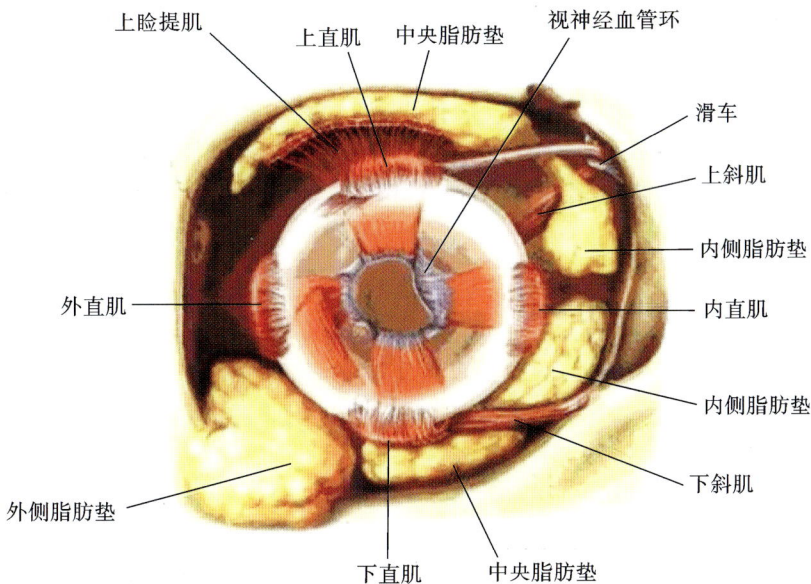

图 4-7 眼周深层脂肪组织

体表面深层脂肪主要分布于下腹部、股内侧、股外侧、膝内侧和臀后侧等部位。

三、脂肪的血供

传统观念认为脂肪组织血供匮乏，但新近的研究认为脂肪组织内含有丰富的血供，每个脂肪细胞都至少与一条或更多的毛细血管相连。结缔组织间隔在脂肪组织中起支持和分隔脂肪细胞的作用，其间的小动脉对脂肪细胞及皮肤的供血还有保障作用。常态下，每 100 g 脂肪组织的血流量为 2~14 mL/min，大于同等体积的横纹肌，血管舒张时，血流量可达 20~50 mL/min，而注射肿胀液后降至 1 mL/min。脂肪组织血供丰富，毛细血管分布密度较高，且缺乏知名血管为其直接供血，故难以进行吻合血管的单纯脂肪移植，除非与真皮及深筋膜一同进行联合移植，因此脂肪移植的主要方式为脂肪颗粒移植术。

任务二　体表脂肪细胞、组织的变化与美容

本任务旨在研究体表脂肪细胞和组织的变化对美容的影响。通过探讨体表脂肪细胞数量、大小、活性等变化与美容治疗效果的关系，学生可深入了解体表脂肪在美容过程中的重要作用。

机体能量过剩或缺乏会引起脂肪组织体积发生变化，动态地改变细胞组成、功能以及组织结构，称为脂肪组织重构。

一、体表脂肪细胞、组织的变化与肥胖

（一）脂肪细胞的增生和肥大

肥胖的发生主要与白色脂肪组织的过量生成有关。脂肪细胞肥大和增生的机制能导致脂肪组织的体积增大，即脂肪细胞体积的增大（肥大）和脂肪细胞数目的增多（增生）。在脂肪细胞中，脂滴占整个细胞体积和重量的绝大部分。许多研究表明，成人肥胖主要由脂肪细胞肥大导致，青少年肥胖主要由脂肪细胞增生引起。另有研究表明，成人早期脂肪细胞的数目相对稳定，且脂肪细胞以每年约 10% 的速度进行更新，单个脂肪细胞的平均寿命为 8.3 年。整个机体脂肪细胞的数目被严密控制，以保持机体能量平衡。脂肪组织中的细胞类型和数量会随着肥胖的发生而改变。

（二）细胞外基质重构

细胞外基质（extracellular matrix，ECM）是存在于细胞之间的动态网状结构，由胶原、蛋白聚糖及糖蛋白等大分子物质组成。这些大分子物质可与细胞表面上的特异性受体结合，通过受体与细胞骨架直接产生联系或激发细胞内的一系列信号转导而引起不同的基因表达，从而调控细胞的生长和分化。脂肪组织纤维化可降低脂肪组织的弹性，限制脂肪细胞的体积扩张，这是脂肪组织代谢功能紊乱的标志。在肥胖个体的脂肪组织中发现有大量的胶原沉积，且这种过量的胶原沉积往往伴随着炎症细胞浸润。

（三）血管新生

在健康人体中，大部分的组织在体积上没有扩张，因此血管新生处于静止状态。但是，脂肪组织具有显著的可塑性，特别是在营养过剩的情况下，脂肪组织能迅速膨胀。血管系统可通

过控制血管新生以及已有血管的重构来控制脂肪细胞的生长、衰老和其他生理功能。脂肪组织内含有丰富的血管网络，毛细血管与每个脂肪细胞直接接触。脂肪组织高度的血管化能够维持足够的血流，这是脂肪组织膨胀和维持代谢功能所必需的。这些血管为脂肪组织提供氧气、营养物质、生长因子、激素、炎症细胞和骨髓干细胞，用于脂肪生成和脂肪组织膨胀。

二、体表脂肪细胞、组织的变化与衰老

（一）脂肪容积减少

由于减肥、疾病等，脂肪细胞体积减小，人体表面脂肪组织减少，因而皮下脂肪组织容积减少，表现出轮廓不饱满，皮肤出现皱纹、下垂等。例如儿童时期，颊部表现为"婴儿肥"，随着年龄的增加，颊脂肪垫的脂肪组织变少，容貌逐渐成年化；年老时，颊部凹陷，使人显得苍老。颞部、上睑脂肪组织的减少，会导致颞部、上睑凹陷，出现年老的征象。

（二）脂肪移位

随着年龄的变化，脂肪层中无论脂肪的厚度还是分布都会发生较大变化，表现为脂肪层的整体下移。脂肪层下移的过程可造成组织的移位和皱纹的加深，使得原本圆滑向上的皮肤表面出现凹陷与"界沟"，面部的轮廓线也由"青春曲线"转变为"衰老曲线"。下睑深部脂肪垫的膨出会形成"眼袋"，为衰老的特征之一。

任务三　体表脂肪的美容技术

本任务旨在探讨不同美容技术与体表脂肪之间的关系，包括美容手术、非手术美容治疗以及皮肤护理等方面。通过研究这些美容技术如何影响体表脂肪的结构和功能，以及在美容效果中的作用，学生能深入了解美容领域中体表脂肪的重要性。

体表脂肪是影响塑形的主要因素之一。一半以上的身体脂肪沉积在皮下，骨骼构成人体的轮廓及高矮，而体表脂肪的多少是决定一个人的形体是否健美的主要因素。

一、脂肪与减脂术

（一）外科吸脂术

通过皮下注入液体，使脂肪细胞肿胀、破裂、坏死，再用负压吸引器吸出坏死的脂肪细胞，以达到减少局部脂肪细胞数量的目的（图 4-8）。

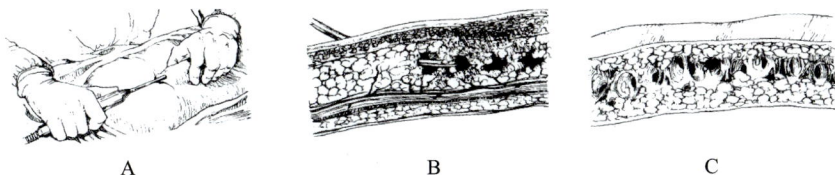

图 4-8　外科吸脂术的抽吸操作

A. 抽吸手法；B. 正在抽吸；C. 抽吸完成后，保留皮下筋膜组织

(二) 药物溶脂

药物溶脂是将含有瘦身成分的液体以针剂的形式直接注射入人体的体表脂肪层中,溶解体表脂肪。药物进入皮下组织后可刺激局部脂肪细胞内的脂肪酶数量增加,继而活化蛋白质,使细胞内的脱氧核苷三磷酸转化成脱氧核苷酸,促进脂肪的活化从而增加脂肪酸,并使其分解成细小的形态后随着身体的新陈代谢由淋巴系统排出体外(图4-9)。

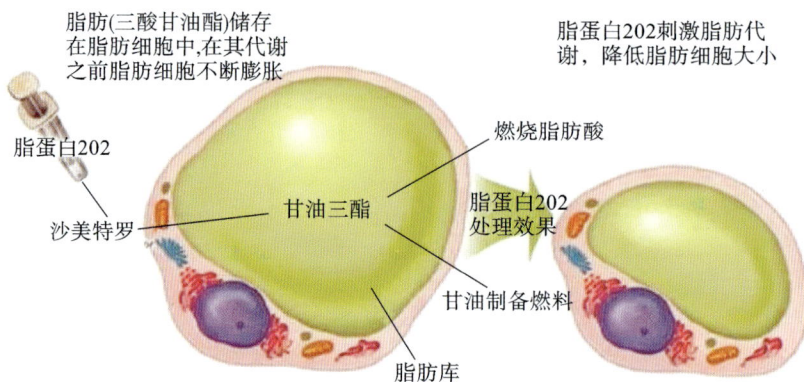

图 4-9 药物溶脂原理图

(三) 光电溶脂

通过射频、红外光、超声聚焦等产生热能,或使用冷冻仪器,对体表脂肪进行加热或冷冻,使脂肪细胞破裂、缩小或凋亡,达到脂肪细胞体积减小或数量减少的溶脂目的。

二、脂肪与脂肪颗粒移植术

在肉眼观察下,健康的脂肪颗粒圆润、饱满、光泽、有弹性,而受损的脂肪颗粒松软,失去弹性和光泽,呈液态黄色和孔糜状。

自体脂肪颗粒注射移植术,是指将人体脂肪较丰厚的部位,如腹部、臀部、大腿或上臂等处的脂肪,用湿性真空吸脂方法吸出,经过特殊处理成纯净脂肪颗粒后,注射植入需要改善的有缺陷的受区内,以改变、完善受区形态的一种手术方法(图4-10)。

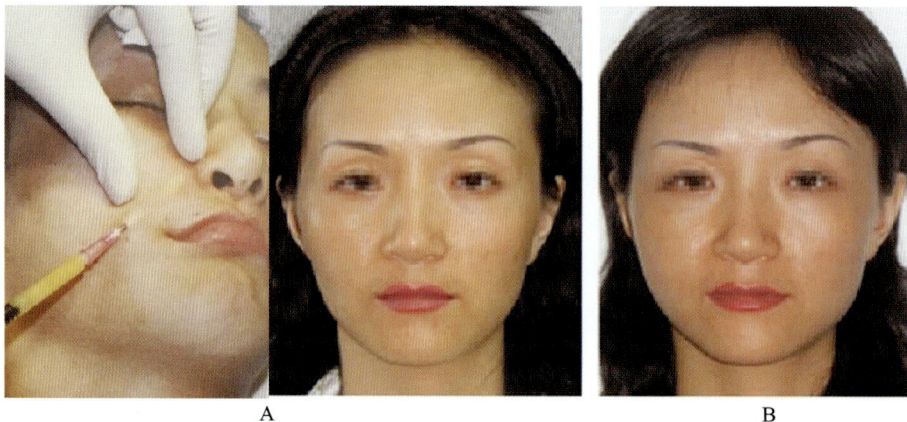

图4-10 自体脂肪颗粒移植术

A. 移植前;B. 移植后

(孙 鹏)

项目小结

正常人的脂肪细胞有 250 亿～400 亿个。

根据脂肪细胞结构和功能的不同,可将脂肪组织分为黄(白)色脂肪组织与棕色脂肪组织。

从解剖学上看,体表脂肪可分深、浅两层。浅层脂肪位于真皮与浅筋膜之间,深层脂肪位于浅筋膜与肌膜或骨膜之间。

脂肪组织体积变化是由能量过剩或缺乏引起的,包括脂肪细胞的增生和肥大、细胞外基质重构、血管新生等。成人肥胖主要由脂肪细胞肥大引起,而青少年肥胖则主要由脂肪细胞增生引起。脂肪组织中的细胞类型和数量随着肥胖的发生而改变。血管新生在控制脂肪细胞生长、衰老和生理功能中起着重要作用。脂肪容积减少和脂肪移位是衰老的表现,会影响皮肤的轮廓和美观,例如颊部、上睑和颞部凹陷等。

脂肪是决定形体是否健美的主要因素之一。在塑形过程中,减少体表脂肪的厚度是必要的。可通过外科吸脂术、药物溶脂和光电溶脂等方法实现美化、重塑人体形态。

能力检测

明德知行阁

追求健康的体脂水平,不仅关乎外表的改变,还与健康生活方式的养成紧密相关。具体包括以下内容。

1. 健康的饮食 富含水果、蔬菜和全谷物的均衡饮食有助于维持健康的体重和体脂分布。

2. 定期锻炼 规律的体育锻炼有助于燃烧脂肪、增强肌肉,改善整体健康状况。

3. 充足的睡眠 睡眠不足会扰乱激素平衡,导致体重增加和体脂分布不健康。

4. 压力管理 压力会触发皮质醇的释放,这是一种促进脂肪储存的激素。学习健康的压力管理技巧对于控制体重至关重要。

5. 避免吸烟和过度饮酒 吸烟和过度饮酒会损害健康,导致体重增加和体脂分布不健康。

项目五　骨骼肌的美容解剖

通过深入探讨骨骼肌的解剖结构和功能,帮助学生更好地理解骨骼肌的构成和作用,从而对骨骼肌的美容和保养有更深入的认识。

扫码看课件

项目目标

掌握:骨骼肌的正常结构与相关美容功能。

熟悉:骨骼肌的变化与美容。

了解:骨骼肌的美容保养知识,包括运动锻炼、营养调理和按摩等方法。

任务一　骨骼肌的正常结构与相关美容功能

本任务旨在让学生深入了解骨骼肌的正常结构与相关美容功能。通过学习骨骼肌的组织结构和功能特点,学生将能够认识到骨骼肌在美容保养中的重要性,以及如何通过调整其结构和功能来实现美容目的。要求学生重点掌握骨骼肌的组成结构以及骨骼肌与美容保养的关系。

案例导入

李女士,45 岁,因长时间办公室工作和生活习惯,她的身体肌肤逐渐变得松弛,特别是腹部和大腿部位。在专业美容师的指导下,她制订了一份包括有氧运动和力量训练的锻炼计划。在有氧运动方面,李女士选择了慢跑和游泳作为主要锻炼方式;在力量训练方面,美容师为她设计了一些针对腹部和大腿的练习,如卷腹、仰卧起坐、深蹲等。除了锻炼计划,美容师还建议李女士改变一些不良的生活习惯,如饮食不规律、久坐不动等。经过了半年的锻炼和调整,李女士的身体形态发生了明显的改变。她的腹部和大腿变得紧致,身体的线条更加流畅。同时,她也感觉自己的身体状态变得更加年轻、有活力。

思考:

(1)骨骼肌的主要功能是什么?这些功能与美容保养有何关联?

(2)为什么了解骨骼肌的结构和功能对于美容保养来说很重要?请结合案例加以说明。

骨骼肌又称横纹肌,是肌肉中的一种类型,由大量具有收缩能力的肌细胞(由于其细长呈纤维状,故亦称肌纤维)组成,并由结缔组织覆盖和连接。人体有 600 多块骨骼肌,约占全身重量的 40%。骨骼肌位于骨骼表面并与骨相连,其力量和耐力都直接影响运动时的表现。骨骼肌不但影响人体的运动,而且对容貌以及形体的静态轮廓美学和动态变化美学都有较大的影响。

一、骨骼肌的一般形态结构

人体肌肉众多,但基本结构相似。一块典型的肌肉,可分为中间部的肌腹和两端的肌腱。肌腹是肌肉的主体部分,由横纹肌纤维组成的肌束聚集构成,色红,柔软,有收缩能力。肌腱呈索条或扁带状,由平行的胶原纤维束构成,色白,有光泽,无收缩能力,其于骨骼的附着处与骨膜牢固地编织在一起。

骨骼肌的形态各异,包括长肌、短肌、扁肌、轮匝肌等基本类型。长肌多见于四肢,主要呈梭形或扁带状,肌束的排列与肌肉长轴相一致,收缩幅度大,可产生大幅度的运动,但因其横截面肌束的数目相对较少,故收缩能力较小。另有一些肌肉有较长肌腱,肌束斜行排列于肌腱两侧,形状酷似羽毛,名为羽状肌(如股直肌);或斜行排列于肌腱的一侧,称为半羽状肌(如半膜肌、拇长屈肌)。这些肌肉的生理横断面肌束数量大大超过梭形或带状肌,故收缩能力较大,但由于肌束较短,因而运动幅度小。短肌多见于手部、足部和椎间。扁肌扁薄宽阔,多分布于胸、腹壁,收缩时除参与躯干运动外,还对内脏起保护作用。长肌的肌腱多呈条索状;扁肌的肌腱呈薄膜状。阔肌多位于躯干,组成体腔的壁。轮匝肌则围绕于眼、口等开口部位。骨骼肌中含有肌肉组织、神经组织以及结缔组织。

阔肌的肌腹和肌腱都呈膜状,其肌腱称为腱膜。肌腹的表面包以结缔组织性外膜,向两端与肌腱组织融合在一起(图 5-1)。

二、骨骼肌的光镜结构

(一)骨骼肌纤维

骨骼肌纤维为长柱形的多核细胞,长 1~40 mm,直径 10~100 μm。肌膜的外面有基膜紧密贴附。一条肌纤维内可含有几十个甚至几百个细胞核,位于肌浆的周边,即肌膜下方。核呈扁椭圆形,异染色质较少,染色较浅。肌浆内含有许多与细胞长轴平行排列的肌原纤维,在骨骼肌纤维横切面上可见肌原纤维呈点状,并聚集形成许多小区。肌原纤维之间含有大量线粒体、糖原以及少量脂滴,肌浆内还含有肌红蛋白。在骨骼肌纤维与基膜之间存在一种扁平有突起的细胞,排列在肌纤维的表面,当肌纤维受损后,此种细胞可分化形成肌纤维(图 5-2、图 5-3)。

(二)骨骼肌肌原纤维

骨骼肌肌原纤维呈细丝状,直径 1~2 μm,沿骨骼肌纤维长轴平行排列,每条肌原纤维上都有明暗相间、重复排列的横纹。由于各条肌原纤维的明暗横纹都相应地排列在同一平面上,因此肌纤维可呈现出规则的明暗交替的横纹。横纹由明带和暗带组成。电镜下可见暗带中央有一条浅色窄带,称为 H 带,H 带中央有一条较深的 M 线;明带中央有一条深色的细线,称为 Z 线。两条相邻 Z 线之间的一段肌原纤维称为肌节,肌节长 2~2.5 μm,是骨骼肌收缩的基本结构单位。因此,肌原纤维由许多肌节连续排列构成(图 5-4)。

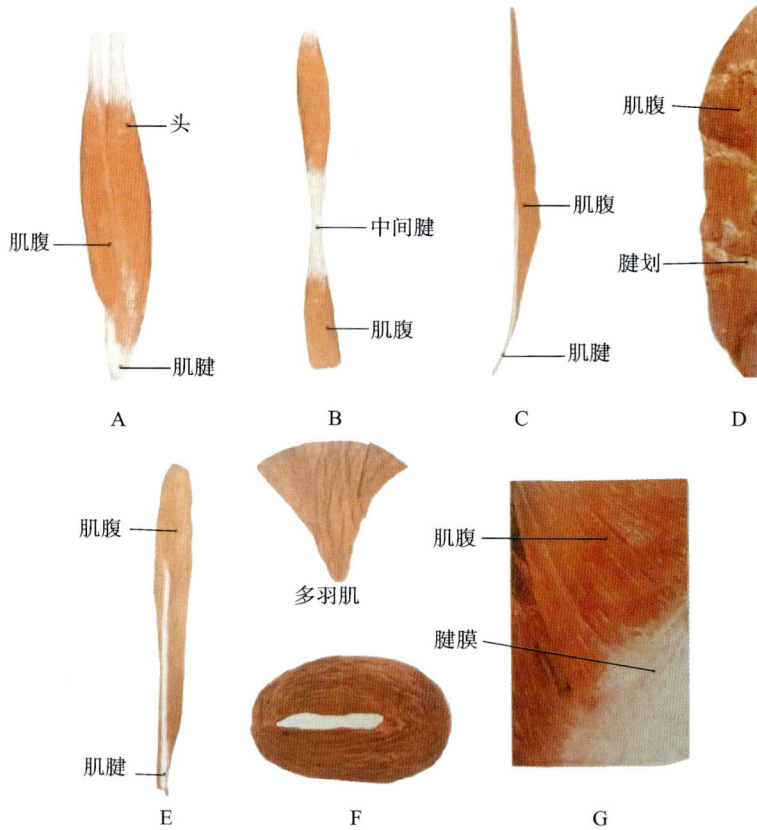

图 5-1　骨骼肌的形态

A. 二头肌；B. 二腹肌；C. 半羽肌；D. 多腹肌；E. 羽肌；F. 轮匝肌；G. 扁肌

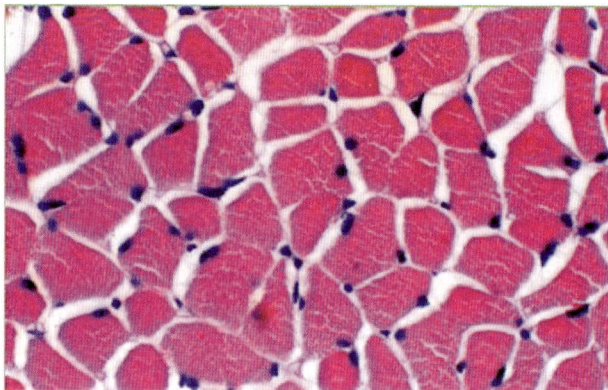

图 5-2　骨骼肌纤维横切面

三、骨骼肌的辅助结构——筋膜

　　筋膜是覆盖人体结构的疏松或致密结缔组织的薄膜样结构，保护并连接由其形成的功能结构单元。不同的筋膜包绕着骨骼、肌肉和关节。筋膜也可分隔皮肤、肌层、体腔。此外，筋膜还形成血管神经鞘，使神经和血管固定在它们所调节或供养的组织周围。同样，筋膜也

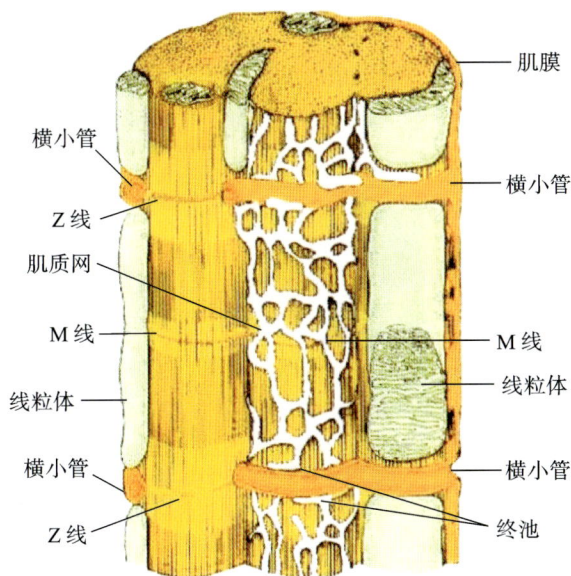

图 5-3 骨骼肌纤维结构

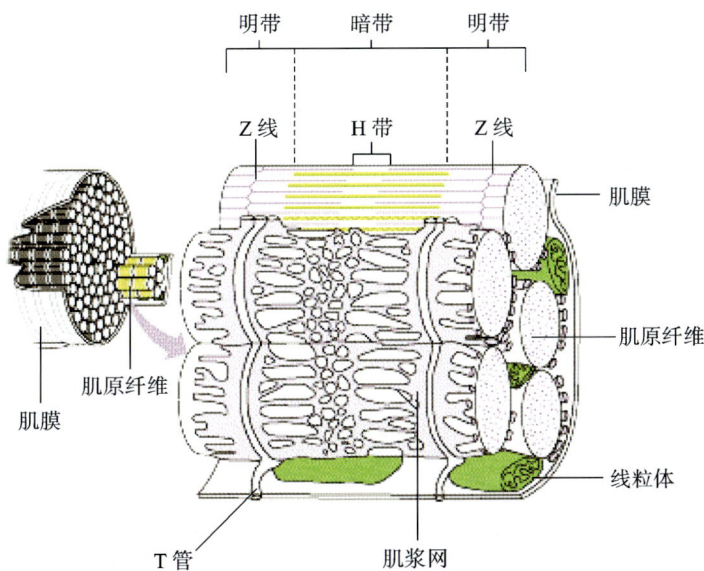

图 5-4 骨骼肌肌原纤维结构

参与形成或增厚韧带和关节囊。总之,筋膜使人体各结构相互连结在一起(图 5-5)。

筋膜可分为浅、深两层。有人将皮下组织全层都归类为浅筋膜。浅筋膜由疏松结缔组织构成,内含浅动脉、浅静脉、浅淋巴结、浅淋巴管和皮神经等。某些部位(如面部、颈部)存在皮肌,胸部的乳腺也位于浅筋膜。

深筋膜又称固有筋膜,由致密结缔组织构成,遍布全身,包裹肌肉、血管神经束和内脏器官。深筋膜除覆盖在肌肉的表面外,当肌肉分层时,深筋膜也会相应分层。在四肢,由于运动较为剧烈,深筋膜特别发达、厚实且坚韧,并向内延伸直抵骨膜,形成筋膜鞘,将作用不同的肌群分隔开,称为肌间隔。在体腔肌肉的内面,也覆有深筋膜,如胸内、腹内和盆内筋膜

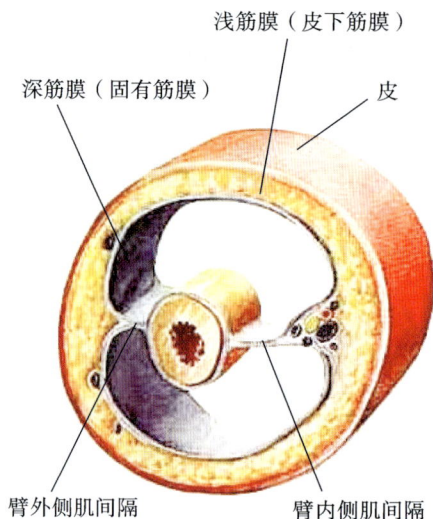

图 5-5　筋膜的位置

等,甚至包绕在一些器官的周围,构成脏器筋膜。当一些大的血管和神经干在肌肉间穿行时,深筋膜也会包绕它们,形成血管鞘。筋膜的发育与肌肉的发达程度相关,肌肉越发达,筋膜的发育越好,如大腿部股四头肌表面的阔筋膜厚实且坚韧。深筋膜除对肌肉和其他器官具有保护作用外,还对肌肉起约束作用,保证肌群或单块肌肉独立活动。在手腕及足踝部,深筋膜增厚形成韧带,并伸入深面将其分隔成若干隧道,以约束深面通过的肌腱。

四、骨骼肌的结构与美容作用

(一)骨骼肌形态影响容貌及形体的外形轮廓

骨骼肌的厚度、体积、形态对人体的外部轮廓影响较大。例如,咬肌体积与下面部的宽度相关(图 5-6);腓肠肌体积影响小腿的形态;三角肌与腹肌对形体的健美作用较大。骨骼肌在运动生长过程中,体积的变化也会对容貌的对称性和平衡性产生影响。

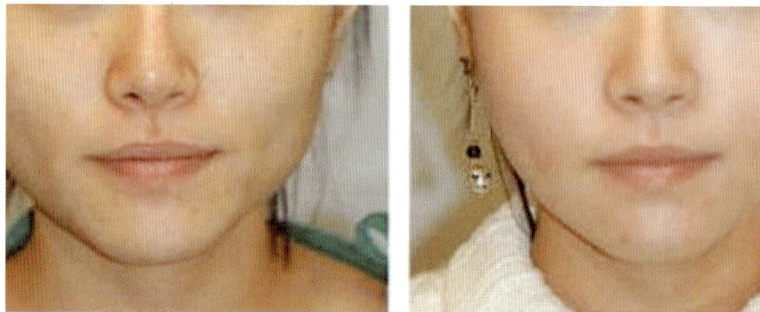

图 5-6　咬肌大小对下面部形态的影响

(二)骨骼肌的运动影响容貌

(1)部分骨骼肌一端附着在骨骼,另一端与皮肤相连。当肌肉收缩时,会牵引皮肤,使皮肤产生动态移动、凸出、下陷等变化,从而呈现出不同的表情。例如,酒窝、重睑都与骨骼肌纤维和局部皮肤的连接有关。

（2）人体骨骼肌大多存在运动拮抗关系，一个功能群的骨骼肌有相对应的拮抗肌，其运动方向相反。拮抗肌相互作用的强弱、方向对静态容貌或者动态表情都会产生不同的影响。

（三）面部表情肌

面部表情肌如图 5-7 所示。

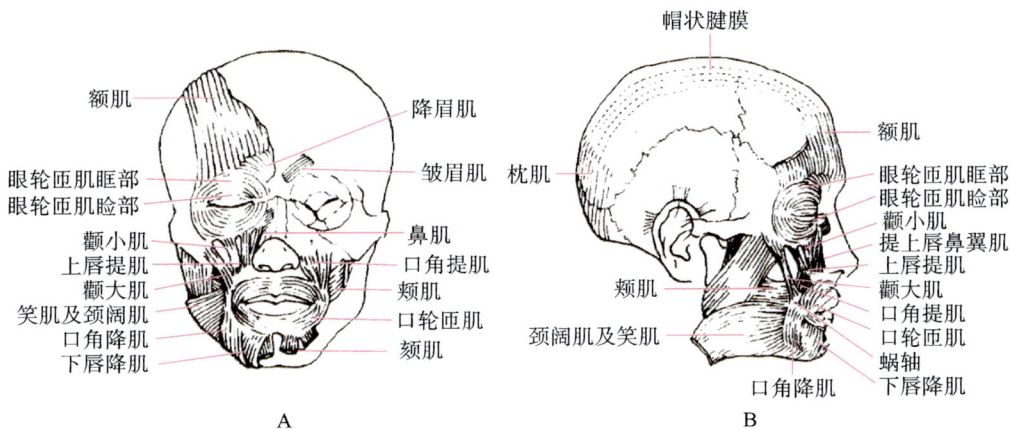

图 5-7　面部表情肌
A. 正面观；B. 侧面观

任务二　骨骼肌的变化与美容

本任务旨在让学生了解骨骼肌在不同情况下的变化以及与美容的关系。通过学习骨骼肌在运动、年龄和营养等方面的变化，学生将能够认识到这些变化对美容的影响，以及如何通过科学的方法来保持骨骼肌的健康和美观。

一、骨骼肌体积的变化对容貌的影响

（一）对面部轮廓的影响

对面部轮廓影响较大的骨骼肌主要为咬肌、颏肌和颧部的肌肉。从正面观测，咬肌体积增大则下面部宽度增大，咬肌体积小则下面部变窄，如果左右咬肌不对称，则下面部左右也相应不对称。从 45°角观测面部，颧部肌肉体积增大，则颧部向前凸出，使面中部饱满，显得年轻；如果颧部肌肉不发达或者萎缩，则面中部会显得平坦甚至凹陷。从侧面观测面部，颏肌过于发达会导致颏唇沟不明显或者消失，颏前点上移；颏肌萎缩则下颏表现为后缩或者短小。

（二）对形体轮廓的影响

影响形体轮廓的骨骼肌较多，尤其是对于男性求美者来说，四肢、颈胸部、背部、腰腹部的肌肉轮廓要求鲜明，因此男性往往更需要体积较大的肌肉及较少的皮下脂肪。对于女性求美者来说，臀部、胸部、腹部肌肉发达的要求增多，而对于颈部、背部、四肢肌肉的要求更多偏向于体积减小，以展现出女性细长的颈部、突出的胸部、丰满的臀部以及细长的上、下肢。

（三）对五官审美的影响

对于眼部,眼轮匝肌肥厚可表现为上睑臃肿、双眼无神,带有疲倦感;下睑则呈现出肌性眼袋,这是疲劳和衰老的征象。鼻尖肌肉肥厚表现为大鼻头,使女性求美者不能展示出小巧的美感。若口轮匝肌体积偏小,则唇红厚度较小;如果体积偏大,则表现为口唇肥厚或者上下唇比例不协调等。

二、骨骼肌运动变化对容貌动态美的影响

（一）对皮肤的影响

骨骼肌的收缩运动,牵动表面皮肤的移动、舒张与收缩,形成动力性皱纹,在额部、眼周、口周表现尤为明显,如形成动力性额纹、川字纹、鱼尾纹等。部分骨骼肌纤维与皮肤相连,收缩时牵拉表面皮肤向深部运动,从而形成一些凹陷或皱褶,如眯眼时上睑皱襞的形成(即重睑)以及颊部的酒窝。另外,骨骼肌的运动还会形成一些"美人凹",如深吸气时,胸廓骨骼肌的收缩会使一些偏瘦的女性出现明显的胸骨上窝、锁骨上窝等。

（二）对五官的影响

1. 对眉毛的影响 额肌具有抬高眉毛的作用,眼轮匝肌、降眉肌等可降低眉毛,它们互为拮抗肌,共同控制眉毛在一定范围内活动以表达表情。如果某一群肌力量不足,会导致眉毛的运动不协调,出现眉下垂、眉尾过高等。

2. 对眼的影响 上睑提肌和眼轮匝肌互为一对拮抗肌。上睑提肌力量不足或运动受限时,会导致上睑下垂、瞳孔露出率减少,以及上睫毛下垂等;眼轮匝肌力量过大时,会导致笑的时候眼轮匝肌过度收缩,上下睑臃肿,笑容不够美观或者形成较多的眼周纹。

3. 对口唇的影响 口周肌肉存在多对拮抗肌,若其中某一方收缩力量过强或过弱都会导致口周出现不协调或不好看的表情,如露龈笑等。

任务三 骨骼肌的美容技术

一、骨骼肌与移植

1. 肌瓣移植 肌肉瓣简称肌瓣(muscle flap)。肌瓣移植一般指骨骼肌的移植,是利用身体中某块肌肉或其部分进行局部转移或远隔移植的技术。

(1)主要临床应用:①重建功能:主要用于代替缺损或病变的肌肉,重建肌肉的功能。②充填空腔和组织缺损:尤其适用于深层的组织缺损,同时也可满足美容需求。③覆盖创面:如急性创伤合并大块组织缺损、急性感染合并组织缺损、慢性溃疡病变等。有时还需要在移植的肌瓣上移植游离皮片。

(2)肌瓣的主要特点:①抗感染能力强,有助于受区组织愈合。②防止皮肤与深层结构粘连。③有利于消灭创面。

2. 筋膜移植 筋膜移植使用的是深筋膜。筋膜移植在临床中已经被广泛使用,如用筋膜片修补疝及胸壁、腹壁、横膈、气管壁、食管壁和硬脑膜等缺损;以筋膜带作为悬吊支持材料,用于治疗面神经麻痹、上睑下垂以及尿道、直肠、子宫脱垂等疾病;用小筋膜片代替主动

脉瓣和鼓膜等。

临床常用的筋膜瓣包括阔筋膜瓣、帽状筋膜瓣、颞筋膜瓣、侧胸筋膜瓣、胸三角筋膜瓣、臂筋膜瓣、前臂筋膜瓣、小腿后侧筋膜瓣和足背岛状筋膜瓣等。

二、美容技术改变骨骼肌的体积

1. 增大骨骼肌 目前除了肌瓣移植的方法外,主要仍依赖于人体自身的体育锻炼来增加骨骼肌的体积。如通过咀嚼硬的食物以增大咬肌,或通过体育锻炼使身体各骨骼肌纤维增粗以改善体形。

2. 减小骨骼肌 通过外科手术切除部分肌纤维、射频消融肌肉、切除支配神经或阻断神经递质的传递等方法,都可以使骨骼肌体积减小。如使用 A 型肉毒毒素注射咬肌,可使咬肌部分纤维失去收缩能力,以达到咬肌组织废用性萎缩的目的。

三、美容技术影响骨骼肌的运动

抑制骨骼肌运动是主要的美容方法。例如,通过注射 A 型肉毒毒素,可阻断乙酰胆碱的释放,使支配肌肉的运动神经功能减弱或消失,从而改善动力性皱纹或减弱肌肉力量,治疗动力性皱纹、露龈笑等问题。

(孙 鹏)

项目小结

骨骼肌一般由肌腹和肌腱组成,形态多样,可分为长肌、短肌、扁肌和轮匝肌等。骨骼肌在光镜下的结构包括肌纤维、肌原纤维、细胞核、线粒体、糖原和脂滴等。

骨骼肌是人体中重要的肌肉组织,不仅对人体的运动和力量起重要作用,而且对人体的容貌和形体美学有着重要影响。骨骼肌的体积和运动会直接影响面部和身体的轮廓和形态,从而影响人的容貌和动态美。

骨骼肌体积的变化会影响面部轮廓的形状,例如咬肌的肥大会使下面部变宽、颧骨肌肉的发达会使面中部凸出、颏肌的发达会使颏唇沟不明显或者消失,从而影响面部的美观。此外,骨骼肌体积的变化还会影响身体轮廓,例如部分男性求美者需要肌肉轮廓鲜明,而部分女性求美者需要肌肉体积较小,从而展现出不同的身体美感和曲线。

骨骼肌的运动变化也会对容貌产生影响。骨骼肌的收缩运动可以牵动表面皮肤的移动、舒张和收缩,形成动力性皱纹和凹陷,如额纹、川字纹、鱼尾纹、酒窝等。此外,骨骼肌的运动还可以形成一些“美人凹”,如深吸气时胸廓骨骼肌的收缩会形成胸骨上窝、锁骨上窝等。

骨骼肌的运动还会影响五官的美观。例如,额肌力量不足会导致眉下垂,眼轮匝肌力量过弱会导致上睑下垂,口周肌肉力量不协调会导致口周出现不美观的表情等。

骨骼肌的肌瓣移植是指将一块骨骼肌或其部分从一个部位移植到另一个部位的技术,可用于重建肌肉功能、填充空腔和组织缺损、覆盖创面等。

美容技术可以改变骨骼肌的体积和运动,从而改善容貌和满足美容需求。增大骨骼肌可以通过体育锻炼来实现,而减小骨骼肌可以通过外科手术切除部分肌纤维、射频消融肌肉、切除支配神经或阻断神经递质的传递来实现。

同时,美容技术也可以通过抑制骨骼肌运动来改善动力性皱纹或减弱肌肉力量,例如通过注射 A 型肉毒毒素来阻断乙酰胆碱的释放,使支配肌肉的运动神经功能减弱或消失,从而达到美容效果。

能力检测

| 明德知行阁 |

1. 伦理与医学实践　在进行肌瓣移植或其他外科手术时,医务人员需要遵循伦理规范,尊重患者的意愿和隐私,确保手术过程安全可靠,体现医学实践中的伦理原则。

2. 科技与社会责任　通过美容技术对骨骼肌进行改变应体现科技应用的社会责任。医疗技术的发展需要与社会责任相结合,避免滥用技术或对患者造成不必要的伤害。

3. 专业发展与创新意识　医疗美容领域的发展需要医务人员具备专业知识和创新意识,不断学习新技术、更新医学知识,为患者提供更好的医疗服务。

4. 整体健康与审美观念　在应用美容技术时,需要综合考虑患者的整体健康状况和审美需求,避免过度依赖技术手段来改变外貌,强调健康与审美的平衡。

项目六　骨与软骨的美容解剖

本项目旨在深入探讨骨和软骨在面部轮廓、身体比例等方面的作用，以及在美容手术中的应用和影响；介绍骨与软骨的结构、功能以及与美容相关的解剖特点，以及在整形美容手术中如何利用骨和软骨的特点进行塑形和修复。通过本项目的学习，学生将深入了解骨与软骨在美容领域中的重要性，以提升对美容解剖的认识和理解水平。

扫码看课件

项目目标

掌握：骨与软骨的美容相关功能结构。

熟悉：骨与软骨的美容相关变化。

了解：骨与软骨的美容相关技术。

任务一　骨与软骨的正常结构与相关美容功能

本任务将介绍骨与软骨的结构特点，探讨其在美容领域中的重要性和功能。通过学习骨与软骨的解剖结构，学生将能够理解其在面部轮廓塑造、身体比例调整等方面的作用，为后续的美容解剖学习奠定基础。

案例导入

一名患者因颌骨肿瘤接受了部分下颌骨切除术，导致术后缺损。为了修复这个缺损，医生采用了羟基磷灰石复合骨移植术。术中使用一种生物活性材料，可与人体骨组织相结合，形成新的骨。术后患者恢复良好，没有出现排异反应或其他并发症，移植的骨成功地与患者自体的骨相融合。

思考：

（1）骨与软骨的结构特点分别是什么？

（2）骨在面部美容中扮演着怎样的角色？软骨在整形手术中有哪些应用？

骨是具有一定形态和功能的器官。成人全身共有 206 块骨，除 6 块听小骨外，可分为颅骨、躯干骨和四肢骨。骨坚硬而有弹性，含有丰富的血管和神经，能不断进行新陈代谢和生长发育，并具有重建、修复和再生能力。骨与骨之间借纤维、软骨或骨组织连结而形成骨连结。全身各骨借骨连结（关节）相连结而构成骨骼，即人体的骨骼支架。骨骼肌附着于骨骼，收缩时牵动骨,并通过关节产生运动。在运动中,骨起杠杆作用,关节为运动的枢纽,骨骼肌是运动的动力。软骨是一种具有一定弹性的坚韧组织。

一、骨的一般形态结构

骨由骨质、骨膜和骨髓构成,含有血管和神经。骨的形态不一,基本可分为长骨、短骨、扁骨和不规则骨。骨质是骨的主要组成部分,由骨细胞和细胞间质构成。构成骨的细胞包括骨细胞、成骨细胞和破骨细胞。骨细胞位于钙化的细胞间质中的骨陷窝内。成骨细胞在早期由间充质细胞分化而来;待骨膜形成后,则由其中的生骨细胞分化而来。成骨细胞进一步演化为骨细胞。破骨细胞是较大的多核细胞,可破坏和吸收骨质。在骨的形态结构不断破坏和重建的过程中,这三种细胞共同完成旧骨的破坏吸收和新骨的生成。

骨组织的细胞间质,通常称为骨基质。骨基质中含有无机盐(又称骨盐)和有机质,分别占骨重量的 35% 和 65%。骨基质中的有机盐部分主要为胶原纤维,胶原纤维的排列与骨的张力线一致。

骨组织由不同排列方式的骨板组合而成。骨板由规律排列的胶原纤维束与骨盐和有机质紧密结合而成。构成扁骨的表层和长骨的绝大部分是骨密质,骨密质的板层排列有规律且结合紧密。骨松质由许多骨小梁构成,骨小梁相互连接成网,网眼大小不同,其内有骨髓、神经和血管。骨小梁构成扁骨的板障、长骨干内面的一小部分以及骨骺的大部分。骨膜由致密结缔组织构成,包在骨表面的称为骨外膜,衬于骨髓腔面和包在骨小梁外面的称为骨内膜。骨外膜含有丰富的血管、淋巴管和神经,对骨的营养和成骨过程非常重要。骨内膜由单层鳞状细胞组成,与骨外膜内层细胞相同,都具有成骨作用。

一般在出生后不久,软骨雏形的两端或某一端会出现新的骨化点,并不断扩展形成骨骺。其后骨膜不断层层造骨,骺软骨不断增长,骨质不断重建,随年龄的增长而变粗、变厚,至青春期后,骨干与骨骺之间的骺软骨被骨化,使骨干与骨骺连接在一起,留下骺线,骨便停止生长(图 6-1)。

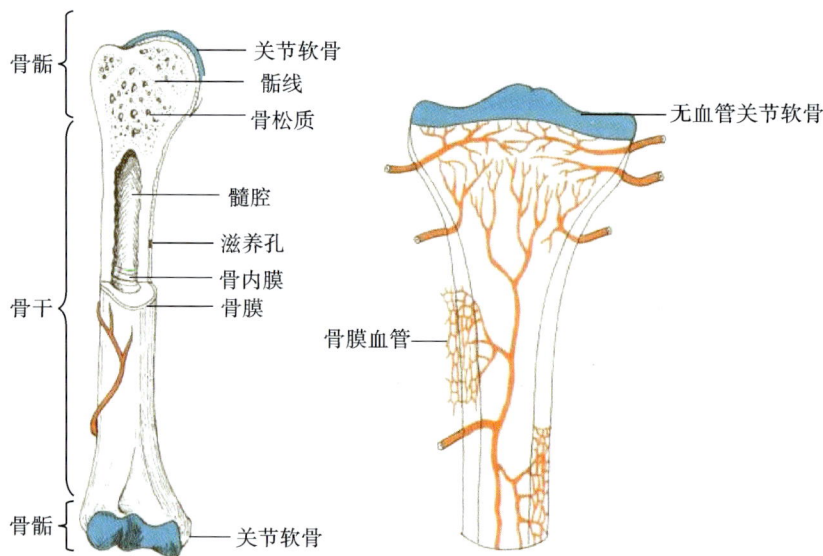

图 6-1 骨的形态

二、软骨的形态结构

组成关节的关节软骨具有承受负荷和润滑的作用,其他部位的软骨(如耳郭、外耳道和会厌等)起弹性支撑的作用。同时,因其具有质地柔软、韧性良好、易于雕刻成形、移植后易成活等特点,故软骨在整形美容外科领域是一种优良的充填和支持材料(图6-2)。

软骨组织由软骨细胞、软骨基质和基质中的纤维成分组成(图6-3)。软骨细胞分散在基质所形成的小腔内,腔壁为较浓厚的基质构成的软骨囊。软骨细胞通常2～8个为一组聚集分布,细胞核较小,有1个或数个核仁,有时为双核,细胞质嗜碱性。基质为凝胶状,具有一定弹性。由于基质内所含纤维成分不同,可将软骨分为三类,即透明软骨、弹性软骨和纤维软骨。肋软骨、气管软骨和关节软骨属于透明软骨,耳郭、外耳道、咽鼓管和会厌等属于弹性软骨,关节盘、半月板等属于纤维软骨。弹性软骨是3种软骨中弹性纤维含量比例最高的软骨,存在于需要自我支撑且灵活的结构中,如鼻和耳。与其他类型软骨相比,弹性软骨并不直接参与人体运动。软骨内没有血管和淋巴管,其营养通过血浆扩散而获得。软骨组织几乎没有生长和再生能力,损伤后的炎症和修复过程较少发生,尤其是关节软骨缺乏基质干细胞,细胞外基质不能从完好的区域移行到损伤处,所以多数学者认为,除了胚胎软骨具备完全自我修复的能力外,成熟关节软骨的部分或浅层损伤往往无法自行愈合。当软骨受到损伤或切除一部分后,通常只能由结缔组织填充,因此大块软骨移植在实践中并不适宜。

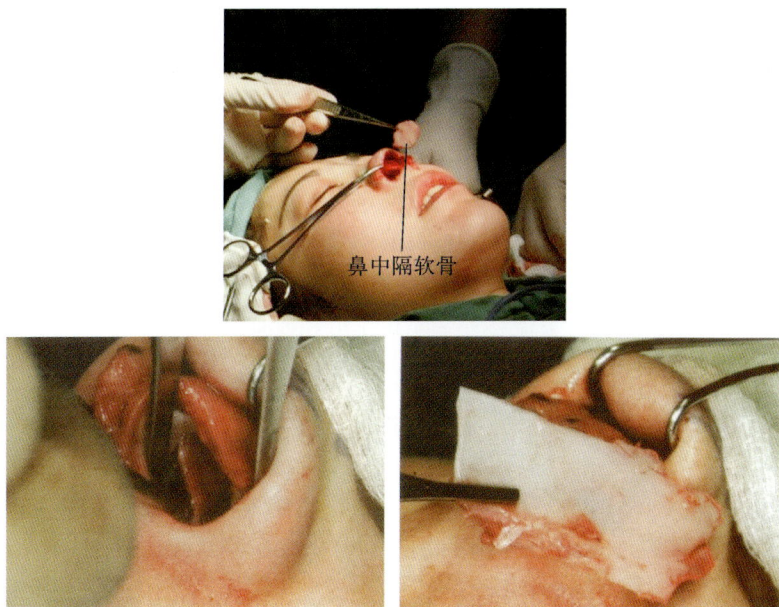

图6-2 取鼻中隔软骨

软骨是一种支持性结缔组织,由于其基质内蛋白质比例分布不同,因而在硬度和功能上有所不同。因为软骨不含血管和神经,所以损伤后的自愈能力有限。

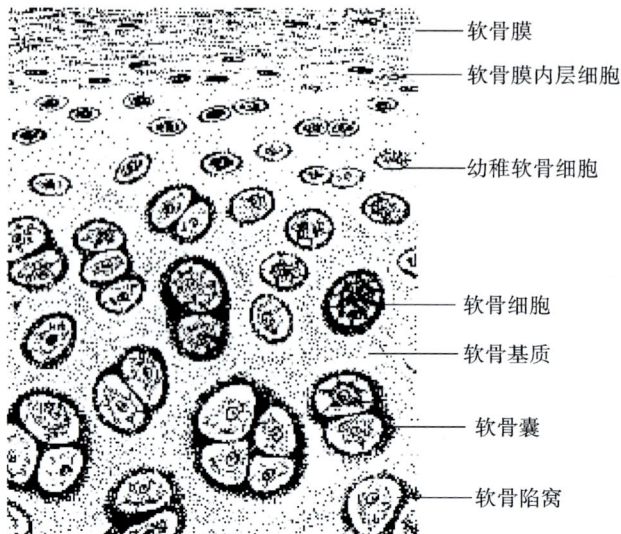

图 6-3 软骨的结构

任务二 骨的变化与美容

一、骨、软骨对面部轮廓的影响

头面颅骨是决定头型、面型的重要结构。头的最大长度和最大宽度基本由头颅骨的结构来确定。上面部软组织所占比例较小,额、颞部的轮廓由额骨和颞骨决定;中面部的宽度是两侧颧弓最外突的点之间的距离。上下颌的美学效果除了受牙齿和颏肌的影响外,最主要的影响因素仍然是上、下颌骨。颧骨肥大使得中面部显得宽大、外突,对于部分女性求美者来说,这会使面部轮廓线条失去流畅感;而下颌角和咬肌的肥大是导致下面部宽大的主要原因。

二、骨、软骨对形体轮廓的影响

形体的高矮、头身比、上下身比以及四肢的长短等都是由骨的结构决定的。影响颈部、躯干和四肢形状的结构除了脂肪和骨骼肌外,骨也是重要的因素。

三、骨、软骨对五官审美的影响

鼻骨影响鼻根的位置、高度、宽度,鼻软骨是构成鼻梁、鼻尖、鼻小柱和鼻翼的重要结构。上、下颌骨的构造对颌面关系影响较大,上颌骨前突表现为"龅牙""天包地"外貌,下颌骨前突表现为"地包天"外貌,对口部的美学影响较大。软骨是耳的主要组成部分,决定了耳的轮廓形态和位置。

任务三 骨与软骨的美容技术

一、骨的美容应用

（一）骨移植

1. 原理 骨移植是将骨组织移植到患者体内骨有缺损或需要加强固定处的手术。骨组织的保存比皮肤、筋膜等软组织更为容易，因为被移植的骨组织并不完全依赖它的成活细胞，而是需要经过受区缓慢的爬行替代过程，最终被新的活性骨组织所取代。

骨松质和骨皮质移植后的初期反应相似。由于骨的特殊组织结构，营养物质能够到达移植骨细胞内的量是有限的，大部分骨细胞难以成活，发生自溶性坏死，肉芽组织逐渐充填了空的骨细胞陷窝。肉芽组织中含有毛细血管和原始间叶组织，原始间叶细胞很快转化为成骨细胞，沿着坏死骨小梁的边缘沉积，同时破骨细胞吸收坏死的基质，逐渐被活性骨小梁替代，骨的大体解剖结构相对没有发生变化，最后原始的骨髓腔被有活性的新骨髓细胞充填，完成整个爬行替代过程。

根据血供的差异，骨皮质和骨松质移植各具特点。前者具有支撑固定的优点，但过程漫长；后者替代过程易于进行，但支撑较差。

2. 骨移植种类

（1）按移植骨种类分类：可分为自体骨移植、同种异体骨移植和异种骨移植。

（2）按移植骨成熟程度分类：可分为成熟骨移植和未成熟骨移植。

（3）按骨质分类：可分为骨皮质移植和骨松质移植。

（4）按移植骨保存方法分类：可分为新鲜骨移植和保存骨移植。保存骨又可分为低温保存骨、冷冻保存骨、低压保存骨、加工保存骨和尸体保存骨等。

（5）按移植方法分类：可分为游离骨移植和带蒂骨移植等。其中，游离骨移植分为骨-骨膜移植、单纯骨移植、碎骨移植、可塑骨移植和吻合血管骨移植。带蒂骨移植分为骨膜蒂移植、混合蒂骨移植和肌肉蒂骨移植等。

3. 骨移植的应用 在整形美容外科中，骨移植广泛用于塑造轮廓或充填需要坚强支持组织的区域。髂骨和肋骨是临床上经常选用的供骨部位，因为这两种骨具有一定的弧度，骨皮质薄，骨松质丰富，易于成活，吸收少，形态稳定，便于凿取和塑形，尤其适用于某些功能部位缺损的修复。髂嵴、胫骨前内侧面和腓骨中段最常作为自体骨移植的供骨区，其次为股骨大粗隆和肋骨。

（二）截骨、磨骨术

一方面，骨具有强大的修复、再生能力，截骨、磨骨去除美学上认为多余的骨组织后可通过断端缝合修复；另一方面，适度去除骨组织不影响骨的支撑作用。因此，对颧骨进行适度的截骨、磨骨能有效解决中面部宽大、突出问题；下颌骨角的截骨术有利于减小下面部宽度，使面型接近瓜子脸或椭圆形脸。同样地，驼峰鼻也可以采取截骨术来达到鼻整形的目的。

二、软骨的美容应用

(一)软骨移植

软骨是一种特殊分化的结缔组织,其物理性能由所在部位的生理功能所决定。目前,临床上自体软骨移植比较成熟的技术包括马赛克移植术、自体软骨细胞移植术以及软骨膜移植术等。其中,马赛克移植术是一种将关节非负重区域的骨软骨复合物镶嵌植入关节软骨缺损表面,以达到修复关节透明软骨的目的;自体软骨细胞移植术是将实验室技术和外科技术相结合,主要用于修复年轻患者的创伤性关节软骨的全层缺损。近年来,异体软骨移植有了新的进展,已经有大量的实验和临床研究进行了软骨、软骨膜、经培养的软骨细胞移植,以及组织工程化软骨的实验,但对于移植后的转归问题,目前认识尚未完全一致。

在整形美容外科中,肋软骨及耳软骨可作为鼻再造及鼻塑形的自体支撑材料;耳郭再造术常截取肋软骨,雕刻成形后作为再造耳的支撑组织。

(二)软骨塑形改善外鼻、耳郭形态

软骨质地坚韧,既可以作为支撑结构,又可以适度变形。鼻软骨是外鼻的主要支撑结构,对鼻尖、鼻小柱、鼻翼以及鼻梁部分的形态影响较大。可通过局部软骨的增减、变形调整来改变软骨形态,从而改善鼻型。同样,耳郭整形也可以改变耳软骨结构。

(孙　鹏)

项目小结

骨和软骨是人体内的两种重要组织。骨是具有形态和功能的器官,能不断进行新陈代谢和生长发育,在运动中起杠杆作用。骨由骨质、骨膜和骨髓组成,可分为长骨、短骨、扁骨和不规则骨。软骨是一种具有弹性的坚韧组织,可起到弹性支撑的作用,也可作为充填材料。根据基质内纤维成分的不同,软骨分为透明软骨、弹性软骨和纤维软骨。

骨和软骨是影响面部轮廓和形体轮廓的重要因素。头面颅骨决定头型和面型,颧骨肥大会使中面部显得宽大外突,下颌角和咬肌的肥大是下面部宽大的原因。骨还影响鼻、口、颌的关系以及耳的轮廓形态和位置。

骨移植是将骨组织移植到患者体内骨有缺损处或需要加强固定处的手术。在整形美容外科中,骨移植常用于塑造轮廓或充填需要坚硬支持组织的区域。

骨移植的种类包括自体骨移植、同种异体骨移植和异种骨移植等。

可通过截骨、磨骨术去除美学上认为多余的骨组织,从而改善面部轮廓,如解决中面部宽大、突出问题或使下面部宽度减小等。

软骨是一种特殊分化的结缔组织,常用于整形外科中的鼻再造和鼻塑形中。肋软骨可以作为支撑材料,耳软骨可以用于耳郭再造术。

软骨质地坚韧,可以作为支撑,也可以适度变形。通过调整鼻软骨的形态可以改善鼻型,同样也可以调整耳郭软骨形态,常用于耳型矫正等。

| 明德知行阁 |

1. 患者利益至上 医生在进行骨与软骨整形手术时,应始终将患者的利益放在首位。医生需要充分尊重患者的意愿和选择,不应强迫患者接受不必要或风险过高的手术,而应根据患者的实际需求和期望提供专业建议。

2. 避免过度外表美化 医生在进行整形手术时,不应追求过度的外表美化,而是应根据患者的整体面部结构和特点提供合理的整形建议。医生需要明确告知患者手术的可能效果和风险,避免过度改变患者的外貌。

3. 坚守医学道德底线 医生在医学美容领域必须严格遵守医学伦理规范和法律法规,不得从事违法乱纪的整形行为。医生应当保障患者的隐私权和知情权,绝不泄露患者的个人信息或进行未经患者同意的手术。

4. 遵守专业操守 医生在进行整形手术时,应遵守专业操守,遵循医学原则和规范操作流程。医生需要不断提升自身的专业知识和技术水平,确保手术操作的安全性和准确性,以保障患者的健康和安全。

能力检测

项目七　头部的美容解剖

头部美容解剖包括颅、面部两部分,其境界涵盖了从发际到下颌缘的全部区域,该区域大致可分为额区、颞区、眶区、鼻区、口周区以及耳部等多个区域,每个区域都有其独特的解剖结构和美学特点。皮肤是头部最外层的保护结构,具有弹性和感觉功能。筋膜韧带连接皮肤和深层结构,起到固定和支撑的作用。浅表肌腱膜系统(SMAS)由筋膜和肌肉组成,位于皮下脂肪层和深层肌肉之间,不仅连接皮肤和深层结构,还参与面部表情的形成。面部浅层的表情肌主要负责面部的表情,口裂周边的咀嚼肌则负责咀嚼和张口等动作。面部形态的基础是面部骨骼结构,颅骨的形态影响头部的整体轮廓,而面部骨骼形态则决定了面部的形状和比例。颅、面部皮肤、肌肉与骨骼等结构共同作用,形成了面部复杂的形态和表情。颅、面部美容的最终目的是实现美观与和谐,因此了解颅、面部解剖结构、美学标准对于美容手术操作和非手术操作有着重要的指导意义。

扫码看课件

项目目标

掌握:头部的体表标志及美学意义;颅顶的分区与层次;面部浅表肌腱膜系统的构成及特点;眶的四壁;眼睑、眉、鼻的分型及美学意义。

熟悉:头部的血管、神经分布。

了解:头部相关美容操作的应用解剖。

任务一　颅部概述

颅部是人体的重要组成部分,位于颈椎之上,包含脑颅和面颅两大部分。脑颅主要保护大脑等重要器官,面颅则构成面部的骨性结构。颅部的境界主要包括发际、眉弓、下颌缘等标志点。根据功能和结构特点,颅部可分为前、后、侧、顶等多个区域。

本任务将介绍颅部组成、分布及功能。要求重点掌握颅骨的骨性标志、组成和功能特点,理解面颅骨在面部审美中的意义。

案例导入

美容咨询师接待因个人面部形态不佳来院就诊的求美者小丽。查体:求美者面部下颌宽大且牙弓形态异常,求美者要求通过美容整形手术改善自己过宽的面型,调整牙弓形态结构。

思考：

（1）导致求美者面型不佳的下颌宽大的解剖结构有哪些？

（2）如果你是美容咨询师，如何指导求美者进行面部形态矫正？

一、颅部界限与分区

颅部以眶上缘、颧弓、外耳门上缘和乳突的连线为界分为后上方的脑颅和前下方的面颅。下颌骨下缘、下颌角、乳突尖、上项线和枕外隆凸的连线以下称为颈部。

脑颅由 8 块脑颅骨围成，包括前上方的额骨、后下方的枕骨各 1 块，矢状缝两侧的顶骨及顶骨下方的颞骨各 2 块，以及颅前窝中央的筛骨和位于颅中窝的蝶骨各 1 块。

面颅由 15 块面颅骨构成，包括围成鼻腔的鼻骨、上颌骨和下鼻甲各 1 对，围成眼眶的颧骨和泪骨各 1 对，形成口腔顶的腭骨 1 对，另有构成鼻中隔的犁骨以及下颌骨和舌骨各 1 块。

二、颅部主要骨性标志

1. 枕外隆凸 为头部后正中线处明显向后突出的骨性隆起。

2. 第 7 颈椎棘突 低头时在颈部后正中线上可触及，临床上常作为计数椎骨序数的标志。

3. 乳突 为耳郭后方的骨性隆起。

4. 颧弓 为颜面两侧、耳前方的骨性弓。

5. 眶上缘、眶下缘 为眶口上、下的骨性边界。

6. 眶上切迹（眶上孔）、眶下孔 分别位于眶上缘中、内 1/3 交界处和眶下缘中点下方 0.5～1.0 cm 处。

7. 眉弓 位于眶上缘上方的弓状隆起，男性比女性更为明显。

8. 翼点 为顶、额、蝶、颞 4 骨在颅部两侧的交汇处，其深面有脑膜中动脉前支通过。

9. 下颌角 为下颌体下缘与下颌支后缘相交处。

10. 上项线 为自枕外隆凸向两侧延伸至乳突的线状骨嵴。

三、颅部结构

颅部外形由形态、大小各不相同的 23 块扁骨和不规则骨组成（听小骨除外）。

（一）颅部前面观（图 7-1）

1. 眶 位于面上部。上方为额骨，下方为面颅骨。

2. 额鳞 位于眶上方微向前凸的弧形扁骨，构成额部支架。

3. 眶上缘 为眶底上部的边界。

4. 眉弓 位于眶上缘上方 1.5 cm 处，呈微向上凸的横弧状隆嵴。

5. 眉间 两眉弓之间的平坦区，其正中矢状面上最突出的一点为眉间点。

6. 额结节 为位于眉弓上方约 5 cm 处最突出部，左、右额结节的连线中点为额中点。

7. 眶上切迹（眶上孔） 位于眶上缘内、中 1/3 交界处，距正中线约 2.5 cm，有分布于额部和上睑的同名神经和血管通过，用拇指尖切压此处时有明显胀痛感；若为眶上切迹，常可清晰扪及。

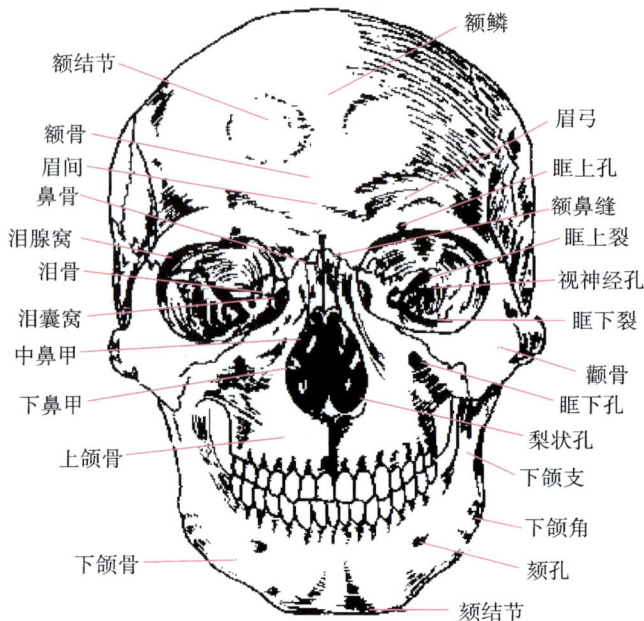

图 7-1　颅部前面观

8. 眶下缘　为眼眶底下部边缘。

9. 眶下孔　位于眼下缘中点下方约 0.8 cm 处,恰对鼻尖至外眼角连线的中点,经眶下管通眶下壁,有眶下血管和神经走行,是眶下神经阻滞麻醉之处。眶上切迹(眶上孔)、眶下孔和颏孔常位于同一垂线上。

10. 额鼻缝　为额骨与鼻骨相接处,其中点为鼻根点。

11. 颏孔　位于下颌第 2 前磨牙牙根下方,下颌体上、下缘连线的中点处,距正中线约 2.5 cm 处,开口朝向后外上方,有颏血管和神经通过,是颏神经阻滞麻醉之处。

(二)颅部侧面观(图 7-2)

1. 颧弓　为耳屏上缘与眶下缘连线上的骨桥,颧弓平面将颅侧面分为上方的颞窝和下方的颞下窝。颧弓下缘与下颌切迹共同围成一凸边向下的半月形区,该区中心点为下颌神经阻滞麻醉的进针点及咬肌神经封闭处。在开、闭口时,于颧弓后端下方可扪及下颌支的髁突。

2. 上颞线　前端起自额、颧骨相交处,弯向后上方,先后行经额、顶骨后转向后下方达顶、枕、颞 3 骨相接之处的乳突根部,为一半环状的弧形骨嵴,是颞肌的起点和颞窝的上界。

3. 翼点　位于颧弓中点上方,是额、顶、颞、蝶 4 骨相接处形成的"H"形骨缝,此处骨质较薄,故易骨折;其内侧面有脑膜中动脉前支通过,骨折时如刺破此血管,则可能引起颅内出血而危及生命。

4. 下颌角　为下颌体下缘和下颌支后缘相移行处形成的角,外侧面有粗糙的咬肌粗隆,为咬肌的止点;其内侧面有粗糙的翼肌粗隆,为翼内肌的止点。下颌角骨质薄弱,故易骨折。

5. 乳突　位于耳垂后方,其根部的前内侧有茎乳孔,面神经的躯体运动纤维由此出颅后向前进入腮腺,再分成 5 大支,经腮腺的上缘、前缘和下缘呈扇形分布于表情肌。乳突根部的内面有乙状窦沟,容纳乙状窦。男性乳突的发育较女性更明显。

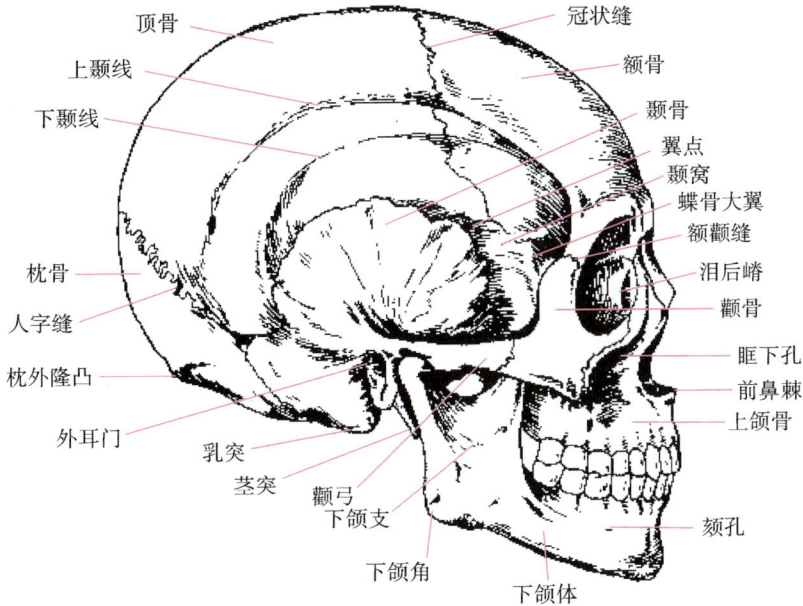

图 7-2　颅部侧面观

（三）颅部上面观（图 7-3）

1. 冠状缝　为额、顶骨邻接处的骨缝，其两端达翼点。

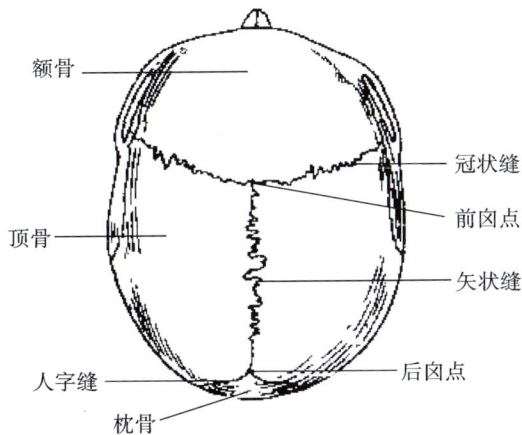

图 7-3　颅部上面观

2. 矢状缝　为左、右顶骨在头顶正中相交形成的骨缝。

3. 人字缝　为左、右顶骨与枕骨之间相交形成的骨缝。

（四）颅部后面观（图 7-4）

1. 枕外隆凸　位于枕骨中央的骨性隆起，为项韧带附着处。其下方有枕骨导血管（沟通颅内、外的血管），进行美容手术时应予以注意。

2. 上项线　由枕外隆凸向两侧延伸至乳突的微弧形骨嵴，有斜方肌和胸锁乳突肌附着。

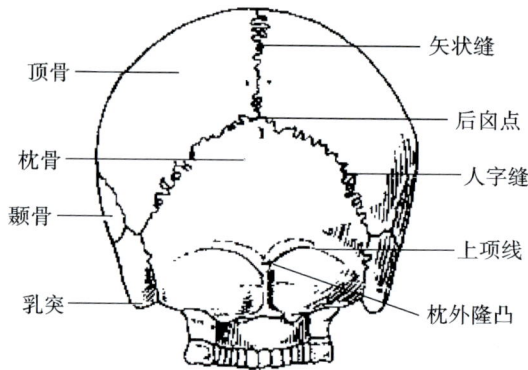

图 7-4　颅部后面观

四、颅部对容貌的影响

颅骨的形态、头肌的配布和发达程度、五官的形态和布局是影响面型和面貌的重要因素。其中,额枕部、鼻颧部、唇齿部和下颌部的影响最为显著。

(一) 额枕部

额枕部颅腔内主要为大脑。大脑是人体发育最早、最快的器官,其发育可促进头的迅速增长。2 月龄胎儿的头高达身高的 1/2;新生儿头围达成人头围的 65%,脑颅与面颅之比为 7:1。此部构成面部上 1/3,以眉弓至枕外隆凸的平面为最宽阔之处。

出生前脑颅的形态为出生后面颅的迅速发育奠定了初步的形态学基础,即面部的基本轮廓是由脑颅的基本轮廓所决定的。脑颅的形态是形成各种头型的关键,头型又是面型的基础,而面型又是构成面貌的重要基础。因此,额枕部是影响面型和面貌最首要、最关键的因素。例如,窄头型对应的面型往往是窄面型或长方形、目字形脸,其五官布局在横向上会显得稍拥挤,而在纵向上则显得较细长且分散;反之,阔头型对应的面型往往是阔面型或田字形、圆形脸,其五官布局在横向上显得稍分散,鼻、口稍宽大。

1 岁半以前是形成头型的关键时期,新生儿的颅盖骨尚未出现板障,仅为一层薄而光滑的骨板。额骨由左、右两部分构成;枕骨由 1 个基底部、1 个鳞部和 2 个侧部构成。加之各骨之间的缝和颅囟,因此脑颅的可塑性特别大,特别是枕部的可塑性更大。儿童的前囟到 1 岁半左右闭合,而颅盖骨在 4 岁以后才开始出现板障,枕骨也是在 4~5 岁时才愈合成 1 块完整的骨结构。

(二) 鼻颧部

鼻颧部主要构成面部中 1/3,以鼻尖和颧弓最为突出。其中又以颧弓更为重要,因为两侧颧弓在横向上决定了颜面宽度,这是影响面型宽窄的决定性因素之一。颧面的宽度被额枕部宽度制约,即最大头宽越宽,额面也就越宽;反之亦然。头宽可通过新生儿的"睡头"来塑造,一个比例恰当的头型可为一个良好的面型增添一份助力。

(三) 唇齿部

唇齿部构成面部下 1/3 的中上部,是面前部最为缩细的部分。主要由上、下颌的牙槽骨、牙齿和唇三者构成,前者是后二者的基础和支架。发育良好的颌骨形态规整、颌位正常,有利于牙齿的正常发育和生长,最终可形成良好的颌位和完美的牙弓,为唇的正常发育生长奠定基础。

（四）下颌部

下颌部主要以颏部和下颌角为主。下颌骨的形态和位置对头型的影响不明显,但对面型和面貌的影响明显。

面颅骨是在出生后才快速发育生长的。下颌骨是最大的面颅骨,新生儿时仍分为左、右两半,二者之间由结缔组织相连,至1~2岁时才通过骨组织愈合成1块完整的骨,并且此时下颌角的度数尚未固定。随着乳牙的萌出和咀嚼功能的开始,下颌骨快速增长,尤其在换牙(乳牙逐渐被恒牙替换)时期,下颌支增长速度最为显著,下颌角逐渐变小,这是塑造颏部和下颌牙槽位置的最理想时期。一是要确保两侧下颌对称发育,二是要确保上颌牙覆盖下颌牙。注意左右咀嚼功能的平衡发挥和预防下牙前包上牙现象的发生,即可避免左右下颌不对称和"地包天"现象的出现。

反颌

能力检测

（盛冠麟）

任务二 颅 顶 部

颅顶部可分为额顶枕区和两侧对称的颞区。颅顶部的额顶枕区皮肤较厚,富含毛囊和皮脂腺,是头发生长的主要区域。两侧颞区浅层分布有疏松的结缔组织、耳外肌和帽状腱膜的延续,深面为颞筋膜、颞肌和颅骨外膜。颅顶部含有丰富的血管、淋巴和神经,为该区域提供营养和承担感觉功能。

本任务将介绍颅顶部的组成、分布及功能。要求重点掌握额顶枕区软组织的层次结构组成和功能特点,理解颅顶部的解剖特点在美容技术临床应用中的意义。

案例导入

王同学在骑共享单车过程中因未佩戴头盔,不慎跌倒而造成颅顶区外伤。查体:颅顶额区可见2 cm×5 cm局部血肿,疼痛肿胀明显,伤后颅部CT检查未见异常,医生建议局部24 h冷敷,加强病情观察。

思考:

（1）该损伤是否会遗留局部瘢痕?

（2）请根据颅顶解剖层次,讨论头部损伤类型。

一、颅顶部的分区

脑颅由颅顶部(图7-5)和颅底部(图7-6)组成,与医学美容相关的层次结构主要集中在颅顶部。颅顶部分为位于正中的额顶枕区和两侧的颞区。

二、额顶枕区软组织的层次结构

额顶枕区位于头顶部的中线两侧,其前界为眶上缘,后界为枕外隆凸和上项线,两侧为上颞线。此区软组织由浅入深分为5层:皮肤、浅筋膜、帽状腱膜、帽状腱膜下疏松结缔组织、颅骨外膜(图7-5)。

(一) 皮肤

额顶枕区的皮肤较厚且致密,具有显著特点:一是含有大量毛囊、皮脂腺和汗腺,腺体分泌旺盛,易被灰尘附着而引起腺管阻塞和细菌感染。且毛发呈斜行生长,发根斜穿真皮达浅筋膜而插入毛囊,因此进行美容手术时切口应与发根方向平行,避免伤及毛囊。二是血管丰富。毛囊深达皮下组织,故进行头皮移植术做断层切取后,基本不影响头发生长且无明显瘢痕。因血管较多,故易出血,但伤口愈合也较快。

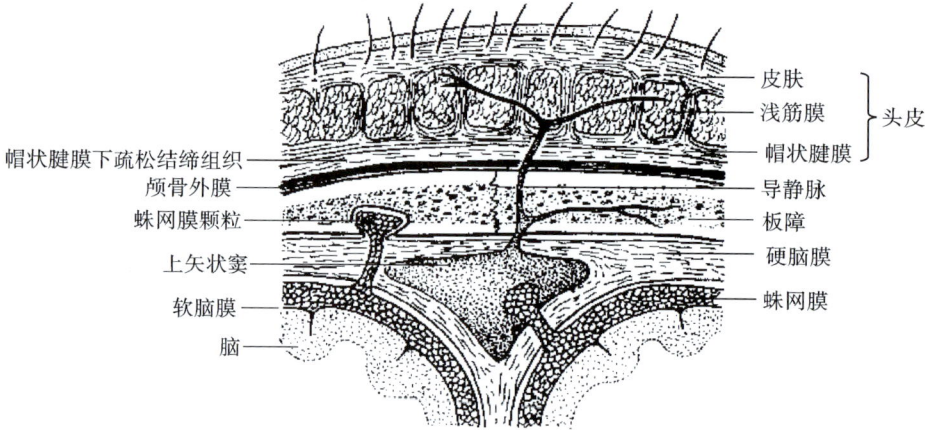

图 7-5 颅顶部层次结构

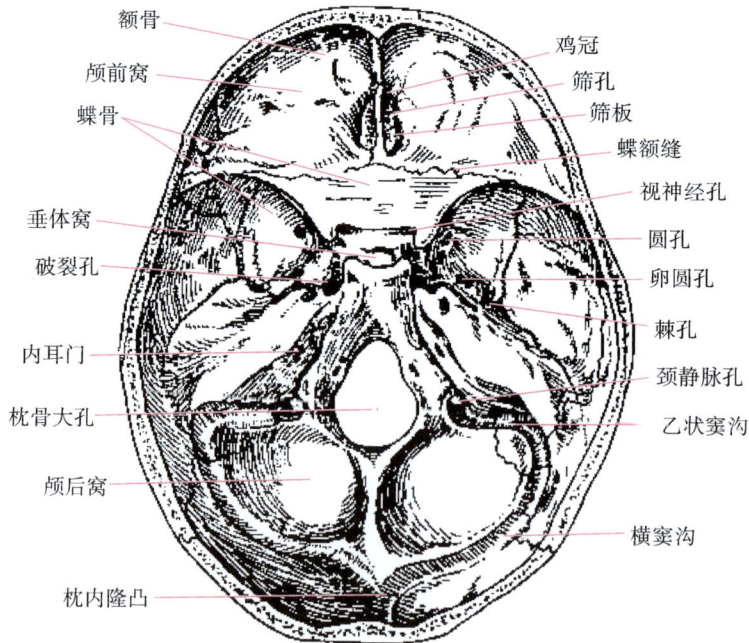

图 7-6 颅底内面观

(二) 浅筋膜

额顶枕区的浅筋膜由致密坚韧的结缔组织构成,其间含有较丰富的脂肪组织。颅顶部的血管和神经多走行于浅筋膜并分支。浅筋膜内有结缔组织形成小梁分隔,当有感染时,炎性渗出物不易扩散,可压迫神经末梢引起局部疼痛;外伤导致破裂出血时,可采取加压包扎或缝合。

帽状腱膜下血肿

(三) 帽状腱膜

帽状腱膜为枕额肌的额腹与枕腹的中间腱,坚韧而宽扁,纤维也呈矢状走向,其前、后部分分别形成额肌和枕肌的肌鞘,两侧续于颞浅筋膜。枕额肌的枕腹和额腹分别受面神经的耳后支和颞支的支配,枕腹收缩时牵引头皮向后,额腹收缩时引起横向额纹,并稍有提上睑的作用。

枕额肌是由额腹和枕腹借帽状腱膜连成的菲薄扁肌,肌纤维呈矢状走向,左、右成对存在。枕额肌的额腹位于冠状缝的前下方,其后上方连于帽状腱膜,前下方大部纤维止于眉区皮肤,小部纤维交错连于眼轮匝肌,内侧的一部分纤维与降眉间肌纤维相续。枕额肌的枕腹位于上项线上方,其后下方起自上项线的外侧半和乳突上部,前上方续于帽状腱膜。枕额肌和帽状腱膜的纤维均呈前后走向,故在美容手术时宜顺纤维方向做矢状切口,以减少肌纤维或腱纤维的损伤,并减少切口张力。若枕额肌或帽状腱膜呈冠状方向横断,则肌腹的收缩将使创口裂开较大,因此应仔细缝合,以促进创口愈合。

帽状腱膜与皮肤大部分连接紧密,不易分离,但在额部皮肤与肌纤维之间的结合较为疏松,有利于在美容手术时剥离额肌。

(四) 帽状腱膜下疏松结缔组织

帽状腱膜下疏松结缔组织是位于枕额肌和帽状腱膜之间潜在的薄层疏松结缔组织间隙,又称腱膜下隙。帽状腱膜下部较为疏松,因此头皮移动性较大。当头皮损伤深达此隙或炎症波及此隙时,出血或炎症易于沿此隙蔓延扩散。此隙内有连通头皮静脉与颅内静脉窦的导静脉,感染时炎症可经导静脉传入颅内。头皮撕脱也常发生于此隙。此隙结构疏松、易于分离且无重要血管和神经,为临床行面部除皱术或颅顶部瘢痕切除术提供了有利条件。

(五) 颅骨外膜

颅骨外膜是位于颅骨外面的致密结缔组织薄膜。颅骨外膜与骨面结合疏松且易于剥离,故骨膜下血肿常仅局限于该块骨的范围内,这与腱膜下血肿广泛蔓延或浅筋膜内血肿不易扩散的特点均不相同。颅骨外膜的血管对颅骨无明显营养作用,因此剥离后不会导致颅骨的坏死。面部除皱术可经颅骨外膜下剥离。

三、颞区

颞区的上界为上颞线,下界为颧弓上缘,前界为颧骨的额突和额骨的颧突,后界为上颞线的后下段和乳突根。此区软组织由浅到深分为皮肤、浅筋膜、颞筋膜、颞肌、颅骨外膜(图 7-7)。

(一) 皮肤

颞区皮肤前部较薄,后部较厚且致密,有较多皮脂腺和汗腺。皮肤移动性大,手术切口易缝合,瘢痕不明显。

(二) 浅筋膜

颞区浅筋膜较薄,其结构与额顶枕区相似,但脂肪组织较少,前下部较疏松,故皮肤移动

性较大。

（三）颞筋膜

按由浅入深可分为颞浅筋膜和耳外肌、颞中筋膜、颞深筋膜浅层、颞浅脂肪垫、颞深筋膜深层、颞深脂肪垫。

1. 颞浅筋膜和耳外肌 颞浅筋膜由致密结缔组织薄膜构成，为帽状腱膜向颞区的延伸，含有肌性成分，属于 SMAS 范畴。颞浅筋膜向前接眼轮匝肌和额肌，向上续为帽状腱膜，向后连于耳上肌和耳后肌，向后下连于耳前肌（图 7-7、图 7-8）。

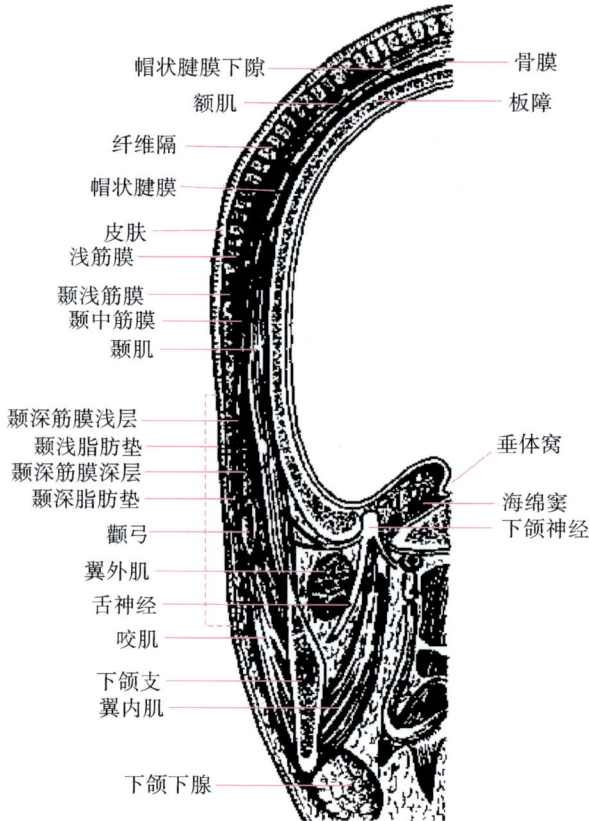

帽状腱膜下隙　　　　　　　骨膜
额肌　　　　　　　　　　板障
纤维隔
帽状腱膜
皮肤
浅筋膜
颞浅筋膜
颞中筋膜
颞肌
颞深筋膜浅层
颞浅脂肪垫　　　　　　　垂体窝
颞深筋膜深层
颞深脂肪垫　　　　　　　海绵窦
颧弓　　　　　　　　　　下颌神经
翼外肌
舌神经
咬肌
下颌支
翼内肌
下颌下腺

图 7-7　颞区层次结构（右侧冠状切面）

耳外肌共有 3 对，分别为位于颧弓上方的耳前肌、耳根上方的耳上肌和耳郭后方的耳后肌。耳前肌起于颞浅筋膜，耳上肌起于帽状腱膜，耳后肌起于乳突，分别于耳根的前方、上方和后方止于耳郭软骨。

颞浅筋膜的浅面仅在眼、耳之间的区域内有少量脂肪组织，其余部位均与浅筋膜结合紧密，手术时需进行锐性分离方可剥离。

2. 颞中筋膜 由富含脂肪的疏松结缔组织构成，因此在手术时易于分离。其后下方在颧弓浅面至腮腺上缘之间的部分较厚，在腮腺上缘与腮腺筋膜相续；后上方与帽状腱膜下疏松结缔组织相续；前上方至眼轮匝肌逐渐变薄，最后移行为眼轮匝肌深面的筋膜。

面神经的颞支出腮腺上缘达颞中筋膜，行向前上方，神经在此筋膜中由后下方的较深处渐向前上方浅出，部分纤维在眼轮匝肌外缘浅出进入眼轮匝肌，部分纤维则在眼轮匝肌深面浅出进入肌内。面神经颞支的其余纤维（即后位纤维）多在颧弓上方 1 cm 处浅出颞中筋膜，

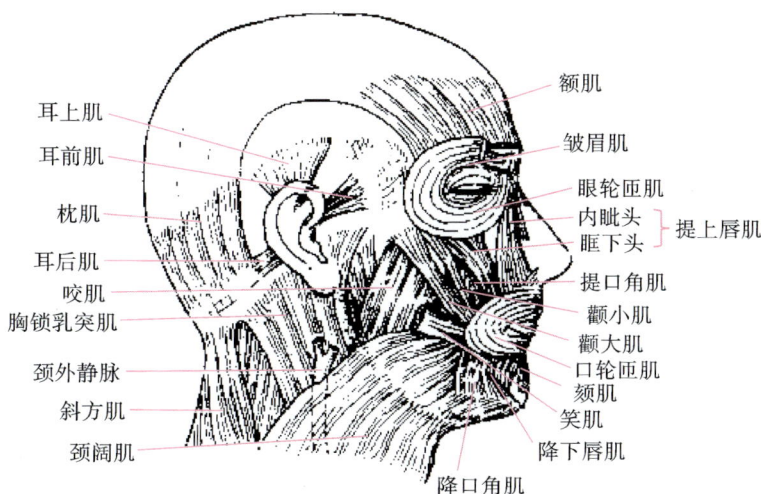

图 7-8　表情肌

（图标注：耳上肌、耳前肌、枕肌、耳后肌、咬肌、胸锁乳突肌、颈外静脉、斜方肌、颈阔肌；额肌、皱眉肌、眼轮匝肌、内眦头、眶下头 提上唇肌、提口角肌、颧小肌、颧大肌、口轮匝肌、颊肌、笑肌、降下唇肌、降口角肌）

然后进入耳前肌、耳上肌和额肌。分布于颞部的血管主干也行于颞中筋膜中。因此，在颞浅、中筋膜之间进行分离时，不会损伤分布于颞部的血管和神经。

3. 颞深筋膜浅层　颞深筋膜为坚韧致密的腱膜性结缔组织，颞深筋膜浅层较深层薄，沿颞浅脂肪垫的浅面下行，跨越颧弓时与颧弓骨膜结合较紧，需仔细剥离方可分开，继续下行续于咬肌筋膜，向前达眶外侧缘续为骨膜，向后至颞窝后界也续为骨膜。

4. 颞浅脂肪垫　根据颞脂肪垫所在部位，可将其分为浅、深两组。颞浅脂肪垫位于颞深筋膜浅、深层之间，前部以脂肪组织为主，前下部较厚，在眼轮匝肌外缘处可厚达 0.4 cm；后部以结缔组织筋膜为主，后上部较薄。其上缘可呈直线形、凸向上的弧形或曲线形；下达颧弓上缘；前至颞窝前界；后至耳屏前方。

5. 颞深筋膜深层　较颞深筋膜浅层厚，沿颞浅脂肪垫深面下行达颧弓，并与颧弓上缘和深面的骨膜融合。向前和向后均与颞深筋膜浅层相遇并融于骨膜。在颞深筋膜深层的某些部位，尚有被血管、神经穿过的孔洞，故颞深筋膜深层虽为较厚的致密腱性组织，但并非完整的一层，颞深、浅脂肪垫均可通过这些孔洞相连续。在剥离颞深筋膜深层时，应注意保护穿过其间的血管和神经。颞深筋膜浅、深两层之间有纤维隔相连，临床上分离颞深筋膜浅、深两层或剥离颞浅脂肪垫时，应先将颞深筋膜浅、深两层之间的纤维隔切断。

6. 颞深脂肪垫　位于颞深筋膜深层的深面，其与颞深筋膜深层之间有薄层颞肌。颞深脂肪垫较颞浅脂肪垫薄而小，内有较丰富的细小动脉网，上部有较多的小静脉。颞深脂肪垫的深面为颞肌及其肌腱。颞深脂肪垫具有填充颞窝、将颞深筋膜与颞肌隔开从而利于颞肌运动的作用，同时也为颞区手术时剥离有关结构提供了便利条件。

（四）颞肌

颞肌呈扇形，起于颞窝内侧壁整个骨面和颞深筋膜深层上部的内面，最前部肌纤维垂直向下，最后部肌纤维略呈水平前行，其余大部分肌纤维由前向后逐渐增大倾斜度，向前下方集中，全部肌纤维汇聚成一条粗大的扁束穿颧弓深面移行为肌腱，止于下颌骨冠突和下颌支前缘的上部，可上提和后退下颌骨。颞肌受下颌神经的咀嚼肌神经支配。

颞深筋膜和颞肌的结构坚厚强韧，即使全部切除颞骨鳞部，对脑的保护作用也无较大的影响。因此，颞区是颅内手术的重要且方便的入路。

（五）颅骨外膜

颅骨外膜菲薄，紧贴颅骨，不易剥离。

在颞区行眼角鱼尾纹除皱术时，切口一般只达浅筋膜，在浅筋膜内进行钝性分离后切除多余皮肤即可。

四、颅顶的血管、神经和淋巴引流

额顶枕区的血管和神经均走行于浅筋膜内，颞区的血管、神经走行于颞中筋膜内（图7-9）。据其所在位置，可分为前组、外侧组和后组。

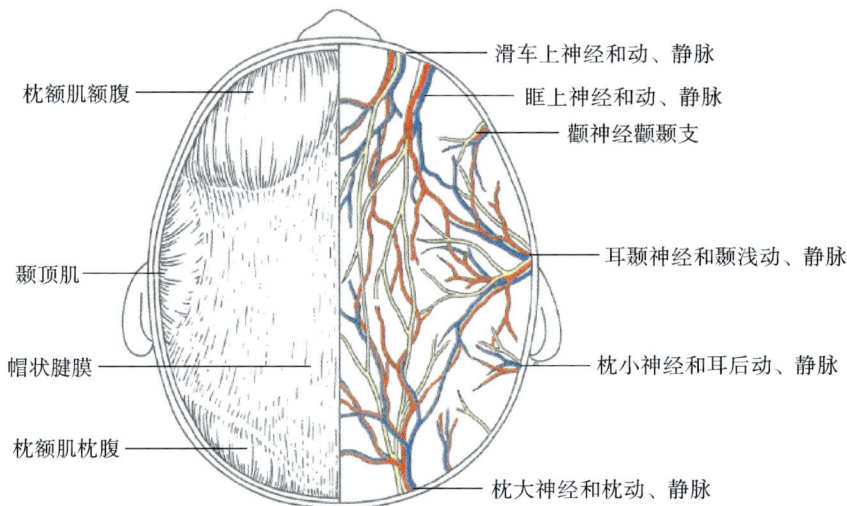

图7-9　颅顶血管和神经分布模式图

（一）前组

前组分布于上睑、额顶部至人字缝以前的区域，可分为前内侧组和前外侧组（图7-9、图7-10）。

1. 前内侧组　出入眶处距正中线约为2 cm，为滑车上血管和神经，分布于正中线两侧的额顶部。

（1）滑车上动脉：由颈内动脉的分支——眼动脉在眶内发出，经眶上、内侧缘穿眶隔出眶，沿正中线两侧上行，分布于额顶部中线附近和上睑内侧部。

（2）滑车上静脉：由冠状缝附近的小静脉汇集而成，伴同名动脉下行达内眦，注入内眦静脉。内眦静脉与眼上静脉有吻合支。

（3）滑车上神经：三叉神经→眼神经→额神经的终支之一，自眶内分出后伴滑车上动脉出眶，于眶上缘处分支至上睑内1/3皮肤和睑结膜，主支在眶上缘稍上方穿过额肌分布于正中线两侧的额顶部皮肤。

2. 前外侧组　经眶上切迹（眶上孔）出入眶，为眶上血管和神经。

（1）眶上动脉：为眼动脉在眶内的分支，经眶上切迹（眶上孔）出眶，分支分布于睑和额顶部。

（2）眶上静脉：由额结节附近的小静脉汇集而成，斜向内下方，与滑车上静脉汇合或单独注入内眦静脉（图7-11）。由于滑车上静脉和眶上静脉都经内眦静脉与眼上静脉交通，眼上静脉向后汇入颅内海绵窦，因而额顶部或上睑的感染灶受挤压时，细菌可随血入海绵窦而

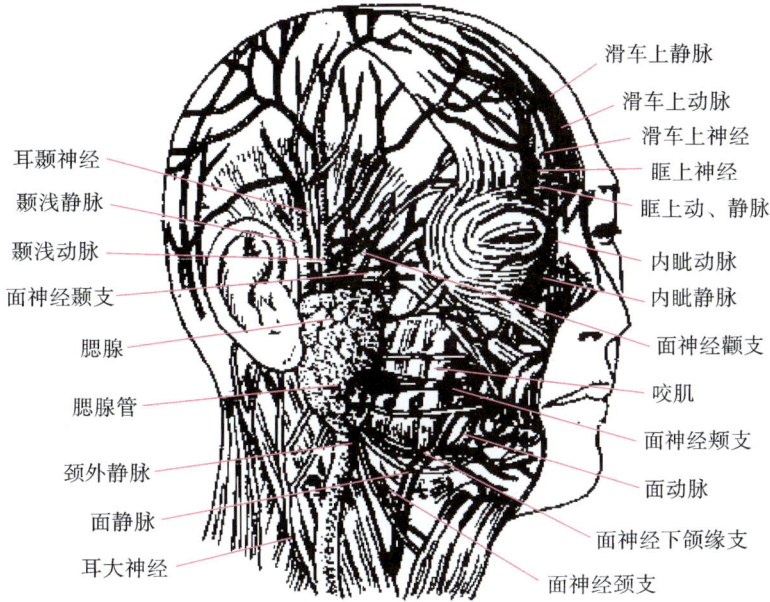

图7-10 颅面部的血管和神经

引起颅内感染。

（3）眶上神经：由眼神经的分支——额神经在眶内分出，向前行于上睑提肌与眶上壁之间，伴同名动脉出眶，发出一小支分布于上睑皮肤和睑结膜，以及人字缝以前的额顶部皮肤。

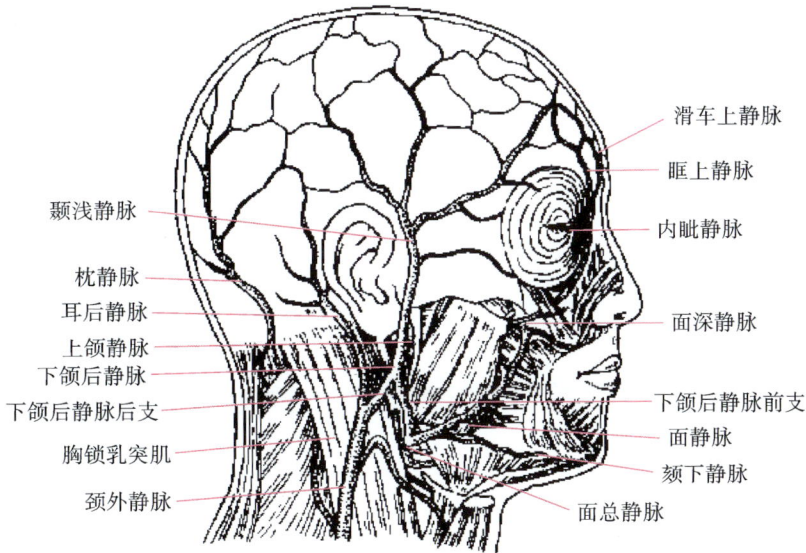

图7-11 颅顶部的静脉

（二）外侧组

位于耳周，分布于外耳、颞区和顶部。据其走行和位置，又可分为耳前组和耳后组。

1. 耳前组 包含2条血管和3条神经（图7-10）。

（1）颞浅动脉：为颈外动脉在下颌颈后方的分支之一，伴耳颞神经向上前行，穿腮腺筋膜上缘经颧弓后端表面上达颞部，在颞中筋膜中上行，多在颧弓以上4 cm范围内分为额支和顶支。额支较粗,分布于外上眶额部和额顶部;顶支稍细,分布于颞顶部。

颞浅动脉位置恒定、表浅,颞顶区出血时可于颧弓后端压迫止血。

(2)颞浅静脉:其属支与主干均与同名动脉伴行,行经腮腺内时与上颌静脉汇合成下颌后静脉(图7-11)。

(3)颧颞神经:为在眶内的外侧壁发自上颌神经的颧神经,穿颧骨管达颞窝前部并沿颞肌前缘上行,后斜穿各层颞筋膜,分布于颞区前部的皮肤。

(4)面神经:其颞支多为2支,于腮腺内发自面神经的颞面干,在耳屏前方1.0～1.5 cm处出腮腺上缘,紧贴骨膜表面上行,越过颧弓后1/3段的浅面颞浅动脉前方入颞中筋膜内,后分支分布于耳前肌、耳上肌和额肌。

(5)耳颞神经:在颞下窝发自下颌神经,向外入腮腺上部上行,后出腮腺上缘,在颞浅动脉的后方越过颧弓根浅面上行于颞中筋膜中,分布于耳郭上部、外耳道、鼓膜前部及颞顶部皮肤。

2. 耳后组

(1)耳后动脉:细小,在腮腺深面自颈外动脉后缘发出,经乳突前方上行,分为耳支和枕支,分布于耳郭后外侧面及耳后上方的枕区。

(2)耳后静脉、下颌后静脉后支和枕静脉:3条静脉在下颌角附近的胸锁乳突肌浅面合成颈外静脉,颈外静脉下行注入锁骨下静脉。

(3)耳后神经:为面神经出茎乳孔时分出的小支,沿耳根后乳突浅面上行,分为耳支和枕支,分布于耳后肌、耳上肌和枕肌。

(4)枕小神经:由第2、3颈神经前支合成,沿胸锁乳突肌后缘和止点的后部上升达头部侧面,分布于耳郭后面、乳突部和枕外侧区皮肤。

(三)后组

后组位于后正中线两侧(图7-12)。

1. 枕动脉 较粗,于颈部起自颈外动脉后缘,沿二腹肌后腹下缘行向后上方,在胸锁乳突肌和斜方肌附着点之间至上项线的范围内浅出皮下,分支分布于枕部。主干在枕部的体表投影为枕外隆凸下方2～3 cm处,距正中线3～4 cm处,其位置较为恒定。

2. 枕静脉 起自枕静脉丛,伴同名动脉汇入颈外静脉。

3. 枕大神经 较粗大,由第2颈神经后支发出,在枕外隆凸外侧浅出皮下,分布于上项线以上的颅顶部皮肤。

4. 第3枕神经 细小,由第3颈神经后支发出,穿斜方肌,分布于上项线以下的枕部和项区皮肤。

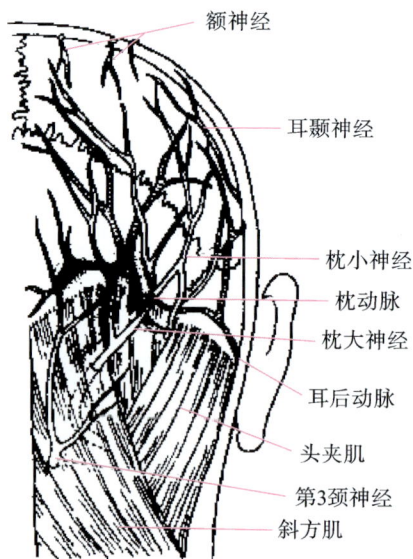

图7-12 枕部的血管和神经

（图中标注：额神经、耳颞神经、枕小神经、枕动脉、枕大神经、耳后动脉、头夹肌、第3颈神经、斜方肌）

五、颅顶部的美容技术临床提要

分布于颅顶部的动脉分别来自颈外动脉系和颈内动脉系,各分支之间在皮下均广泛吻合形成丰富的动脉网,故头皮创伤易愈合。

分布于颅顶部的静脉各支之间形成丰富的静脉网,并且通过导静脉与颅内的硬脑膜静脉窦相交通。导静脉是穿过颅骨沟通颅内、外静脉血管的静脉吻合支,无静脉瓣,血液一般由颅内流向颅外,但若颅内静脉压低于颅外静脉压,血液则可由颅外流向颅内。故当颅外有感染病灶时,炎症可蔓延至颅内,从而引起脑膜炎或静脉窦血栓等。

分布于颅顶部的神经共有9对,其中耳前5对、耳后4对。无论是耳前还是耳后,都有1对由面神经分出的运动神经分别经耳前和耳后分布于表情肌,其余均为感觉神经。耳前的感觉神经均为三叉神经的分支,耳后的感觉神经均为颈神经的分支,二者的分布区域可以"颅顶—耳—颈线"作为大致分界线,但二者各相邻分支的分布区域之间均有重叠,故手术中若单纯麻醉某一神经常效果不佳。

能力检测

研究发现,头皮动脉、帽状腱膜、颞肌和枕肌及其表面的筋膜仅对痛觉敏感,而颅骨及其骨膜和静脉对痛觉不敏感。

(盛冠麟)

任务三　面部浅层

面部浅层重要解剖结构是面部浅表肌腱膜系统(SMAS),包括额肌、眼轮匝肌、颧大肌、颧小肌和颈阔肌等肌肉以及它们之间的筋膜组织。SMAS对于维持面部形态和表情起重要作用。在美容整形术中,通过对SMAS的操作,可以实现面部年轻化、提升和塑形等效果。

本任务将介绍面部分区组成、分布及功能。要求重点掌握面部浅表肌腱膜系统组成和功能特点,理解面部浅层血管、淋巴结与神经的走行和分布在美容整形术中的意义。

案例导入

某中年求美者因面部皮肤衰老问题来院就诊,查体示眼周、额部、鼻唇沟均有明显动态性皱纹及局部色斑,其要求通过局部美容注射肉毒毒素改善面部衰老问题。

思考:

(1) 按面部浅层解剖特点,分析求美者面部衰老的产生原因。

(2) 如果在中面部实施局部美容注射,术后可能面临哪些风险?

一、面部分区的概述

目前,国内面部应用解剖分区方法中依据功能和部位划分种类繁多,尚无公认的统一标准。常见的分区介绍如下。

(一) 依据面部解剖和功能区域划分(图7-13)

1. 眶区　四周以眶缘为界,该区为视器所在。

2. 鼻区　上达鼻根点,下至鼻翼下缘并与唇分界,两侧为内眦与鼻翼点的连线,该区为鼻所在。

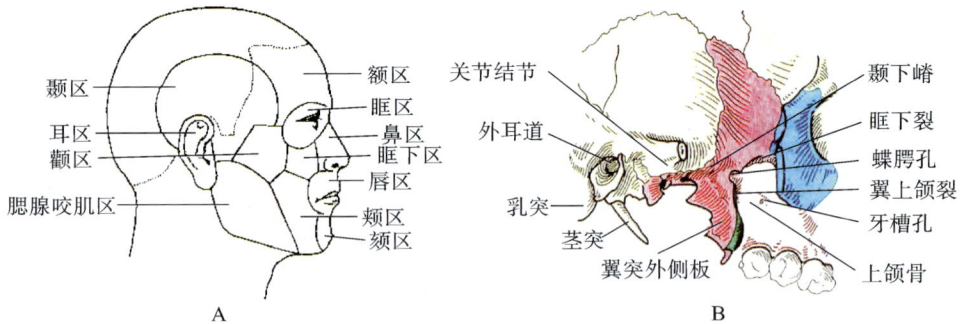

图7-13　面部分区示意图（一）

A. 面部分区；B. 面侧深区

3. 唇区　上达鼻翼下缘，两侧借唇面沟与颊分界，下借颏唇沟与颏区分界，该区为口所在。

4. 颏区　上为颏唇沟，两侧为口角的垂线，下至下颌底。

5. 耳区　为耳郭根附着部，前至耳屏前缘，后达乳突的前半部，上、下为耳根附着点。

6. 颧区　上界为颧弓上缘，下界为颧骨下缘，前界为上颌骨颧突根部，后界为颧弓后端。

7. 眶下区　上界为眶下缘，内邻鼻区，外侧界为上颌骨颧突根部的垂线，下界为唇面沟中点至上颌骨颧突根下缘的连线。

8. 颊区　前接唇区和颏区，后为咬肌前缘，上邻眶下区和颧区，下为下颌下缘。

9. 腮腺咬肌区　上为颧弓下缘，前为咬肌前缘，后为乳突前缘，下为下颌下缘的后半部和下颌角。

10. 面侧深区　位于颅底和颧弓与下颌支的深面，主要有翼内、外肌和上颌血管、下颌神经、颈动脉鞘及其内容物以及腮腺深部等重要结构。

11. 额区　上界为发缘，下界为眶上缘，两侧界限为上颞线。

12. 颞区　后界为发缘，下界为颧弓上缘，前上界为上颞线。

(二) 依据面部深、浅筋膜的功能区域划分

面部皮肤与浅筋膜之间粘连紧密，深、浅筋膜之间相对疏松。从眶外侧缘外侧、颞线、下颌部作一条直线，可将面部分为后侧方不动的侧面部咀嚼区和正前方活动的正面部表情区（图 7-14）。

正前方活动的正面部表情区是面部表情肌高度进化的区域，该区域广泛分布疏松的蜂窝组织层，为浅筋膜在深筋膜表面滑动提供了良好条件，构成了人体表情多样性的结构基础，有助于面部表情的交流，大多数表情肌分布于眼周和口周，随着年龄增长，容易发生松弛而形成皱纹；后侧方不动的侧面部咀嚼区活动度相对较少，主要参与咀嚼运动，深、浅筋膜之间存在韧带样结构或纤维附着，以提供稳固的固定和连接。该区域的解剖结构主要为颞肌、咬肌、腮腺及其导管，位于深筋膜的深部，侧面部唯一的一块浅层肌是颈阔肌，位于面下 1/3，并可以一直向上延续至口角。

(三) 依据面部解剖区域划分

面部按解剖区域可分为面上部、面中部、面下部，各占 1/3（图 7-15）。

(四) 面部的分型

正面观时，对面部高、宽、轮廓进行形态学分类，以区分面型（日常生活中常称为脸型）。

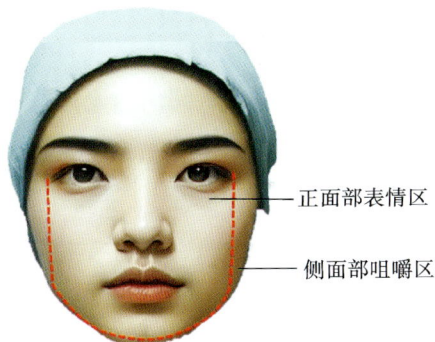

图7-14 面部分区示意图(二)

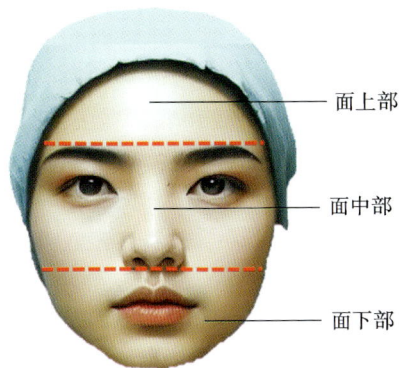

图7-15 面部分区示意图(三)

面部的上外侧界达发缘,下界为下颌下缘。

1. 面型的分类 面型分类的依据方法较多,可归纳为形态描述法和指数分类法两个系列。以下介绍 2 种常用方法。

(1) 汉字"八格"分类法:我国古代用某些与脸形相似的汉字来对面型进行分类的方法。"八格"即田、甲、由、申、国、目、用和风字形(表 7-1)。

表 7-1 面型(汉字"八格"分类法)

"八格"分类法	特 征
田字形脸	高、宽相近,近似圆形
甲字形脸	上部宽,下部尖窄
由字形脸	与甲字形相反,下宽,上部尖窄
申字形脸	额部、下颌较窄,颧、颊部较宽
国字形脸	略呈长方形,额和下颌均较宽
目字形脸	头长且高,使面部显得狭长
用字形脸	上额方正,下颌宽大,额较突出
风字形脸	腮部和下颌角明显宽阔,颏较短

(2) 几何图形分类法:较实用的有波契分类法,将面型分为 10 种(表 7-2)。

表 7-2 面型(波契分类法)

波契分类法	特 征
椭圆形脸	上、下较窄,中部较宽,类似申字形脸
卵圆形脸	上宽下窄,类似甲字形脸
倒卵圆形脸	下宽上窄,类似由字形脸
圆形脸	脸的高和宽相近,类似田字形脸
方形脸	脸的高和宽相近,但额部发缘横平,颏较短,类似国字形脸
长方形脸	脸较窄,额部较短且发缘横平,类似目字形脸
菱形脸	上、下均较尖窄,中部(以颧部为主)较宽
梯形脸	上窄下宽,额部发缘横平,类似风字形脸
倒梯形脸	上宽下窄,额部明显宽阔且发缘横平
五角形脸	额结节、下颌角和颏部均较突出

2. 面貌的分型　　面貌即面部的外貌,是从正面、侧面和水平面观察时,对一个人的面型特征、五官形态特征及其配布格局的总称,属于三维空间的立体概念。

根据面部各区和五官在矢状方向和左右方向的空间解剖位置关系,从侧面和正面观察,可将面貌各分为3型。

(1)根据面部各区和五官在矢状方向前后位置的不同分型(表7-3)。

表 7-3　　根据面部各区和五官在矢状方向前后位置的不同分型

面貌的分型	特　征
新月型(凹面型)	额部和颏部明显向前突出,眼凹陷,鼻较平,唇后退
直线型(平面型)	侧面观时,鼻根、鼻前棘和颏点在同一直线上,五官位置较协调和平衡
半圆型(凸面型)	鼻、唇明显前突,颏部退缩显著,上额后倾

(2)根据面部各区和五官在水平面上前后位置的不同分型(表7-4)。

表 7-4　　根据面部各区和五官在水平面上前后位置的不同分型

面貌的分型	特　征
长头型面貌	额部、眉间、唇和颏部均较前突,鼻背和鼻尖较明显。面貌显得较窄,正中部前突明显
短头型面貌	额部平坦,鼻较扁平,颧骨前突明显,颧骨前面与颧弓间近似直角,唇、颏部略平收。面貌显得较宽,整个面部较平坦
中头型面貌	额部较平坦,鼻梁角较小,颧骨相对前突。面貌居于前两者之间

二、面部的皮肤与浅筋膜

(一)皮肤

面部皮肤薄而柔嫩,表皮内因无透明层而有利于水分和电解质的通过,方便面部更易吸收美容护肤品并发挥作用。真皮内含有大量胶原纤维和弹性纤维,使皮肤富于弹性和韧性,也是保持面部皮肤的紧张度、维持美容效果的重要因素。如果纤维萎缩、断裂或减少,则皮肤逐渐松弛,皱纹逐渐增多并加深,呈老化表现。

面部皮肤血管密集,血运丰富,故组织再生和抗感染能力较强,有利于创口愈合且瘢痕较小,为美容整形术提供了便利条件。面部皮肤血管和运动神经极为丰富,且反应灵敏,故面部皮肤颜色可随情绪的变化而变化。

面部皮肤含有丰富的汗腺和皮脂腺,有助于排出新陈代谢产物。脂质和水分经乳化作用在皮肤表面形成一层脂类薄膜,使皮肤润滑、饱满,可防止皮肤干燥和皲裂,保持皮肤的健美状态。但若不注意皮肤的清洁卫生,易因腺管阻塞、细菌繁殖引起皮脂腺囊肿和脓肿。

面部皮肤是表情肌的止点,表情肌收缩时牵动皮肤,使面部形态出现丰富的变化,以此表达出每个人内心深处的各种情感和信息。因此,在术中处理每一块表情肌与皮肤时,必须相当周密、谨慎,应细致地考虑如何进行设计最为恰当,以取得满意的效果。

(二)浅筋膜

面部浅筋膜由疏松结缔组织构成,故皮肤移动性较大,有利于美容整形术的设计和实施。浅筋膜内有强韧且呈丝绒状的皮下支持带连于真皮乳头层,表情肌纤维连于皮肤。加之真皮内有大量弹性纤维和胶原纤维,故当外伤或手术切开皮肤时,皮肤创缘易向内卷,需经皮下稍做潜行分离后再行缝合,以确保创口对合严密,避免术后形成内陷的瘢痕而影响美容效果。

鼻尖、鼻翼、颏部及颞区的浅筋膜较少,皮肤与深层组织紧密相连,不易移动,故分离皮肤时必须细心采取锐性分离法。

射频除皱术

三、浅表肌腱膜系统

(一)SMAS 的定义

浅表肌腱膜系统,简称 SMAS,是指连续分布于颅顶和面颈部皮下组织深面的一层肌肉腱膜结构,其中央部分为含有肌纤维的腱膜,周围部分为表情肌。SMAS 在面神经运动纤维的支配下参与面部情感的表达。

由上述定义可知,SMAS 具有如下形态学结构特点。①层次位置:在皮下组织(浅筋膜)深面,即构成面浅部软组织的第 3 层。②组织结构:由含有肌纤维成分的腱膜(即膜状的肌腱)和与之同一结构层次的表情肌构成。③延伸范围:向上为枕额肌和帽状腱膜,向下为颈阔肌,向前为眼、鼻和口周肌,向后为耳上肌、耳前肌、颞浅筋膜、颈浅筋膜。④神经支配:受面神经运动纤维支配。

(二)SMAS 的分区

根据 SMAS 所含肌肉或腹膜的多少,可将 SMAS 分为肌性区、腱膜性区和混合性区(图 7-16)。

面部除皱术

肌性区　　　腱膜性区　　　混合性区
1—帽状腱膜；2—颞浅筋膜；3—耳前腱膜；4—颈浅筋膜

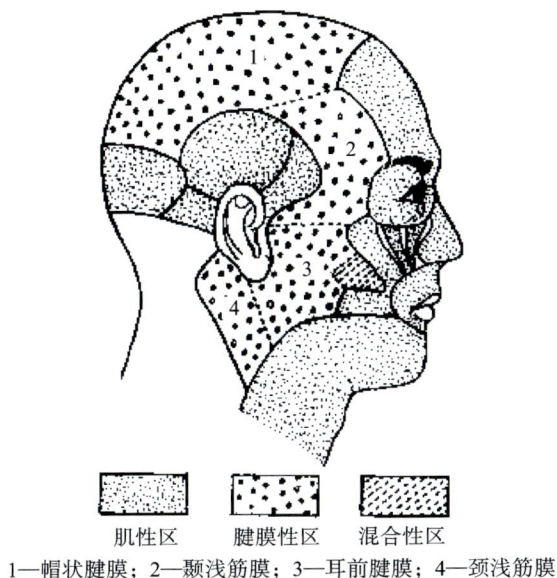

图7-16　SMAS 的分区

1. 肌性区　由浅层的表情肌构成,属于 SMAS 的周围部,以颅、面和颈部的前侧和前外侧分布最多也最为重要(图 7-8)。

2. 腱膜性区　即中央部,主要由致密结缔组织膜构成,其间含有少量连续或不连续的肌纤维,坚韧结实且耐牵拉,为面部除皱术的实施提供了有利条件。该区位于头颈部的侧面,被肌性区环抱。根据所在部位,由上到下又可分为颅顶区的帽状腱膜、颞区的颞浅筋膜、耳前区的耳前腱膜和胸锁乳突肌区的颈浅筋膜(图 7-16)。

3. 混合性区　位于颧大肌外侧缘的下半部与耳前腱膜之间的纵行带状区,其结构特点是由细薄且相互分离的纵横肌束和其间的菲薄结缔组织纤维膜交织而成。纵行肌束为颧大肌下半部的薄弱肌束,向下编入口轮匝肌;横行肌束为颈阔肌上部的薄弱分束,向前上也编入口轮匝肌。此区恰位于颊脂肪垫的浅面,实为肌性区与腱膜性区的过渡区。由于纤维膜和肌束均薄弱,不耐牵拉,因此此区为 SMAS 的薄弱区。在行美容除皱术牵拉 SMAS 时,手法应轻巧,用力应平衡得当。全方位细致剥离 SMAS 后,应以牵拉肌性区和腱膜性区为主,同时顺带牵拉此薄弱区的 SMAS。

由上述可见,SMAS 的周围均为表情肌。腱膜性区实为这些肌肉的中间腱,只是在混合性区的肌肉腱膜连续性和完整性较差。肌性区、腱膜性区和混合性区三者在浅筋膜深面相连续,成为同一层次的完整结构。

(三)SMAS 与深部组织的关系

在 SMAS 的深面,脂肪较少,不构成一个连续的脂肪层。深面有脂肪的区域较易剥离,无脂肪处与深部结合紧密,需进行锐性分离。另外,真皮或 SMAS 与深部组织之间有数条韧带相连,了解这些韧带的起止、走行及其毗邻关系,并在面部除皱术中进行相应处理,对提高美容整形术的质量至关重要。成功将 SMAS 与深部组织分离而又不损伤重要的血管和神经,是美容除皱术的关键。以下将分区阐述各处 SMAS 与深部组织的关系,以便为分离SMAS 提供依据。

1. 颞区　颞浅筋膜 SMAS 的深面是由疏松结缔组织构成的颞中筋膜,后者向上与帽状腱膜下疏松结缔组织相续,故易分离。

2. 颧弓区　SMAS 深面为颞中筋膜向下的延续,稍行锐性分离即可。

3. 咬肌区　SMAS 深面有薄层脂肪,以咬肌上、下端较为明显,稍行锐性分离即可。

4. 颊区　为 SMAS 的薄弱区,深面为颊脂肪垫,表面被覆纤维薄膜,剥离时应小心、仔细。

5. 腮腺区　SMAS 与腮腺筋膜紧密相连,尤以耳屏前处连接更为紧密,应仔细行锐性分离。也可将 SMAS 和腮腺筋膜一起与腮腺实质进行剥离,可使手术更为方便和准确。

6. 胸锁乳突肌区　SMAS 与肌纤维鞘紧密相连,需行锐性分离。

7. 下颌区　与深部组织结合较为疏松(有韧带处除外)。

四、面部浅层的血管、淋巴和神经

1. 动脉　面部的动脉主干是颈总动脉。颈总动脉上行于胸锁乳突肌深面的颈动脉鞘内,在甲状软骨上缘平面分为颈内动脉和颈外动脉。

颈内动脉:在颈动脉鞘内上行于颈内静脉的内侧,经颅底的颈动脉管入颅内,于垂体窝两侧穿海绵窦前行达视神经管处,并分出眼动脉经视神经管达眼眶,除分支供应眶内组织和器官外,还有分支分布于内眦、眼睑、额顶部、颧部、鼻背和鼻腔。

颈外动脉:较颈内动脉略细,由颈总动脉分出后,先上行于颈动脉鞘的内侧,然后略向前弯向上行,入颈动脉三角,再经二腹肌后腹、茎突舌骨肌和舌下神经的深面穿入腮腺实质,至外耳门下缘高度分为颞浅动脉和上颌动脉两终支。颈外动脉是面浅部的主要血供来源,分布于面浅部的分支主要为面动脉,其次为上颌动脉和颞浅动脉。

(1)面动脉。

①面动脉的走行:面动脉是颈外动脉较大的分支,起自颈外动脉前壁(图 7-17)。在二腹肌后腹、茎突舌骨肌和舌下神经的深面行向前内上方,经下颌下腺后上方的面动脉沟于该腺

上方或穿过该腺实质达咬肌止端的前缘,其后方有面静脉伴行,并在此处发出颏下动脉。后钩绕下颌骨下缘转至面部斜向前上方,先后在颈阔肌、面神经下颌缘支、笑肌、面神经颊支、颧大肌、颧小肌和提上唇肌的深面,颊肌和尖牙肌的浅面,经口角部口轮匝肌外侧上行。

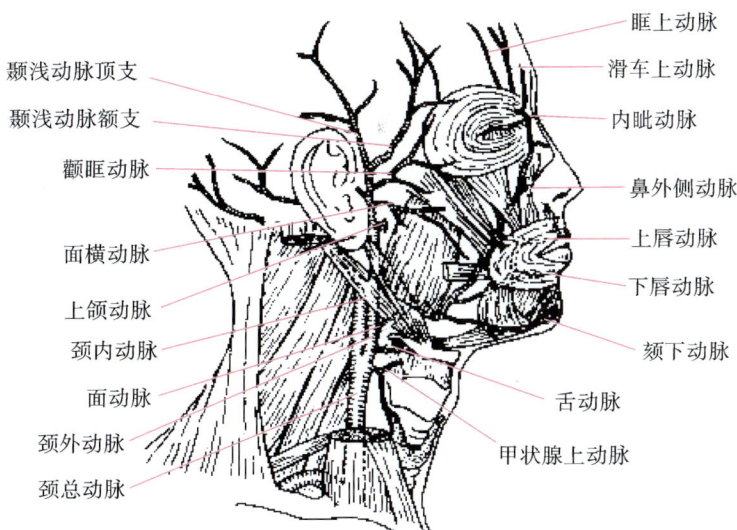

图7-17 面浅部动脉

②面动脉的分段和外径:以鼻翼下缘和口角二者的水平线为界,可将面动脉的面段分为3段。下颌下缘至口角水平线之间为第1段,口角平面与鼻翼下缘平面之间为第2段,鼻翼下缘平面以上为第3段。

③面动脉的分支:面动脉在面部的分支有下唇动脉、上唇动脉、鼻外侧动脉和内眦动脉。

a. 下唇动脉:向内侧行于降口角肌的深面,后穿经口轮匝肌,行于该肌与唇黏膜之间,相当于唇红缘高度,并与颏动脉和对侧同名动脉相吻合。

b. 上唇动脉:穿经口轮匝肌,在唇红缘高度行于该肌与唇黏膜之间,与对侧同名动脉相吻合。上唇动脉在中线附近发出鼻中隔支,向上参与鼻中隔前下部血管网的构成。上、下唇动脉在行程中均较迂曲,尤其是上唇动脉,以适应口唇的开、闭功能。左、右面动脉和上、下唇动脉环绕口周形成一动脉环,与颏下动脉、舌下动脉、颈动脉和鼻中隔动脉形成广泛的吻合,并在皮下和黏膜下形成密集的血管网,以便充分适应口唇功能的需要。

c. 鼻外侧动脉:主要供应鼻部外侧及邻近结构的软组织血供。起自面动脉的鼻翼段,位于鼻翼外侧0.5～1.0 cm处。沿鼻翼外侧缘向上走行,贴近鼻背(鼻梁)外侧皮肤。在部分个体中,可能分为2～3支,分别分布于鼻翼、鼻外侧壁及鼻背区域。最终在鼻背中线附近与对侧鼻外侧动脉或内眦动脉的分支相吻合。

d. 内眦动脉:是面动脉主干的终支,当面动脉主干行至眶下缘(皮肤标志为鼻睑沟)以上时,即更名为内眦动脉,并沿鼻外侧上行至内眦。内眦动脉或穿经提上唇鼻翼肌和眼轮匝肌,也可行于两肌的浅面,并与眼动脉的鼻背动脉相吻合,分支分布于内眦部的肌肉和皮肤。

(2)上颌动脉:系颈外动脉的两终支之一,与颞浅动脉之间几乎成直角向前发出,经下颌颈深面与蝶下颌韧带之间入颞下窝,绝大多数情况下继经翼外肌下头浅面或深面入翼腭窝,主要分布于面深部。简要介绍如下。

根据上颌动脉的行程和毗邻关系,可将其分为3段(图7-18)。

①第1段,又称下颌段,前行于下颌颈深面。此段有2个主要分支。

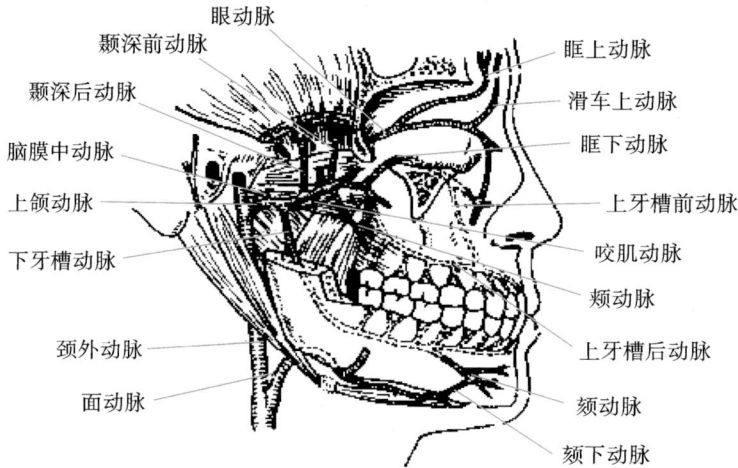

图7-18 上颌动脉

a. 下牙槽动脉:起始后在下颌支深面行向前下方,经下颌孔入下颌管,在管内发出分支分布于下颌及其牙齿。其终支出颏孔,称为颏动脉,供应颏部和下唇。下牙槽动脉在进入下颌孔之前发出下颌舌骨肌动脉,伴下颌舌骨肌神经至下颌舌骨肌。

b. 脑膜中动脉:向上穿耳颞神经的两根之间,经棘孔入颅中窝,分布于硬脑膜。

②第2段,又称翼肌段,大部分位于翼外肌的浅面,发出分支供应4对咀嚼肌和颊肌。

③第3段,又称翼腭段,位于翼腭窝内。此段有4个主要分支。

a. 上牙槽后动脉:分布于上颌尖牙以后的上颌牙和牙槽。

b. 眶下动脉:上颌动脉主干的延续,经眶下裂入眶,伴眶下神经经眶下沟、眶下管和眶下孔达面部的提上唇肌深面,分为下睑支、鼻翼支和上唇支,分布于相应部位的肌肉和皮肤,并与内眦动脉、鼻外侧动脉和上唇动脉相吻合。在眶下管内还发出上牙槽前动脉,分布于上颌切牙和尖牙以及相应的牙槽。

c. 腭降动脉:经翼腭管下行出腭大、小孔,分布于腭部。

d. 蝶腭动脉:经蝶腭孔向前行至鼻腔,分布于鼻腔外侧和鼻中隔。

由上可见,上颌动脉分布范围的位置都较深,供应咀嚼肌、上颌、上颌牙、鼻腔、上颌窦、腭、下颌、下颌牙和外侧硬脑膜。这些部位与面部美容手术尚无明显的直接关系,但有时也可涉及,故应有所了解。

(3) 颞浅动脉:可视为颈外动脉的直接延续,但常较上颌动脉细。在腮腺深面平下颌颈的后方接续颈外动脉上行,约于外耳门高度出腮腺上缘达SMAS的耳前腱膜深面,其前、后分别有面神经颞支和颞浅静脉伴行。继而跨越颧弓根部上行,多在距颧弓上缘2~3 cm处分为额支和顶支(图7-10)。

颞浅动脉在耳前的位置恒定、表浅且较粗,临床上可用于测动脉搏动、灌注药物和行颅内、外动脉吻合术。在颧弓根部,它是额区出血时常用的压迫止血点。

颞浅动脉在面部的分支如下。

①腮腺支:在腮腺实质内分出的数小支,分布于腮腺。

②面横动脉:其位置多位于腮腺管与颧弓之间。该动脉起始后穿腮腺前缘浅出,紧贴咬肌浅面前行,沿途分出小支分布于腮腺、咬肌、腮腺管和附近皮肤,并有分支与面动脉、咬肌动脉、颊动脉(为上颌动脉第2段的分支)和眶下动脉相吻合。

③颧眶动脉:于颧弓上方或颧弓平面发出,略向上达眶区,分布于眼轮匝肌。

④耳支：为颞浅动脉发出的许多小支，分为上、中、下组进入耳郭。

⑤颞中动脉：在颧弓平面或稍下方发出，斜向内上方穿颞浅、中、深筋膜入颞肌。

2. 静脉　面浅部的静脉主要为面静脉和下颌后静脉(图 7-11)。

(1)面静脉：起于内眦静脉，伴同名动脉的后侧下行，在口角以下，约距面动脉 8.5 mm。行至咬肌前缘下端处绕下颌下缘转至下颌下三角内，再经下颌下腺、二腹肌后腹和茎突舌骨肌的浅面行向后下方，达下颌角下方。

面静脉沿途收集鼻外侧静脉、面深静脉、上唇静脉、下唇静脉和颏下静脉，并通过内眦静脉与眼上静脉相交通，通过面深静脉与翼静脉丛相交通。故若挤压"危险三角区"(鼻根与两侧口角 3 点之间连线围成的三角形区域)的感染病灶，有可能会将鼻唇部炎症传至颅内。

(2)下颌后静脉：由颈浅静脉和上颌静脉在下颌颈后方的腮腺内汇合而成，经颞浅动脉和颈外动脉的外侧下行，达下颌角水平时分成前、后两支，前支与面静脉汇合成面总静脉，后支与耳后静脉、枕静脉汇合成颈外静脉(图 7-11)。

面部危险三角区

下颌后静脉沿途还收集面横静脉及耳郭和腮腺的小静脉。下颌后静脉穿出腮腺时，恰被面神经下颌缘支覆盖，可作为寻找神经的标志。

3. 淋巴　面部的淋巴结和淋巴管较为丰富，尤其在呼吸道和消化道起始部的周围。淋巴结软而小，故不易触及，只当有炎症引起淋巴结肿大时才可触及。面部淋巴结沿面部孔道周围和血管神经排列，主要分为以下 4 组。

(1)下颌下淋巴结：常围绕下颌下腺，接收颏下淋巴结和面淋巴结的输出管，其输出管伴面动、静脉入颈深上淋巴结。

(2)颏下淋巴结：位于颏下三角内，沿颏下静脉排列，收集下颌前部、口底前部和舌尖的淋巴，其输出管入下颌下淋巴结或直接注入颈深上淋巴结。

(3)面淋巴结：多较细小，沿面动、静脉排列。位于咬肌前缘下段与面血管之间的淋巴结称为颌上淋巴结，位于颊肌表面与面血管之间的淋巴结称为颊淋巴结。负责收集睑和眶内侧、鼻、颊、上唇、下唇以及牙齿的淋巴，其输出管最终注入下颌下淋巴结。

(4)腮腺淋巴结：数量较多，有 20 个左右，可分为浅、深两组。

①腮腺浅淋巴结：位于腮腺表面。其中，位于耳屏前方，沿颞浅动脉和面横动脉排列的淋巴结称为耳前淋巴结；位于腮腺下端，沿下颌后静脉排列的淋巴结称为耳下淋巴结。负责收集额、颞、睑、外耳和鼻根部的淋巴，其输出管入腮腺深淋巴结或颈深上淋巴结。

②腮腺深淋巴结：位于腮腺实质内，沿下颌后静脉腮腺内段排列。负责收集腮腺浅淋巴结、结膜、咽鼓管、腮腺区皮肤、颊深部、腭和鼻腔后部的淋巴，其输出管汇入颈深上淋巴结。

4. 神经　面部浅层神经主要包括感觉神经和运动神经，分别负责面部皮肤的感觉和表情肌的运动控制。面部浅层感觉主要由三叉神经的分支支配，面部表情肌运动由面神经的浅层分支支配。感觉神经来自三叉神经节的 3 大分支。三叉神经节位于颅中窝颞骨岩部尖端前面的三叉神经压迹处。由三叉神经节发出的 3 大分支由前到后为眼神经、上颌神经和下颌神经。

(1)面神经：结合美容方面，此处主要叙述面神经的颅外段。面神经的颅外段由面神经核发出的躯体运动纤维构成，由茎乳孔穿出颅外，分支分布于面部的表情肌。按其与腮腺的毗邻关系，可将其分为腮腺前段、腮腺内段和腮腺后段(图 7-19)。

①腮腺前段：面神经的腮腺前段是面神经干出茎乳孔后至进入腮腺以前的一段，长 1～1.5 cm，位于外耳道下方，乳突根前缘的内侧，距皮肤约 2 cm 深。出茎乳孔处，距乳突尖约

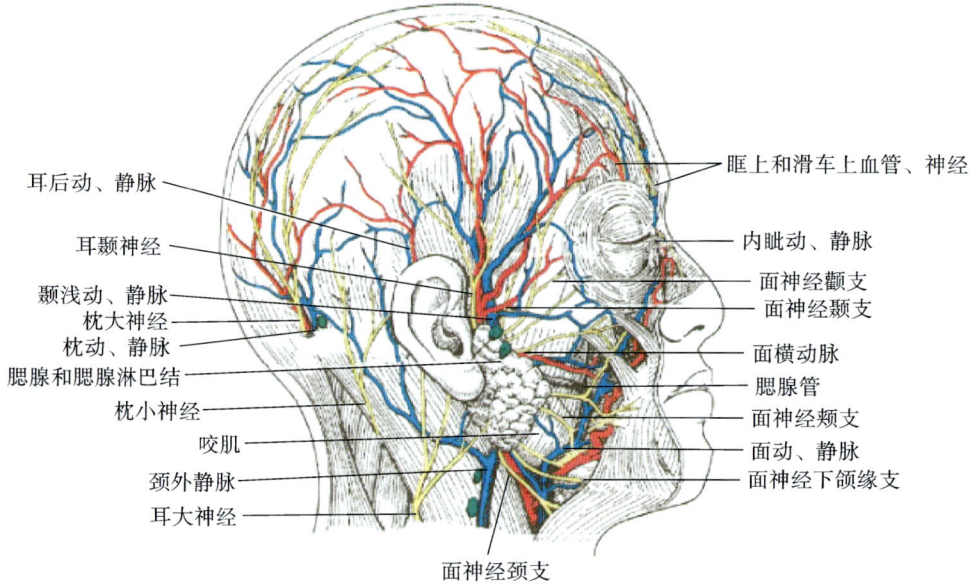

图7-19　面神经颅外段

1 cm。继而经茎突根部的浅面行向前外下方,并同时发出耳后神经支配耳后肌、耳上肌和枕肌,还发出二腹肌神经和茎突舌骨肌神经支配二腹肌和茎突舌骨肌。此段位置恒定,其体表投影约与耳垂上端相一致,易于暴露,是临床寻找面神经颅外段的常用部位。若需要进行神经吻合术治疗面瘫,可在此处行面神经至舌下神经、面神经至副神经或面神经至膈神经的神经吻合术。此处也是面神经的阻滞麻醉点。

②腮腺内段:面神经的腮腺内段是面神经穿经腮腺实质的一段。其分支相互交织吻合形成腮腺丛,位于颈外动脉和下颌后静脉的浅面。病理情况下,神经外膜与腮腺组织粘连紧密,分离困难。若存在腮腺肿瘤或脓肿,可暂时压迫神经而引起面瘫。腮腺丛从腮腺上、前和下缘呈放射状发出5组分支。

③腮腺后段:面神经的腮腺后段是指从腮腺丛发出的5组分支,出腮腺后至表情肌的一段(图7-19)。分别为颞支、颧支、颊支、下颌缘支、颈支。

a. 颞支:经下颌骨浅面或前缘出腮腺上缘,分布于耳前肌、耳上肌和眼轮匝肌。

b. 颧支:经腮腺前、上缘转折处出腮腺,分布于眼轮匝肌、颧肌、提上唇肌和提上唇鼻翼肌。

c. 颊支:从腮腺前缘穿出,贴咬肌筋膜前行,多位于腮腺导管上、下方1 cm范围内,行向口角方向。分布于鼻肌、口轮匝肌、笑肌、降口角肌、降下唇肌和颊肌。临床上,常将腮腺管作为寻找面神经颊支的标志。手术中剥离或切除颊脂肪垫时,应注意保护颊支分支,以免引起颊肌瘫痪。

d. 下颌缘支:从腮腺前下缘穿出,位于咬肌筋膜和颈筋膜浅层与颈阔肌之间,分布于降口角肌、降下唇肌和颏肌。

e. 颈支:出腮腺下缘,在下颌角后方约1 cm处入颈阔肌深面达下颌下三角,分成数小支分布于颈阔肌。

(2)眼神经:为3个分支中的最小者,在入眶前即分为泪腺神经、额神经和鼻睫神经3终支,经眶上裂入眶。除分支分布于眶内器官和组织外,其皮支还出眶分布于睑裂以上至人字缝的额、顶部皮肤以及鼻背中线两侧大部分皮肤。眼神经的皮支(除泪腺神经外)自眶上缘内 1/3 及内眦部出眶。

（3）上颌神经：为三叉神经的第 2 大分支,向前穿圆孔出颅入翼腭窝。分支除分布于上颌窦黏膜、上颌牙及其牙龈外,还分布于除鼻背以外的睑裂和口裂之间的皮肤。

（4）下颌神经：为三叉神经中最大的分支,其中少部分纤维为穿过神经节但不交换神经元而分布于咀嚼肌的躯体运动纤维,其余大部分为神经节发出的周围突（相当于树突）躯体感觉纤维。下颌神经穿卵圆孔出颅达颞下窝,分支除分布于颊、舌和下唇黏膜以及下颌牙及其牙龈外,还分布于颞区后部至口裂以下皮肤（图 7-20）。

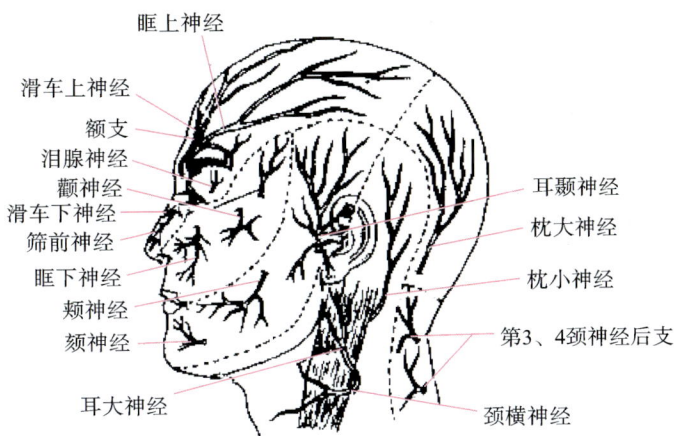

图7-20　头面部皮肤的感觉神经分布

五、面部浅层的美容技术临床提要

对于面部除皱术,首先需要了解四大重要解剖结构,即面部支持韧带、颞区筋膜结构、SMAS 和面神经。

1. 面部支持韧带

（1）真性支持韧带：连接皮肤与骨膜,起固定面部皮肤的作用。包括颧弓韧带、眶韧带、下颌韧带、颊上颌韧带（真、假性）。

①颧弓韧带：连接颧弓前部下缘的骨膜和真皮,有一细小的感觉神经支及小动脉伴行,面神经颧支的一个分支在其深面走行。

②眶韧带：连接眶外上颧嵴的骨膜和真皮,有小动、静脉及感觉神经支穿行。

③下颌韧带：连接下颌体前 1/3 的骨面与颊下部皮肤的真皮,有小动、静脉穿过。其作用为固定悬吊下颌体部的面颈部皮肤,从而维持颈颌部的曲线。

④颊上颌韧带（真、假性）：起于颧上颌缝的骨膜,止于其浅面皮肤,可固定皮肤,但相对薄弱。

（2）假性支持韧带：在深、浅筋膜之间或者是皮肤和筋膜之间,有一些相对致密的结构,称为假性支持韧带。该韧带在行面部除皱术时不能非常准确地分离,由相对比较致密的纤维组织构成。包括颈阔肌-耳韧带、咬肌皮肤韧带、颊上颌韧带（真、假性）。

①颈阔肌-耳韧带：为颈阔肌后、上缘与耳垂下方之间相对致密的 SMAS 部分,耳大神经皮支常在该韧带上走行或与之交织。作用为提紧颈阔肌,保持其弓状后上缘的形态。

②咬肌皮肤韧带：咬肌筋膜向上延续,止于面颊部皮肤。作用为固定悬吊面颊中部皮肤。

（3）临床意义。

①固定和支持面颊部皮肤。

②牵拉、固定颈阔肌。

③提升和固定面部组织，以实施面部除皱术。

④预防手术风险，面部韧带与丰富的血管神经网络紧密相关，需谨慎操作避免损伤。

2. 颞区筋膜结构　包括颞浅筋膜、颞中筋膜、颞深筋膜浅层、颞浅脂肪垫、颞深筋膜深层、颞深脂肪垫。

（1）颞浅筋膜：为致密结缔组织，含有肌性成分，是颊区 SMAS 过颧弓后的延续部分。其深层以颞浅动脉额支为界，上方为疏松结缔组织，下方为颞中筋膜。

（2）颞中筋膜：指颞浅下方的疏松结缔组织。起源于腮腺筋膜，颞神经支走行其间，先在其偏深层，斜向前上方时逐渐浅出发出分支，分别进入耳前肌、额肌及眼轮匝肌。

（3）颞深筋膜浅层：起于颞线，向下覆盖颞肌，并在颞浅脂肪垫上方分为深、浅二层。浅筋膜向下跨越颧弓，与咬肌筋膜相续，与颧弓的骨膜相附着，需小心剥离才能分开。在眶外上缘与颞深筋膜深层相融合，移行为骨膜。

（4）颞浅脂肪垫：位于颞深筋膜浅、深层之间，其上部为脂肪组织，下部为致密结缔组织筋膜板。

（5）颞深筋膜深层：在颞浅筋膜上缘分出颞深筋膜深层，向下分隔颞深、浅脂肪垫。在颧弓上缘移行为颧弓深面和上缘的骨膜，在眶外上缘与颞深筋膜浅层融合后移行为骨膜。

（6）颞深脂肪垫：位于颞深筋膜深层的深面、颞肌的前面，在颧弓深面向下与颊脂肪垫相续。

3. SMAS

（1）面部 SMAS：面部的肌肉、筋膜互相延续形成的一个结构，不是单纯的筋膜组织。其上端与额肌、眼轮匝肌、颈阔肌互相延续形成一个完整的结构。其深面与皮肤真皮之间借纤维隔相连。所以，皮肤与 SMAS 之间有一个比较明确的间隔，其内填充有纤维间隔和脂肪层。

（2）SMAS 和面神经：SMAS 在耳屏前和腮腺区较为致密，与腮腺筋膜之间容易分离；越过腮腺后变薄，面神经支位于其下方，手术分离时易致面神经损伤。在颞部，SMAS 筋膜在颧弓浅表，颞支在其深面走行，故也容易在手术中损伤。此区的分离宜在 SMAS 和皮下组织间进行。

（3）SMAS 分离的安全范围：为腮腺前缘后方、颧弓下 1 cm 处、下颌体下缘上 1 cm 处之间的范围。

4. 面神经　按照面神经的分支和走行关系，以及解剖位置和易损伤位置，将面部分为以下危险区域。

（1）面部危险区 1：耳大神经所在区域。耳大神经为感觉神经，支配部分耳郭、耳垂及耳垂附近的颈颊区域。

①损伤结果：耳下部 2/3 及邻近的颈、颊皮肤麻木，痛觉过敏（颈阔肌折叠缝合在乳突筋膜上时，可有神经压迫）。

②解剖位置：从外耳道向下引出一直线，在其下方 6.5 cm 处作一点，以此点为圆心作一半径为 3 cm 的圆。耳大神经大约在外耳孔下方 9 cm 处自胸锁乳突肌深面发出。

③手术分离：分离应在皮下脂肪层内颈深筋膜及胸锁乳突肌的浅面进行。耳大神经位于颈阔肌的后方，缺乏保护。当颈阔肌向乳突区折叠缝合时，应注意避免压迫耳大神经，最

好能让颈阔肌起到覆盖及保护作用,或将颈阔肌的折叠缝合放在耳大神经前面的颊部。

(2)面部危险区 2:面神经颞支所在区域。面神经颞支通常为 2～4 支,最上一支与颞浅动脉额支并行(距离为 1.0～1.5 cm)。支配额肌、皱眉肌、降眉肌、眼轮匝肌,存在颞支间吻合和颞颧支吻合。额肌在发际水平起源于帽状腱膜,向下覆盖额部并发出纤维,止于上眶缘的皮肤真皮内。额肌收缩时可提眉,反复收缩时则引起额部横纹。

①损伤结果:患侧额肌麻痹,患侧皱纹消失,眉下垂,双侧眉毛不对称。眼轮匝肌因受颧支分支的支配,其功能不受影响。

②解剖位置:以耳屏下方 0.5 cm 处作一点,再以眉外侧上方 2 cm 处作一点,连成一条直线;平行于颧弓作第二条线,直至眶外缘;再连接眉上方与眶外缘作第三条线,构成一个三角形区域。

③手术分离:面神经颞支走行于颞部 SMAS 的深面,可在此层的深面或浅面进行分离以避免正好在其下方进行分离,也可以在颞深筋膜的深面、颞浅脂肪垫中进行分离。将筋膜皮瓣从颧弓的附着点上掀起,并向下分离,这样可避免损伤到面神经颞支。

(3)面部危险区 3:下颌缘支所在区域。下颌缘支走行在颈阔肌深面,其中 81% 位于下颌缘上 1～2 cm 处,19% 位于下颌缘下 1～2 cm 处。与颊支有吻合支。支配降口角肌(负责下拉口角及下唇)、口轮匝肌(浅部负责压口唇,深部负责提拉口唇)、降下唇肌(负责下拉下唇)、颈阔肌(负责降下唇)。表情表现为悲伤、愤怒。

①损伤结果:当尝试露出下牙时,下唇无法下拉,仍盖住患侧下牙,导致面部呈苦相,影响吹口哨、吸吮等。

②解剖位置:在下颌体中部,口角后方 2 cm 处作一半径为 3 cm 的圆,此圆形区域即为面部危险 3 区。

③手术分离:进行皮下分离或面动、静脉的结扎或电凝时,都可能损伤下颌缘支。

(4)面部危险区 4:颧支、颊支所在区域。颧支通常为 1～4 支,颊支为 3～5 支,还包括颧颞吻合支、颧颊吻合支。支配颧大肌、颧小肌、提口角肌、提上唇肌、口轮匝肌、颊肌。这些肌肉协同作用,可提上唇、提口角,作用于皮肤而形成鼻唇沟,并参与吸吮、吹口哨,使口角向外、向上运动。

①损伤结果:颧大、小肌麻痹,患侧口角、上唇下垂;对侧的颧大、小肌则向患侧提拉口角,造成口角歪斜;在静态时上唇不对称,微笑时加重,患侧鼻唇沟变浅或消失;影响吸吮、吹奏、鼓腮;食物淤积于口腔。颧支、颊支之间吻合支较多,故麻痹一般为非永久性,但患者可能会有患侧肌肉的不自主抽动。一旦麻痹成为永久性的,将造成严重的畸形且难以矫正。

②解剖位置:连接颧弓最高点、下颌角后缘、口角,即形成此危险三角区。此区域有颧支、颊支、腮腺导管通过,且不被腮腺所覆盖,故易受到损伤。

③手术分离:SMAS 对颧支、颊支起保护作用,不易受到损伤。在 SMAS 深面进行分离或复合除皱术时,该神经支可能会受到损伤。

(5)面部危险区 5:眶上神经和滑车上神经所在区域。眶上神经和滑车上神经为感觉神经,主要支配额部、上眼睑和头皮的感觉。

①损伤结果:眶上神经和滑车上神经在穿出眶孔时,由于贴附较紧,不易活动,故容易受到损伤。若发生损伤,可致额部、上睑、头皮、背部等处出现麻痹或痛觉过度。

②解剖位置:以眶上孔为圆心作半径为 1.5 cm 的圆,眶上神经和滑车上神经均从该区域通过。

③手术分离:分离掀起额部皮瓣时,可见眶上神经血管束位于皮瓣的内、外 1/3 之间。

分离至眶上缘时，避免在其出孔处损伤神经血管束。在神经血管束之间切开额肌时，应在眶上神经血管束之间或外侧进行切除，否则会引起皮肤麻木。滑车上神经走行在皱眉肌内，故切除皱眉肌时应在直视下进行，并注意保护滑车上神经。眶上神经一般走行在皱眉肌外侧。

（6）面部危险区6：眶下神经所在区域。

①损伤结果：损伤会造成鼻外侧、颊部、上唇、下睑麻木。

②解剖位置：以眶上孔、瞳孔、第2磨牙作一垂线，眶下缘下方1 cm处即为眶下孔。以眶下孔为圆心作半径为1.5 cm的圆，即为面部危险区6。

③手术分离：在皮下或SMAS下方进行分离通常不会损伤眶下神经，而在上颌部骨膜下进行分离可能会造成眶下神经和颧支损伤。进行某些经口内的颧骨手术或行单纯的局部麻醉注射时，也要注意避免损伤眶下神经。

（7）面部危险区7：颏神经所在区域。

①损伤结果：损伤颏神经可致颏部及下唇半侧黏膜和皮肤麻木。患者容易自咬下唇，不易将食物含在嘴里，无法进行吹奏活动。

②解剖位置：颏孔位于下颌第2磨牙下方、下颌中间，与眶上、下孔位于一条直线上。

③手术分离：进行隆颏术时，分离处位于两颏孔内侧时，则可避免损伤。

能力检测

（盛冠麟　李伟航）

任务四　眶　区

本任务将介绍眶区的组成、结构及功能，要求重点掌握眶区的体表标志，理解眶区分部、分型、面貌分型的美学意义。

案例导入

小红同学天生单眼皮且眼睑皮肤较薄，她很想通过美容整形手术拥有精致的双眼皮，又非常担心手术的风险和术后并发症。美容整形医院安排你为她进行术前咨询设计。

思考：

（1）请为求美者科普单睑和重睑的解剖学差异。

（2）根据求美者的眼部特点推荐合适的重睑术式。

眶区包括眶、眉毛、眼、眼副器等。

眼球为视觉器官，具有折光成像和感光换能的作用。眼的辅助部分有眼睑、结膜、泪器、眼肌、眶内筋膜和脂肪等，对眼球具有保护、运动和支持作用。眼各部结构的完善，对眼发挥视觉功能具有重要意义。

一、眶的结构与相关美容功能

眶是位于面颅上部的一对骨性腔隙,内有眼及眼副器。

（一）眶的结构

眶是尖向后的四棱锥形骨性结构,眶口略朝向外侧(图 7-21)。眶壁可分为上壁、下壁、内侧壁和外侧壁。

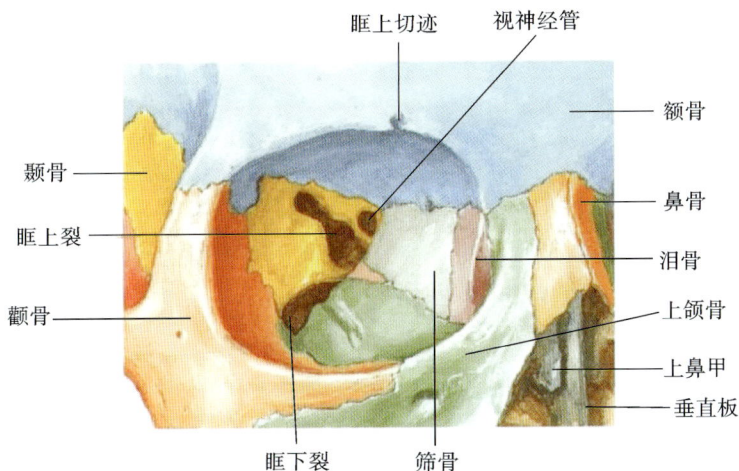

图7-21 眶前面观

1. 眶尖 朝向后内方,眶上、下裂的后端汇合于此,其内上方有视神经管。

2. 眶口 眶前部的开口,依据眶口的高宽之比、眶口两条对角线的长短和四角的弯曲程度,可将眶口分为以下 5 种类型(图 7-22)。

(1) 正方形:眶口高与宽大致相等,两条对角线的长度也大致相等,四角近直角。我国最常见。

(2) 斜方形:眶口的上内侧角和下外侧角为锐角,两角连线较长;上外侧角和下内侧角为钝角,两角连线较短。

(3) 椭圆形:眶口四边呈弧形,四角钝圆,眶口的宽大于高。椭圆形的眶口也可呈八字形排列,即为斜椭圆形眶口。

(4) 圆形:眶口的高与宽大致相等,两条对角线长度也大致相等,四角钝圆,四边呈相似的弧形,整体接近圆形。

(5) 长方形:四边较直,四角接近直角,眶口的宽大于高。

眶口的高与宽在出生时大致相等,随着年龄的增长,骨骼不断发育,眶口的宽增长更快。中国成人眶口的高为 34.9～36.7 mm,宽为 38.5～39.0 mm。

眶口的形态与面型、容貌有着密切的关系。

3. 眶壁 包括上壁、下壁、内侧壁和外侧壁。

(1) 上壁:略呈三角形,大部分由额骨眶板构成,仅后面小部分为蝶骨小翼。眶面光滑,骨质菲薄呈半透明状,将颅前窝与眶分隔开。部分老年人眶板可被吸收,导致眶骨膜直接与颅前窝硬脑膜相贴,故进行眶上部操作时应注意此解剖关系。

(2) 下壁:也略呈三角形,并稍向外下方倾斜。眶下壁大部分为上颌骨的眶面,外侧小部分为颧骨的眶面。

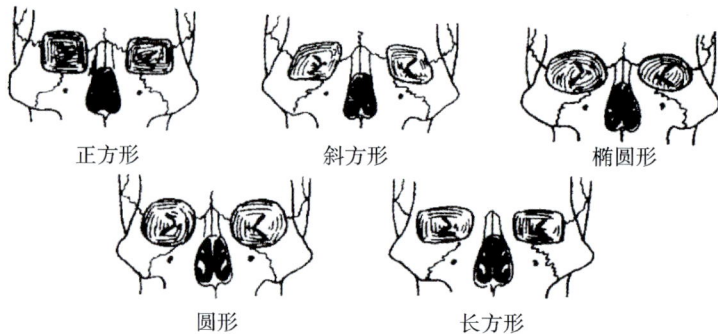

图7-22　眶口的形态分类

（3）内侧壁：前后狭长、前宽后窄、呈矢状位的骨板，骨质菲薄。筛骨眶板构成内侧壁中心的大部分，其前方为泪骨，上方为额骨，前下方为上颌骨的额突，后部眶尖处为蝶骨体。

（4）外侧壁：较厚，其眶缘朝向内前方，对眼有重要保护作用。眶缘还略带弧度并向后收，可扩大两侧的视野。外侧壁由颧骨和蝶骨构成。

（二）眶的类型

依据眶指数，可将眶分为大、中、小型。

$$眶指数＝眶高/眶宽×100$$

不同人种间眶指数存在明显差异（表7-5），中国人眶指数平均为89.74。

表 7-5　眶的类型

指 数 范 围	眶 的 类 型	眶 形 态	分 布 人 种
＜84	小型	横长方形	黑种人
84～89	中型	略呈长方形	白种人
＞89	大型	近似圆形	黄种人

（三）眶的毗邻

眶上方借额骨眶板与颅前窝相隔，前上方与额窦相邻；眶下壁下方为上颌窦；内侧邻筛窦，后部邻蝶窦，仅外侧不与鼻旁窦相邻。因此，鼻旁窦的炎症或肿瘤均可能波及眶，损害或压迫眶内神经、血管、肌肉或眼，从而引起相应临床症状。

二、眉毛的结构与相关美容功能

眉区为眉毛所在的区域，为额区与眶区的分界线，由眉毛、眉区软组织和骨性眉弓组成。眉弓位于眶上缘上方、为向上弧形凸起的骨性隆起，是眉区软组织附着的部位。

（一）眉毛的形态分类

眉毛是眉区所有短毛的总称，能分流额部流下的汗水和雨水、阻挡灰尘，防止其进入眼内，有着天然屏障的作用。

1. 眉毛的形态　眉毛由硬而较粗的短毛排列而成，其密度为50～130根/平方厘米，由内侧到外侧可分为眉头、眉体、眉尾（图7-23）。眉头的眉毛相对细软且稀疏；眉体为眉毛最浓密之处；眉尾又称眉梢，多呈细长状伸向外下方，眉毛细而软，色泽最淡，越向尾部越稀疏。眉峰为眉体与眉尾的交界处，大致位于眉毛的中、外1/3交界处，为眉毛的最高点，此处眉毛最为浓密，对眉毛的形态美起到画龙点睛的作用。部分老年人眉尾的眉毛较长，人们称其为

"寿星眉"。

眉毛的形态与年龄、性别、种族、遗传、健康状况等有关。儿童的眉毛较短且稀疏,青壮年的较为浓密,老年人的稀疏且白。男性眉毛一般较女性更为浓密,体壮者的眉毛也更加浓密。

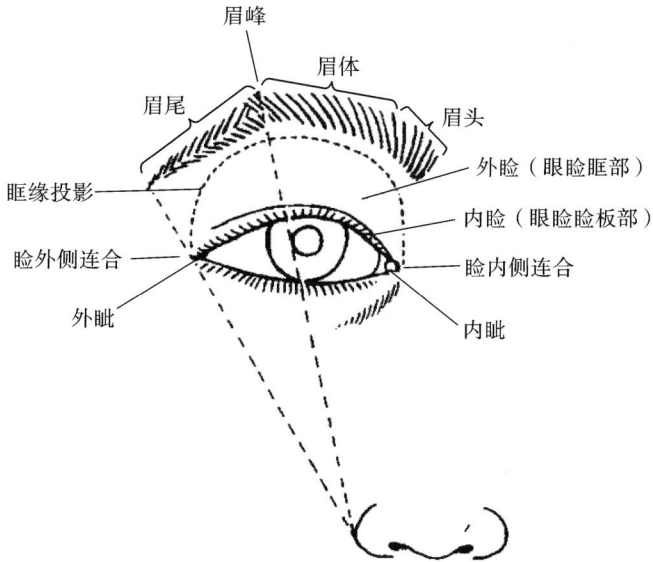

图7-23　眉毛和眼睑的分布

2. 眉毛的分类　眉毛的分类比较繁杂,常以眉毛的形态、位置、长短或生长方向等来命名(图 7-24)。

(1)根据眉毛的形态分类:新月眉形似新月,给人以柔美、秀丽、温顺之感,又称美人眉;大刀眉形状类似我国古代的大刀,给人以智慧、勇敢的感觉;剑眉如宝剑;柳叶眉如垂柳的叶片;卧蚕眉如躺卧的桑蚕;一字眉的眉头、眉体、眉尾在同一水平线上,又称水平眉;八字眉形如"八"字;垂球眉的眉梢眉毛粗而浓密,呈球状,多见于老年人。

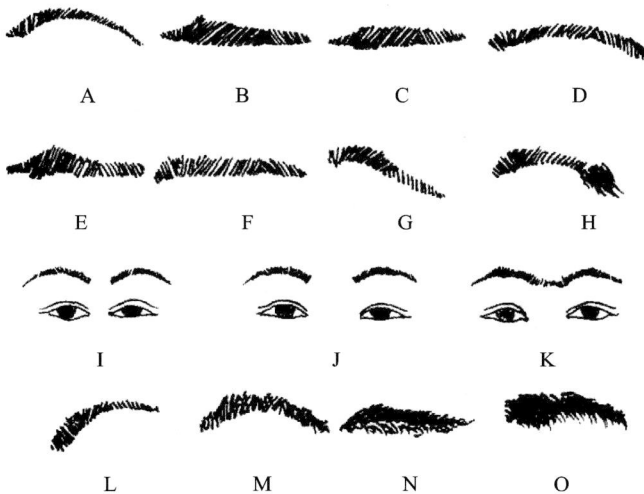

图7-24　眉毛的分类

A.新月眉;B.大刀眉;C.剑眉;D.柳叶眉;E.卧蚕眉;F.一字眉;G.八字眉;H.垂球眉;
I.向心眉;J.离心眉;K.连鬓眉;L.上翘眉;M.交加眉;N.疏散眉;O.狮子眉

（2）根据眉毛的位置分类：向心眉，眉头较内眦更靠近中线，眉毛较为浓密；离心眉，左、右眉头相距较远，眉头位于内眦垂线的外侧；连鬓眉，眉毛浓密，左、右眉头间也有眉毛相连；上翘眉，眉尾明显高于眉头，且眉头较眉尾浓密；交加眉，眉毛在中间或尾部出现明显分叉；疏散眉，眉毛稀疏散乱，分布不均匀，眉尾不明显；狮子眉，眉头粗大浓密，眉峰较高，眉尾上翘。

（二）眉毛的层次结构

眉区软组织由浅入深包括皮肤、浅筋膜、肌层、眉脂肪垫、帽状腱膜和骨膜（图7-25）。

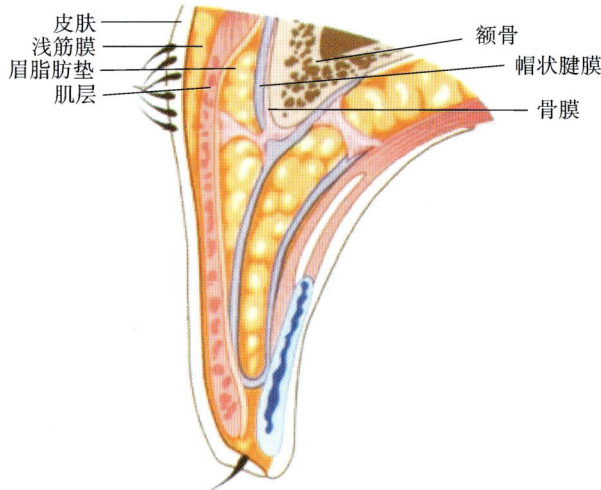

皮肤
浅筋膜
眉脂肪垫
肌层
额骨
帽状腱膜
骨膜

图7-25　眉毛的层次结构

1. 皮肤　眉区皮肤隆起，较眼睑的皮肤厚。眉区皮肤有眉毛生长，移动性较大，这与眉毛参与的各种面部表情有关。毛囊粗大且丰富，深入网状层。

2. 浅筋膜　眉区的浅筋膜为含有少量脂肪的疏松结缔组织，向下与眼睑的疏松结缔组织相续，这是皮肤移动性较大的结构基础。

3. 肌层　分别由垂直、斜行和环形3种走向的5对表情肌构成。

（1）额肌：起自帽状腱膜，纤维由上而下垂直走行，大部分止于眉区皮肤，少部分止于眼轮匝肌。收缩时眉毛上举，同时额部皮肤出现皱纹，睑裂也随之扩大。额肌受面神经颞支支配。

（2）眼轮匝肌：肌纤维环绕睑裂走行，收缩时睑裂闭合。由于睑部皮肤下移，眉区皮肤和眉毛也会同时卜移，眼轮匝肌是额肌的拮抗肌。眼轮匝肌的上睑部受面神经颞支支配，向下睑部受面神经颧支支配。

（3）皱眉肌：收缩时可使眉间皮肤出现纵行皱纹，常在焦虑、忧愁和痛苦表情时出现，同时也可阻止汗水或雨水进入结膜囊。

（4）降眉肌：收缩时可使眉毛下降。

（5）降眉间肌：收缩时牵拉眉间皮肤向下，使鼻根部出现横纹。

4. 腱膜层　额肌鞘的后层，经眉脂肪垫的前方下降达眶上缘，随即与骨膜相融合，继续向下构成眶隔的前层。

5. 眉脂肪垫　由2～8层板层脂肪重叠排列而成，位于肌层与骨膜之间，其作用类似肌腱与骨膜间的滑膜囊，增加了眉毛的活动范围。同时，也使眉区出现明显的横向隆起，增加了眉毛的屏障作用,并突出了眉毛的立体美。

6. 帽状腱膜 由疏松结缔组织构成,直达眶上缘,故行面部除皱术时,可分离 SMAS 至眶上缘。

7. 骨膜 眉区骨膜覆盖于额骨眶上缘表面,该区域骨面略凹陷,形成眉弓的骨性支撑。眉区骨膜薄而致密,与肌肉韧带紧密附着,共同影响眉部形态与功能。

三、眼睑的结构与相关美容功能

眼睑是位于眼球前方的片状软组织结构,附着于眶周缘。眼睑具有保护眼、调节进入眼内的光线量及参与多种表情活动的重要作用,是构成人体形态美的重要组成部分。

(一)眼睑的境界

眼睑以睑裂为界分为上、下眼睑,上眼睑的上界即眉毛的下缘,下眼睑的下界即眶下缘,需要用手触及方可确定,肉眼不易辨识。上、下眼睑在两端汇合。

(二)眼睑的形态

1. 一般形态

(1)上眼睑较下眼睑宽大,在闭眼时呈半圆形,其游离的下缘称为上睑缘,微向下凸出,并生有睫毛。上眼睑最大高度平均为 1.5 cm,以上睑沟为界可分为上方较宽大的眶部和下方较为狭窄的睑板部。因为眼球位于上眼睑后方,所以上眼睑呈现出向前圆隆的外形。

(2)下眼睑较上眼睑窄,其上缘的游离缘称为下睑缘,也生有睫毛。眼自然闭合时,下眼睑也稍向前隆起,但隆起的范围和程度较上眼睑小。上、下眼睑在内侧的交角称为内眦,外侧的交角称为外眦。

2. 眼睑的沟 上、下眼睑的表面常可见到明显的沟,这不仅是功能上的需求,也是构成人体美的一部分。

(1)睑眶沟:位于眉下缘下方或眶上缘下方,是与眶上缘一致的弧形沟。此沟的内侧段较外侧段更为明显,睁眼时较闭眼时更为显著。年轻人由于皮肤弹性好,皮下脂肪丰富,因此该沟较老年人浅。由于东方人额头较平,眶较浅,因此东方人的睑眶沟较白种人更浅。

(2)上睑沟:位于上睑缘上方,并与睑缘基本呈平行走向的皮肤浅沟,又称重睑沟,相当于睑板上缘的位置,上睑沟位于上眼睑的黄金分割线上,这为重睑术的设计提供了理论依据。此沟的形成是因为上睑提肌的部分纤维穿过眼轮匝肌后止于上睑沟及其下方的皮肤,使这部分的皮肤略向上移。故睁眼时这部分皮肤上移更为明显,沟也更为显著。上睑提肌在皮肤的止点越低,上睑沟就越浅或越不明显;在皮肤的止点越高,上睑沟就越深或越明显。若上睑提肌发育不良或不止于皮肤,则上睑沟不明显或缺如。上睑沟将上眼睑分为上、下两部分,上方达眉下缘的大部分称为外睑,下方达睑缘的小部分称为内睑。

重睑的存在使上睑板的运动更加灵活,睑裂张得更大,眼球暴露面积较单睑多,也使上眼睑更具有立体感。上睑沟的位置越接近黄金分割线就越美,女性的上睑沟较男性高。中国人中具有上睑沟者占 77.8%,两上睑沟不对称者占 30%。

(3)下睑沟:距下睑缘 3~4 mm,位于下睑板下缘处,呈不明显且微向下凸的弧形浅沟,眼向下注视时更为明显。

(4)颧睑沟:眶区与颧区的分界线,若有眼袋,则此沟恰位于眼袋的下缘。年轻人的颧睑沟不明显,但随着年龄增大,皮肤弹性降低,此沟会越来越明显。

(5)鼻睑沟:鼻区与眶区的分界线,老年人的鼻睑沟可与颧睑沟汇合成一条半环形的浅沟。

3. 眼睑的皱襞

（1）上睑皱襞：上睑沟的皮肤下垂、折叠并悬垂于上睑沟前方的皮肤皱襞，又称重睑皱襞，俗称双眼皮，是上眼睑形态学分类的重要依据。

（2）颧睑皱襞：位于颧睑沟上方的皮肤皱襞，年轻时一般没有，年老者因皮肤萎缩变薄、弹性减弱、松弛下垂而形成，此处也是眼袋的好发部位。

（3）内眦皱襞：覆盖于内眦角并呈新月形的皮肤皱襞，又称内眦赘皮。可分为先天性和后天性两大类，先天性内眦皱襞常两侧对称，并具有遗传特点；后天性内眦皱襞常为单侧，多由外伤所致。

根据先天性内眦皱襞的方位和走向可将其分为 3 类（图 7-26）：①上睑型内眦皱襞：其皱襞与上睑缘相连，并遮盖住部分下睑缘。②内眦型内眦皱襞：同等遮盖住上、下睑缘和睑裂内眦部。③下睑型内眦皱襞：其皱襞与下睑缘相连并遮盖住部分上睑缘。

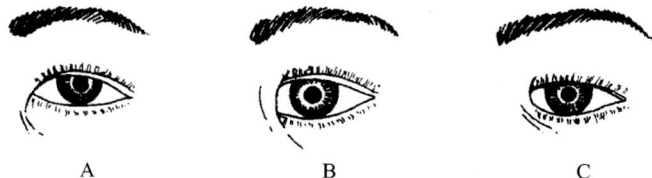

图7-26　先天性内眦皱襞的分类
A. 上睑型内眦皱襞；B. 内眦型内眦皱襞；C. 下睑型内眦皱襞

4. 鼻睑窝　位于内眦与鼻根之间的皮肤凹陷，又称内眦窝。其深面为泪囊上 1/3 所在处，因此该窝可作为寻找泪囊的标志。

5. 睑缘　上、下眼睑的游离缘称为睑缘，是皮肤和睑结膜的连接之处。上睑缘较下睑缘厚，且女性睑缘较男性略厚。上睑缘距内眦约 6 mm 处和下睑缘距内眦 6.5 mm 处，均有一小突起，称为泪乳头，泪乳头中央的小孔称为泪小点，为泪道的入口。

6. 睫毛　生长于睑缘的短毛，粗黑且略带弯曲，沿睑缘排成 2～3 行。上、下睑缘的睫毛呈不同的倾斜度和弯曲度，既不影响人的视觉功能，又能对眼起到保护作用，可防止小昆虫、灰尘进入眼。儿童时期睫毛相对较长，弯曲度也稍大，青春期时的睫毛最长。

根据睫毛前伸的方向，可将睫毛分为 3 种类型，分别为上翘型、平伸型和下倾型（图7-27）。

睫毛处于不断地更新状态中，平均寿命为 3～5 个月。睫毛毛囊周围无立毛肌，但有螺旋状的特殊汗腺，称为睫毛腺，睫毛腺感染时可引发睑腺炎（麦粒肿）。

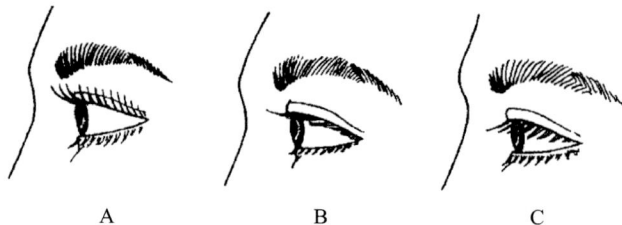

图7-27　睫毛的类型
A. 上翘型；B. 平伸型；C. 下倾型

（三）眼睑的分型

眼睑的分型依据上眼睑来划分,根据上睑皱襞的多少可分为 3 种类型(图 7-28):①单睑:没有上睑线和上睑皱襞,俗称单眼皮,东方人占 40%～60%,中国人双侧单睑者占36.9%,一侧单睑另一侧重睑者占 8.9%。②重睑:有一条上睑沟和一条上睑皱襞。③多重睑:有两条及以上的上睑皱襞。

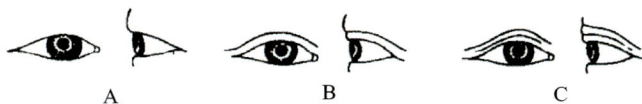

图7-28　眼睑的分型
A. 单睑;B. 重睑;C. 多重睑

（四）眼睑的层次结构

眼睑由浅入深依次为皮肤、浅筋膜、肌层、肌下间隙、纤维层和睑结膜 6 层。

1. 皮肤　眼睑的皮肤由表皮和真皮构成,表皮角质层薄,由浅入深分别为角质层、颗粒层、棘层和基底层;真皮分为浅部的乳头层和深部的网状层。单睑皮肤较重睑皮肤更厚。眼睑皮肤与身体其他部位皮肤相比有如下特点。

（1）眼睑皮肤是全身皮肤最薄的部位,仅为 0.23～0.55 mm。

（2）睑缘部皮肤明显增厚,由 7～10 层细胞构成,角化层明显,这与频繁眨眼、关闭眼裂时产生的摩擦有关。

（3）皮肤柔软,富有弹性,皮下疏松结缔组织丰富,皮肤易于移动和伸展。这一特点十分有利于眼睑的活动(如睑裂的开闭),并对眼球起到保护作用。睑缘的真皮内含有大量的弹性纤维,这既增加了睑缘的弹性,又能使睑裂关闭严密,使眼睑与眼球的贴合也能达到最佳状态。

（4）皮肤含有较多的黑色素,尤其是睑缘部含量更多,这与眼睑具有保护和遮光作用相适应。

（5）内、外眦部的皮肤分别与内、外眦韧带紧密相连,故移动度较小。

（6）上、下眼睑的动力性皱纹不明显,而重力性皱纹与皮肤张力线的走行方向一致,即围绕睑裂环形排列。进行眼睑手术时,皮肤切口应与眼睑的皮纹、眼轮匝肌纤维方向一致,此时切口张力最小、对合良好、易于愈合,术后瘢痕不明显,有利于美容手术的实施。

2. 浅筋膜　眼睑浅筋膜由大量的疏松结缔组织构成,将皮肤与肌层疏松地连在一起,其内含有少量的脂肪,加上皮肤薄而富有弹性,因此对美容手术非常有利。局部炎症或肾炎时容易出现水肿,脂肪增多时容易形成“肿眼泡”或眼袋,影响美观。单睑者皮下组织稍多。

3. 肌层　由浅入深包括眼轮匝肌、上睑提肌和米勒(Müller)肌。

（1）眼轮匝肌:位于眼眶周围、环绕眼裂呈同心圆排列的环形肌,其主要作用是括约眼睑、关闭睑裂、封闭眶口、保护眼球,同时参与眼部的各种表情动作。

（2）上睑提肌:前后走向、前宽后窄的扁肌,上睑提肌受动眼神经支配,其主要作用是上提眼睑、开大睑裂。当动眼神经受到损伤时,可导致上睑下垂、睑裂变窄并下移。

（3）Müller 肌:在上、下眼睑处各有一块,是由一些散在的肌纤维构成的扁薄平滑肌。Müller 肌受颈上交感神经支配,不受人的意识调节。当交感神经兴奋时睑裂开大,从而增加进入眼球的光线,以应对外界的刺激。

4. 肌下间隙　此间隙由疏松结缔组织构成,有分布于眼睑的血管和神经通过。

5. 纤维层 纤维层包括上、下睑板和连于睑板外周缘与眶缘之间的眶隔。此外,还有位于睑内、外眦与眶缘之间的睑内、外侧韧带。

6. 睑结膜 贴衬于眼睑内面的透明薄膜,与球结膜相延续。按其贴衬的部位不同,可分为睑缘部、睑板部和眶部。

（五）单睑和重睑在解剖结构上的差异

具体内容见表 7-6。

表 7-6 单睑和重睑在解剖结构上的差异

解 剖 结 构	单 睑	重 睑
皮肤	较厚	较薄
上睑沟	无	有
内眦皱襞	多见	少见
浅筋膜	较多	较少
眼轮匝肌	较发达	较单薄
上睑提肌腱膜	不发达	发达,止于皮肤
眶脂体	垂直于睑板上缘或睑板前	脂肪较少,不下垂
睫毛	较短,上翘不明显	长,上翘明显
睑裂	较窄	较宽

（六）眼睑的血管、淋巴和神经

1. 血管 眼睑的血供极为丰富,是体内血供最好的部位之一,故眼睑损伤后具有很强的再生和修复能力。只要伤口对合良好,便很快愈合且无明显瘢痕,这对眼睑的美容手术提供了极为有利的条件。

眼睑的动脉来源于两个系统:一是颈外动脉系统的面动脉、眶下动脉和颞浅动脉的分支;二是颈内动脉系统的眼动脉分支,如鼻背动脉、滑车上动脉、滑车下动脉、眶上动脉和泪腺动脉等。

眼睑的静脉也可分为两个系统:睑板前静脉丛和睑板后静脉丛。浅部的睑内侧部静脉回流入面静脉,睑外侧部静脉回流入下颌后静脉;深部的静脉主要回流入眼上静脉,注入海绵窦,再经乙状窦回流入颈内静脉。

2. 淋巴 眼睑的淋巴管分为浅、深两组。浅组淋巴管收集皮肤和眼轮匝肌的淋巴,并形成睑板前淋巴丛;深组淋巴管收集睑板及睑结膜的淋巴,并形成睑板后淋巴丛。

3. 神经 眼睑的神经包括躯体运动神经、躯体感觉神经和内脏运动神经。

（1）躯体运动神经:来自面神经和动眼神经。面神经支配眼轮匝肌,当面神经的颞支或颧支受损时,均可引起闭眼困难;动眼神经中的躯体运动神经支配上睑提肌和大部分眼球外肌,当动眼神经受损时可导致上睑下垂。

（2）躯体感觉神经:来自三叉神经的眼神经和上颌神经。上眼睑受眼神经分支支配,负责传导痛、温、触觉等一般感觉;下眼睑受上颌神经分支支配。

（3）内脏运动神经:交感神经节发出的节后纤维,随颈内动脉和眼动脉入眶,分支分布于 Müller 肌和眼睑的血管、腺体。

（七）睑裂

上、下眼睑游离缘之间的裂隙称为睑裂,是外界光线进入眼球的门户,也是结膜囊排出异物、泪液和分泌物的途径。临床上,可以通过睑裂观察眼球和眼底的各种变化,也可以通过睑裂进行给药或手术。同时,睑裂的位置、长度、高度和形态的变化,都是构成人容貌美的重要因素。

1. 睑裂的大小和形态 上、下睑缘在鼻侧的交接处称为内眦,较为圆钝。内眦与眼球之间形成钝圆的凹陷称为泪湖,起暂时储存泪液的作用。泪湖鼻侧的湖底有一椭圆形的隆起,称为泪阜。上、下睑缘在颞侧的交接处称为外眦。睁眼时,睑内、外眦的连线称为睑裂轴。睑裂轴将睑裂分为上、下两部,上部明显大于下部。

睑裂的大小和形态与人体的生理、病理变化有关。例如,当人处于兴奋、恐惧或愤怒状态时,睑裂明显扩大;处于忧愁、焦虑或疲劳状态时,睑裂缩窄。

2. 睑裂的测量

(1)睑裂高度:身体直立,两眼平视正前方,上、下睑缘中点之间的垂直距离即为睑裂高度。我国成年男性睑裂高度为 8.88～8.95 mm,女性为 9～9.15 mm,女性睑裂较男性高。

(2)睑裂长度:又称睑裂宽度,为同一眼内、外眦之间的直线距离。我国成年男性平均睑裂长度为 28.71 mm,女性为 28.13 mm。

(3)睑裂指数。

$$睑裂指数＝睑裂高度/睑裂长度×100$$

我国男性的平均睑裂指数为 30.93,女性为 32.28。我国女性睑裂高度大于男性,而睑裂长度又小于男性,因此女性睑裂指数大于男性。一般来说,睑裂指数越大,眼越大。

根据调查,我国青年重睑者的睑裂高度与睑裂长度之比为 1∶3,而单睑者为 1∶3.9,这是重睑者更富有容貌美的解剖基础。

(4)两眼内眦宽:两眼内眦角点之间的直线距离,我国成年男性为 32.47～34.47 mm,平均为 33.4 mm;女性为 32.87～33.59 mm,平均为 33.3 mm。由此可见,睑裂宽度和两眼内眦宽并不相等,绘画中"三庭五眼"的"五眼"仅是一个粗略的估计。

(5)两眼外眦宽:两眼外眦角点之间的直线距离,我国成年男性为 88.80～92.01 mm,平均为 90.37 mm;女性为 89.02～89.51 mm,平均为 89.29 mm。

四、眼球的美容解剖

眼球位于眶内,眼睑后方,不仅是人体的视觉感受器,还是构成容貌美的重要部分。

(一)眼球的大小

眼球的大小与眼部形态美密切相关。我国成人眼球的横径和垂直径大致相等。眼球过大会显得明显前突;眼球太小,则眼窝深陷,使眼部缺乏美感。

(二)眼球突出度

眼球突出度是指当头处于眼耳平面时,角膜顶点至眶外缘冠状平面的垂直距离。我国多在 12～14 mm,低于欧洲人平均值(16.17 mm),这主要与种族差异有关。保持一定的眼球突出度可扩大视野,同时有利于增强眼部的立体视觉。在人的生长期间,眼球突出度会随着年龄的增长而增长,成年后达到高峰,老年后逐渐减小。这与眼外肌的老化和眶脂体的减少有关,老年人眼球外肌萎缩、眶脂体减少,故眼球后退明显。

(三)角膜

角膜占眼球的前 1/6,呈凸向前的圆盘状,其曲率半径较巩膜小,故较突出。

1. 角膜的形态 新生儿角膜周边的弯曲度较中央大,与成人正好相反。新生儿角膜横径约为 9.31 mm,垂直径约为 9.18 mm;2 岁时,角膜已达成人大小。因此,儿童的眼睛往往显得更大、更明亮。

2. 角膜的透明度和厚度　角膜缺乏血管,无色透明,男性角膜的平均厚度约为 0.51 mm,女性约为 0.52 mm,差异并不显著。角膜周边较中央更厚,当血管侵入角膜,或出现角膜混浊、白斑、溃疡时,会严重影响视觉功能和眼部美观。

3. 角膜露出率　睁眼时,角膜显露部分所占全部角膜的比例称为角膜露出率。在正常成人中,重睑者角膜被上睑缘遮盖 1~2 mm,角膜露出率约为 81%;而单睑者角膜露出率约为 71%。这也是重睑者显得眼睛更大、更具美感的原因之一。

(四)虹膜和瞳孔

虹膜和瞳孔的形态、色泽变化与眼的功能和容貌美密切相关。

1. 虹膜　虹膜呈中央有孔的圆盘状,位于角膜和晶状体之间,直径约为 12 mm,厚度约为 0.5 mm。中国人虹膜通常呈黑褐色或黄褐色,而白种人因虹膜色素含量较少而呈蓝色或灰色。由于角膜无色透明,因此人们所说的"眼睛的颜色"实际上是指虹膜的颜色。

2. 瞳孔　瞳孔由虹膜围成,虹膜包含两种不同方向排列的平滑肌:一是环绕瞳孔排列的瞳孔括约肌,二是呈放射状排列的瞳孔开大肌,分别负责缩小和开大瞳孔。在弱光下或看远处物体时,瞳孔开大;在强光下或看近处物体时,瞳孔缩小。成人瞳孔直径为 3~4 mm,瞳孔缩小和开大的极限直径为 1.5 mm 和 8.0 mm。正常人进入暗室 10 min 后,瞳孔直径可达 7.2 mm。人在兴奋时瞳孔开大,安静时缩小。当老年人患有白内障时,因光线不能完全到达视网膜,瞳孔会明显开大,可见不透明且呈白色的晶状体。

(五)球结膜和巩膜

球结膜是贴于巩膜前 1/3 的透明薄膜,在眼底与睑结膜相续,具有移动性,有助于眼球的灵活运动。巩膜是构成眼球外膜后 5/6 的致密结缔组织膜,正常情况下呈白色。透过结膜可清晰看到白色的巩膜。

(六)眼球外肌

眼球外肌位于眶壁和眼球之间,包括运动眼球的 4 条直肌和 2 条斜肌,以及运动眼睑的上睑提肌,这些眼球外肌受躯体运动神经支配。

4 条直肌起自视神经管附近的结缔组织总腱环,止于眼球赤道前方的巩膜。上直肌使眼球转向上方,下直肌使眼球转向下方,内直肌使眼球转向内侧,外直肌使眼球转向外侧。上斜肌使眼球转向外下方,下斜肌使眼球转向外上方。上斜肌受滑车神经支配,外直肌受展神经支配,其余眼球外肌受动眼神经支配。关于上睑提肌,前文已详述。眼球外肌出现问题往往导致斜视,需要通过手术进行矫正。

五、眼的类型

关于眼的类型,目前尚未形成一个统一的标准,多根据眼的形态、大小、方位进行分类(图 7-29)。

1. 杏核眼　睑裂高度和睑裂长度均较适中,内眦角较钝,黑眼珠和巩膜显露均较多。此种眼型较常见,是比较理想的眼型。

2. 丹凤眼　睑裂较为细长,内、外眦角锐利,外眦角较内眦角高,眼睑较薄,又称凤眼,同样是较为理想的眼型。

3. 眯缝眼　睑裂细长,内、外眦角角度较小,常伴有眼睑和眼轮匝肌不同程度的松弛,严重者睑裂可呈一条缝。此种眼型多患有眼疾,可伴有畏光。

4. 八字眼 外眦角明显低于内眦角,上、下眼睑的外侧部常有下垂,外眦角较宽,呈"八"字形,俗称垂眼或吊眼梢,又称下斜眼。

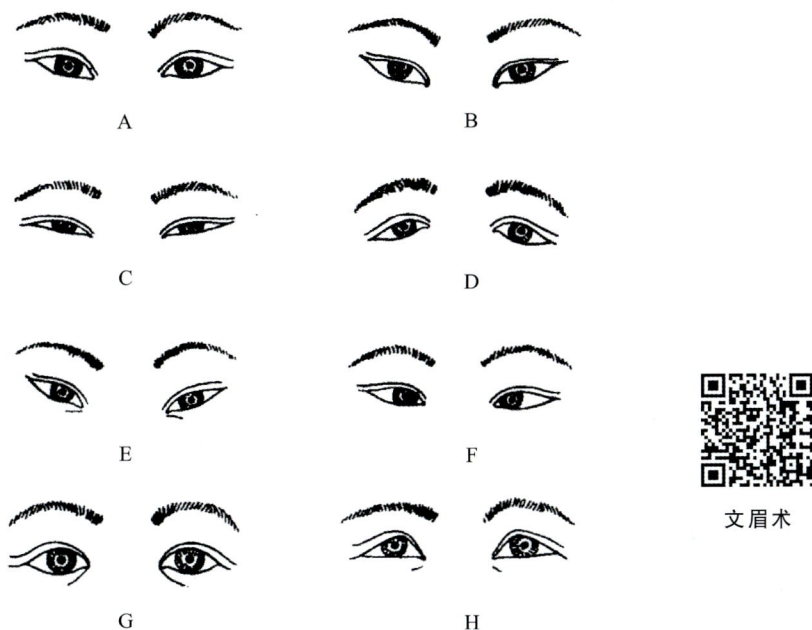

图7-29　眼的类型

A.杏核眼;B.丹凤眼;C.眯缝眼;D.八字眼;E.蚂蚱眼;F.斗鸡眼;G.圆眼;H.三角眼

5. 蚂蚱眼 睑裂较细长,内、外眦角较锐利,且外眦角明显高于内眦角,呈倒"八"字形,形似蚂蚱,俗称吊眼。

6. 斗鸡眼 又称内斜眼或对眼,表现为两侧瞳孔明显靠近内眦角,使外侧显露出更多的白色巩膜。

7. 圆眼 睑裂高度明显增大,内、外眦角显著变大,上、下睑缘弯曲弧度变大,角膜露出率较高。

8. 三角眼 上眼睑的中内侧部较高,而中外侧部明显斜向外下方,上眼睑的最高点偏向内侧,下睑缘略呈一条直线。外眦角常较内眦角低,可伴有皮肤松弛。

文眉术

能力检测

任务五　鼻　　区

本任务将介绍鼻区的结构及功能,要求重点掌握鼻区的分部和体表标志,理解鼻区分区、分型和美学意义。

案例导入

小琪从小就觉得自己的鼻梁不够高,鼻头形态不佳,因此总是沉默寡言,在班级里离群索居。缺乏自信的她终于鼓起勇气,希望通过美容整形手术改变自己鼻部的形态。你作为美容咨询师将如何对其开展术前咨询服务?

思考:

(1)鼻的结构和分型。

(2)如何进行鼻整形?

鼻既是呼吸器官,又是嗅觉器官。鼻由外鼻、鼻腔和鼻旁窦组成,与容貌关系最为密切的是外鼻,但后两者与美容手术也有一定关系。因此,作为一名医学美容工作者,不但要详细掌握外鼻的结构,对鼻腔及其毗邻结构也应有初步了解。

一、外鼻的结构与相关美容功能

外鼻位于颜面中央,为三角形的锥状隆起,作为呼吸系统的起始部分,同时也包含很多美学元素。外鼻的位置、大小、形态均对整个颜面的美观有重要影响。

(一)外鼻的一般形态

外鼻呈三角形锥状体,可分为一尖一底、上下两端及三面三缘。外鼻连于颜面的部分称为鼻底,越向上越窄,至左、右内眦之间缩窄的部分称为鼻根。外鼻下端粗大,呈峰状向前隆起,隆起的尖端称为鼻尖,是颜面部最突出之处。鼻根与鼻尖之间的隆嵴称为鼻背或鼻梁。鼻背的上、中1/3交点略隆起处称为鼻驼峰,约平眶下缘,是鼻骨与鼻软骨衔接之处。自鼻背至鼻底的斜面为鼻的左、右外侧面。参与构成鼻孔两侧的半月形隆起称为鼻翼,是外鼻活动度最大的部位,可参与表情活动,呼吸困难时可出现扇动,这一现象在小儿中更为明显。鼻翼外侧面的浅沟称为鼻翼沟。鼻翼沟向外下方延伸为鼻唇沟,美容手术常沿此沟作切口,预后瘢痕通常不明显。鼻唇沟形态是否完整、对称也是判断面部手术效果好坏的重要依据。当面神经损伤,表情肌功能减退时,鼻唇沟会变浅或消失。鼻翼的游离缘称为鼻下缘。鼻孔之间的肉柱称为鼻小柱,又名鼻中隔可动部。鼻孔又称外鼻孔,是空气进入人体的门户,也是细菌、寄生虫和灰尘进入人体的途径之一。外鼻和鼻孔的形态在不同种族之间差异较大(图7-30)。

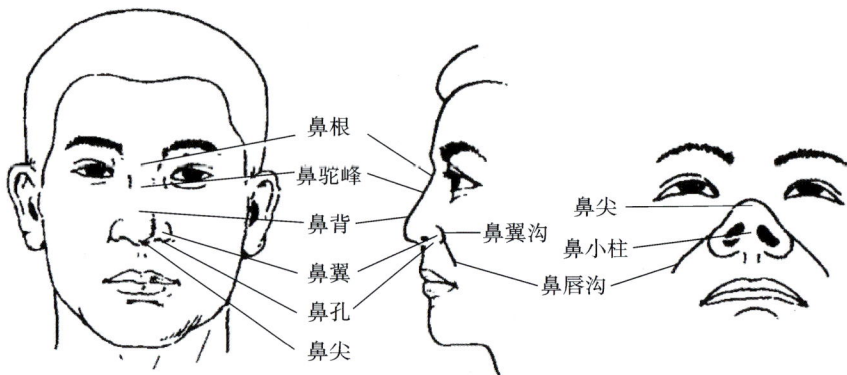

鼻根
鼻驼峰
鼻背
鼻翼
鼻孔
鼻尖
鼻翼沟
鼻尖
鼻小柱
鼻唇沟

图7-30 外鼻的形态

(二)外鼻的美容单位

外鼻是容貌美的重要部位,可把外鼻分为如下7个区,又称外鼻的美容单位,每个区的变化都会引起整体感觉的改变(图7-31)。

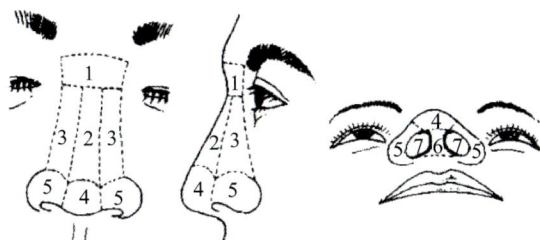

1—鼻根区；2—鼻梁区；3—鼻侧区；4—鼻尖区；5—鼻翼区；6—鼻柱区；7—鼻孔区

图7-31 外鼻的美容单位

（1）鼻根区（1个）：自额鼻缝至内眦平面之间的部分。

（2）鼻梁区（1个）：在纵向上，鼻正中最隆起的部分，上自内眦平面，下至鼻翼最高点平面之间的长条形区域。

（3）鼻侧区（2个）：鼻梁区的两侧，上界与鼻梁区一致，下界借鼻翼沟与鼻翼区分界，内侧界与鼻梁区分界不明显。

（4）鼻尖区（1个）。

（5）鼻翼区（2个）：鼻翼所在的区域。

（6）鼻柱区（1个）。

（7）鼻孔区（2个）。

（三）外鼻的类型

1. 鼻根的类型 根据鼻根点的凹陷度，可分为5级（图7-32）。

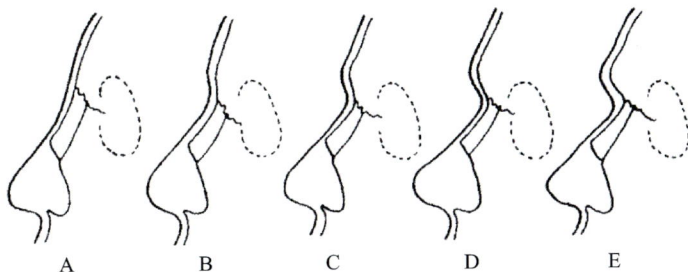

图7-32 鼻根点凹陷分级

A. 0级；B. 1级；C. 2级；D. 3级；E. 4级

（1）0级：无凹陷，额骨、鼻骨之间几乎呈一条直线或微有弧度。

（2）1级：略有凹陷。

（3）2级：明显凹陷，额骨、鼻骨间有明显转折。

（4）3级：额骨、鼻骨间有明显转折，额骨显著前突，鼻根点深陷。

（5）4级：鼻根点更深，额骨、鼻骨间几乎成直角，此为猿类特有。

2. 鼻背的类型 鼻背以鼻驼峰为界，可分为上方的骨部和下方的软骨部。鼻背大致可以分为凹型、直型和凸型（图7-33）。

（1）凹型：骨部和软骨部组合为凹型，根据凹陷程度不同又可分为5种。

（2）直型：骨部和软骨部组合为直型。

（3）凸型：骨部和软骨部组合为凸型。

根据调查，中国人多为直型鼻背，男性直型鼻背占83.5%，女性直型鼻背占92.1%。鼻背的形态与种族有着密切关系,欧洲人的鼻根和鼻背均较高,50%的希腊人为凸型鼻背,而黑种人和蒙古人种鼻背均较低平。

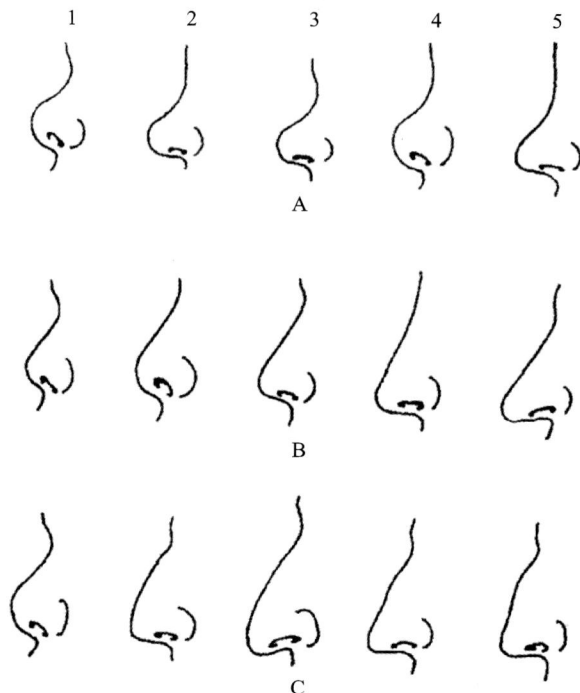

图7-33 鼻背的类型
A. 凹型;B. 直型;C. 凸型

3. 鼻尖的类型 根据鼻尖的形态和大小,可分为以下3种(图7-34)。

(1)尖小型:鼻尖小而尖。

(2)中间型:鼻尖的大小适中,圆尖适度。

(3)钝圆型:鼻尖肥大圆钝。

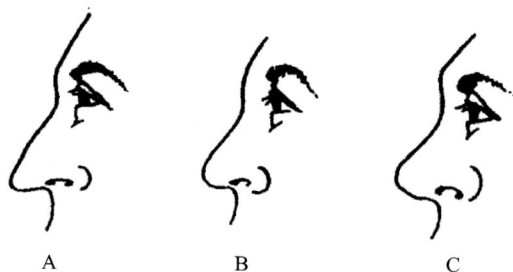

图7-34 鼻尖的类型
A. 尖小型;B. 中间型;C. 钝圆型

4. 鼻基部的类型 鼻与唇之间的线称为鼻唇线,是外鼻与上唇之间的分界线。外鼻的下端为鼻基部,由鼻唇线、两侧鼻翼下缘和鼻尖下面围成,可分为以下3种类型(图7-35)。

(1)高等腰三角形:三角形腰的长度大于底边,多见于长头型者。

(2)等边三角形:三角形的腰约等于底边,多见于中头型者。

(3)低等腰三角形:三角形的腰小于底边,多见于短头型者。

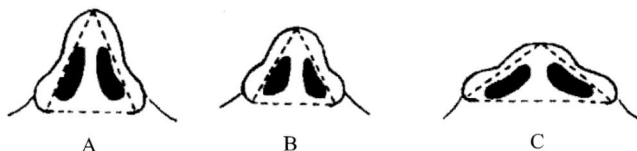

图7-35 鼻基部的类型

A. 高等腰三角形;B. 等边三角形;C. 低等腰三角形

5. 鼻基部倾斜度的类型 当头处于眼耳平面时,鼻基部平面与水平面的关系,可分为以下 4 种类型(图 7-36)。

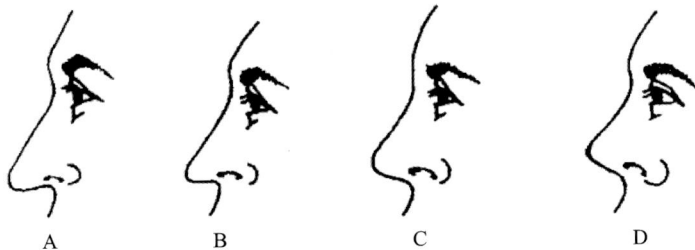

图7-36 鼻基部倾斜度的类型

A. 下倾型;B. 水平型;C. 微翘型;D. 显翘型

(1)下倾型:鼻基部平面向前下方倾斜,鼻尖点低于鼻下点。

(2)水平型:鼻基部平面与水平面一致,鼻尖点与鼻下点等高。

(3)微翘型:鼻基部平面微向前上翘起,鼻尖点略高于鼻下点。

(4)显翘型:鼻基部平面明显向前上翘起,鼻尖点明显高于鼻下点。

我国以微翘型和水平型最为多见,两者合计约占 90%。

6. 鼻孔的类型 按鼻孔的形态和方位,可分为以下 6 种类型(图 7-37)。

(1)纵椭圆形:鼻孔最大径呈前后走向,见于长头型和凸型鼻背者。

(2)三角形:鼻孔呈三角形或"八"字形走向。

(3)斜卵圆形:卵圆形的细端朝向内前方。

(4)圆形:形态似近圆形。

(5)斜椭圆形:鼻孔的最大径呈斜向前内方的横"八"字形走向。

(6)横椭圆形:鼻孔的最大径较斜椭圆形者更长,并且几乎呈横向走行。

7. 鼻翼的类型 根据鼻翼向前外侧面突出的程度和形状,可将鼻翼分成以下 3 种类型(图 7-38)。

(1)扁平型:鼻翼突出不明显,与鼻外侧面几乎为同一平面,鼻翼沟也不明显。男性扁平型鼻翼占 3.6%,女性扁平型鼻翼占 4.8%。

(2)微突型:鼻翼轻微隆起,鼻翼沟浅宽。男性微突型鼻翼占 68.1%,女性微突型鼻翼占 78.3%。

(3)半球型:鼻翼隆起明显,呈半球形;鼻翼沟清晰,呈半环形。男性半球型鼻翼占 28.3%,女性半球型鼻翼占 16.9%。

8. 鼻型 外鼻的位置和形态特征称为鼻型。人们对鼻型的分类方法有很多,目前尚无统一的标准。

(1)以某种动物、植物或物品命名(图 7-39)。

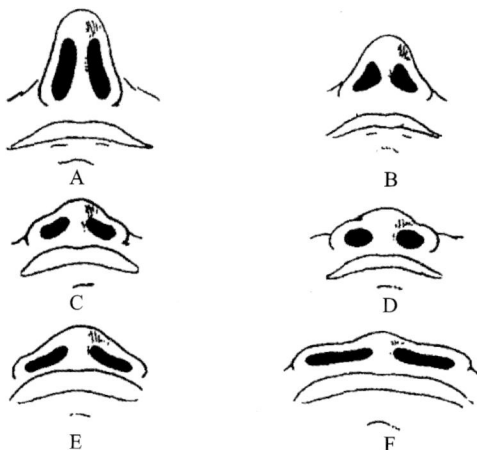

图7-37　鼻孔的类型

A. 纵椭圆形；B. 三角形；C. 斜卵圆形；D. 圆形；E. 斜椭圆形；F. 横椭圆形

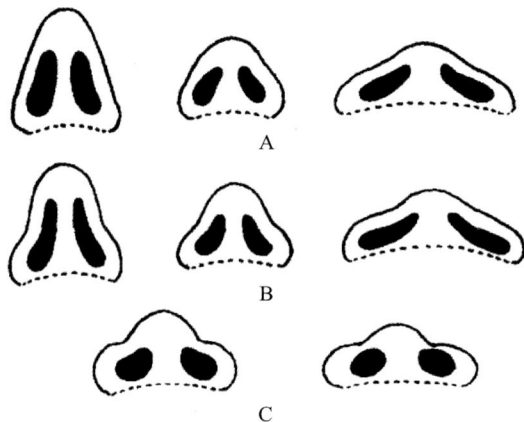

图7-38　鼻翼的类型

A. 扁平型；B. 微突型；C. 半球型

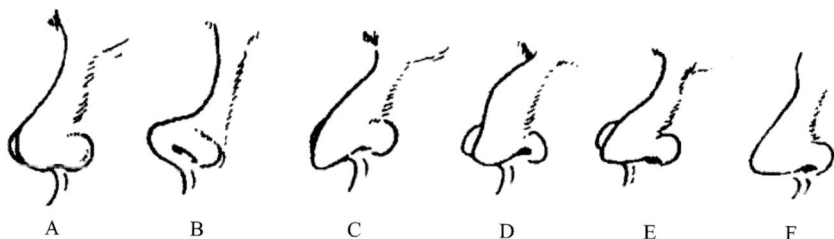

图7-39　鼻型

A. 蒜头鼻；B. 鞍鼻；C. 鹰钩鼻；D. 驼峰鼻；E. 狮鼻；F. 普通鼻

　　①蒜头鼻：鼻尖和鼻翼均明显圆大，而鼻背比较窄平，全鼻形状如蒜头。

　　②鞍鼻：鼻背明显塌陷并短缩，致使鼻基部和鼻尖明显上翘，鼻唇角大于 110°，全鼻如马鞍状。

　　③鹰钩鼻：鼻背较长，鼻背上部常较窄且隆起，鼻基部呈下倾形，鼻尖弯向下，全鼻如老鹰的嘴，多见于犹太人，又称犹太鼻。

④驼峰鼻:鼻背上、中部隆起明显,犹如驼峰。鼻背过长,鼻尖常下垂,这多由鼻软骨发育过盛所致。

⑤狮鼻:鼻背凹陷,上部较瘦小,下部较粗大,鼻翼宽阔,状如雄狮。

⑥普通鼻:鼻尖的圆尖适度,鼻背挺直,鼻侧面平滑,鼻翼微凸且饱满,鼻唇角近似直角,属于理想鼻型。

(2) 以鼻的某一特征命名。

①塌鼻:全鼻整体较低,鼻翼向两侧扩展,鼻基部呈较低的等腰三角形,鼻孔呈横椭圆形。

②朝天鼻:鼻背短,鼻基部显著上翘,鼻尖位居鼻翼上方,鼻孔可见度大。

③长鼻:全鼻过长,由鼻中隔软骨和侧鼻软骨发育过长所致。

④短鼻:鼻小柱、鼻背和鼻中隔均较正常长度缩短,鼻背塌陷,鼻尖上翘。

⑤歪鼻:鼻的一部分或全部偏离正常的位置,表现为鼻背呈"C"形或"S"形。

(3) 鼻指数分型(表7-7)。

表 7-7　鼻指数分型

类　型	鼻　指　数	类　型	鼻　指　数
超狭鼻型	40.0～54.9	阔鼻型	85.0～99.9
狭鼻型	55.0～69.9	超阔鼻型	100.0～114.9
中鼻型	70.0～84.9		

$$鼻指数 = 鼻宽/鼻高 \times 100$$

我国以中鼻型为多,其次为狭鼻型。

(四) 外鼻的位置

成人外鼻在面部的位置,可通过如下方法来确定(图7-40)。

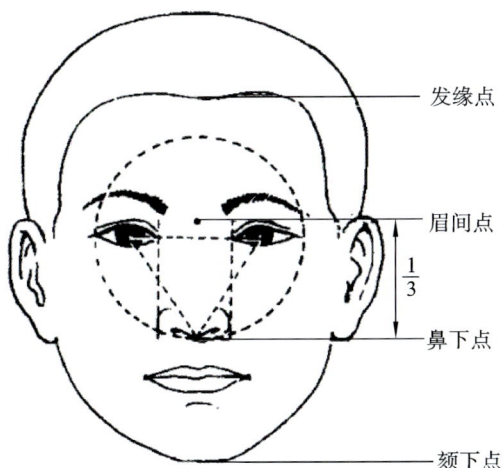

图7-40　外鼻的位置

(1) 在纵向上,鼻恰好位于面部的中 1/3,鼻下界位于面部的黄金点,即发缘点至鼻下点与发缘点至颏下点之比约为 0.618。

(2) 在横向上,两侧鼻翼点间的鼻宽与鼻高之比约为 0.618。两鼻翼点间宽度约等于两内眦间宽度。根据我国对 8 个民族采样的统计数据,我国人民鼻宽约为 37.3 mm,内眦宽约为 35.5 mm,两者仅相差 1.8 mm。

（3）在标准姿势下,两侧瞳孔与鼻下点三者之间可构成一等边三角形。以两侧瞳孔连线的中点为圆心,圆心至外眦的距离为半径作圆,该圆经过鼻小柱和鼻翼外下缘。

（五）外鼻的测量（图 7-41、图 7-42）

1. 鼻长 鼻根点与鼻尖之间的直线距离,我国男性鼻长为 48~53 mm,女性鼻长为 46~48 mm。

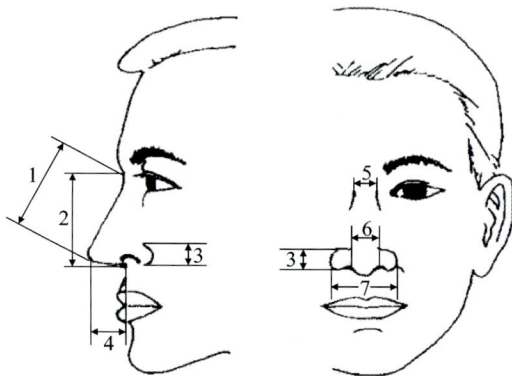

1—鼻长；2—鼻高；3—鼻翼高；4—鼻深；5—鼻根宽；6—鼻尖宽；7—鼻宽

图7-41　外鼻高、宽和深度的测量

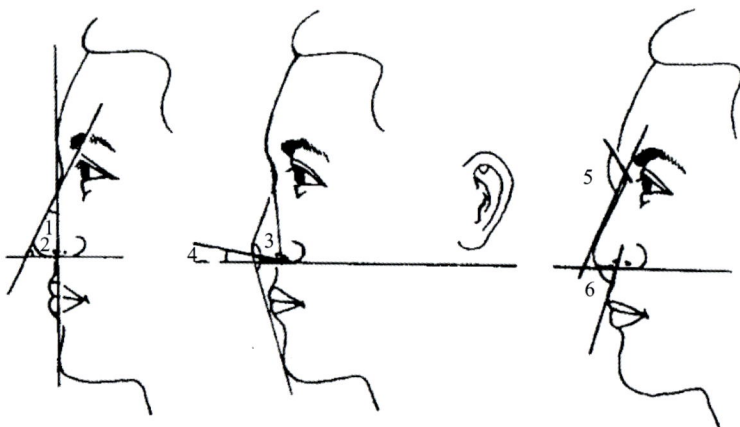

1—鼻面角；2—鼻尖角；3—鼻颏角；4—鼻倾斜角；5—鼻额角；6—鼻唇角

图7-42　外鼻角度的测量

2. 鼻高 鼻根点与鼻下点之间的直线距离,我国男性鼻高为 54~58 mm,女性鼻高为 51~55 mm。

3. 鼻翼高 鼻翼下缘最低点与鼻翼沟上端之间的距离,男性鼻翼高平均为 13.2 mm,女性鼻翼高平均为 11.6 mm。

4. 鼻深 鼻尖点与鼻下点之间的投影距离,我国男性鼻深为 17~19 mm,女性鼻深为 16~18 mm。

5. 鼻根宽 内眦平面上,左、右鼻根外侧面边缘之间的距离,约为 10 mm。

6. 鼻尖宽 两侧鼻翼沟前端之间的距离,约为 12 mm。

7. 鼻宽 两侧鼻翼点之间的距离,男性鼻宽约为 37.6 mm,女性鼻宽约为 35.1 mm。

8. 鼻面角　额中点至鼻下点连线与鼻梁线的交角,多为 29°~33°。鼻梁线为鼻梁点至鼻尖点的直线。

9. 鼻尖角　鼻梁线与鼻小柱中线之间的夹角,多为 70°~85°。

10. 鼻额角　鼻尖点至额前点的连线与鼻梁线的交角。

11. 鼻倾斜角　鼻尖点至鼻下点连线与水平面之间的夹角,多为 10°~20°。

12. 鼻额角　眉间点至鼻梁点连线与鼻梁线的交角,多为 130°~140°。此角的大小、位置对容貌影响较大,若角度太大,则额、鼻或二者之一太过扁平;若角度太小,则额、鼻或二者之一太过前突;若此角位置太高,则可导致长鼻畸形;若此角位置太低,则可导致短鼻畸形。

13. 鼻唇角　鼻小柱中线与上唇中线之间的夹角,一般为 90°。此角对容貌影响也较大,若角度太大,则鼻基部明显上翘,鼻背较短;若角度太小,则鼻基部下倾或上唇突出。

(六) 外鼻的美学观察

在一般人的心目中,较为理想的外鼻应具备以下条件。

(1) 外鼻的位置:在纵向上应位于颜面的中 1/3 处,鼻基部宽大致等于两内眦宽,鼻下点与两瞳孔大致呈等边三角形。

(2) 鼻指数接近或略大于 0.618,外鼻的正面观和侧面观均呈黄金三角形。

(3) 鼻背挺直,鼻尖圆阔,鼻翼呈半球形。

(4) 鼻基部为等边三角形,鼻孔为卵圆形。

(5) 鼻面角、鼻额角、鼻尖角和鼻唇角均在正常范围内。

(6) 鼻梁线位于正中,鼻两侧对称。

(七) 外鼻的支架

外鼻的支架由上部的骨部和下部的软骨部构成,是决定鼻外形的主要解剖基础。骨部以鼻骨为主,其次为鼻骨上方的额骨和两侧的上颌骨,同时,构成鼻中隔的筛骨垂直板和犁骨也间接形成外鼻的支架。软骨部包括隔背软骨、大翼软骨、小翼软骨、鼻副软骨和犁鼻软骨。

1. 鼻骨　鼻骨为上窄下宽、上厚下薄的成对长方形扁骨,构成鼻腔的前上壁。

男性鼻骨上端平均宽度为 5.23 mm,女性为 5.18 mm。鼻骨上端呈锯齿状,与额骨鼻部借额鼻缝相连结。额鼻缝位于内眦平面上方、眉间点下方,是可以在体表扪及的横沟,可作为确定鼻根点的标志。

鼻骨上、中 1/3 交界处相对缩窄,男性平均宽度为 4.1 mm,女性为 4.13 mm;男性平均厚度为 2.34 mm,女性为 2.39 mm。

鼻骨下部呈扇形并向外下方展开,下端最宽、最薄,男性平均宽度为 8.73 mm,厚度约 0.95 mm;女性平均宽度为 8.14 mm,厚度约 0.83 mm。因此,鼻骨的下 1/3 处最容易发生骨折。由于骨质较薄,在行鼻的美容整形操作时应轻柔,以防骨折发生。鼻骨下缘并非横向走行,而是略斜向外下方,形成一个"人"字形切迹,有隔背软骨附着,为鼻驼峰所在处,相当于鼻背的上、中 1/3 交界处。用手触之,可感受到一个明显的硬棘,棘的上方为骨性鼻背,不能移动;棘的下方,鼻背可左、右明显移动。

根据鼻骨的大小、形态,可将鼻骨分为 4 种类型(图 7-43):①普通型:最常见的类型。②长型:最长可达 35.6 mm。③窄型:鼻骨全长较细,最窄处仅为 2 mm 左右,容易发生骨折。④短宽型:其下部宽度可达 12 mm,中部最窄之处可达 6 mm,该类型鼻骨强壮结实,不易发生骨折。

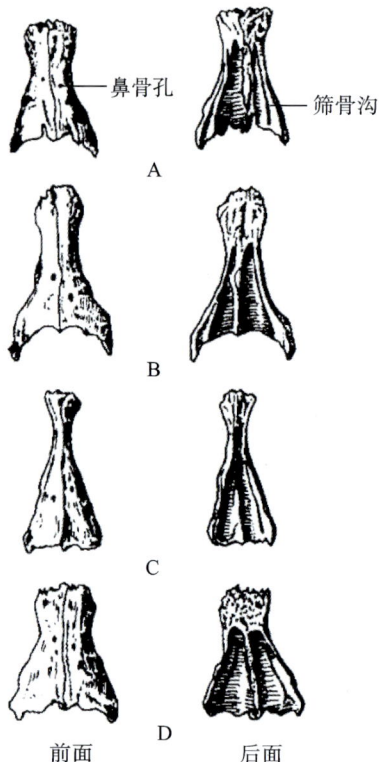

鼻骨孔

筛骨沟

A

B

C

D

前面　　　后面

图7-43　鼻骨的类型

A. 普通型;B. 长型;C. 窄型;D. 短宽型

2. 额骨鼻部和上颌骨　额骨鼻部是额骨中部向下的突起,上颌骨额突是上颌骨伸向上方的坚韧而细长的骨板,其上缘接额骨鼻部,前缘接鼻骨,后缘接泪骨(图7-44)。

3. 筛骨垂直板和犁骨　筛骨垂直板和犁骨共同构成鼻中隔的骨性部分。垂直板构成鼻中隔的后上1/3,其上部与筛骨的筛板相续,前下方与鼻骨和额骨结合,后方与蝶骨嵴结合,后下方与犁骨相接,前下方与鼻隔板相连。犁骨构成鼻中隔的后1/3,其后上方与筛骨垂直板和蝶骨体相结合,后缘游离,下方与上颌骨鼻嵴和腭骨相连,前上缘容纳鼻隔板的后下缘,前下方少部分与犁鼻软骨相接。

4. 鼻软骨　位于外鼻的下部和鼻中隔的前下部,包括隔背软骨的鼻背板和鼻隔板、大翼软骨、小翼软骨、鼻副软骨和犁鼻软骨,均由透明软骨构成,具有良好的韧性和活动性。鼻软骨与梨状孔边缘之间、软骨之间都借结缔组织相连(图7-45)。

(1)鼻背板:鼻背侧成对的三角形软骨,是构成鼻背和鼻外侧面中部的基础。其前缘较厚,上部与鼻隔板相移行,下部与鼻隔板间有一窄缝,二者由结缔组织相连。窄缝的存在,对鼻下部起活瓣的作用,可调节进入鼻孔气流的大小,故下部鼻背板又

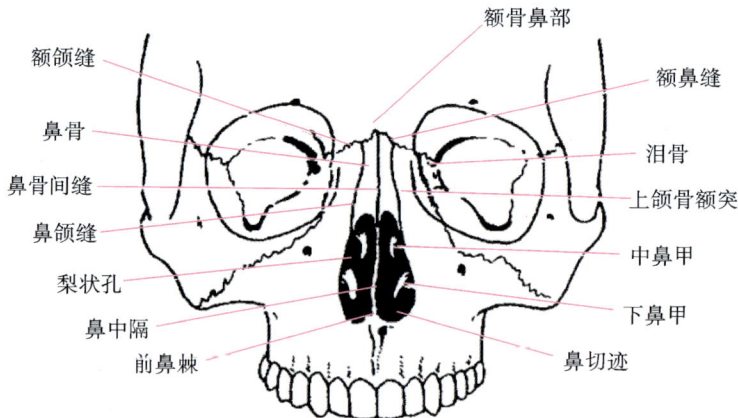

额骨鼻部

额颌缝

鼻骨

鼻骨间缝

鼻颌缝

梨状孔

鼻中隔

前鼻棘

额鼻缝

泪骨

上颌骨额突

中鼻甲

下鼻甲

鼻切迹

图7-44　外鼻的骨性部

称为内鼻孔鼻瓣。其后缘较薄,深入鼻骨下端后方达8～10 mm,与鼻骨紧密相连,并再向外侧与上颌骨额突相连。下缘也较薄,略向外侧弯曲,被大翼软骨上缘覆盖,并伸入鼻前庭数毫米,形成鼻阈。两软骨连接处即为鼻前庭手术的切口位置所在。

(2)鼻隔板:又称鼻中隔软骨(图7-46),略呈四边形的菲薄软骨,但边缘较厚。其前缘由上到下与鼻骨、鼻背板和大翼软骨相连;前下缘主要连接大翼软骨;后缘较薄,嵌入筛骨垂直板;后下缘与犁骨、犁鼻软骨和上颌骨鼻嵴相连;后角锐长,向后嵌入筛骨垂直板与犁骨之间,有的可达蝶骨。

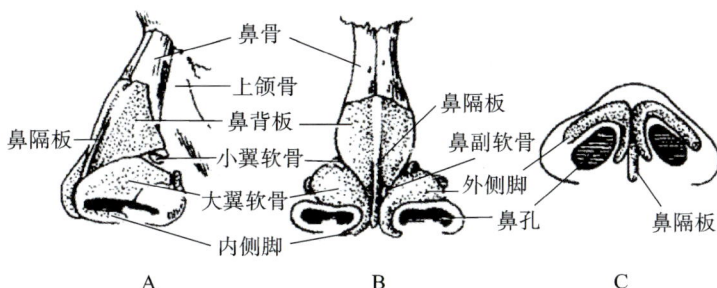

图7-45 鼻软骨

A. 侧面观;B. 正面观;C. 下面观

鼻背板与鼻隔板共同构成"个"字形的隔背软骨,突出于梨状孔。因此,鼻中隔既是外鼻的支柱,又可以缓冲鼻背传来的压力,以维持鼻外形的完整性;同时,鼻中隔将鼻腔分为单独的左、右两部分,有利于左、右鼻孔分开进行通气,保障其生理功能。

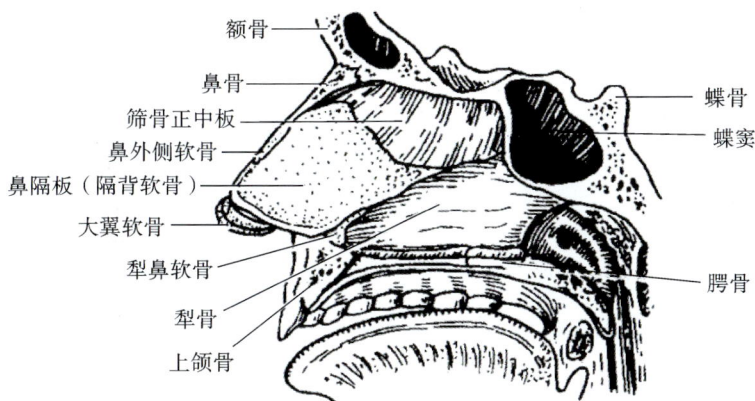

图7-46 鼻中隔的软骨和骨

（3）大翼软骨:一对开口向后呈"U"形的薄软骨板,是构成鼻翼的主要结构。由内、外侧脚和穹窿部构成。大翼软骨内侧脚较为狭细,构成鼻尖和鼻小柱前部的支架,呈向后下方的弧形弯曲。

（八）外鼻的软组织

外鼻的软组织由外向内依次为皮肤、浅筋膜、鼻肌、鼻背筋膜和骨膜。

1. 皮肤和浅筋膜　外鼻的皮肤和浅筋膜在结构上大致分为 3 个不同的区:①骨性区:鼻驼峰以上的鼻区。皮肤和浅筋膜均较薄,真皮内富含胶原纤维和弹性纤维,网状层内含有小汗腺,但皮脂腺较少。浅筋膜为含有脂肪的疏松结缔组织。因此,皮肤的移动性较大,手术时容易剥离。②上部软骨区:鼻背板和鼻隔板前缘所在的区域。此区皮下组织纤维排列致密,皮肤移动性减小,剥离困难。③下部软骨区:包括鼻尖和鼻翼。此区皮肤更为厚实,浅筋膜是鼻部最为致密的部分,将皮肤与深部组织紧密连接而无法移动,剥离时需采用锐性分离。汗腺和皮脂腺丰富,容易感染。

外鼻皮肤和皮下组织的结构特点及临床意义归纳如下。

（1）外鼻皮肤的一个重要特点是含有大量的胶原纤维和弹性纤维,故弹性较大,为美容手术创造了极为有利的条件。在皮肤移动性较好的部位,对于较小的皮肤缺损可直接拉拢缝合,也有利于隆鼻术时植入物充填后皮肤恢复至自然松弛状态,不影响血液循环。又因为皮肤具有较大的收缩性,行鼻缩小成形术后,松弛的皮肤能贴紧术后已经缩小的骨和软骨支架上,使皮肤变得平滑,而不必切除松弛的皮肤,减少瘢痕形成。

(2)皮肤和皮下组织由上到下包含如下变化过程:①由薄变厚,由疏松变得致密,皮肤的移动性也由大变小直至不能移动。因此剥离皮肤时,由上到下需采取钝性分离、稍加锐性分离和锐性分离。②汗腺和皮脂腺由少变多,发生感染的可能性也相应增加。

2. 鼻肌 外鼻鼻肌不发达,位于浅筋膜的深面,其中降鼻中隔肌位置较深(图7-47)。

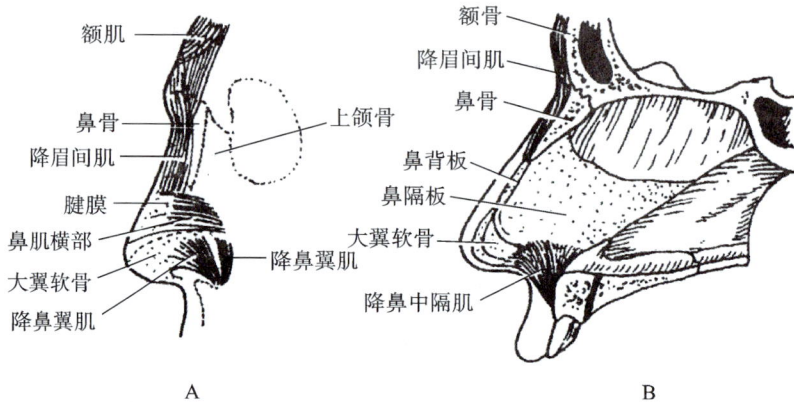

图7-47 鼻肌
A. 左侧面;B. 正中矢状断面

(1)降眉间肌:又称鼻根肌,左右成对,起自鼻骨下部的鼻背筋膜和鼻背板的上部,于中线两侧向上,其肌纤维与额肌内侧部的肌纤维相连,止于眉间皮肤,收缩时牵拉眉间皮肤向下,使鼻根部皮肤产生横纹,也可上提鼻背板,从而缩短外鼻的长度并开大鼻孔。

(2)鼻肌翼部:又称鼻孔开大肌,较细小,位于鼻肌横部的下方。收缩时牵引鼻翼向内下从而加长鼻部,并开大鼻孔。

(3)降鼻翼肌:起于尖牙上方的上颌骨,向上止于大翼软骨外侧脚边缘,有降低鼻翼的作用。

(4)降鼻中隔肌:起于口轮匝肌深面、上颌骨中切牙上方的切牙窝,向上止于鼻隔板下缘的两侧和大翼软骨的内侧脚。收缩时有降低鼻中隔和鼻尖的作用。此肌在鹰钩鼻者中较为发达,因此矫正鹰钩鼻时,应考虑部分切除此肌。

3. 鼻背筋膜 鼻背筋膜位于鼻背肌层与鼻骨骨膜之间,为一层含有大量胶原纤维的疏松结缔组织,具有较强的弹性、韧性和延展性,有利于隆鼻术中假体的固定。这和颅顶部的软组织层次类似,即鼻背筋膜相当于帽状腱膜下疏松结缔组织,在手术中较易分离。在隆鼻术中,如果分离范围过大或假体过窄,有可能导致术后假体移位。

4. 骨膜 在外鼻的骨性部,鼻背筋膜的深面是鼻骨骨膜,骨膜菲薄并与鼻骨紧密结合,不易分离,软骨部的外面覆有软骨膜。

(九)外鼻的血管和淋巴

外鼻和鼻中隔的动脉主要来自上颌动脉、面动脉和眼动脉的分支(图7-48)。上颌动脉经眶下孔至面部,更名为眶下动脉,有小分支分布于鼻外侧;上颌动脉的分支——鼻后中隔动脉分布于鼻中隔的大部。面动脉的分支——上唇动脉分布于上唇、鼻翼、鼻前庭和部分鼻中隔,鼻外侧动脉分布于鼻翼和鼻外侧部;面动脉的终支——内眦动脉继续上行,发出分支分布于鼻背。眼动脉的分支——鼻背动脉与内眦动脉相吻合,也分布于鼻背。

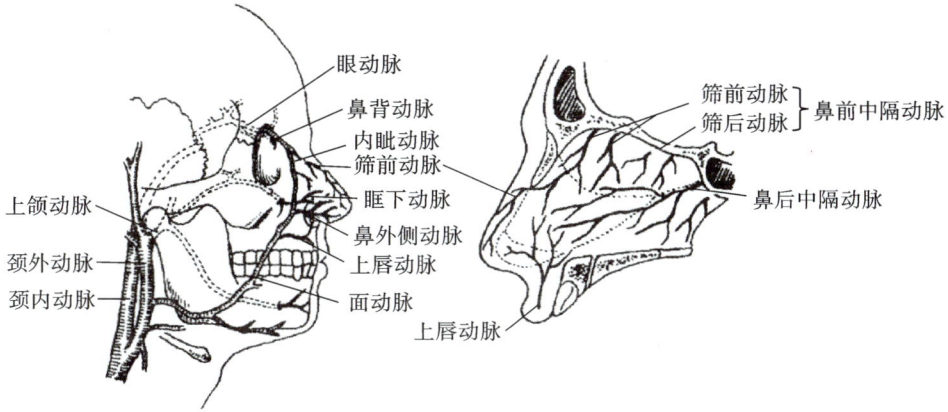

图7-48　外鼻和鼻中隔的动脉

　　外鼻的静脉与动脉伴行,向上经内眦静脉至眼静脉回流入海绵窦,向外经面深静脉入翼静脉丛回海绵窦,向下经面静脉回流入颈内、外静脉。由于这些静脉无静脉瓣,血液的流向可随压力发生改变,故鼻唇部的感染可蔓延进入颅内。

　　外鼻的淋巴回流分为两部分(图 7-49):鼻根部的淋巴管行向外下方,注入腮腺淋巴结;外鼻中下部的淋巴管随面静脉排列方向注入下颌下淋巴结。因此,当鼻部发生感染时,可导致下颌下淋巴结肿大。

(十) 外鼻的神经

　　外鼻的神经包括支配鼻肌的面神经分支和分布于皮肤、黏膜的三叉神经分支。

　　面神经的躯体运动纤维由面神经核发出,经内耳门和茎乳孔出颅后,由腮腺后方进入腮腺形成腮腺丛,发出上、下颊支,分布于所有鼻肌及周围的提上唇肌、颧肌、颊肌等。

　　三叉神经经过逐级分支分出滑车上神经、滑车下神经、筛前神经、眶下神经。根据这些神经的走行部位,可设计外鼻手术的阻滞麻醉点(图 7-50)。图中 A 点位于眉头与内眦之间,为滑车上、下神经的共用阻滞麻醉点。B 点位于眶下缘中点下方约 1 cm 处,为眶下神经阻滞麻醉点。C 点位于鼻小柱前端,可阻滞麻醉筛前神经终末支。若只行鼻下 1/3 手术,可只阻滞麻醉 B 点及 C 点;若手术不涉及鼻小柱,则可不阻滞麻醉 C 点。

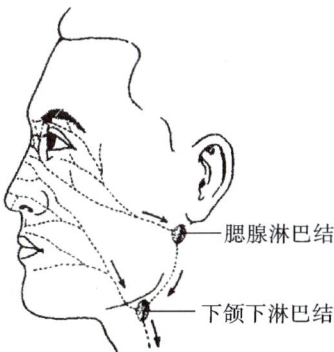

图7-49　外鼻的淋巴回流

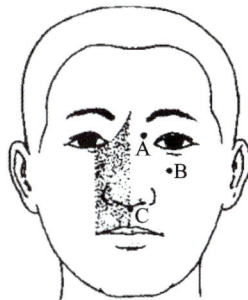

A—滑车上、下神经点；B—眶下神经点；C—鼻小柱点

图7-50　外鼻手术阻滞麻醉点和麻醉范围

二、鼻腔的结构

鼻腔前为鼻前孔,后为鼻后孔。其外侧壁是由软骨和骨构成的支架,表面有黏膜覆盖;上壁即鼻腔顶,借筛骨筛板与颅前窝相邻;下壁即鼻腔底,由上颌骨和腭骨覆盖黏膜而形成。鼻腔正中矢状面被鼻中隔分为左、右两部分。

鼻腔可分为鼻前庭和固有鼻腔两部分,固有鼻腔即骨性鼻腔。

(一)鼻前庭

鼻前庭为鼻腔前部的一小部分,主要由鼻翼和鼻中隔下部围成。鼻前庭的外后方可见一弧形隆起,称为鼻阈,是鼻前庭和固有鼻腔的分界标志。鼻前庭生有鼻毛,鼻毛朝向鼻前孔,具有过滤空气、阻挡异物、黏附灰尘的作用。

(二)固有鼻腔

固有鼻腔是位于鼻内孔和鼻后孔之间的矢状间隙,为鼻腔的主要组成部分,即临床上通常所指的鼻腔。

1. 鼻腔外侧壁(图 7-51、图 7-52) 从前到后由鼻骨、上颌骨、泪骨、筛骨迷路、腭骨垂直板和蝶骨翼突构成其支架,此外下鼻甲作为单独的一对骨附着于上颌骨。上、中、下鼻甲围成上、中、下鼻道。下鼻道前部有鼻泪管开口;中鼻道有筛窦前群、筛窦中群、额窦和上颌窦开口;上鼻道有筛窦后群开口,蝶窦开口于上鼻甲后方的蝶筛隐窝。上鼻甲及其以上区域黏膜呈淡黄色或白色,内含嗅细胞,称为嗅区;其余区域黏膜为淡红色,称为呼吸区。

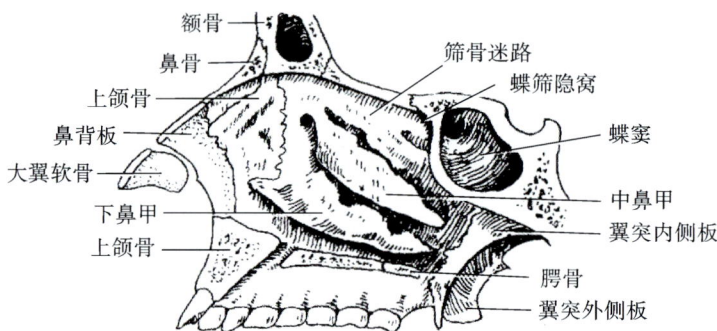

图 7-51 鼻腔外侧壁的支架

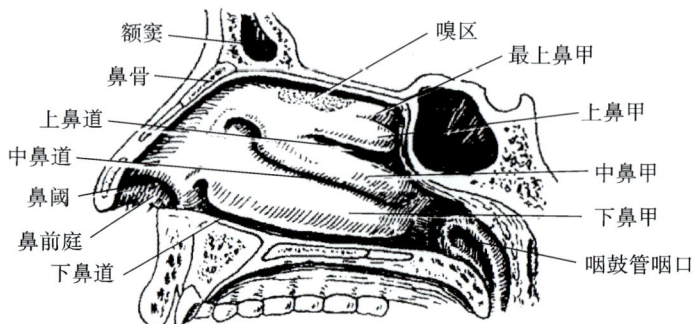

图 7-52 鼻腔外侧壁

鼻腔外侧壁的动脉来自眼动脉和上颌动脉的分支,包括眼动脉发出的筛前动脉、筛后动脉和上颌动脉发出的蝶腭动脉、腭降动脉。静脉与同名动脉伴行,即经筛前、后静脉至眼上静脉回流入海绵窦,以及经蝶腭静脉至翼静脉丛入上颌静脉。

2. 鼻中隔 鼻中隔骨部以筛骨垂直板和犁骨为支架,位于鼻中隔后部;软骨部以鼻隔板和大翼软骨内侧脚为支架,位于鼻中隔前部。据调查,鼻中隔居正中矢状位者占 42%,偏向右侧者占 28%,偏向左侧者占 26%,呈 S 形者占 4%。偏曲严重者可出现鼻塞和头痛,应进行手术矫正。鼻中隔与鼻腔外侧壁相对应,也分为嗅区和呼吸区。鼻中隔前下部血管尤为丰富,约 90% 的鼻出血发生于此区,称为易出血区,又称利特尔(Little)区。

能力检测

任务六　颌　面　部

本任务将介绍颌面部的组成、结构及功能,要求重点掌握颌面部的结构和体表标志,理解颌面部分区、分型及美学意义。

案例导入

小红对自己的偶像非常着迷,每次照镜子看到自己的下颌,都会让她感到自卑。她希望通过美容整形术拥有和明星一样的"尖下巴",如果你是美容咨询师,将如何与她进行术前咨询沟通?

思考:

(1)如何为求美者科普颌部形态位置分类与审美关系?

(2)求美者通过什么方法可以改变下颌形态?

颌面部是以上、下颌骨为支架构成的,位于颜面部下 1/3,上起自鼻基部、颞下颌关节,下为下颌底,后为下颌支下缘。颌面部包括唇区、颏区、颊区、腮腺咬肌区和颞下颌关节。

一、上、下颌骨

上、下颌骨属于面颅骨,构成颌面部的骨性支架,是面部软组织的附着点。

(一)上颌骨

上颌骨是位于颜面部最大的成对骨,参与构成梨状孔的大部,形成鼻腔底和侧壁,也是口腔的顶,上牙附着的部位。上颌骨属于不规则骨,分为"一体""四突"和上颌窦。

1. 上颌体("一体")和上颌窦 位于上颌骨的中心部,可分为前面、眶面、颞下面和鼻面(图 7-53、图 7-54)。

前面较光滑且微凹。在眶下缘中点下方,男性距此 7.9～8.9 mm、女性距此 7.3～8.4 mm 处有眶下孔开口。眶下孔多为卵圆形,少数为圆形或逗号形状。眶下孔斜向后外上方,与冠状面所成的夹角为 82°～85°,行眶下神经麻醉时,应根据该角度进针。眶下孔单孔出现的概率为 92%～93%,有时可伴有副孔出现。眶下孔下方的深窝为尖牙窝,该处骨质较薄,上颌窦手术可经此凿入。尖牙窝的内下方可见数条纵行骨嵴,称为牙槽轭,位于上颌窦牙槽突上,与尖牙和侧切牙相对应,是鼻肌的起始处。前面与鼻相交处的大切迹即为鼻切迹,两侧鼻切迹在中线处相接,形成小的棘状突起,称为鼻前棘,其尖端接鼻隔板。鼻前棘后接犁骨。

图7-53 上颌骨(前面、眶面、颞下面)

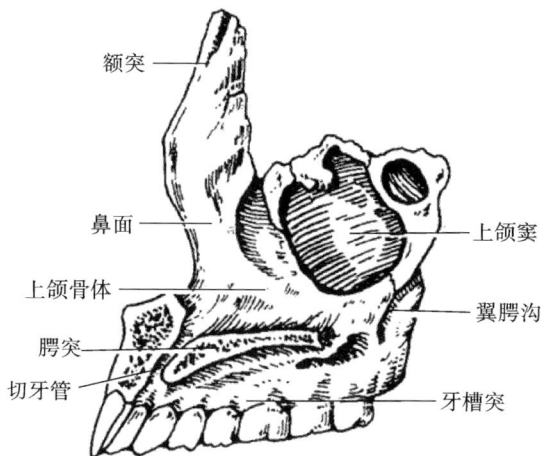

上颌窦
穿刺术

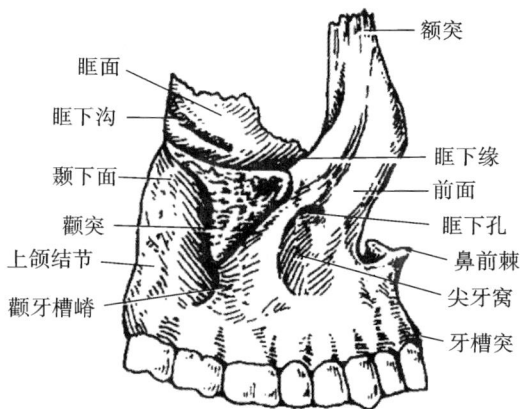

图7-54 上颌骨(鼻面)

眶面呈尖向后的三角形,表面光滑,构成眶下壁的大部。中部有起自眶下裂呈前后走行的纵沟,称为眶下沟,该沟向前、内、下通入眶下管,开口于眶下孔。自眶下管向下还发出两条小管,经上颌窦前壁和外侧壁下降到牙槽,即牙槽管,有上牙槽前动脉和眶下神经的上牙槽前、中神经通过。眶下管长约1.4 cm,行眶下神经阻滞麻醉时,针尖插入不可超过此长度,以免伤及眼球。

颞下面为上颌体的后面,较隆凸,朝向后外,构成颞下窝的前壁。颞下面与前面相交处有向下达第1磨牙的骨嵴,即颧牙槽嵴,在面部和口腔前庭均可触及,为上牙槽后神经阻滞麻醉的重要标志。颞下面中部有2～3个小孔,即牙槽孔,各向下经上颌窦后壁导入一小管,有上牙槽后血管和神经通过,是上牙槽后神经阻滞麻醉之处。

鼻甲构成鼻腔外侧壁的一部分,后上部有不规则的上颌窦裂孔,是上颌窦的开口。其前方有向后下达下鼻道的浅沟,即泪沟,此沟与下鼻甲的泪突和泪骨共同围成鼻泪管,开口于下鼻道前份。上颌窦裂孔的后侧骨面粗糙,接腭骨的垂直部,并共同形成翼腭管。

上颌窦是位于上颌体内椭圆形(约占94%)或圆形(约占6%)的腔隙。男性平均容量约为13 mL,女性约为11 mL。上颌窦的上壁即眶面,下壁可见牙槽骨凸向窦内,也可有牙根直接位于上颌窦黏膜下者,因此牙根感染时可侵及上颌窦。上颌窦的内侧壁即上颌体的鼻面,其上部有上颌窦裂孔,骨性上颌窦裂孔前后径最大为2 cm,上下径最大为1.1 cm。鼻面下部与下鼻道对应,此处骨质最薄,为上颌窦穿刺的理想部位。

2. 四个突起("四突")

(1)额突为一坚韧而细长的骨板,由上颌体伸向上,经鼻骨与泪骨之间达鼻根,与额骨鼻部相接。

(2)颧突呈短而粗的三角锥形,向上与颧骨相接。

(3)牙槽突是下颌体向下呈弓形的突起(图7-55),即上颌的牙槽骨,骨质较厚但疏松。其下缘游离,称为牙槽缘,有容纳1~8个牙根的牙槽。牙槽突的前内侧段容纳切牙和尖牙,牙槽骨较窄,越向外侧段越宽,以容纳较大的前磨牙和磨牙。牙槽的形态、大小、数目和深浅与所容纳的牙根相适应,其中尖牙的牙槽最深,磨牙的牙槽最宽。牙槽的游离缘称为牙槽嵴;两牙之间的牙槽骨称为牙槽间隔。牙槽骨的外侧面即唇颊面,内侧面即腭面。牙槽骨表面的骨密质有许多小孔深入深层的骨松质,因此上颌手术可采用局部浸润麻醉。

在人的一生中,随着牙齿的发育、生长、替牙、磨损甚至脱落,牙槽骨也会发生显著变化,这种变化表现为骨组织不断重建的过程,成骨和破骨始终保持平衡的生理状态。这就是临床上对错位牙和其他牙齿排列不规则进行矫正的理论基础,通过强制移动错位牙以重新建立正常又美观的咬合位。

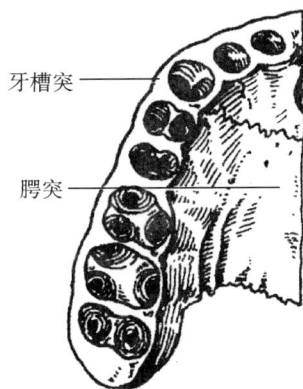

图7-55　牙槽突和腭突

(4)腭突是上颌骨体内侧面与牙槽突相移行处水平伸向后侧的薄骨板,其两侧在正中线相交形成腭正中缝,是硬腭的支架(图7-55)。其上面光滑微凹,构成鼻腔下壁的大部;下面粗糙,也略凹陷。近外侧缘有一前后走向的纵沟,称为腭沟,有腭大动脉和腭前神经通过。腭正中缝前端的小孔称为切牙孔,向后上方通两侧的切牙管。切牙管向后上方与鼻腔相通,有鼻腭神经和腭大动脉的终支通过,切牙孔是鼻腭神经阻滞麻醉之处。

3. 上颌骨的压力支柱　上颌骨最主要的功能是配合下颌实现咀嚼运动,在此过程中,上颌骨承受的压力主要来自下颌骨。承受压力最大的几个部位,其骨质构造相对较密且厚,形成以下3对压力支柱(图7-56)。

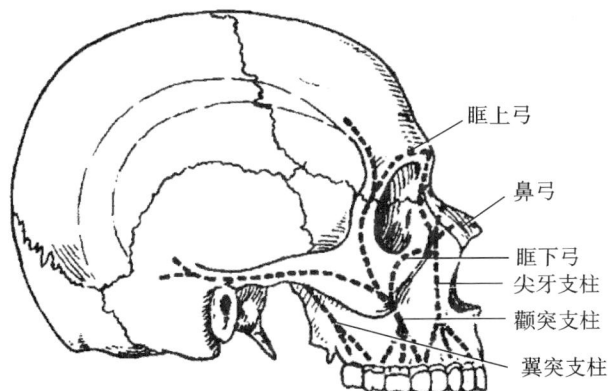

图7-56　上颌骨的压力支柱

(1)尖牙支柱:起于上颌尖牙槽及其附近的牙槽骨,向上经鼻切迹外侧,沿上颌骨额突至额骨,又称鼻额支柱,主要承受和传递尖牙区的咀嚼压力。

(2)颧突支柱:主要起于上颌第1磨牙及其附近的牙槽骨,向上经上颌骨颧突到达颧骨体,随即分为两支。主要承接和传递第1磨牙区的咀嚼压力。

(3)翼突支柱:起于第2、3磨牙区,向后上经翼突将咀嚼压力传至颅底。主要承受磨牙区后部的咀嚼压力。

这些压力支柱之间尚有横向的连接支架,这些上、下走行的压力柱和横向连接的支架共同形成一个压力承接系统,使上颌骨及其相邻骨拥有强有力的支撑、承压作用。这一系统的存在是维持正常面容的基本条件,而这一系统又依赖于健全的咬合系统和咀嚼功能。因此,拥有一口排列整齐、咬合良好的牙齿,结实的牙槽骨,以及强健的咀嚼肌,是塑造健美面型的基础。

(二)下颌骨

下颌骨是构成颜面部下1/3的支架,借颞下颌关节与颅底相连,是颅骨中唯一能活动的部位。下颌骨可分为水平的下颌骨体和垂直的下颌支。下颌骨后下方的拐角称为下颌角,其内、外侧粗糙的骨面分别为翼肌粗隆和咬肌粗隆。

1. 下颌体 呈向后开放的蹄铁形,具有内、外侧面。

(1)外侧面(图7-57):前正中部微凹,两侧稍隆凸。中部下方的三角形隆起称为颏结节。在颏结节的外侧,第2前磨牙牙根的下方存在颏孔,81.1%的颏孔为卵圆形,17.8%为圆形。颏孔的位置随年龄的增长向后上方移动,儿童的颏孔在恒牙萌出之前距下颌骨下缘较近;老年人牙齿脱落后,牙槽骨因骨质吸收而萎缩,颏孔则相对上移。颏孔有颏神经和颏血管出入,是颏神经阻滞麻醉之处。了解上述变化后,有助于更加准确寻找颏孔的位置。

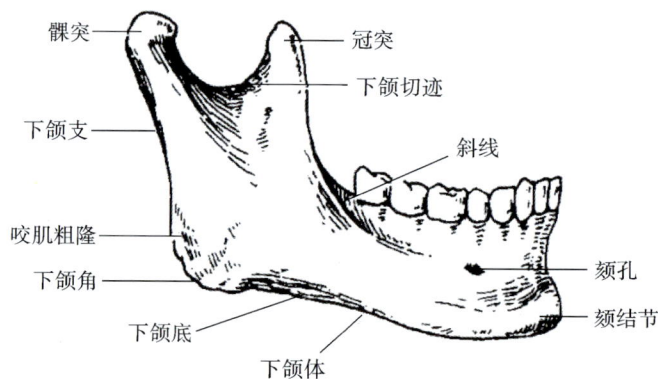

图7-57 下颌骨(外侧面)

(2)内侧面(图7-58):上部较隆凸,下部较凹陷,正中线有上、下两对棘状突起,称为颏棘。上方的为上颏棘,有颏舌肌附着;下方的为下颏棘,有颏舌骨肌附着。颏棘外下方椭圆形的浅窝为二腹肌窝,是二腹肌前腹的起点。颏棘外侧有舌下腺窝,是舌下腺的所在位置。舌下腺窝的后方有下颌舌骨线,是下颌舌骨肌起点附着处。

2. 下颌支 下颌支为下颌体伸向后上方的结构,为一近乎矢状位的长方形骨板。内侧面的中央稍偏后方有下颌孔,多为椭圆形。下颌支由下颌孔前下方进入下颌管,此管通向颏孔,管内有下牙槽神经和血管通过。下颌支前方的突起称为冠突,为颞肌止点;后方为髁突,髁突上端的膨大称为下颌头。

下颌骨所处的位置较为特殊,对面型起关键性作用。颏部的突出度、下颌角的大小、下颌支的高度,都会对面型产生重要影响。随着人年龄的增长,咀嚼功能逐渐减弱,牙齿逐渐

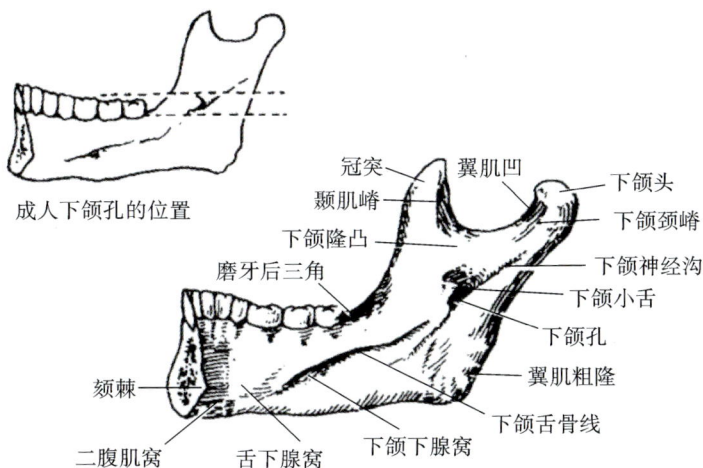

图7-58 下颌骨(内侧面)

脱落,牙槽骨质不断吸收,下颌体明显变短、变薄。因此,下颌骨和牙齿的健康不仅直接影响人的消化功能,还对面部美观起重要作用。美不仅是外表的漂亮,更是健康的体现。

二、颞下颌关节

颞下颌关节是颅骨中唯一的关节,既具有一定的灵活性,又具有一定的稳定性。

(一)关节的组成

颞下颌关节由颞骨岩部的下颌关节窝和髁突构成,两关节面之间有关节盘(图7-59)。

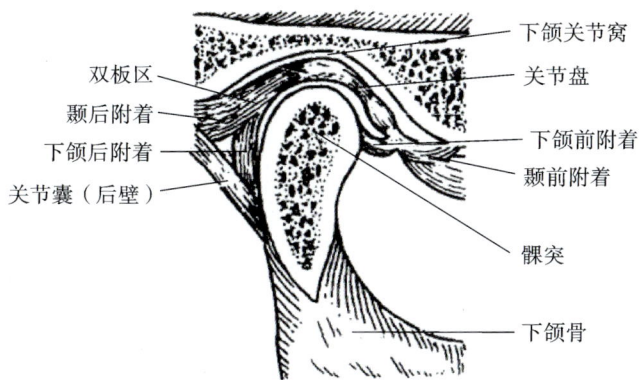

图7-59 颞下颌关节

1. 下颌关节窝 在矢状切面上呈"S"形,并不是一个完整的凹陷。下颌关节窝与颅中窝仅隔以薄层骨板,故在下颌关节窝周围进行手术时应注意此解剖关系,防止出现颅脑损伤。下颌关节窝的后方与外耳道和中耳毗邻,中间也只隔以薄层骨板(在幼儿中为一层软组织),因此中耳的感染也可能累及颞下颌关节。

2. 下颌头 下颌头为髁突上端的膨大。下颌头表面覆有软骨,软骨的细胞处于不断更新中,有利于髁突的生长、重建和修复。

3. 关节盘 呈椭圆形,由纤维软骨构成,垫于下颌窝、关节结节与下颌头之间,后部最厚。

4. 关节囊和关节腔 关节囊薄而松弛,但结构较强韧,由外层的纤维结缔组织和内层的滑膜层构成。关节盘四周连于关节囊,将关节腔分为上、下两部分。上腔大而宽松,有助于关节盘和下颌头进行滑动运动,故称滑动关节;下腔小而狭窄,仅允许下颌头进行张口与闭口运动,故称铰链关节。这些结构的存在保证了颞下颌关节运动的灵活与稳定,使颞下颌关节不仅可以进行张口和闭口运动,还可以进行侧向的运动和前后方向的运动。

(二)关节的韧带

颞下颌关节的韧带都位于关节囊外面,对于悬吊下颌骨、稳定关节、维持下颌头在正常范围内的运动有重要作用,包括颞下颌韧带、茎突下颌韧带等。

三、咀嚼肌

咀嚼肌是起于颅骨、止于下颌骨的强有力肌群,主要分布在下颌支的周围,包括咬肌、颞肌、翼内肌和翼外肌 4 对。

1. 咬肌 位于下颌支的外侧,呈坚厚有力的方板样(图 7-60)。起自颧弓的下缘和内面,向后下方止于下颌支和下颌角外面的咬肌粗隆。

2. 颞肌 起自颞窝,肌束如扇形向下汇聚,通过颧弓的深面,止于下颌骨的冠突。

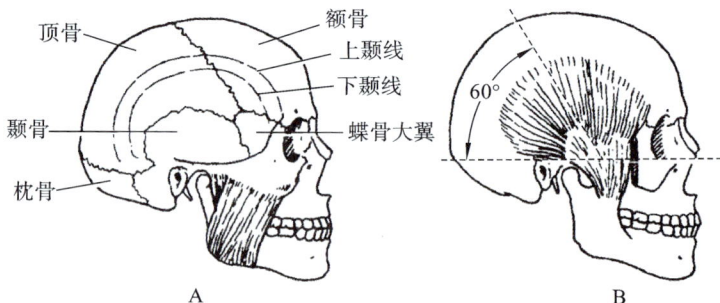

图7-60 咬肌和颞肌
A. 咬肌;B. 颞肌(颧弓已切除)

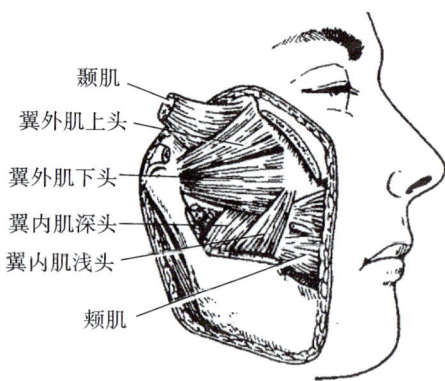

图7-61 翼内、外肌

3. 翼内肌 起自翼窝,向外下方止于下颌角的内面。

4. 翼外肌 在颞下窝内,起自蝶骨大翼的下面和翼突的外侧,向外止于下颌颈(图7-61)。

咬肌、颞肌、翼内肌能上提下颌骨,使上、下颌的牙齿互相咬合。上提下颌骨的肌肉远比下降下颌骨的力量强大,所以颞下颌关节的自然姿势为闭口。两侧翼外肌同时收缩可张口,为舌骨肌群的协同肌。一侧翼外肌和翼内肌同时收缩可使下颌骨向对侧移动,形成研磨运动。

咀嚼肌的神经来自三叉神经的分支——下颌神经。下颌神经自卵圆孔出颅后进入颞下窝,发出翼内肌神经、翼外肌神经、颞深神经、咬肌神经并支配相应肌肉。下颌神经阻滞麻醉是将麻醉药注射于卵圆孔附近以实现麻醉效果,卵圆孔位于翼突根部后方,距下颌切迹中心点皮肤 4~5 cm。

四、唇颏部

唇颏部构成颜面部下 1/3,包括口唇和颏部,两者的分界是唇下方的凹陷——颏唇沟。上、下唇之间有口裂,上唇与鼻基部相交处称为鼻唇线,为上唇的上界;颏下点为颏的下界。较为理想的唇颏部是口裂和颏唇沟将上唇、下唇和颏部三等分(图 7-62)。唇两侧借鼻唇沟与颊部为界,颏部两侧以口角的垂直线为界。

(一) 表面解剖

口唇位于鼻基部与颏唇沟之间,被横行的口裂分为上唇和下唇。上、下唇相交的夹角称为口角,平对尖牙与第 1 前磨牙相邻处,两口角间的距离约等于两侧角膜内侧缘之间的距离。上、下唇在口角处的皮肤和黏膜相互移行形成的皮肤黏膜皱襞称为唇连合,张口时清晰可见,较易撕裂(图 7-62)。

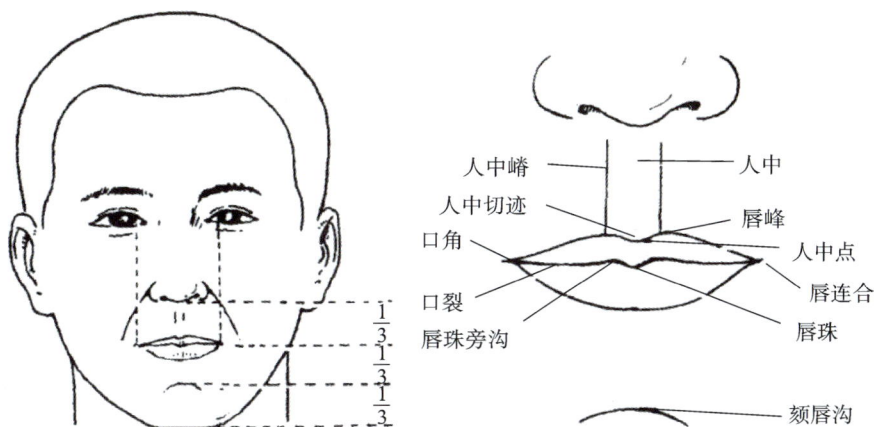

图7-62 唇颏部表面解剖

唇的表面可分为 3 部分:外表面的皮肤部,内表面的黏膜部和连于两者之间的唇红部。

在上、下唇缘,显露于皮肤与黏膜之间的红色区域称为唇红,唇红与皮肤交接处的清晰边缘称为唇红缘,唇红缘为人类所特有,是判断上、下唇薄厚的重要标志,具有重要的审美价值。上唇的唇红缘呈现中部微向上凸的“M”形曲线,称为唇弓,亦称“爱神之弓”。唇弓于中线两侧的最高点为唇峰,唇峰外侧的唇红缘较长,称为唇弓的外侧边,内侧的唇红缘较短,称为唇弓的内侧边;内、外侧边于唇峰处相交,构成唇弓的外侧角。由唇峰向上达鼻小柱两侧的皮肤纵嵴,称为人中嵴。两侧人中嵴之间的纵沟称为人中,是面部中线的标志,也是人类所特有的,其上、中 1/3 交点为人中穴。上唇正中线的唇红向前下的珠状突起,称为唇珠或上唇结节。唇珠上方的唇弓略向下的凹陷称为人中切迹,人中切迹在中线上的最低点称为人中点。唇弓的左、右内侧边与人中点相交,构成唇弓的中央角。唇珠基底两侧的唇红呈现出前后走向的浅沟,称为唇珠旁沟,这使唇珠显得更为突出且丰满。下唇的唇红缘略呈微弓形或弧形。

口唇,尤其是唇红部,通常以圆润为美,与眉眼相互映衬,在人的容貌美中占有重要地位。口唇的薄厚、形态、色彩变化是生活美容和医学美容领域共同关注的焦点。

(二) 软组织的层次解剖

唇颏部的软组织由浅入深是皮肤、浅筋膜、肌层、黏膜下层和黏膜层。唇颏部软组织富含血管、皮脂腺、汗腺和毛囊,特别是口唇(图 7-63)。

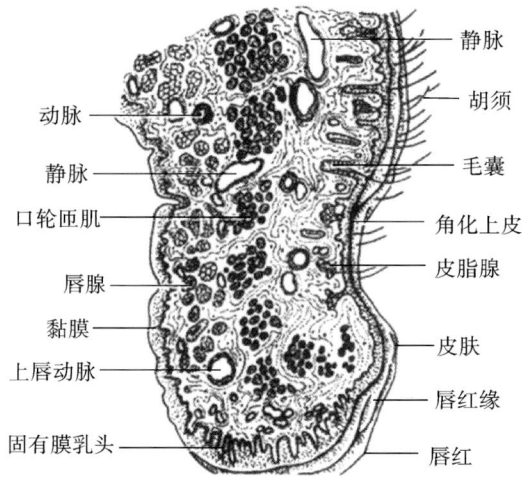

图7-63　口唇的组织结构(上唇)

1. 皮肤　除唇红部以外,其他处皮肤均较厚,借结缔组织束与浅筋膜和表情肌紧密结合,故皮肤不易移动,也很难分离。皮肤富含血管、皮脂腺、汗腺和毛囊等,容易发生急性感染和疖肿等。受到外力打击时容易出现撕裂,但也容易愈合。成年男性的上、下唇和颏部生有硬毛,上唇硬毛称为髭,下唇和颏部硬毛称为须,两者通称胡须。胡须在性成熟后开始生长,并随年龄的增长而增多,40 岁以后明显增多,到老年期更为发达。根据胡须的发达程度其可分为 5 级(图 7-64):1 级,胡须极少,排列稀疏,耳旁无或仅有数根胡须;2 级,胡须少,上唇及颏部胡须已连成一片但不密,下颌角处尚无胡须;3 级,中等程度,颏部胡须与鬓部胡须相连,但胡须带较窄,面颊部胡须较稀疏;4 级,胡须多,已布满整个面颊和颏部,胡须带较宽,但面颊部尚不浓密;5 级,胡须极多且浓密,布满整个面颊部,范围较广。一般来说,外高加索地区居民的胡须极为发达,25 岁以上的成人平均可达 5 级;中国西北部的维吾尔族人胡须较多,而西南地区的少数民族和汉族人胡须较少。

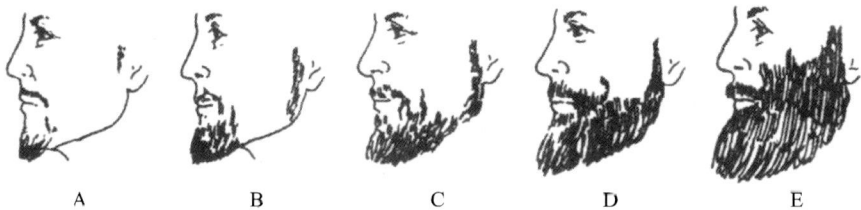

图7-64　胡须的分级
A.1 级;B.2 级;C.3 级;D.4 级;E.5 级

唇红部的皮肤也与深部组织结合紧密,不易移动也不易分离,但表皮菲薄,无角化现象,也不含色素。真皮乳头极多,排列紧密,位置表浅。乳头层血管极为丰富,相互交织,构成稠密的血管网。浅层的上皮细胞含有油粒蛋白,可增强上皮细胞的透明度,这也是唇红部呈红色的原因。当人体缺氧时,唇红部可呈绛紫色,临床上称为发绀。唇红部不含皮脂腺、汗腺和毛囊,但神经末梢极为丰富,故感觉敏锐。

2. 浅筋膜　较薄,为排列紧密的疏松结缔组织,纤维交织成网状,血管丰富,当患有急性感染或过敏时,口唇水肿明显。浅筋膜将皮肤与肌层紧密连接在一起,并且表情肌纤维也穿过浅筋膜止于皮肤,因此皮肤不易移动。

3. 肌层 包括肌纤维呈环形排列的口轮匝肌和以口裂为中心呈放射状排列的口裂开大肌(详见本项目任务三面部浅层相关内容)。

4. 黏膜下层 位于肌层的深面,由排列致密的弹力纤维网和分布于其中的黏液腺及唇腺构成,唇腺属于小唾液腺,开口于黏膜面,其分泌物可润滑唇黏膜。弹力纤维网可保持口唇的弹性和组织结构的稳定性。在唇红缘平面的黏膜下层有面动脉的分支,即上、下唇动脉。

5. 黏膜层 黏膜层为覆盖于口唇内表面的薄层上皮,属于复层扁平上皮,无角化层,表面光滑,其深面与黏膜下层紧密结合,因此黏膜层移动性较差。黏膜层表面有唇腺的开口。

五、颊部

颊部在皮肤表面的境界:上界为颧骨和颧弓的下缘;下界为下颌底;前界为唇面沟;后界为咬肌前缘。颊部在黏膜面的境界:上、下界为口腔的上、下穹窿;前界为第2前磨牙相对的黏膜;后界为连结上、下牙槽突末端的纵行黏膜皱襞。

(一)颊部的层次结构

颊部的层次结构由浅入深为皮肤、浅筋膜、SMAS、颊脂肪垫、颊筋膜、颊肌、黏膜下层和黏膜(图7-65)。

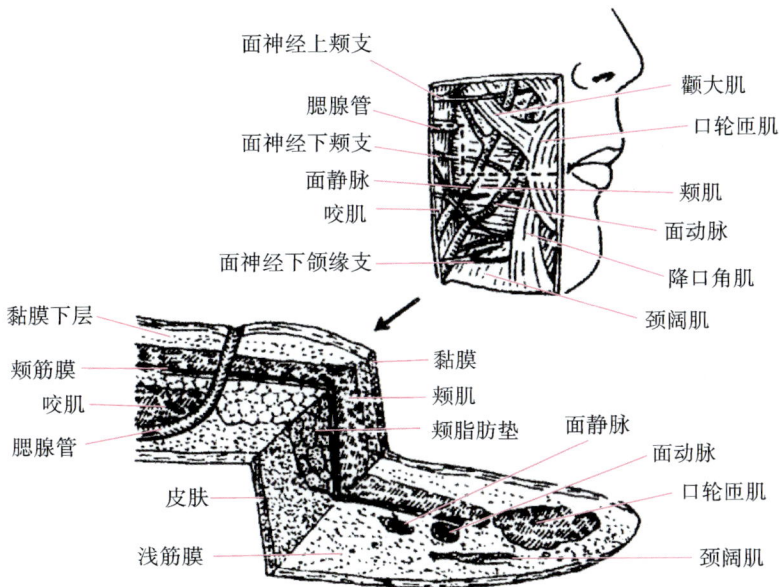

图7-65 颊部的层次结构

1. 皮肤 颊部皮肤结构与唇部皮肤类似,但含有较粗大的弹性纤维,具有更大的弹性和延展性。

2. 浅筋膜 较为疏松,含有较多的皮下脂肪,并借笑肌和咬肌之间的间隙与深部的颊脂肪垫相连。

3. SMAS 属于SMAS的混合区,较为薄弱(详见本项目任务三面部浅层相关内容)。

4. 颊脂肪垫 位于颊间隙内的一个较大的脂肪块,可分为一体、四突起。颊脂肪垫使颊部显得更为丰满,且在婴儿时期较为发达,有协助颊肌吸吮的作用。

5. 颊筋膜 覆盖于颊肌表面的深筋膜,属于颊咽筋膜的颊部。

6. 颊肌 位于颊部的深层,颊筋膜与黏膜下层之间,为略呈前后走向的长方形扁肌(图7-66)。在相当于上颌第2磨牙处,有腮腺管穿过颊肌。颊肌可牵拉口角向后,使颊部贴近上、下颌,从而协助咀嚼和吸吮。颊肌由面神经颊支支配。

7. 黏膜下层 含有较多弹性纤维,排列较紧密,并将颊黏膜与颊肌紧密相连,使得颊肌收缩时不易出现皱襞。

8. 黏膜 颊黏膜表面为复层扁平上皮,下面的固有层含有大量弹性纤维,使黏膜保持良好的弹性,避免出现皱襞。颧大肌的部分纤维也穿过黏膜下层止于颊黏膜,有助于固定和向上牵拉黏膜。黏膜层内含有较多的黏液腺和混合腺,这些小腺体也常深入肌层,开口于黏膜表面。在正对牙冠的颊黏膜内,有发育不全的皮脂腺,透过黏膜可见淡黄色的小体,称为福代斯(Fordyce)斑。在正对上颌第2磨牙的颊黏膜处有一小突起,称为颊乳头,是腮腺管的开口。

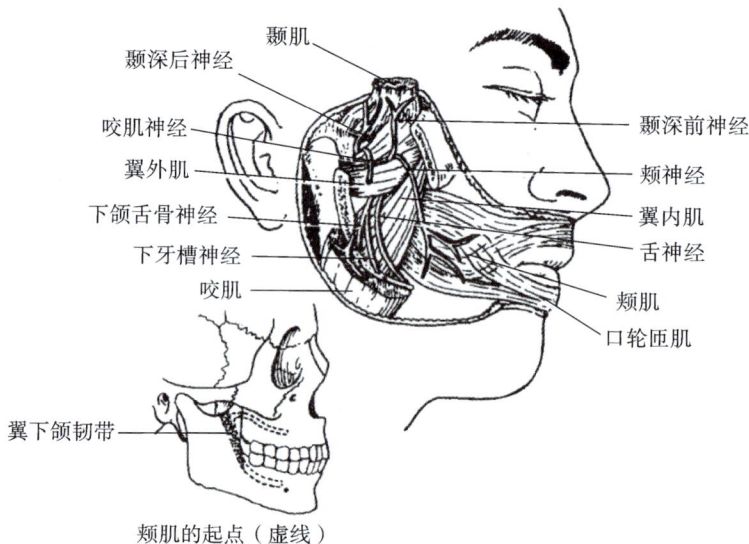

图7-66 颊肌和下颌神经的分布

(二)鼻唇沟和颊窝

鼻唇沟和颊窝是颌面部两个独具特色且引人注目的凹陷。

1. 鼻唇沟

(1)鼻唇沟的位置:鼻唇沟是鼻翼两侧至口角外下方的浅沟(图7-67),上端起于鼻翼外上方的鼻翼沟,随即行向外下方,起始段位于鼻区与眶下区之间,称为鼻面沟。继续下行,延伸于颊区与唇区之间,称为唇面沟。年轻人的鼻唇沟一般不会到达颊区的外侧,而老年人的鼻唇沟可延伸至颊区与腮腺咬肌区之间。儿童和年轻人的鼻唇沟一般发笑时才明显,而老年人的鼻唇沟不笑时也较明显,发笑时更深。鼻唇沟的长度和深度因人而异,并随年龄的增长而逐渐加深、加长。

(2)鼻唇沟的形态分类:鼻唇沟的形态大致可分为外凸型、直线型、凹陷型和S型。

(3)鼻唇沟的分区(图7-68):依据鼻唇沟各段在面部的位置不同,可分为4区。①Ⅰ区:鼻外侧区,位于鼻区与眶下区之间。②Ⅱ区:上唇外侧区,位于上唇与颊区之间。③Ⅲ区:下唇外侧区,位于下唇与颊区之间。④Ⅳ区:颊外侧区,位于颊部的外侧,一般不明显。

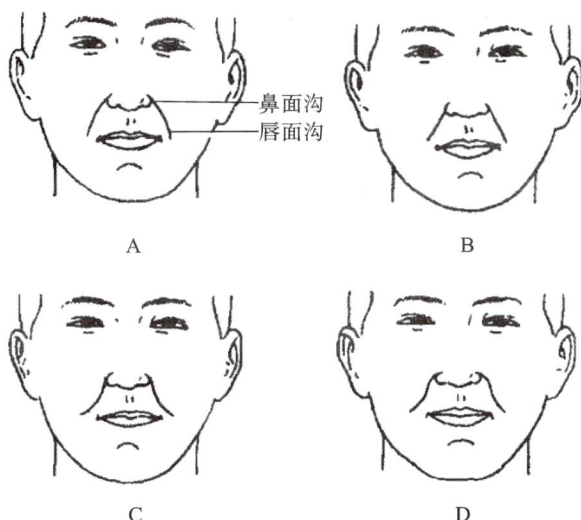

图7-67 鼻唇沟的形态分类
A. 外凸型；B. 直线型；C. 凹陷型；D. S 型

依据鼻唇沟与深部肌肉的关系，可分为 3 区。①提上唇肌区：约占鼻唇沟的上 1/3，该区为提上唇肌的止点，包括提上唇肌、提上唇鼻翼肌、颧小肌和颧大肌。②蜗轴区：位于口角的外侧，为鼻唇沟的中段，口周肌群在口角外侧的聚集处，扪之呈结节状团块，称为蜗轴。③颈阔肌区：位于下唇外下方，为鼻唇沟的下段，是颈阔肌中部纤维与口轮匝肌、降下唇肌和降口角肌相融合之处。

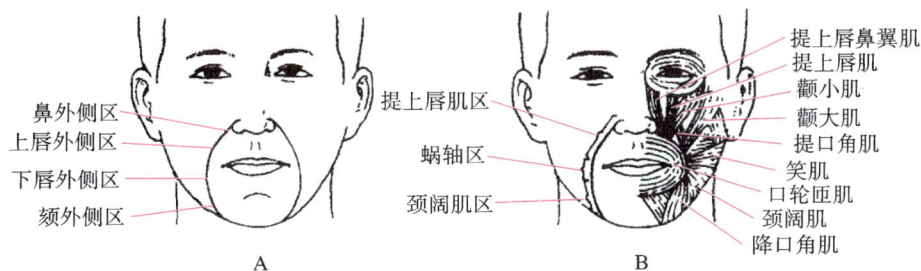

图7-68 鼻唇沟的分区
A. 表面解剖；B. 深层解剖

（4）鼻唇沟形成的解剖学基础：鼻唇沟的形成是颊部动力软组织与非动力软组织之间相互作用的结果。

①动力软组织：包括口周围肌群和纤维结缔组织，这是形成鼻唇沟的最主要因素。口周围呈放射状的肌肉都有止于鼻唇沟皮肤的纤维，这些肌纤维既有固定鼻唇沟皮肤的作用，又能在收缩时牵拉皮肤从而加深鼻唇沟。

②非动力软组织：包括鼻唇沟外侧相对多于内侧的皮下脂肪，以及鼻唇沟外侧上部充填的颧脂肪垫，因此鼻唇沟外侧处皮肤隆起、丰满。当颧脂肪垫松弛时，鼻唇沟上段更为明显。由于鼻唇沟外侧真皮内弹性纤维较少，当皮肤出现萎缩、松弛等老化现象时，鼻唇沟的深度会加深。

2. 颊窝 颊窝是位于颊部中央的皮肤凹陷，也称为酒窝，在微笑时更为明显。拥有颊窝者仅占少数，男性占 17.3％，女性占 16.8％。

（1）颊窝的位置：以两侧口角连线为横坐标，外眦垂直线为纵坐标，两线相交于 O 点，将颊部分成 4 个象限（图 7-69）。行人工颊窝形成术时应以 O 点为基点，活动范围在 0.5 cm 以内为宜，若不宜选择 O 点，则以偏外上象限为佳，可避开面动脉和腮腺管。

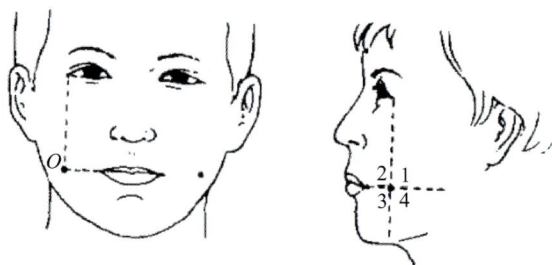

图7-69　颊窝的位置

（2）颊窝的形态分类：邹景平等将颊窝分为如下 4 类。①竖椭圆型，最为常见；②浅圆盘型；③锥尖圆点型；④窄长沟型。并认为锥尖圆点型最为美观，其次是浅圆盘型。面型瘦长者不宜行颊窝成形术，以免适得其反、弄巧成拙。

（3）颊窝产生的机制：颊窝的产生与笑肌有着密切的关系，笑肌为三角形带状扁肌，尖端指向口角。多数肌纤维起自腮腺咬肌筋膜，少数肌纤维起自颈阔肌上缘的后部，经颈阔肌上缘到达口轮匝肌口角的外侧，止于该处的真皮。笑肌收缩时向后上方牵拉皮肤，从而呈现笑容和颊窝。若笑肌止点以点状附着于皮肤，则形成的颊窝为锥尖圆点型；若止点范围更大，则形成浅圆盘型；若止点为上、下走行，则形成竖椭圆型。颊窝成形术在口内施行，无瘢痕，效果较好。

六、腮腺咬肌区

腮腺咬肌区的前界为咬肌前缘，上界为颧弓与外耳道，下界为下颌骨下缘，后界为乳突与胸锁乳突肌上部的前缘。其软组织由浅入深为皮肤、浅筋膜、SMAS、腮腺咬肌筋膜、腮腺、咬肌（图 7-70）。

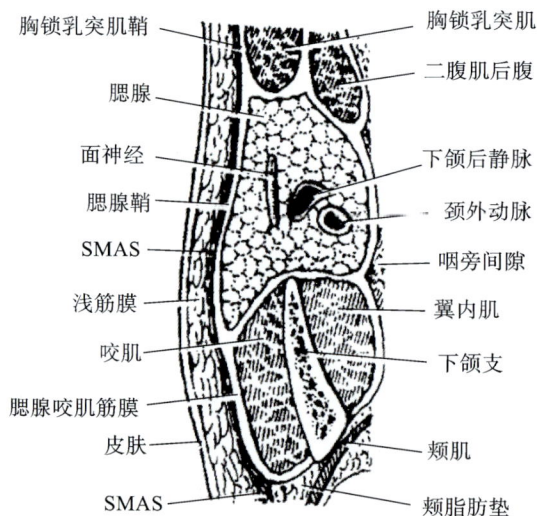

图7-70　腮腺咬肌区层次结构

（一）皮肤与浅筋膜

与颊部类似，此处不再赘述。

（二）SMAS

以耳前腱膜为主，SMAS下面小部分为颈阔肌。耳前腱膜与深部的腮腺咬肌筋膜连接紧密而不易分离。

（三）腮腺咬肌筋膜

腮腺咬肌筋膜由颈筋膜浅层（封套筋膜）延伸包裹腮腺和咬肌而形成。腮腺和咬肌前面的筋膜与SMAS结合紧密而不易分离，在进行除皱术剥离SMAS时，若将腮腺咬肌筋膜与SMAS作为一层一并分离，则能起到更好的效果。腮腺咬肌筋膜在腮腺后缘分为浅、深两层，分别经腮腺的浅面和深面包裹腮腺，从而形成腮腺鞘。由腮腺鞘发出许多纤维隔，伸入腮腺，将腮腺分为2600余个小叶。腮腺鞘浅层致密，深层薄弱，当发生腮腺脓肿或咽周脓肿时，前者可向咽周扩散，后者可向腮腺扩散。

（四）腮腺和咬肌

咬肌请参考前文咀嚼肌部分。

1. 腮腺的形态和位置　腮腺为最大的一对唾液腺，可分为浅部、深部和峡部。腮腺浅部位于耳垂的前下方，覆盖下颌支和咬肌后份的浅面，上达颧弓，下至下颌角。腮腺深部位于下颌支和翼内肌深面的间隙，邻咽旁间隙。腮腺峡部绕下颌支后缘，是连接浅、深两部之间的稍缩细部分。

腮腺色淡黄，重15～30 g。其浅部上下约为6 cm，前后宽为3～4 cm。

2. 腮腺的毗邻（图7-71）　穿经腮腺实质的血管和神经有纵行于腮腺内的颈外动脉、颞浅动脉、颞浅静脉、下颌后静脉和耳颞神经，以及横行于腮腺内的上颌动、静脉和面神经的分支。颈外动脉于下颌支的中、下1/3交界处进入腮腺（也可全程经腮腺深面），位于下颌后静脉的前内侧。面神经出茎乳孔后，先在腮腺深面前行1.0～1.5 cm，再经腮腺的后内侧进入腮腺，行经颈外动脉和下颌后静脉的浅面，并逐渐分为颞支、颧支、颊支、下颌缘支和颈支5个分支。正常情况下，面神经外膜与腮腺组织容易分离，但当有腮腺炎症或肿瘤时，容易出现粘连。

腮腺浅部上缘贴近颧弓、外耳道和颞下颌关节，纵行于深部的结构由后向前为耳颞神经、颞浅静脉、颞浅动脉及面神经颞支。

腮腺浅部的前缘贴于咬肌的浅面，自上而下由前缘穿出的结构有面神经颧支、面横动脉、面横静脉、面神经上颊支、腮腺管以及面神经下颊支。

穿经腮腺下端的结构包括面神经下颌缘支、面神经颈支以及下颌后静脉。

腮腺后缘邻乳突、二腹肌后腹和胸锁乳突肌前缘的上部。

3. 腮腺管　由腮腺浅部前缘的深面发出，约在颧弓下方2.4 cm处前行，长3.5～5 cm，直径为0.2～0.25 cm，管壁坚韧，厚3～4 mm。腮腺管向前横行越过咬肌表面，达咬肌前缘，在咬肌前缘成直角转向内侧，穿颊脂肪垫、颊肌和颊黏膜，开口于上颌第2磨牙平对的颊乳头。

4. 腮腺的血管和神经　腮腺的动脉来自穿经腮腺的颞浅动脉和面横动脉的分支，静脉回流入下颌后静脉。

腮腺的神经支配包括交感神经和副交感神经。交感神经的节前纤维来自第1～3胸节侧角，在颈上神经节内交换神经元，节后纤维随颈外动脉至腮腺，分布于血管和平滑肌，分布

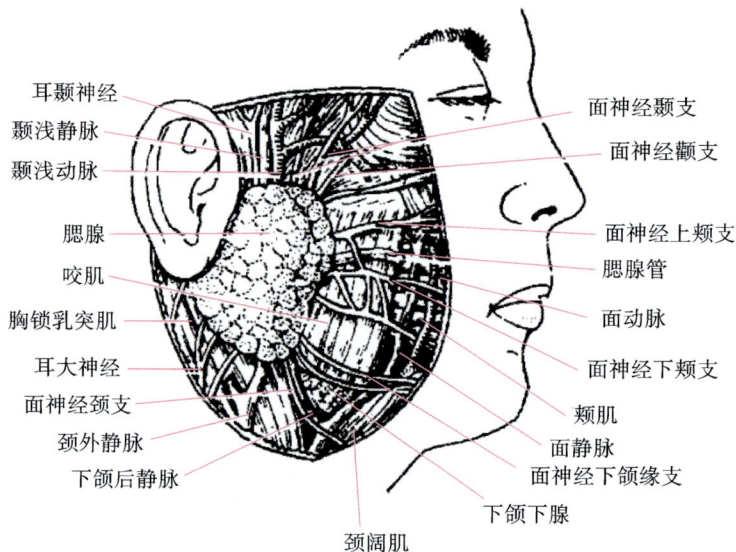

图 7-71　腮腺的毗邻

于腺体的部分可以使腮腺分泌浓稠的唾液。副交感神经节前纤维起自延髓内的下泌涎核，随舌咽神经至耳神经节交换神经元，节后纤维经耳颞神经至腮腺，使腮腺分泌多而稀薄的唾液。在下颌支、下颌骨或咬肌进行手术时，应特别注意保护腮腺管和腮腺咬肌区的血管、神经。

七、牙齿解剖简介

有关牙齿的解剖生理知识内容繁多，多属于口腔专科内容。为方便进行颌面部美容的学习，对牙齿的相关解剖知识介绍如下。

牙齿嵌于上、下颌骨的牙槽内，是人体最坚硬的器官，具有咬切、撕扯、研磨食物和辅助发音等功能。

（一）牙齿的形态与构造

牙齿分为牙冠、牙颈、牙根三部分（图 7-72）。暴露于口腔内的部分称为牙冠，色白且光泽；嵌于牙槽内的部分称为牙根；介于牙冠与牙根之间被牙龈包绕的部分，称为牙颈。

牙齿的内腔称为牙腔，其在牙冠内的部分称为牙冠腔，在牙根内的部分称为牙根管。牙根尖端存在根尖孔，牙齿的血管、淋巴管和神经由此出入牙腔，并与牙腔内的结缔组织合称为牙髓。由于牙髓周围是坚硬的牙质，当牙髓发炎时，牙腔内压力会增高从而压迫其神经，可产生剧烈的疼痛。

牙齿主要由牙质构成，牙冠表面存在一层白色光泽的釉质，牙根表面有牙骨质，并借牙周膜固定于牙槽内。牙龈、牙周膜、牙槽骨共同构成牙周组织，对牙齿具有保护、支持和固定作用。牙龈是富含血管的口腔黏膜，包裹牙颈和牙槽骨；牙周膜是连于牙根与牙槽骨之间的致密结缔组织，使牙根固定于牙槽内。由于老年人牙龈和骨膜血管萎缩、退化，营养缺乏，牙根及牙周组织萎缩，因而牙齿逐渐松动、脱落。恒牙脱落后，局部牙槽骨会被吸收而萎缩。

（二）牙齿的名称及萌出时间

人的一生中有两套牙齿萌出，即乳牙和恒牙。人出生后，一般在 6 个月左右开始萌出乳牙，3 岁左右出齐，共 20 个。乳牙分为乳切牙、乳尖牙和乳磨牙。6 岁左右乳牙开始脱落，更

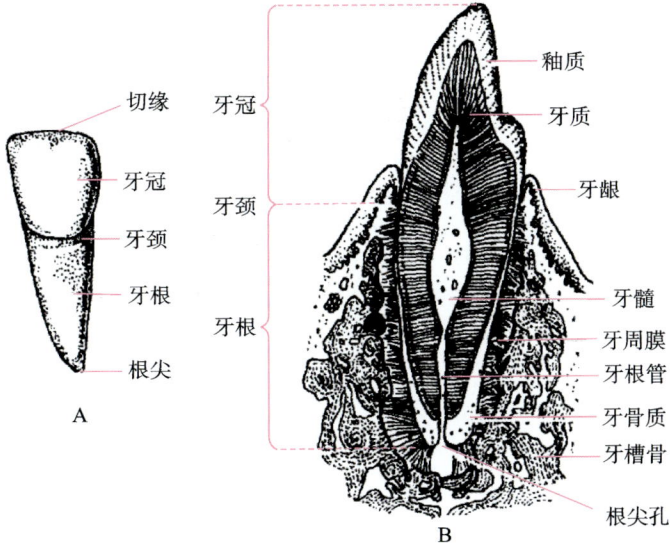

图7-72 牙齿的形态与构造

A. 外部观;B. 纵剖面观

换为恒牙,并在 12～14 岁出齐。恒牙分为切牙、尖牙、前磨牙和磨牙,成人恒牙有 28～32 个。第 3 磨牙萌出较晚,有些人到成年后才萌出,称为迟牙或智齿,甚至终生不萌出。切牙、尖牙只有 1 个牙根,前磨牙一般只有 1 个牙根,上颌磨牙有 3 个牙根,下颌磨牙有 2 个牙根。

(三)牙齿的排列与牙式

牙齿呈对称性排列。临床上为了记录牙齿的位置,以被检查的方位为准,用"十"记录牙齿的排列形式,即牙式。用罗马数字Ⅰ～Ⅴ表示乳牙,阿拉伯数字 1～8 表示恒牙(图 7-73)。

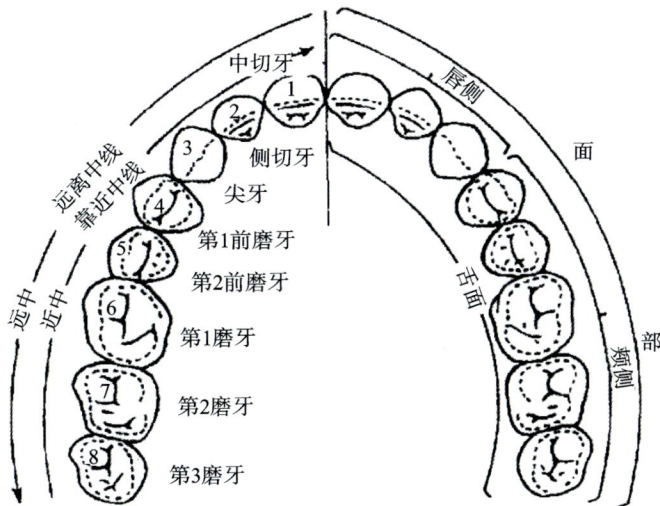

图7-73 恒牙的命名

(四)牙弓的形状

上、下颌牙连续排列成近似抛物线的弓形,称为牙弓或牙列,上、下颌的牙弓分别称为上、下牙弓。

每个人的牙弓形状不同,大致可以分为方圆形、尖圆形和卵圆形 3 种基本类型(图 7-74),也可以为混合型。一个人的牙弓类型与面型是一致的。

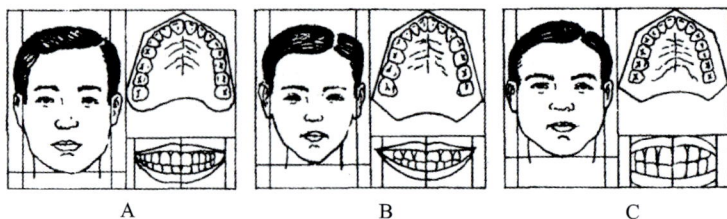

图7-74　牙弓的形状
A. 方圆形;B. 尖圆形;C. 卵圆形

下颌与下颌牙符合邦威尔(Bonwill)三角规律(图 7-75)。三角形的 3 个顶点分别位于两侧髁突的中心和下颌中切牙的近中接触点。三角形的边长平均约为 10.16 cm,一般上牙弓略大于下牙弓。

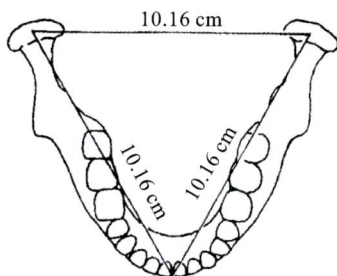

图7-75　邦威尔三角

(五)𬌗

𬌗是指上、下颌牙在静止颌位时的接触关系。咬合则属于运动状态,即在下颌的运动过程中,上、下牙弓由一个𬌗位移到另一个𬌗位的变化过程。

成人的正常咬合状态是上、下牙弓的远中端位于同一个冠状面上。上颌切牙和尖牙覆盖于下颌切牙和尖牙的前方和前外方。由于上颌中切牙的牙冠远比下颌中切牙的牙冠宽,因此可覆盖下切牙的全部和侧切牙的近中 1/3。覆盖,是指上颌牙盖过下颌牙的水平距离,一般不超过 3 mm(图 7-76);若超过 3 mm,则称为深覆盖。若下颌前牙切缘覆盖上颌牙,则称为反覆盖。

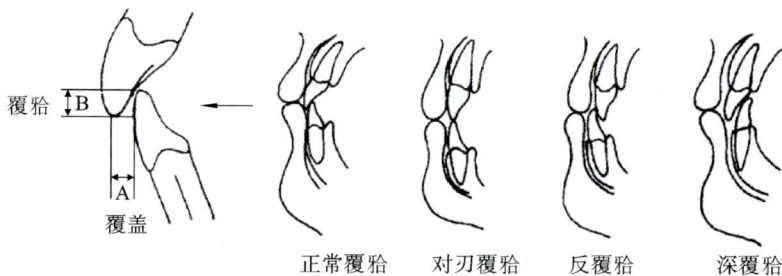

正常覆𬌗　对刃覆𬌗　反覆𬌗　深覆𬌗

图7-76　上、下前牙的位置关系

由于上牙弓较下牙弓大,不仅上颌前牙覆盖下颌前牙,而且上颌全部牙齿的唇颊面均向前外侧超过下颌牙的唇颊面,对下颌牙具有覆盖作用。上颌牙盖过下颌牙唇颊面的垂直距离称为覆𬌗(图 7-76)。前牙的正常覆𬌗是下颌牙被遮盖的部分不超过牙唇面高度的 1/3,若超过,则称为深覆𬌗。若下颌牙反盖上颌牙,则称为反覆𬌗;若上、下颌牙的𬌗面彼此相对,则称为对刃𬌗。深覆𬌗、反覆𬌗和对刃𬌗均属于𬌗位异常,既不利于牙齿功能的发挥,又影响美观。

覆盖与覆𬌗的生理意义在于既扩大了咀嚼面积,有助于充分发挥口腔的咀嚼功能,又能保护唇颊软组织和舌缘不被咬伤。

八、颌面部的美学观察

上颌骨、下颌骨、口唇、口裂和颏部的形态是衡量颌面部美观的重要因素。成人较为理想的颌面部应具备以下基本条件。

（1）面部平面线上的鼻根点、前鼻棘和颏下点在同一平面上（图7-77B）。

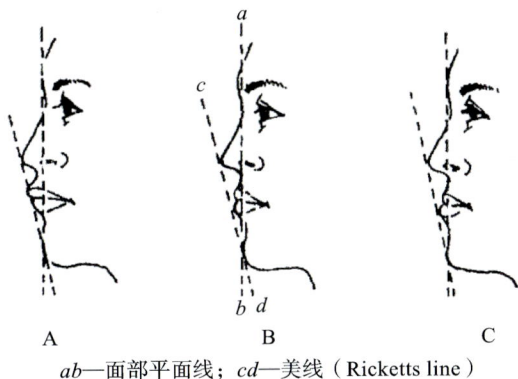

ab—面部平面线；cd—美线（Ricketts line）

图7-77　上唇突出度的分类

A. 凸唇；B. 正唇；C. 缩唇

（2）美线上的鼻尖点、下唇前缘和颏下点在同一平面上（图7-77B）。

（3）颌面部在正中线的高度，即鼻下点至颏下点的高度约为发际点至颏下点高度的1/3。

（4）上唇、下唇、颏部高度接近相等（各占下庭1/3）。

（5）口裂宽度大约等于两角膜内侧缘的宽度，男性口裂宽度为4.8～5.5 cm，女性为4.5～5.4 cm。

（6）唇部形态。

①上唇突出度：当头部处于眼耳平面时，观察上唇与美线的关系（图7-77）。

a. 凸唇：上唇皮肤向前抵达美线。

b. 正唇：上、下唇皮肤前缘基本在同一垂线上，即符合美线。

c. 缩唇：上唇皮肤较下唇皮肤明显后缩。

我国约98％为凸唇或正唇，且凸唇略多于正唇，男女之间无明显差异。凸唇的百分比随年龄的增长而减少。

②唇的厚度：轻闭口时，唇红缘至口裂的垂直距离，上唇为5～8 mm，下唇为9～12 mm。若低于上述高度则为薄唇，若高于上述高度则为厚唇。男性的唇较女性略厚；热带地区人的唇较寒带地区人厚；阔鼻者的唇一般更厚，狭鼻者的唇一般更薄。40岁以后，唇逐渐变薄。

③唇角：唇红区与口唇皮肤相交构成的夹角（图7-78）。

a. 上唇角：鼻下点至上唇点连线与上唇点至口裂点连线所构成的夹角，大约为133°。

b. 下唇角：口裂点至下唇点连线与下唇点至颏上点连线的夹角，大约为117°。

④人中清晰，唇红红润，唇珠明显。

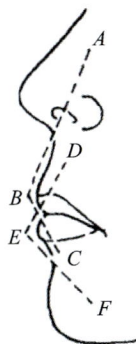

图7-78　唇角

注：∠ABC 为上唇角，

∠DEF 为下唇角。

（7）牙齿洁白，排列整齐，上、下牙弓呈现正常咬合状态，没有缺牙。

（8）颏部形态位置分类：依据鼻根点与前鼻棘连线和前鼻棘与颏下点连线二者交角的指向及角度大小，可将颏部的形态位置分为后缩型、平直型和前突型，前突型又分为微突型和显突型（图7-79）。

①后缩型：鼻根点与前鼻棘连线和前鼻棘与颏下点连线交角突向前方。交角越小，颏部后缩程度越严重，影响美观。

②平直型：鼻根点、前鼻棘和颏下点三者在同一平面内，即符合面部平面线，属于理想型。

③前突型：鼻根点与前鼻棘连线和前鼻棘与颏下点连线交角突向后方，又分为微突型和显突型。

我国多为平直型，部分为微突型，二者合计可达90％。颏部的形态和位置具有种族和民族特点。

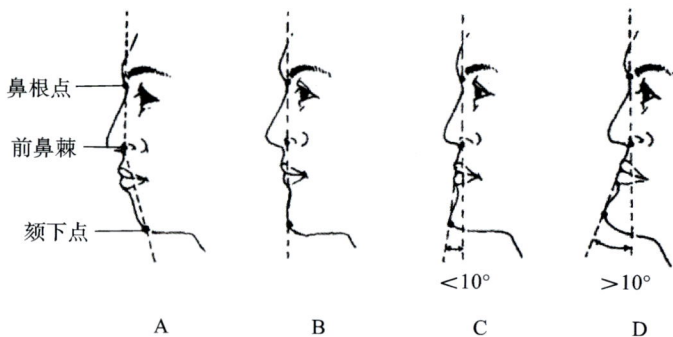

图7-79 颏部形态位置分类
A. 后缩型；B. 平直型；C. 微突型；D. 显突型

（9）颌面部左右对称，关节运动自如。

九、颌面部常见异常和畸形

颌面部异常和畸形不仅影响美观，往往还会影响患者的生理功能，因此需要进行手术矫正。

（一）大口畸形

大口畸形为先天发育异常，一侧或双侧口角裂开。裂口达颊部者称为颊横裂；若裂口至咬肌前缘，则称为面横裂，常伴有面部或其他发育畸形。此种畸形应尽早进行整形手术，以早日恢复正常生理功能，同时也能预防牙颌畸形的发生。

（二）小口畸形

小口畸形多由烧伤等外伤引起，严重时影响进食、说话等口的功能，同时也影响美观。

（三）唇裂

唇裂为颌面部最常见的先天发育畸形，常伴有腭裂，可出现于一侧或双侧。出现率为1％～6％，男女之比为1.5∶1。

手术时机应尽早确定，一般单侧唇裂宜在出生后3～6个月，双侧宜在出生后6～12个月进行手术。

（四）重唇

重唇指唇红部与口唇黏膜部之间形成一横沟，张口时唇红部似乎还有一口唇，故称重唇。但闭口时不明显，常见于上唇。在磨牙萌出后，重唇逐渐显现。

下颌角整形术

（五）厚唇

厚唇唇红部的高度增大，外露增多，常伴有唇突出，使口唇看起来较一般人厚，与民族和遗传有关。

（六）薄唇

薄唇唇红部发育不足，显得薄弱，与面部其他部分相比显得不协调，影响整体美感。

能力检测

（七）唇外翻

唇外翻常由口周皮肤瘢痕挛缩所致。

（八）小颌畸形

小颌畸形又称下颌后缩畸形，往往由下颌支或下颌体发育不良所致。

（九）下颌角或咬肌肥大

下颌角或咬肌肥大多为后天长期使用一侧牙齿咀嚼所致。

任务七　外　　耳

本任务将主要介绍外耳的结构。要求重点掌握外耳的分型和体表标志，理解外耳的相关操作及美学意义。

案例导入

身材魁梧、相貌英俊的小张长了一对"招风耳"，饱受他人侧目之苦。他希望通过美容整形术改善自己双耳的外观，如果你是美容咨询师，你将如何开展术前面诊咨询？

思考：

（1）如何为求美者介绍招风耳的解剖结构特点？

（2）如何实施矫正手术美学设计？

耳又称前庭蜗器，前庭感受位置觉，蜗器感受听觉。二者虽然功能不同，但解剖结构关系密切。

耳包括外耳、中耳和内耳。外耳和中耳传导声波，与听觉有关；内耳包含听觉和位置觉感受器。与人体容貌美关系密切的是外耳，因此本任务只对外耳作详细介绍。

外耳由耳郭、外耳道和鼓膜构成。耳郭负责收集声波，外耳道传送声波，鼓膜将空气的振动传递给听小骨。

一、耳郭的形态

耳郭是一对上下略长、前外侧面呈不规则凹陷、后内侧面呈不规则隆起的软骨性器官。

(一)前外侧面(图 7-80)

耳郭的前外侧面呈向前下方开放的长卵形漏斗状,其凹陷最深处为外耳门。耳部下1/4 较细软处为耳垂,约占全耳郭高度的 27%。

耳郭上 2/3 较为宽大,周缘向内侧卷曲,称为耳轮。其前上端经外耳门上方向后伸入漏斗内,称为耳轮脚。

耳轮的后上缘常可见一微隆起的结节,称为耳郭结节,也称为达尔文结节,相当于猴

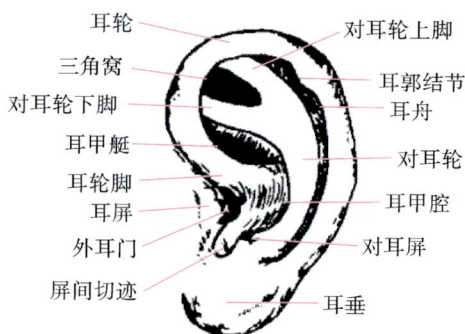

图7-80 耳郭的前外侧面

类耳郭的耳尖,这是耳郭分型的重要依据。耳轮的后下端称为耳轮尾,向下逐渐低平,延伸为耳垂的边缘。

耳轮外侧缘的前方有一与耳轮平行的弧形柱状隆起,称为对耳轮。对耳轮向前上方延伸,约在耳郭结节前下方分叉为上、下两支,分别称为对耳轮上、下脚,二者均行向前内方而逐渐消失。对耳轮上、下脚与耳轮之间共同围成三角形的凹陷,称为三角窝。对耳轮下端的结节状隆起称为对耳屏。耳轮与对耳轮、对耳轮上脚之间的弧形长沟称为耳舟,形如船状,也称耳船。

在外耳门的前外侧有一纵行的软骨性隆起,称为耳屏,常分为上、下两个小结节。耳屏与对耳屏之间向下的缺口称为屏间切迹。耳屏与耳轮脚之间有一小缺口,称为耳前切迹或屏上切迹。

耳屏与对耳轮下脚、对耳轮、对耳屏所围成的凹陷称为耳甲。耳甲被耳轮脚分为上、下两部分,上部较小称为耳甲艇,为前后走向的长梭形凹陷;下部较大称为耳甲腔,此腔向前内方经外耳门通向外耳道,向下经屏间切迹向下外方开放。

(二)后内侧面

耳郭后内侧面的形态恰与前外侧面的凹凸位置相对应,即耳舟、三角窝和耳甲相对应的后外侧面均有相应隆起,分别称为耳舟隆起、三角窝隆起和耳甲隆起。与对耳轮、对耳轮下脚和耳轮脚对应的是对耳轮窝、对耳轮横沟和耳轮脚沟。

二、耳郭的位置

耳郭对称地位于头颅的两侧。正面观察,恰处于颜面部的中 1/3,两耳郭最高点平面通过黄金点,两耳垂最低点平面通过鼻下点;侧面观察,连接鼻尖与外耳门的投影线 AB 向枕部延长至皮肤表面 C 点(图 7-81),则 $AB:AC \approx 0.618$;外耳门位于耳郭长轴(耳郭最高点与耳垂最低点的连线)的中点,即 $DB \approx BE$。

三、耳郭的倾斜度和外展度

(一)耳郭和耳根的倾斜度

1. 耳郭的倾斜度 耳郭的倾斜度为耳郭长轴与垂线之间的夹角(图 7-82),一般为 15°

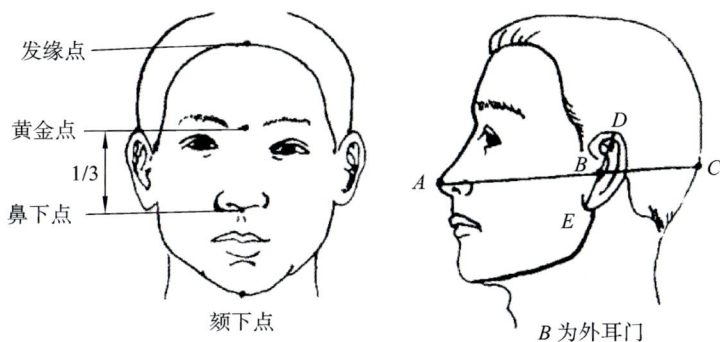

图7-81　耳郭的位置

～20°。耳郭长轴与鼻梁线的交角约为13°。

2. 耳根的倾斜度　耳根的倾斜度为耳根线与垂线之间的夹角(图7-82),平均为8°。

(二)耳郭的外展度

耳郭的外展度是指耳郭的最大横轴与头颅颞面形成的夹角,我国以60°～79°居多,男性外展度一般较女性大。

四、耳郭的结构

耳郭主要以软骨为支架,外覆皮肤而成;仅下部的耳垂不含软骨,由结缔组织和脂肪组织构成。

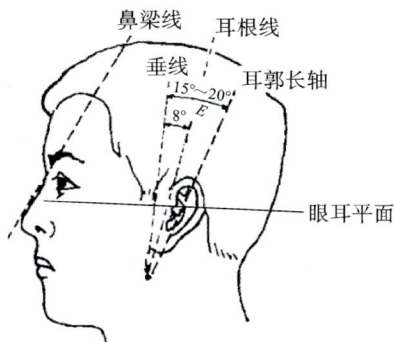

图7-82　耳郭和耳根的倾斜度

(一)耳郭软骨

耳郭软骨为一不规则的弹性软骨,由软骨细胞、基质和大量弹性纤维构成。弹性纤维不规则地交织成网状,软骨细胞散在其中,其最大的特点是具有良好的弹性。

耳郭软骨的形态与耳郭外形一致(图7-83),并与外耳道软骨直接相连,其连接处称为耳界切迹。耳郭软骨从耳轮到耳轮脚,其卷曲程度逐渐加大。

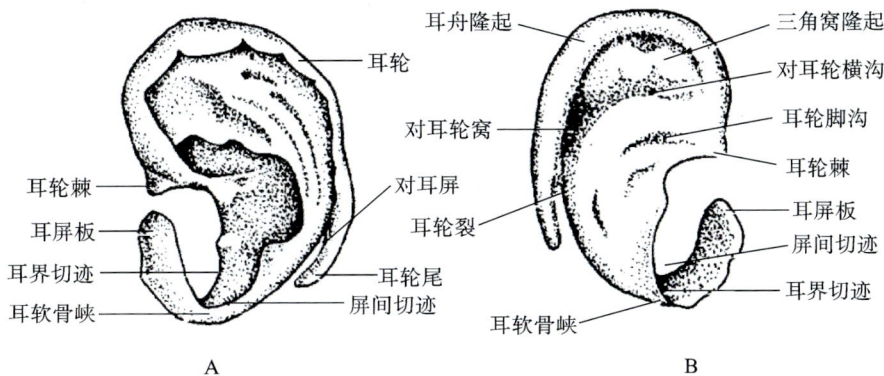

图7-83　耳郭软骨

A. 前外侧面(左);B. 后内侧面(左)

(二)耳郭皮肤和皮下组织

相对而言,耳郭皮肤较薄,其前外侧面皮肤更薄,且缺乏皮下组织,皮肤与软骨膜紧密相连。故有炎性渗出物(如耳疖)时,渗出物不易扩散而压迫神经末梢,从而引起剧痛;同理,当发生外伤出现血肿时,血肿也不易扩散和吸收,久而久之可能会发生机化,进而导致耳郭变形。耳郭皮肤生有细毛,需仔细观察方可看见。耳郭皮下广泛分布有皮脂腺,以耳甲和三角窝处为多,同时也存在少量散在分布的汗腺。

(三) 耳郭的韧带

按其所在的位置和作用,耳郭的韧带可分为外部韧带和内部韧带。外部韧带是连于颅骨与耳郭软骨之间的韧带,为固定耳郭软骨的重要装置,包括耳郭前、上、后韧带(图 7-84)。内部韧带存在于耳郭软骨的某些裂隙之间。

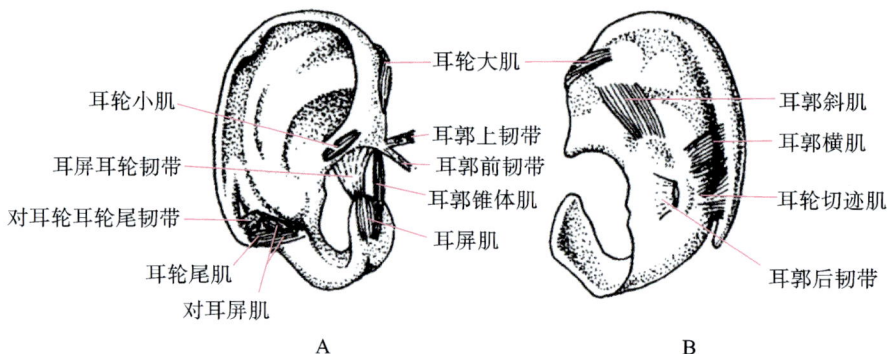

图7-84 耳郭韧带和耳郭内肌
A. 前外侧面(右);B. 后内侧面(右)

(四) 耳郭的肌肉

耳郭的肌肉按位置和作用可分为两类:耳郭外肌和耳郭内肌。耳郭外肌在面部浅层结构中已述及。耳郭内肌包括耳轮大肌、耳轮小肌、耳屏肌等。这些肌肉都不发达,大多数人的耳郭不能自主运动。耳肌属于退化肌,活动功能甚微,属于痕迹器官。

五、耳郭的血管和淋巴回流

(一) 血管

耳郭的动脉来自颈外动脉的分支,即颞浅动脉和耳后动脉(图 7-85)。

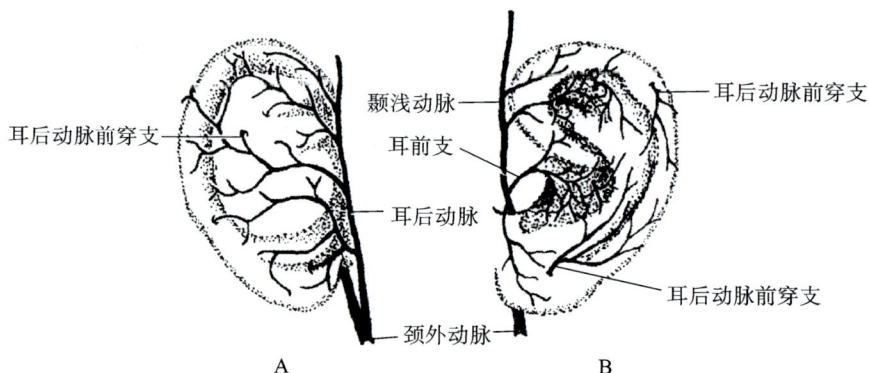

图7-85 耳郭的动脉
A. 后内侧面(左);B. 前外侧面(左)

1. 颞浅动脉 颞浅动脉为颈外动脉在腮腺内的分支,分叉点约在耳屏下端,向上经耳屏前方后颧弓后端达颞部,沿途发出上、中、下3组耳前支分布于耳郭前外侧的前部。

2. 耳后动脉 耳后动脉为颈外动脉在耳垂下方向后上的分支,紧贴耳根后部上行,沿途发出3～4支耳后支,分布于耳郭的后内侧面。此外,耳后动脉有穿支穿经耳郭软骨至前外侧面,形成丰富的血管吻合网络。

耳郭的静脉通常与同名动脉伴行。

(二)淋巴回流

耳郭前外侧面的淋巴注入耳前淋巴结,耳郭中央及外耳道后部的淋巴汇入乳突淋巴结。

六、耳郭的神经

分布于耳郭的神经来源较多,包括运动神经和感觉神经。

(一)运动神经

包括支配耳郭内、外肌的面神经和交感神经。面神经颞支支配耳前肌、耳上肌等,面神经耳后支支配耳后肌等。交感神经来自交感神经的颈动脉丛,随动脉分布。

(二)感觉神经

感觉神经主要为脊神经颈丛的分支和三叉神经下颌神经的分支(图7-86)。

1. 枕小神经 枕小神经为颈丛皮支,从胸锁乳突肌后缘中点穿出,沿该肌后缘上行,分布于耳郭上1/3的皮肤。

2. 耳大神经 同样为颈丛皮支,从胸锁乳突肌后缘中点穿出,沿胸锁乳突肌浅面上行,至耳垂下缘高度分为耳前支和耳后支,分布于耳前、耳后下2/3的皮肤。

3. 耳颞神经 耳颞神经为三叉神经下颌神经的分支,伴颞浅动脉上行,分布于耳郭前外侧的内侧部。

耳郭的感觉神经极为丰富,并于耳甲和三角窝处形成稠密的神经网。在表皮、真皮、皮下和软骨膜等处,存在多种感觉神经末梢,因此耳郭的一般感觉非常敏锐。

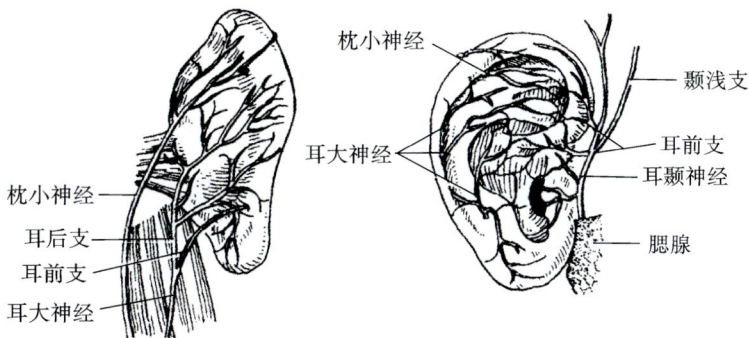

图7-86 耳郭的感觉神经

七、耳郭的类型

根据耳郭的解剖结构特点,耳郭可分为上方大部的耳郭软骨部和下方小部的耳垂。二者的形态分类各有特点。

(一)耳郭软骨部的类型

人类的耳郭结节(达尔文结节)相当于动物耳郭的耳尖。耳郭结节的形态、大小和位置在不同个体之间差异较大。另外,耳轮和整个耳郭的形态,在不同个体之间也存在差异。因此,根据耳郭的形态和耳郭结节的大小、有无,耳郭软骨部可分为以下 6 种类型(图 7-87)。

1. Ⅰ型 猕猴形,耳郭弯曲度较小,耳轮只存在于连有耳轮脚的上升部,耳舟浅阔。无耳郭结节,该处耳郭边缘呈锐薄的外展状。

2. Ⅱ型 长尾猴形,耳轮明显较Ⅰ型(猕猴形)长,耳轮脚延伸达耳郭结节处,但耳郭结节不明显,耳郭外侧边缘仍缺乏耳轮。

3. Ⅲ型 尖耳尖(达尔文结节)形,最显著的特点是耳郭结节明显而尖突,耳轮完善。

4. Ⅳ型 圆耳尖形,其特点是耳郭结节大而圆。

5. Ⅴ型 耳尖微显形,耳郭结节细小,耳轮清晰。

6. Ⅵ型 缺耳尖形,无耳郭结节,耳轮完善。

中国人耳郭基本为Ⅴ和Ⅵ型,前 3 型极少见。

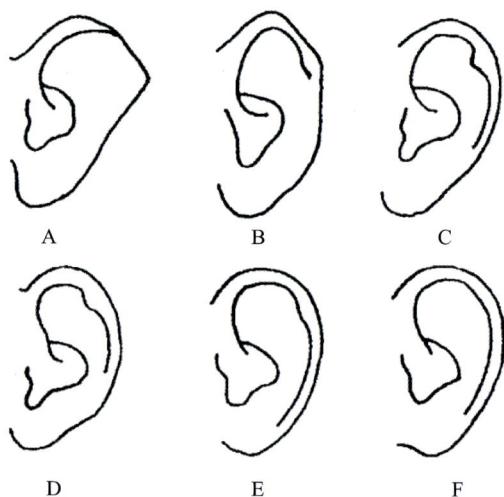

图7-87 耳郭软骨部的类型
A.Ⅰ型(猕猴形);B.Ⅱ型(长尾猴形);C.Ⅲ型(尖耳尖形);D.Ⅳ型(圆耳尖形);E.Ⅴ型(耳尖微显形);F.Ⅵ型(缺耳尖形)

(二)耳垂的类型

耳垂的类型可因种族、民族及个体的不同而不同。根据耳垂在面部附着的多少和耳垂边缘围成的形状,耳垂常分为圆形、方形和三角形 3 种基本类型,每种基本类型中又包括不典型者,所以共有 6 种耳垂类型(图 7-88):圆形、卵圆形、方形、附连方形、三角形、附连三角形。在我国,3 种基本类型耳垂的分布相对比较均衡,以圆形更为多见。至于哪种耳垂更美,目前尚无定论。有人认为耳垂较大并向下垂是体质好、健康的表现,也有人喜欢圆形耳垂。

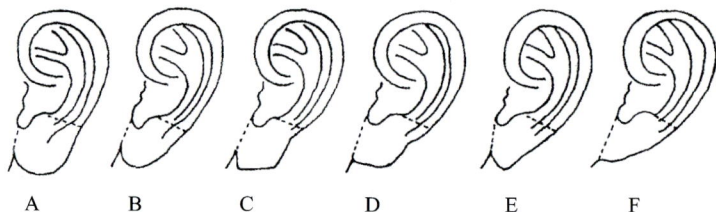

图7-88 耳垂的类型
A. 圆形;B. 卵圆形;C. 方形;D. 附连方形;E. 三角形;F. 附连三角形

（三）耳郭的临床分型

耳郭的临床分型包括正常型和其他各种异常型。

1. 正常型 耳郭的位置、大小和形态无特别之处（图 7-89）。

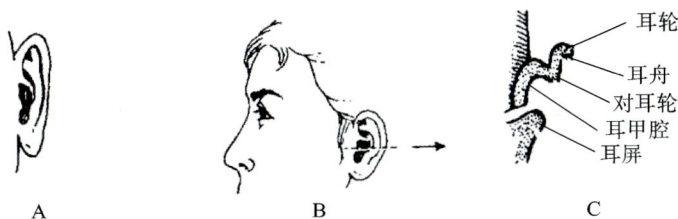

图7-89 正常型耳郭
A. 正面观；B. 侧面观；C. 水平断面观（平外耳门）

2. 招风耳 主要表现为耳甲后壁和耳舟内侧壁之间的夹角显著增大（正常为 90° 左右）。当超过 150° 时，对耳轮和对耳轮上脚扁平，对耳轮窝和三角窝也变得浅而不明显。因此，招风耳也称扁平耳或外耳横突畸形（图 7-90）。

招风耳形成的原因可能是胚胎时期耳甲软骨过度发育，对耳轮形成不全，同时缺乏耳后肌。招风耳常有遗传倾向。

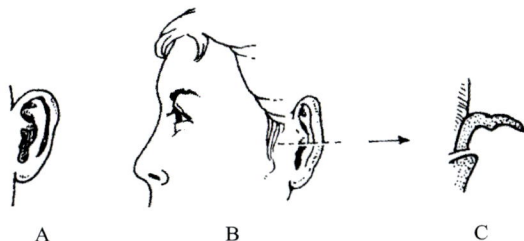

图7-90 招风耳
A. 正面观；B. 侧面观；C. 水平断面观（平外耳门）

3. 贝壳耳 贝壳耳是一种比招风耳更严重的耳郭畸形，主要表现为缺乏正常发育的耳轮，大多伴有类似招风耳的对耳轮及其上脚发育不良。由于耳轮、耳舟、对耳轮及其上、下脚和三角窝均不存在，耳郭像一个平整的贝壳而得名（图 7-91）。

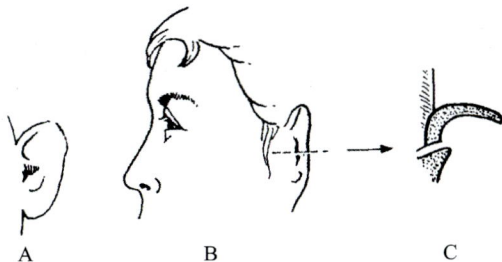

图7-91 贝壳耳
A. 正面观；B. 侧面观；C. 水平断面观（平外耳门）

4. 杯状耳 杯状耳是耳郭上 1/3 发育不良的先天畸形，主要表现为耳郭上部耳轮和耳舟倾向前下方，对耳轮及其上脚发育不全，凸隆不明显，耳舟变得相对较短宽，耳郭上部的高度降低（图 7-92）。杯状耳之所以会发生，是因为胚胎时期耳郭周缘的长度发育不够，限制了耳郭的正常发育。

5. 隐耳　表现为耳郭上 1/3 先天性发育不良,部分耳郭软骨被埋于颞部皮下,颅耳角上移甚至消失。隔着颞部皮肤可扪及被埋入皮下的耳郭软骨,若软骨发育良好,隔着皮肤提起软骨可见较正常的耳郭外形,因此又称埋没耳(图 7-93)。隐耳在日本的发病率为 1/400,多发于男性右耳,在我国和西方少见。

6. 菜花耳　一般为外伤引起,耳郭挫伤或压伤后,出血导致感染和组织机化、挛缩。耳郭皮肤菲薄,缺乏或仅有极少皮下组织,皮肤与软骨膜连接紧密,出血时血液不易扩散,也不易自行吸收。因此,耳郭抗感染能力差,一旦发生感染,容易出现软骨坏死,最后导致结缔组织增生、挛缩,表现为大小不等的结节样改变,如菜花(图 7-94)。

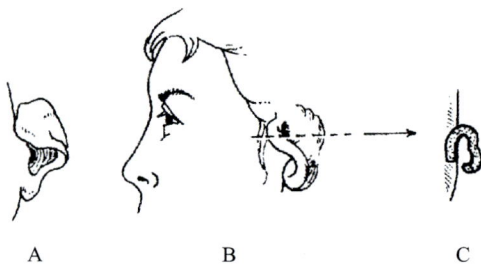

A　　　　　　B　　　　　　C

图7-92　杯状耳

A. 正面观;B. 侧面观;C. 水平断面观(耳郭上部)

耳部整形

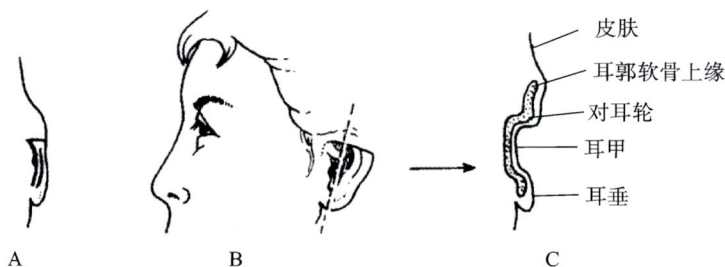

A　　　　　　B　　　　　　C

皮肤
耳郭软骨上缘
对耳轮
耳甲
耳垂

图7-93　隐耳

A. 正面观;B. 侧面观;C. 冠状断面观(左)(平耳甲)

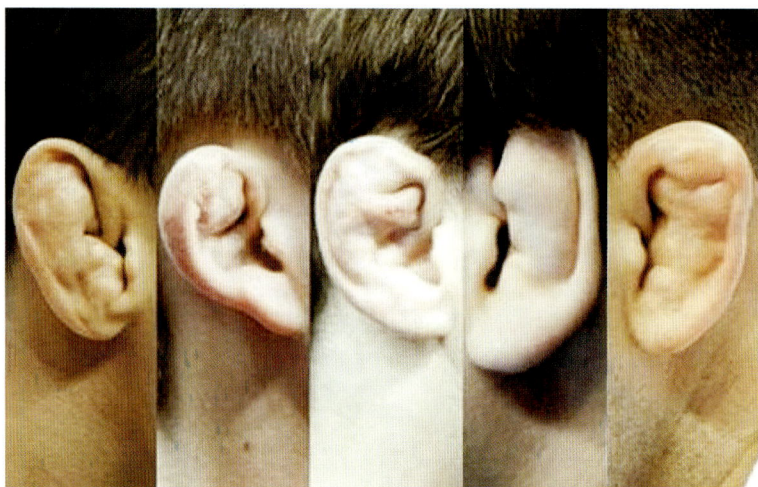

图7-94　菜花耳

其他耳郭畸形还包括大耳、小耳、无耳、副耳、左右耳不对称等。

项目小结

本项目我们深入探讨颅骨与面部解剖结构在医学美容中的应用。通过对颅骨和面部解剖结构的全面介绍,美容医生可以更加精准地制定手术方案,确保手术的安全性和有效性。在面部轮廓整形中,准确地识别和利用颅骨的骨性标志,可以帮助医生更好地进行截骨和重塑操作,从而达到理想的面部比例和形态。同时,对面部层次结构的深入认识,特别是在SMAS层上的操作,可以显著提高面部提升手术的效果和持久性。面部软组织的解剖知识可以有效指导微创美容手术操作。例如,在眶区的美容治疗中,了解眶的组成和结构可以帮助医生在眼袋去除和双眼皮手术中避免对重要结构的损伤,确保手术的效果和安全性。同样,在鼻整形术中,对鼻区结构和体表标志的掌握可以帮助医生更好地进行鼻部形态的调整,使术后效果更加自然和美观。通过对颌面部和外耳结构的深入理解,医生还可以进行更加个性化的美容设计。例如,根据患者的面部比例和特征,设计适合个体的颌面部整形方案,以达到整体面部和谐美的效果。在外耳整形中,了解外耳的分型和体表标志可以帮助医生进行精确的修复和重塑操作,使外耳形态更加自然和美观。

综上所述,对颅骨和面部解剖结构的深入学习和理解,不仅有助于提高美容手术的技术水平,还可以为求美者提供更加安全和有效的治疗,带来更加满意和理想的美容效果。

能力检测

(赵文涛)

| 明德知行阁 |

1. 尊重自然规律,倡导健康美学 研究表明,人类的美学标准是在漫长的进化过程中逐渐形成的。无论处于何种历史时期,属于哪个国家民族,甚至文化背景如何不同,人们的美学标准往往趋向一致。例如,当下部分男性觉得尖下颌的女性更具魅力,而部分女性则认为下颌较宽的男性更具有阳刚之气。在远古时代,人类的祖先如同动物一般,经历了严酷的自然选择。尖下颌的女性睾酮水平较低,雌激素水平较高,因而拥有较强的生育能力;类似地,下颌宽阔的男性雄激素水平较高。

2. 情态传心,和谐至美 人的面部有着极为复杂的解剖结构,这些结构可以形成情态语言。情态语言是指人脸上各部位动作构成的表情语言。人的面部表情是内心世界的"荧光屏",复杂心理活动无不从面部显现出来。面部的眉毛、眼、嘴、鼻子、舌头和面部肌肉的综合运用,可以向外界传递丰富的心理活动。因此面部表情在人际交往中可以表达深刻的内涵,形成完整、统一、和谐的美。

3. 立足本土求创新,中西融合塑自信 鼻整形术是目前国内流行的整形美容手术之一,也是发展较快的亚专业之一。20世纪30年代,上海、北平(今北京)等地已开展隆鼻术,但多为石蜡注射。1949年,倪葆春教授报道了肋软骨移植隆鼻术。1955年,日本成功使用硅胶材料进行隆鼻,此法迅速得到全球医生的认可,隆鼻术在蒙古人种中广泛开展。1959 年,朱洪荫教授等撰写的《成形外科学概要》描述了鼻再造和隆鼻术,并附有成功案例照片。1979 年,张涤生教授主编的《整复外科学》也涉及相关内容。1978 年改革开放后,经济腾飞,鼻整形外科得到空前发展,鼻整形术成为常见的手术之一。随着国际交流的拓展,我国鼻整形外科在借鉴西方技术的同时,结合实际情况不断探索,使鼻整形术在中国迅速发展,并根据亚洲人五官特点进行改良,更安全、自然,符合中国人的面部特征。

项目八 颈部的美容解剖

颈部是人体活动范围较大的区域之一，位于头部、胸部和上肢之间。脊柱颈段是颈部的支持结构，颈部整体由位于颈部的消化管道、呼吸管道和纵行于脊柱颈段两侧的颈部大血管、神经等结构，以及包裹上述结构的筋膜、肌肉、皮下组织和皮肤共同构成。颈根部除有斜行的血管神经束外，还有胸膜顶和肺尖由胸腔突入其内。此外，甲状腺和甲状旁腺也是颈部的重要器官。

扫码看课件

颈部诸结构之间有结缔组织填充，形成许多筋膜鞘和筋膜间隙。颈部肌肉分为颈浅肌群、舌骨上肌群、舌骨下肌群和颈深肌群，可使头、颈部灵活运动，并辅助完成呼吸、吞咽和发音等生理功能。颈部淋巴结丰富，主要沿浅静脉和深部血管、神经排列。颈部解剖学的内容无疑为我们对此部位的护理和保养提供了坚实的理论基础。

项目目标

掌握：颈部主要分区及部分血管、神经走向。

熟悉：颈部肌皮瓣的解剖特点及美容临床应用。

了解：颈部的体表标志。

任务一　概　　述

颈部是我们身体中的重要部位，连接头部和身体，承载头颅的重量。了解颈部的境界、分区、体表标志，有助于我们更好地理解和掌握颈部的结构，以及对颈部体表标志进行精确的定位，认识它们之间的相互关系，对进行各种日常护理、美容手术或治疗具有重要意义。

案例导入

小艾今年正在备考事业单位，已经有半年多的时间泡在图书馆和自习室，晚上经常躺在床上看书。临近考试，她变得情绪急躁，并经常失眠。最近，她发现自己在没有受到外伤的情况下，颈部经常酸痛，上肢麻木，特别是在仰头时症状更为明显，有时还会出现头痛、头晕的情况。

思考：

（1）是什么原因导致小艾颈部经常酸痛？

（2）作为朋友的你该如何帮她？

一、境界

颈部上界以下颌骨下缘、下颌角、乳突至枕外隆凸的连线与头部相接;颈部下界以胸骨颈静脉切迹、胸锁关节、锁骨上缘、肩峰至第7颈椎棘突的连线与胸部及上肢分界(图 8-1)。

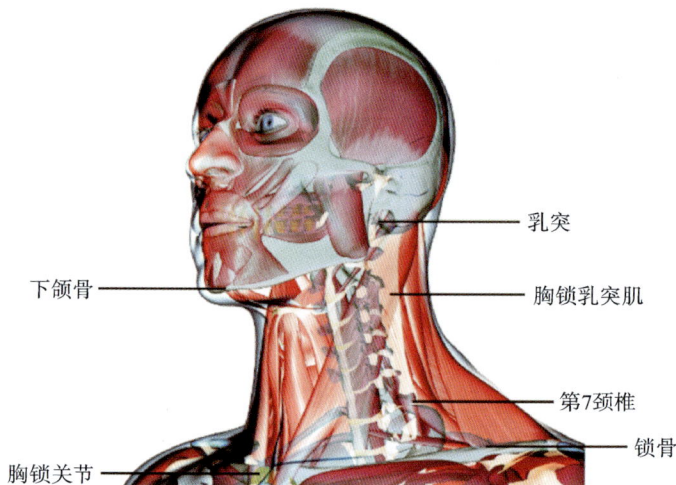

图 8-1   颈部境界

二、分区

颈部主要分为固有颈部和项区。两侧斜方肌前缘之前和脊柱前方部分为固有颈部,即通常所指的颈部;两侧斜方肌前缘之后和脊柱后方的区域称为项区(图 8-2、图 8-3)。

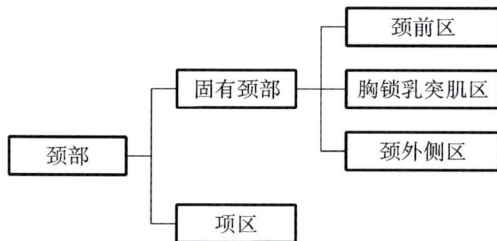

图 8-2   颈部分区

(一)固有颈部

通常所说的颈部,为颈椎前部与两侧斜方肌前缘之间的部位。以胸锁乳突肌前、后缘为界,分为颈前区、胸锁乳突肌区和颈外侧区。

(二)项区

颈椎后方至两侧斜方肌之间的区域称为项区,又称为项后区。

三、体表标志

(一)乳突

乳突是从颞骨乳突部底面突出的圆锥形突起,在外耳道的后面和茎突的前面,体表可触及(图 8-4)。

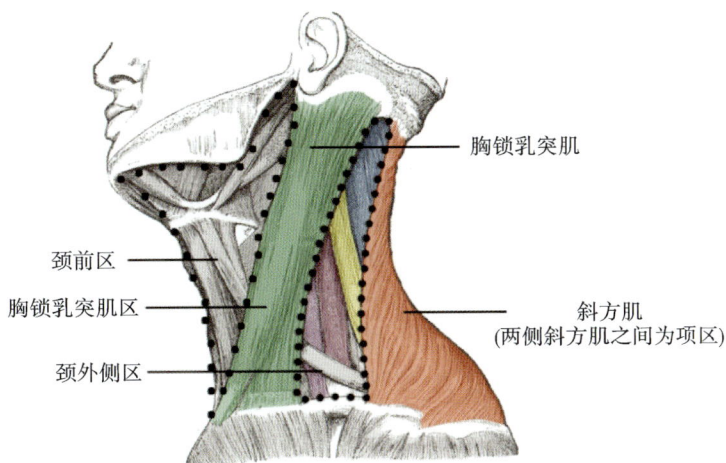

图 8-3 颈部结构及分区

（二）枕外隆凸

枕外隆凸为枕骨外面正中最突出的隆起（图 8-4）。

（三）上项线

上项线为枕外隆凸向两侧延伸至乳突的线状弓形骨嵴，是斜方肌的起点（图 8-5）。

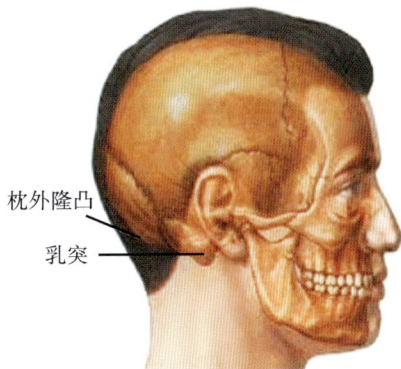

图 8-4 乳突和枕外隆凸

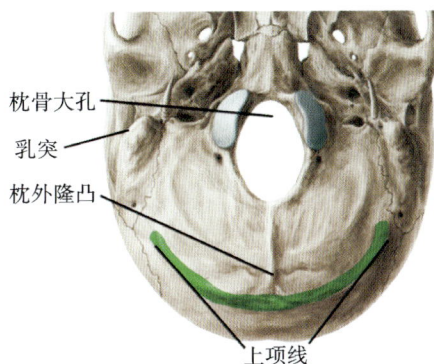

图 8-5 上项线

（四）甲状软骨

甲状软骨平第 4～5 颈椎高度，位于舌骨与环状软骨之间。甲状软骨上缘约平第 4 颈椎高度，颈总动脉在此处分为颈内、外动脉。成年男子甲状软骨左、右板融合处的上端向前突出，形成喉结（图 8-6）。

（五）环状软骨

环状软骨约平第 6 颈椎高度，位于甲状软骨下方。环状软骨弓两侧平对第 6 颈椎横突，是喉与气管及咽与食管的分界标志，也可作为计数气管环的标志（图 8-6）。

（六）颈动脉结节

颈动脉结节为第 6 颈椎横突前结节，平环状软骨弓。颈总动脉位于其前方，因此压迫此处可暂时阻断颈总动脉血流。

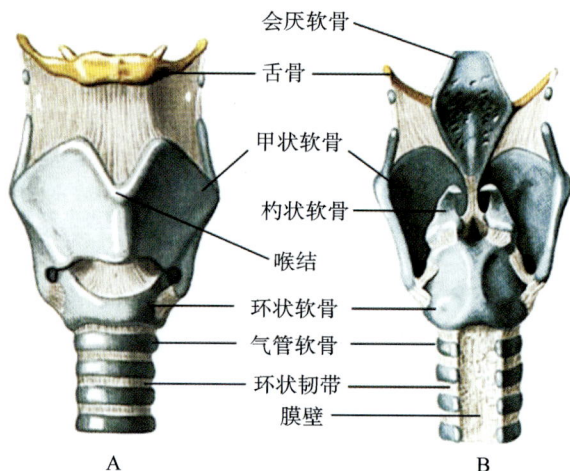

图 8-6　甲状软骨、环状软骨

A. 前面；B. 后面

（七）舌骨

舌骨约平第 3 颈椎高度,舌骨体平颏隆凸。沿舌骨体向两侧可触及舌骨大角,此为寻找舌动脉的体表标志。

（八）颈椎棘突

颈椎由 7 块椎骨组成,椎体较小,横断面呈椭圆形,横突上有横突孔,棘突较短,多分叉。第 1 颈椎又称寰椎,呈环形,无椎体(图 8-7)。第 2 颈椎又称枢椎,椎体有一个突向上方的齿突(图 8-8)。第 7 颈椎又称隆椎,棘突长且不分叉,易在体表扪及,是计数椎骨序数的重要体表标志。

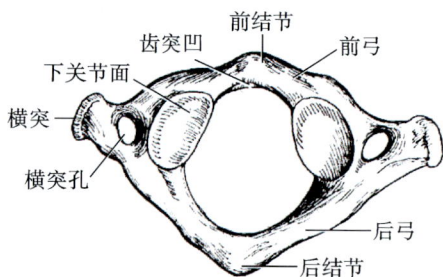

图 8-7　第 1 颈椎(寰椎)

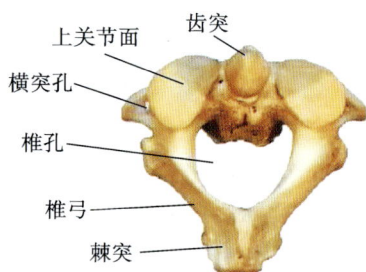

图 8-8　第 2 颈椎(枢椎)

（九）锁骨上窝

锁骨上窝是锁骨上方凹陷的部位(图 8-9)。锁骨弧度较大,体型较纤细的人锁骨上窝更为明显。锁骨上窝的形态也是颈部审美标准的一项重要评价指标。

（十）胸骨上窝

胸骨上窝位于胸骨柄上方,是由两侧胸锁乳突肌和胸骨柄上缘在体表围成的倒三角形凹陷(图 8-9)。胸骨上窝正中为天突穴,按摩此处可缓解气喘、咳嗽等病症。

颈椎病防治策略

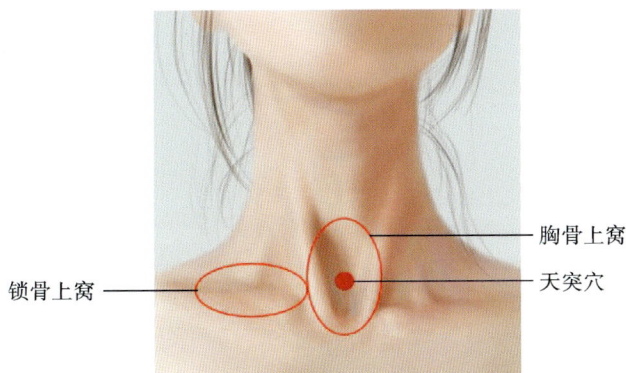

图 8-9 锁骨上窝与胸骨上窝

锁骨的独
特意义

四、颈部主要血管、神经及胸膜顶的体表投影

（一）颈总动脉和颈外动脉的体表投影

自上方从下颌角与乳突尖连线的中点向前下方画线，右侧至胸锁关节，左侧至锁骨上小窝。以甲状软骨上缘为界，上段为颈外动脉，下段为颈总动脉。

（二）锁骨下动脉的体表投影

自胸锁关节至锁骨下缘中点之间画一条凸向上的弧线，线的最高点在锁骨上方约 1.2 cm 处。

（三）颈外静脉的体表投影

下颌角至锁骨中点之间的连线。该静脉位于皮下，沿胸锁乳突肌表面下行，是行颈外静脉穿刺抽血或输液的常用部位。

（四）锁骨下静脉的体表投影

自胸锁关节至锁骨下缘内、中 1/3 交点处所作的连线。

（五）颈丛皮支浅出点的体表投影

位于胸锁乳突肌后缘中点。

（六）臂丛的体表投影

胸锁乳突肌后缘中、下 1/3 交界处至锁骨中、外 1/3 交点稍内侧的连线。

（七）胸膜顶的体表投影

位于锁骨内侧 1/3 上方，相当于锁骨上小窝处，最高点距锁骨上缘 2～3 cm（图 8-10）。

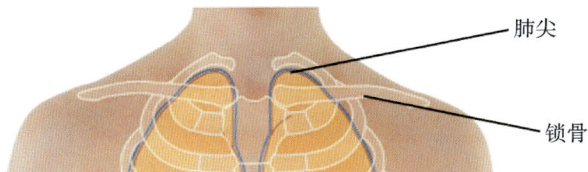

图8-10 胸膜顶的体表投影

落枕

任务二　颈部的层次结构

一、颈部的浅层结构

颈部的浅层结构包括颈部的皮肤、浅筋膜及浅筋膜内的肌肉、血管和神经。颈部皮肤较薄,移动度较大,具有横向皮纹,故手术时宜作横切口,以利愈合。浅筋膜内含有脂肪组织,在颈前外侧部脂肪层的深面,有一较薄的皮肌,称为颈阔肌(图 8-11)。

（一）颈浅肌群

颈部连接头部与躯干,其肌肉的分布不仅能使颈部做前、后、左、右方向的活动,还能灵活地做旋转和环转运动,同时辅助完成呼吸、发音、咀嚼、吞咽等生理功能,因此颈部肌肉的分布与结构相对复杂。颈部肌可分为浅、深两大肌群,这里主要介绍颈浅肌群。颈部的塑形和美观与颈浅肌群的形态和结构密不可分。

1. 颈阔肌　位于颈前部两侧浅筋膜内的皮肌,宽而薄。下起自胸大肌和三角肌筋膜,上止于两侧口角和下颌支下缘。颈阔肌收缩时可向外下方拉口角,使颈部皮肤紧张,出现褶皱(图 8-11)。

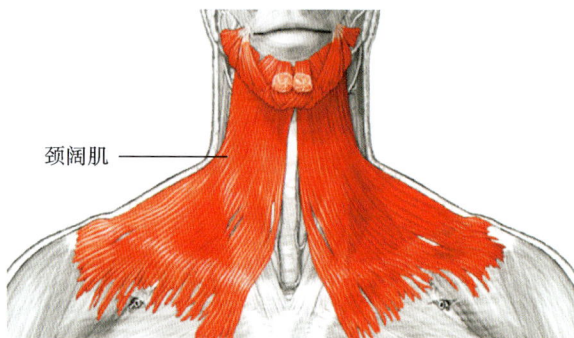

颈阔肌

图8-11　颈阔肌

2. 胸锁乳突肌　位于颈部两外侧,颈阔肌的深面。下起自胸骨柄与锁骨交接的胸锁关节处,上止于颞骨乳突,为固有颈部的分界线。单侧胸锁乳突肌收缩可使头部转向同侧,面部转向对侧;双侧同时收缩可使头部后仰(图 8-12)。

3. 斜方肌　为联系颈、肩和背部的表层扁肌,其形态对于颈部塑形和美观有较大影响。斜方肌位于项区和背上部的浅层,单侧呈扁阔三角形,两侧肌合为斜方形(以第 7 颈椎棘突为中心,该肌起始部的腱膜左、右两侧也呈斜方形)。斜方肌起自枕外隆凸,下至第 12 胸椎,斜向外上方汇聚并止于锁骨外侧 1/3、肩峰和肩胛冈。斜方肌收缩可使肩胛骨向脊柱靠拢,也可上提(耸肩)或下降(沉肩)肩胛骨,两侧同时收缩可使头部后仰(图 8-12)。

（二）颈部浅层血管

1. 颈部主要动脉　由心发出的动脉沿颈部两侧上行至头部,为头颈部的器官、组织供血。颈部动脉的畅通是保证头颈部重要器官正常工作的基础。

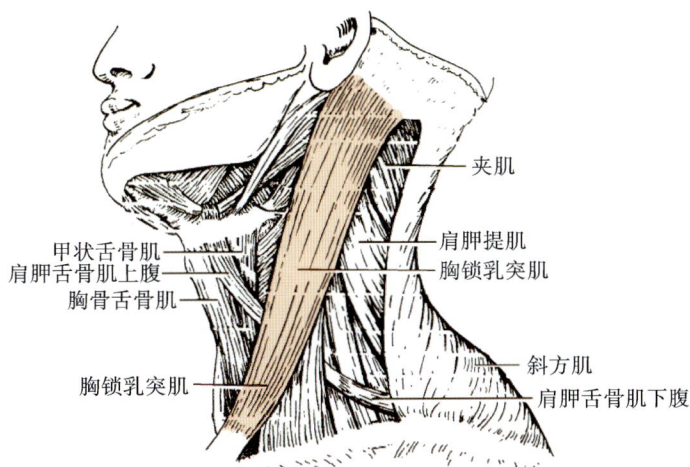

图8-12 胸锁乳突肌

（1）颈总动脉：头颈部的动脉主干是左、右颈总动脉。左颈总动脉起自主动脉弓，右颈总动脉起自头臂干（无名动脉），分别沿颈部两侧上行，至甲状软骨上缘水平处分为颈内动脉和颈外动脉。颈总动脉上段位置表浅，在体表可触及搏动。当头部大量失血时，可在胸锁乳突肌前缘（相当于环状软骨平面）将颈总动脉向后内侧压向第 6 颈椎的横突前结节（颈动脉结节），以进行急救止血（非紧急情况禁用此法）。颈动脉窦是颈总动脉末端和颈内动脉起始部的膨大部分，其壁内含有压力感受器，能感受血压的变化（图 8-13）。

（2）颈外动脉（图 8-13）：起自颈总动脉，上行穿腮腺实质至下颌颈处分为颞浅动脉和上颌动脉两终支。

（3）锁骨下动脉：位于锁骨上窝内，是上肢动脉的主干。左侧起自主动脉弓，右侧起自头臂干，移行为腋动脉。窝底内可触及锁骨下动脉的搏动。锁骨下动脉（图 8-13）的主要分支有椎动脉、胸廓内动脉和甲状颈干。

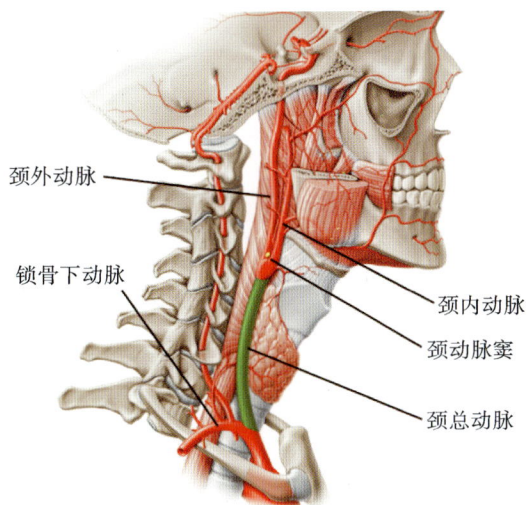

图8-13 颈部主要动脉

2. 颈部主要静脉

（1）颈外静脉：颈部最大的浅静脉，位置表浅，沿胸锁乳突肌浅面下行，在锁骨上方穿深筋膜注入锁骨下静脉(图 8-14)。主要负责收集头皮和面部的静脉血。

（2）颈前静脉:颈外静脉的属支,自颏下沿颈前正中线两侧下行,至胸锁乳突肌下份前缘处穿入胸骨上间隙转向外侧,并经颈肌深面汇入颈外静脉(图 8-14)。

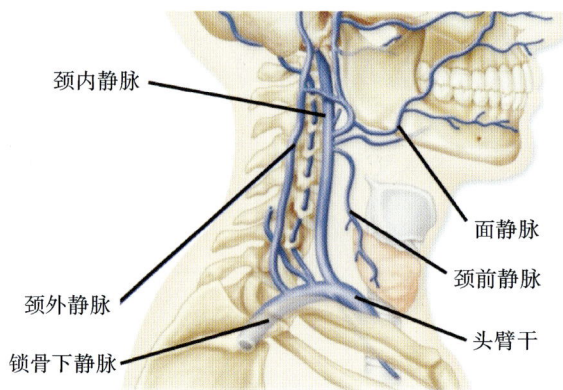

图8-14　颈部主要静脉

3. 颈部浅淋巴结　颈部淋巴管主要负责收纳来自头颈部的淋巴,是头颈部淋巴过滤、参与免疫应答的重要场所。左侧头颈部淋巴汇入左颈干,最终通过胸导管进入左静脉角。右侧头颈部淋巴通过右颈干流向右淋巴导管汇入右静脉角。颈部浅淋巴结主要为颈外侧浅淋巴结和锁骨上淋巴结。

（1）颈外侧浅淋巴结:位于胸锁乳突肌表面及其后缘处,沿颈外静脉排列,收纳枕淋巴结、耳后淋巴结及腮腺淋巴结引流的淋巴,其输出淋巴管注入颈外侧深淋巴结上群(图 8-15)。

（2）锁骨上淋巴结:沿锁骨下动脉排列。在胃癌和食管癌患者中,癌细胞可经胸导管转移至左锁骨上淋巴结,从而引起该处淋巴结肿大。

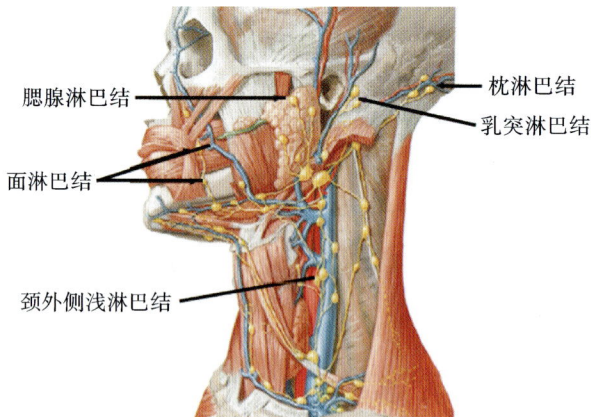

图8-15　头颈部外侧浅淋巴管与淋巴结

（三）颈部主要神经

1. 副神经　在脑神经中,副神经支配胸锁乳突肌和斜方肌。当一侧副神经受损时,可导致该侧胸锁乳突肌瘫痪,头部无力转向对侧;还可导致该侧斜方肌瘫痪,使肩部下垂、抬肩无力。

2. 脊神经 在脊神经中,颈肩部结构主要受颈丛和臂丛神经束的支配。

(1)颈丛:由第1～4颈神经前支组成。位于胸锁乳突肌上部的深面,其分支分布于颈部、肩部、枕部和耳郭的皮肤,以及部分颈肌和膈。

(2)臂丛:由第5～8颈神经前支和第1胸神经前支的大部分纤维组成,经锁骨后方进入腋窝,包围腋动脉。臂丛的分支分布于上肢的肌肉和皮肤,以及胸、背部浅层肌(斜方肌除外)。

臂丛的体表投影:在锁骨中点后方比较集中,相当于胸锁乳突肌后缘中、下1/3交界点至锁骨中、外1/3交界点稍内侧的连线。此处位置浅表,易于触及,常作为臂丛阻滞麻醉的部位(图8-16)。

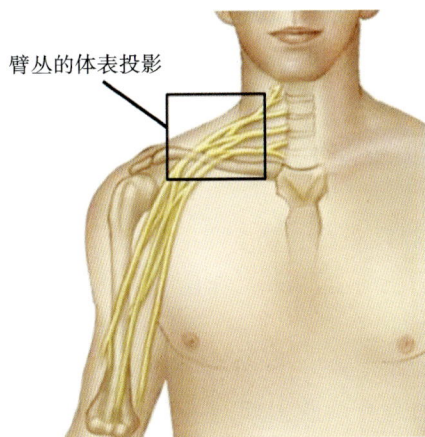

臂丛神经
牵拉试验

图8-16 臂丛的体表投影

二、颈部的筋膜及筋膜间隙

颈深筋膜又称为颈筋膜,位于浅筋膜和颈阔肌深面,围绕颈部、项区诸肌及颈部的器官和血管神经束。颈筋膜可分为浅、中、深三层,各层之间的疏松结缔组织构成筋膜间隙(图8-17)。

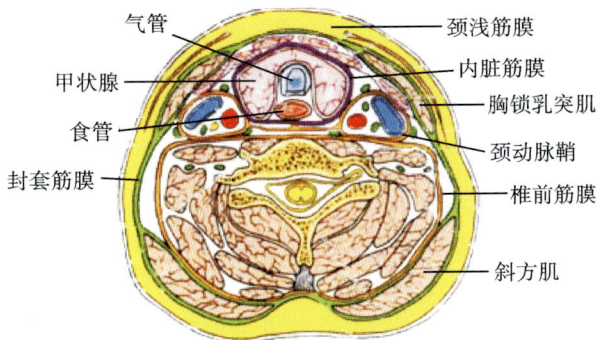

图8-17 颈筋膜(横断面)

(一)颈筋膜

1. 浅层 又称封套筋膜。围绕整个颈部,向上附于颈部上界各骨面,并延伸至面部腮腺咬肌区,附着于颧弓和颅底;向下附于颈部、胸部和上肢的交界线;向前在颈前正中线处左、右相延续;向两侧包绕斜方肌和胸锁乳突肌并形成两肌肉的鞘;向后附于项韧带和第 7 颈椎棘突,对颈项部的深层结构形成封套式包裹。在舌骨上部,封套筋膜分为深、浅两层,分别包裹二腹肌前腹和下颌下腺。在面后部,深、浅两层包裹腮腺。在颈静脉切迹上方,也分为深、浅两层,并向下分别附着于颈静脉切迹前、后缘。

2. 中层 又称气管前筋膜或内脏筋膜。此筋膜位于舌骨下肌群深面与喉和气管之间,包裹咽、食管颈部、喉、气管颈部、甲状腺和甲状旁腺等器官。在甲状腺与气管、食管上端邻接处,腺鞘后层增厚形成甲状腺悬韧带。此筋膜前下部覆盖于气管前方,称为气管前筋膜;后上部覆盖颊肌和咽缩肌,称为颊咽筋膜。气管前筋膜向上附于环状软骨弓、甲状软骨斜线及舌骨,向下经气管前方及两侧入胸腔,与心包上部相续。

3. 深层 即椎前层,又称椎前筋膜。位于椎前肌及斜角肌前面,上起颅底,向下续于前纵韧带及胸内筋膜,两侧覆盖臂丛、颈交感干、膈神经、锁骨下动脉及锁骨下静脉。此筋膜向外下方延伸,从斜角肌间隙开始包裹锁骨下动、静脉及臂丛,并向腋窝走行形成腋鞘,又称颈腋管。

(二) 筋膜间隙

1. 胸骨上间隙 封套筋膜在距胸骨柄上缘 3~4 cm 处,分为深、浅两层,向下分别附于胸骨柄前、后缘,两层之间即为胸骨上间隙。内有颈静脉弓、颈前静脉下段、胸锁乳突肌胸骨头、淋巴结及脂肪组织等。

2. 气管前间隙 位于气管前筋膜与气管颈部之间。内有甲状腺最下动脉、甲状腺下静脉和甲状腺奇静脉丛等。小儿还有胸腺上部、左头臂静脉和主动脉弓等。

3. 咽后间隙 位于椎前筋膜与颊咽筋膜之间,其延伸至咽外侧壁的部分为咽旁间隙。内有淋巴结及疏松结缔组织。

4. 椎前间隙 位于脊柱、颈深肌群与椎前筋膜之间。颈椎结核的脓肿多积于此间隙,并经腋鞘扩散至腋窝。当脓肿溃破后,可经咽后间隙向下蔓延至后纵隔。

三、颈阔肌肌皮瓣和颈外侧的美容应用解剖

(一) 颈阔肌肌皮瓣的应用解剖

1. 颈阔肌 在颈前外侧部脂肪层的深面,为一菲薄皮肌。该肌起自胸大肌和三角肌筋膜,越过锁骨斜向内上方,前部纤维附于下颌骨下缘,后部纤维附于腮腺咬肌筋膜,并移行于降下唇肌和笑肌。肌三角内侧部和枕三角上部未被此肌覆盖。颈阔肌深面有浅静脉、颈横神经和面神经颈支等。颈阔肌中线处的肌纤维明显较后上部薄,而中份偏后处的肌纤维较前份厚,为理想的取瓣区。

2. 颈阔肌肌皮瓣的血供 血供丰富,常见的供血动脉包括肩胛背动脉颈阔肌支、甲状腺上动脉颈阔肌支、面动脉颈阔肌支和颏下动脉,另外耳后动脉、肩胛上动脉和枕动脉等也有小分支进入该区域。临床上可用上述动脉做成带血管蒂的肌皮瓣,其中上部血管蒂可用颏下动脉,下部血管蒂可用颈横动脉及其肌支。

颈阔肌肌皮瓣的静脉回流主要通过颈前静脉和颈外静脉实现,另外颏下静脉、面静脉和舌下静脉等也接受一些细小的静脉注入,因此静脉回流是多通道的。

3. 颈阔肌肌皮瓣的神经 颈阔肌的运动神经为面神经颈支,从下颌角下方进入肌肉,做肌瓣或皮瓣时,与颏下动脉一并做成蒂,可修复面部表情肌缺损。

4. 颈阔肌肌皮瓣的临床应用 颈阔肌肌皮瓣位置表浅,且其浅面皮肤色泽和面部相似。肌肉菲薄而宽阔,其厚度及弹性与口腔黏膜相近。由于可供面积大,肌蒂薄而柔软,且供区易于制备,因此颈阔肌肌皮瓣是修复颊面组织和口腔软组织较理想的供区之一。

(二)颈外侧皮瓣的应用解剖

1. 颈外侧皮瓣的血供 颈外侧部后份皮下多已不含颈阔肌纤维,颈后三角和斜方肌浅面皮肤的血供主要来自颈横动脉发出的颈浅动脉皮支,有 1~3 支不等。回流静脉为各动脉的伴行静脉,以颈横动脉的伴行静脉为主要回流静脉。

2. 颈外侧皮瓣的神经 该部位主要由副神经和第 3、4 颈神经支配。

3. 颈外侧皮瓣的临床应用 临床上可以取颈浅动脉为蒂,设计成单侧或双侧的转移瓣,修复颈前部烧伤后的瘢痕挛缩或颏胸粘连等畸形。

四、颈部的美容技术临床提要

(一)颏下脂肪袋的美容整形

颏下脂肪袋又称"双下巴",常是由皮下脂肪堆积过多引起。老年患者的颏下区域皮肤可因松弛而呈皱褶状下垂,在外观上酷似"水牛颈"。对于颏下脂肪袋的美容整形,可根据颏下脂肪堆积和皮肤松弛的程度,以颏下正中线为轴,在其两侧画出顶角对立的两个三角形。在局部麻醉下切开皮肤,去除多余的皮下组织和皮肤,将两个三角形皮瓣易位行 Z 成形术。若患者以颏下脂肪堆积为主,皮肤松弛不明显,也可采取与颈部皮纹平行的梭形切口,并行缝合成形术。对于单纯颏下脂肪堆积而皮肤较紧致的年轻患者,可考虑行局部脂肪抽吸术。

(二)蹼颈的美容整形

蹼颈为颈部少见的先天畸形,双侧居多,偶见单侧,多见于女性。蹼颈的临床表现为乳突与肩峰之间的皮肤和皮下组织形成蹼状皱襞,导致颈项粗短,可伴有唇裂、小颌畸形、耳畸形、卵巢发育不全和呆滞等。蹼颈的美容整形以早期手术矫正为宜。

天鹅颈

项目小结

颈部为连接头部与胸部和上肢之间的重要部位,其前方有咽、喉、气管等消化管道和呼吸管道上段以及甲状腺,后方为脊柱颈段及其周围肌肉,两侧有纵向走行的大血管和神经。颈部分为固有颈部和项区。固有颈部又分为颈前区、胸锁乳突肌区和颈外侧区。颈部筋膜较为复杂,分为颈浅筋膜和颈深筋膜。颈浅筋膜上与头部、下与胸部和背部的浅筋膜相延续,通常较薄,包裹颈阔肌。颈深筋膜分为浅、中、深三层,围绕颈部诸肌和器官,并于血管和神经周围形成筋膜鞘和筋膜间隙。颈部肌肉可分为浅、深两大肌群,其功能除使头部和颈部灵活运动外,还可参与呼吸、吞咽和发音等功能活动。

能力检测

明德知行阁

中国传统文化中，"形正神安"的理念备受推崇。这一思想强调，人体颈部的姿态不仅是外在美学的象征，更是内在健康与文明程度的衡量标尺。然而，在日常生活中，"手机低头族"普遍呈现出一种不正常的体态，这种状态极易引发头颈前倾，从而导致颈部筋膜粘连、椎间盘退变等一系列病理改变。如果颈部结构长期处于不良姿势状态，不仅会引发各类健康问题，影响外在美观，更可能演变为严重的疾病。因此，保持端庄的体态对于个人健康至关重要。同时，这也是职业素养中不可或缺的一部分，它不仅体现了对自身健康的重视，更彰显良好的职业形象。

（何付强）

项目九 胸部的美容解剖

胸部位于颈部与腹部之间,是身体较为宽阔的部位,也是人体呼吸与循环系统中重要器官的集中区域。

扫码看课件

项目目标

掌握:胸前壁浅层的结构;乳房的形态、结构、血管供应、淋巴引流及神经分布。

熟悉:隆乳术的应用解剖;胸部的境界、分区及体表重要标志。

了解:胸部皮瓣、肌皮瓣的应用解剖。

案例导入

在美容咨询师为求美者提供乳房假体植入术咨询的过程中,求美者非常担心硅胶假体植入将影响其妊娠和产后哺乳。

思考:

(1) 乳房的基本构成和形态支撑结构。

(2) 如果你是美容咨询师,如何为求美者进行术前的健康宣教?

任务一 概 述

胸部位于颈部与腹部之间,由胸壁、胸腔及其内容结构组成,是身体较为宽阔的部位。胸部以胸廓为支架,胸廓和附着在胸廓的皮肤、筋膜、肌肉、血管、神经等软组织一起构成胸壁。胸壁与膈共同围成胸腔,是人体呼吸与循环系统重要器官的集中区域,其中呼吸与循环系统的主体部分均位于胸腔内。胸腔内容纳肺和胸膜囊,中部为纵隔,有心及出入心的大血管、食管和气管等器官。胸部在结构上与其他部位不同,主要是呼吸运动使胸部有节律运动,以保证呼吸功能的完成,同时胸膜腔的完整性不能被破坏,否则将妨碍正常呼吸而危及生命。

正常人胸廓呈圆锥形,上部狭小与颈部相连,下部宽阔与腹部相连。左右径略长,前后径略短,两者之比为4:3,婴幼儿及老年人的胸廓左右径与前后径比例几乎相等。正常人脊柱的胸椎部分稍向后凸,老年人更为明显。在某些病理情况下,胸廓可出现畸形。如胸廓的前后径增大,左右径缩小,称为鸡胸;漏斗胸与鸡胸相反,表现为胸骨、肋软骨向内凹陷的畸形;若整个胸廓高度扩大,尤其是前后径增大,使整个胸廓呈桶状,则称为桶状胸;在某些严重消耗性疾病患者中,胸廓常呈扁平状,称为扁平胸。

成年男性胸肌发达形成四方形隆起,胸廓大而宽厚;而成年女性胸肌扁平,乳腺发达形成乳房,是女性胸部曲线美的重要组成部分。

一、境界和分区

(一)境界

胸部上界为自颈静脉切迹、胸锁关节、锁骨上缘、肩峰至第 7 颈椎棘突的连线,与颈部分界;下界为自剑突向两侧沿肋弓、第 11 肋前端、第 12 肋下缘至第 12 胸椎棘突的连线,与腹部分界。胸部与上肢的界限是三角肌前、后缘。上述分界线并不代表胸腔的真正范围,这是因为膈呈凸向胸腔的穹窿状,故胸廓不仅保护胸内脏器,同时也掩盖上腹部的部分器官,并且胸腔内的器官也会突出胸廓上口,伸入颈根部。

(二)分区

1. 胸壁 可分为胸前区、胸外侧区和胸背区。胸前区(胸前部)为颈静脉切迹、胸锁关节和锁骨上缘以下,剑胸结合和肋弓前部以上,两侧腋前线以前的胸壁部分(以前正中线为界分为左、右两部分)。胸外侧区(侧胸部)为介于腋前、后线之间的胸壁部分。

2. 胸腔 由胸壁和膈围成,内衬以胸内筋膜,可分为中部的纵隔和容纳肺及胸膜腔的左、右部。

二、体表标志及标志线

(一)体表标志

1. 锁骨 其全长可触及。锁骨下窝位于锁骨中、外 1/3 交界处的下方,其深处有腋血管和臂丛通过。

2. 颈静脉切迹 成年男性的颈静脉切迹平对第 2 胸椎,女性平对第 3 胸椎。

3. 胸骨角 平对第 2 肋软骨,是计数肋的重要骨性标志。胸骨角还平对主动脉弓起止处、气管杈、左主支气管与食管交叉处以及第 4 胸椎椎体下缘。

4. 剑突 其形状变化较大。剑胸结合平对第 9 胸椎。

5. 肋和肋间隙 由于第 1 肋的大部分位于锁骨后方,因而难以触及。

6. 肋弓 为肝、胆囊和脾的触诊标志。两侧肋弓和剑胸结合构成胸骨下角。

7. 乳头 男性乳头位于锁骨中线与第 4 肋间隙相交处,女性乳头的位置变化较大。

(二)标志线(图 9-1)

1. 前正中线 经胸骨正中所作的垂直线。

2. 胸骨线 经胸骨外侧缘最宽处所作的垂直线。

3. 锁骨中线 经锁骨中点所作的垂直线。

4. 胸骨旁线 经胸骨线和锁骨中线之间的中点所作的垂直线。

5. 腋前线 沿腋前襞向下所作的垂直线。

6. 腋后线 沿腋后襞向下所作的垂直线。

7. 腋中线 沿腋前线、腋后线之间的中点所作的垂直线。

8. 肩胛线 沿肩胛骨下角所作的垂直线。

9. 后正中线 沿身体后面正中所作的垂直线,即沿各椎骨棘突所作的垂直线。

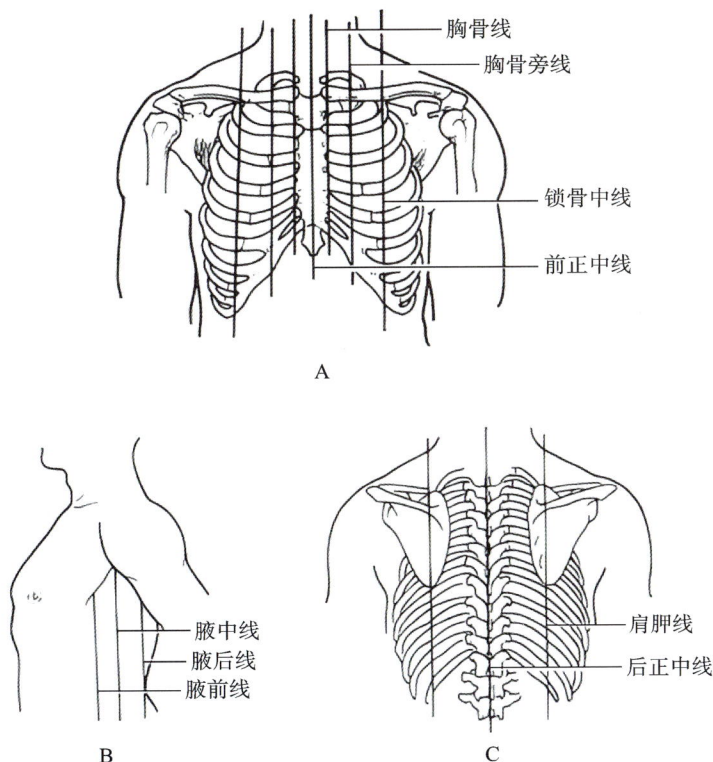

图 9-1　胸部的标志线

A. 前面；B. 侧面；C. 后面

任务二　胸　　廓

一、胸廓的组成

胸廓由 12 块胸椎、12 对肋、1 块胸骨和它们之间的骨连结共同构成（图 9-2）。胸廓上窄下宽、前后扁平，由于胸椎椎体前凸，因而其水平切面呈肾形。

（一）胸骨

胸骨位于胸前壁正中，自上而下由胸骨柄、胸骨体和剑突 3 部分组成。胸骨柄上部宽厚而下部窄薄，其上缘中部的凹陷称为颈静脉切迹，两侧有锁切迹与锁骨相连。胸骨柄外侧缘上份与第 1 肋相接。胸骨柄和胸骨体相连处微向前突，称为胸骨角，可在体表扪及，且其两侧平对第 2 肋，是计数肋骨序数的重要标志。胸骨角向后平对第 4 胸椎椎体下缘。胸骨体呈长方形，其外侧缘有与第 2～7 肋软骨相连的肋切迹。剑突扁而薄，形态变化较大，下端游离（图 9-3）。

（二）肋

肋由肋骨和肋软骨构成，共有 12 对。第 1～7 肋的前端直接与胸骨相连，称为真肋；第 8～12 肋前端借肋软骨与上位肋软骨相连，形成肋弓，称为假肋。第 11～12 肋前端游离于腹

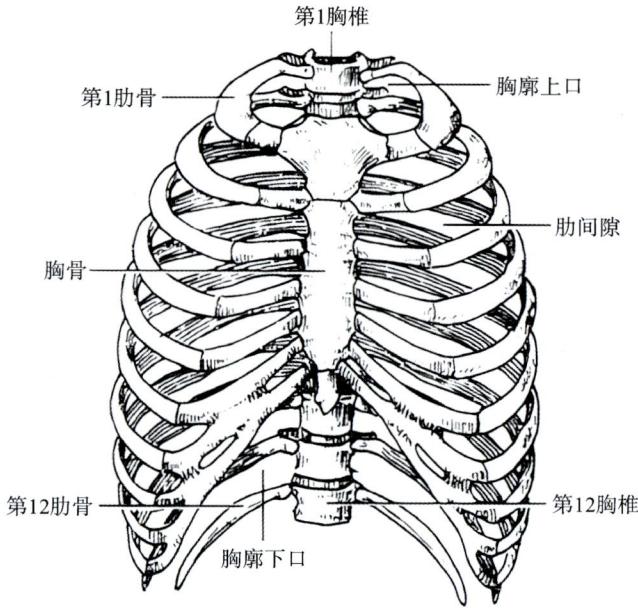

图 9-2　胸廓的组成

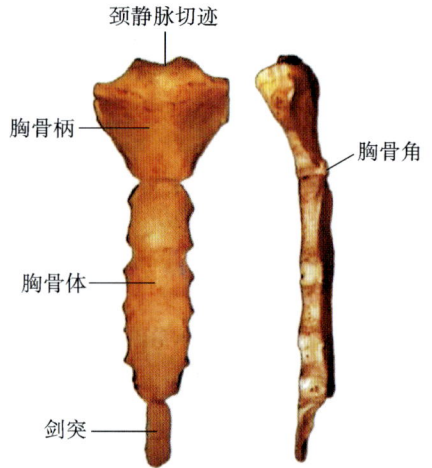

图 9-3　胸骨(前面及侧面观)

壁肌层中,称为浮肋。

　　肋骨属于扁骨,可分为一体和前、后两端。肋体扁长,具有上、下两缘和内、外两面,其内面下缘处有一浅沟,称为肋沟,肋间神经和血管走行其中;肋体的后部急转处称为肋角。肋骨前端接肋软骨;肋骨后端稍膨大,称为肋头,与胸椎肋凹形成关节。肋头外侧缩细的部分,称为肋颈。肋颈与肋体相接处的后方有粗糙隆起,称为肋结节,与胸椎横突肋凹相关节(图 9-4)。

　　肋软骨位于各肋骨前端,由透明软骨构成,终生不骨化。

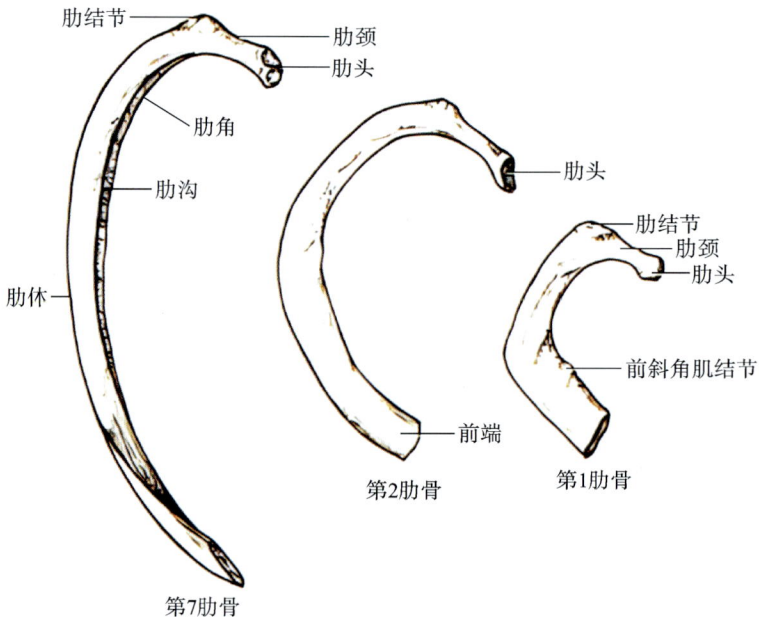

图 9-4　肋骨

（三）胸椎

胸椎由 12 块椎骨组成，参与构成胸廓后部。

二、胸廓的连结

（一）椎骨的连结

椎骨之间借椎间盘、韧带和关节等相连结。

1. 椎间盘（图 9-5） 为连结相邻两个椎体的纤维软骨盘（寰椎和枢椎之间除外）。椎间盘由位于中央部的髓核和周围部的纤维环两部分组成。髓核是柔软且富有弹性的胶状物质；纤维环由纤维软骨环按同心圆排列而成，质地坚韧，具有保护髓核并限制髓核向周围膨出的作用。椎间盘除连结椎体外，还具有缓冲和促进脊柱向各个方向运动的功能。

由于成人的椎间盘发生退变，某些因素（如过度劳损等）可能导致纤维环破裂，髓核膨出，临床上称为椎间盘突出症。因为纤维环后部比较薄弱，所以髓核较易向后外侧或后方膨出，突入椎间孔或椎管内，从而压迫相邻的脊髓和神经根。由于脊柱腰部活动度最大且负重最重，因此椎间盘突出症多发生在腰部。

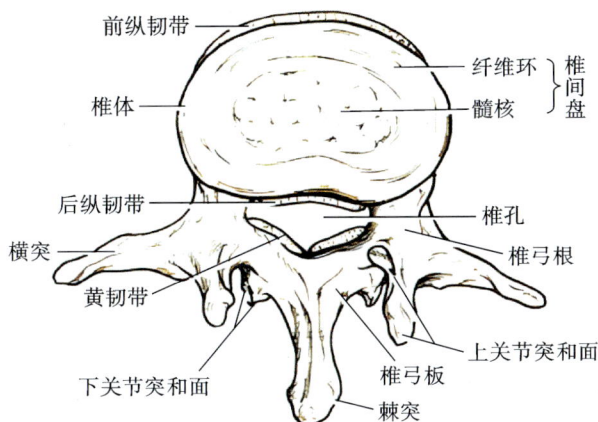

图 9-5 椎间盘（上面）

2. 韧带 前纵韧带为附着于所有椎体及椎间盘前面的扁带状韧带。后纵韧带位于椎管前壁所有椎体及椎间盘的后面。棘上韧带为附着于所有椎骨棘突末端的纵行长韧带。黄韧带为连于相邻椎弓板之间的短韧带。棘间韧带为连于相邻棘突间的短韧带。其中，前纵韧带有限制脊柱过度后伸的作用；后纵韧带、黄韧带、棘间韧带和棘上韧带均有限制脊柱过度前屈的作用（图 9-6）。

3. 关节 脊柱的关节主要包括关节突关节和寰枢关节，此外，脊柱与颅之间还有寰枕关节。

关节突关节是由相邻椎骨的上、下关节突构成的联合关节，属于微动关节。寰枢关节包括寰枢外侧关节和寰枢正中关节，关节联合运动可使头部进行旋转运动。寰枕关节由寰椎侧块上的上关节凹与枕髁构成，属于联合关节，可使头部进行前俯、后仰和侧屈运动。

（二）肋与椎骨的连结

肋后端与胸椎之间形成的关节，包括肋头与胸椎的肋凹形成的肋头关节，以及肋结节关节面与横突肋凹形成的肋横突关节，二者合称为肋椎关节。

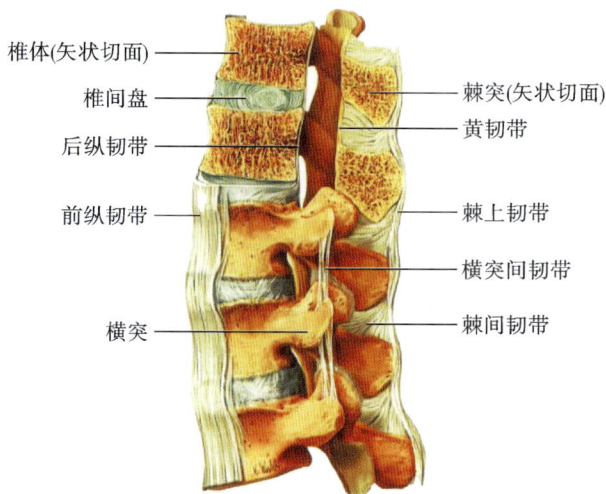

图 9-6　韧带

(三) 肋与胸骨的连结

肋的前端借肋软骨与胸骨体的肋切迹构成胸肋关节。第 8～10 肋前端借肋软骨依次与上位肋软骨相连,形成肋弓。第 11、12 肋前端游离。

三、胸廓的形态和功能

正常成人胸廓呈上窄下宽、前后扁平的圆锥形。胸廓有上、下两口。胸廓上口较小,由胸骨柄上缘、第 1 肋和第 1 胸椎围成;胸廓下口较大而不整齐,由第 12 胸椎、第 12 肋和第 11 肋前端、肋弓和剑突围成。相邻两肋骨之间的间隙称为肋间隙,两侧肋弓之间的夹角称为胸骨下角。

胸廓除具有支持和保护功能外,还参与呼吸运动。吸气时,在呼吸肌的作用下,肋上升,胸廓的横径和前后径扩大,胸腔容积增大;呼气时,胸廓做相反运动,胸腔容积减小。

任务三　胸　　壁

胸壁由胸廓和软组织构成。浅层结构包括皮肤、浅筋膜(内含女性乳房);深层结构包括深筋膜、胸上肢肌、腹肌上部、胸廓、肋间组织和胸内筋膜等。胸膜腔的手术入路须切开皮肤、浅筋膜、深筋膜、胸廓外肌层、肋间肌,分离或切断肋骨,以及切开胸内筋膜和壁胸膜。

一、胸壁层次

(一) 浅层结构

1. 皮肤　胸外侧壁的皮肤厚度不一。胸前、外侧区皮肤较薄,乳头区最薄,后壁较厚。除胸骨表面皮肤外,均有较大的活动性。胸前部皮肤面积较大,颜色和质地与面部相近,可用于颌面部创伤的修复。

2. 浅筋膜　内含脂肪、皮神经、浅血管、浅淋巴管和乳腺。

（二）胸壁的深层结构

1. 深筋膜 胸前、外侧区的深筋膜分为浅、深层。

（1）浅层：覆盖于胸大肌表面，其上缘附着于锁骨，向下移行于腹部深筋膜，向内与胸骨骨膜相连，向后与胸背深筋膜浅层相连。

（2）深层：位于胸大肌深面，上方包裹锁骨下肌，向下形成位于喙突、锁骨下肌与胸小肌上缘之间的锁胸筋膜（图 9-7），继而包裹胸小肌。锁胸筋膜深面有胸内、外侧神经和胸肩峰动脉的分支穿出至胸大、小肌，头静脉和淋巴管穿经此筋膜入腋腔。手术分离锁胸筋膜时应注意保护胸内、外侧神经，以免损伤而导致胸大、小肌瘫痪。乳房基底面稍凹陷，完全被胸浅筋膜的深层所包裹，与胸深筋膜之间有疏松结缔组织间隙，称为乳房后间隙，它使整个乳房在胸壁上有一定的移动性，当乳腺癌侵及此间隙时，乳房可固着于胸前壁。

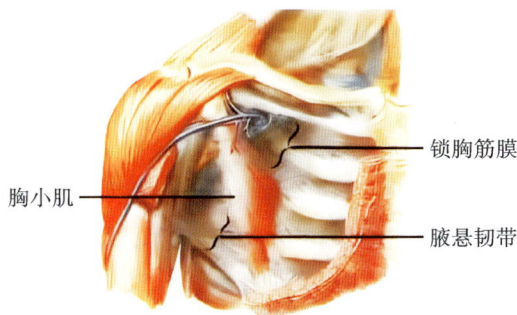

图 9-7　锁胸筋膜（冠状面）

锁胸筋膜
胸小肌
腋悬韧带

2. 肌层 胸前、外侧区肌层由胸肌和部分腹肌组成。由浅至深可分为四层：第一层为胸大肌、腹外斜肌和腹直肌上部；第二层为锁骨下肌、胸小肌和前锯肌；第三层为肋间肌；第四层为胸横肌。

（1）胸大肌（图 9-8）：覆盖胸前壁的大部分，呈扇形，宽且厚。起于锁骨内侧半、胸骨和第 1~6 肋软骨，各部肌束聚集向外上方，止于肱骨大结节嵴。胸大肌收缩时，可使肱骨内收、旋内和前屈。若上肢固定，胸大肌可上提躯干或上提肋，协助吸气。胸大肌由胸内、外侧神经支配。血供主要来自胸肩峰动脉胸肌支和胸廓内动脉穿支，分别与胸外侧神经、肋间神经前皮支各组合成血管神经束。

（2）胸小肌：位于胸大肌深面，呈三角形，起自第 3~5 肋骨，向上止于肩胛骨喙突。该肌收缩时，可拉肩胛骨向前下方移动。肩胛骨固定时，可提肋助吸气。

（3）前锯肌：位于胸外侧区，为一宽薄扁肌，由胸长神经支配。该肌主要由胸背动脉供血。若手术不慎损伤胸长神经，可出现"翼状肩"。

胸大肌和前锯肌位置表浅，较为宽大，可供肌瓣移植，临床上常用胸大肌在胸部手术中填充残腔或修补胸壁缺损。此外，用胸小肌和肋骨带血管蒂的肌皮瓣移植修补下颌骨和面部具有实用意义。

3. 肋间隙 相邻两肋之间的间隙称为肋间隙，12 对肋形成 11 对肋间隙，内有筋膜、肋间肌、血管、神经等结构（图 9-9）。肋间隙的宽窄不一，一般上部较宽，下部较窄，前部较宽，后部较窄。肋弯曲而有弹性，在暴力作用下，可发生骨折，如骨折断端向内刺伤肋间神经、血管，甚至穿破肺，可引起血胸、气胸或肺不张。其中第 5~8 肋曲度较大，是肋骨骨折的好发处。

（1）肋间外肌：位于肋间隙浅层，从肋结节至肋骨前端接肋间外膜，肋间外膜向内侧至

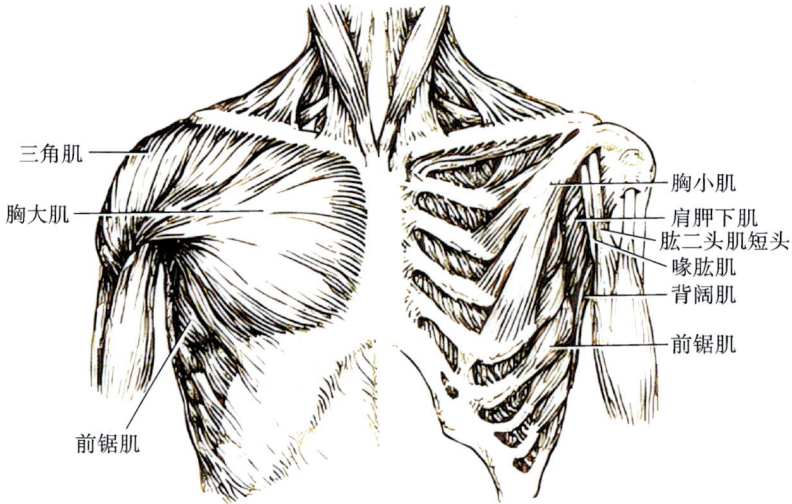

图 9-8　胸大肌

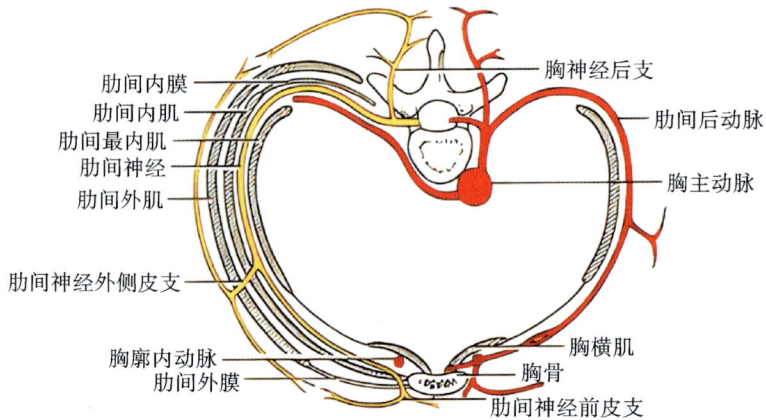

图 9-9　肋间后动脉和肋间神经

胸骨侧缘,肌纤维斜向前下方。

（2）肋间内肌:位于肋间外肌深面,肌纤维斜向前上方。自胸骨侧缘向后方至肋角处接肋间内膜,肋间内膜向内侧与脊柱相连。行肋骨切除术时,应沿肋缘顺肋间内、外肌纤维方向剥离骨膜,即沿肋下缘从前向后,沿肋上缘从后向前进行剥离。

（3）肋间最内肌:位于肋间内肌深面,肌纤维方向与肋间内肌相同,肋间最内肌与肋间内肌之间有肋间血管、神经通过。该肌薄弱不完整,仅存在于肋间隙中 1/3 部,而前、后部无此肌,故肋间血管、神经直接与其内面的胸内筋膜相贴。当胸膜发生感染时,可刺激神经引起肋间神经痛。

4. 胸横肌与胸内筋膜

（1）胸横肌:贴于胸骨体和肋软骨后面,常以四个肌束起于胸骨体下部,呈扇形向上止于第 3～6 肋软骨内面。

（2）胸内筋膜:为一层致密的结缔组织膜,覆于肋和肋间隙内面。胸内筋膜与壁胸膜之间有疏松结缔组织,手术时,将手或器械伸入此层,可使壁胸膜与胸壁分离。位于脊柱两侧的胸内筋膜较厚,临床上可经此处剥离壁胸膜,施行后纵隔手术。筋膜向下覆于膈的上面,称为膈胸膜筋膜或膈上筋膜;向上覆于胸膜顶上面并增厚,称为胸膜上膜。

二、胸壁的血管、淋巴和神经

(一)血管

1. 浅血管(图9-10)

(1)动脉:主要是胸廓内动脉、肋间后动脉和腋动脉的分支。

胸廓内动脉穿支在距胸骨侧缘约1 cm处穿出,一般与肋间神经前皮支伴行,分布至胸前区内侧部。女性的第2~4穿支较粗大,发出分支至乳房,在行乳腺癌根治术时需注意结扎这些血管。肋间后动脉的分支与肋间神经外侧皮支伴行,分布于胸前、外侧区的皮肤、肌肉和乳房。

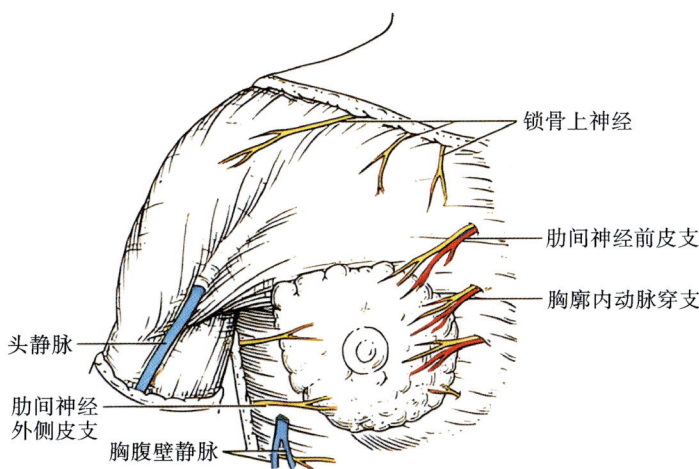

图9-10　胸前、外侧区的浅血管和皮神经

(2)静脉:主要是胸廓内静脉穿支和肋间后静脉属支,分别注入胸廓内静脉和肋间后静脉。

胸腹壁静脉起于脐周静脉网,沿腹壁上部至胸前外侧部上行,汇入胸外侧静脉,收集腹壁上部、胸前外侧部浅层的静脉血。此静脉是上、下腔静脉之间的重要交通支之一,发生门静脉高压时,借此静脉建立门-腔静脉侧支循环,血流量增大时可曲张。

2. 深血管

(1)胸廓内血管。

①胸廓内动脉:为锁骨下动脉第一阶段的分支,向下经胸廓上口入胸腔,沿胸骨外侧缘约1.25 cm处下降,在平第1肋高度发出心包膈动脉,分布至心包和膈,至第6肋间隙处分为两终支。一终支是腹壁上动脉,下行入腹直肌鞘;另一终支是肌膈动脉,分布于下位肋间隙、膈前部以及腹前外侧壁的肌肉。

②胸廓内静脉:与同名动脉伴行,注入头臂静脉。

(2)肋间后血管。

①肋间后动脉:共有9对,起自胸主动脉,行于第3~11肋间隙内的肋胸膜与肋间内肌之间,在肋角附近发出一较小的下支,沿下位肋骨上缘前行,本干又称上支,在肋间内肌与肋间最内肌之间沿肋沟前行。肋间后动脉的上、下支于肋间隙前部与胸廓内动脉的肋间前支

相吻合。肋间后动脉沿途发出分支供应胸前外侧区,其中第 2～4 支较大,供应乳房。第 9～11 对肋间后动脉不分上下支。第 1～2 肋间隙的动脉发自肋颈干。

②肋间后静脉:与同名动脉伴行,其中右侧肋间后静脉注入奇静脉,左侧注入半奇静脉或副半奇静脉。

(二)胸壁的淋巴

胸壁的淋巴系统分为浅、深两部分。

1. 浅淋巴结 主要汇入腋淋巴结。胸后壁浅淋巴管汇入肩胛下淋巴结;胸前外侧浅淋巴管汇入胸肌淋巴结;胸骨附近浅淋巴管汇入胸骨旁淋巴结;两侧淋巴管在胸骨前面横向交通;胸前外侧壁上部少数浅淋巴管向上跨过锁骨汇入锁骨上淋巴结。

2. 深淋巴结

(1)胸骨旁淋巴结:位于胸骨两侧,胸廓内血管周围,距胸骨外侧缘约 3 cm 处,第 1～6 肋间隙内。收集乳房内侧部等处的淋巴,该部位发生的癌肿常转移至此淋巴结。

(2)肋间淋巴结:位于肋间隙内,分为前、中、后组。其中前、中组有时缺如,后组比较恒定。前组位于肋骨和肋软骨交界处附近,输出管注入胸骨旁淋巴结;中组位于腋前线至肋角范围内,输出管注入腋淋巴结;后组位于肋角内侧,输出管注入胸导管。

(三)胸壁的神经

1. 皮神经 胸前、外侧区的皮神经来自颈丛和上部肋间神经的分支。

(1)锁骨上神经:有 3～4 支,属于颈丛皮支,自颈丛发出后向下跨越锁骨的前面,分布于胸前区上部和肩部皮肤。

(2)肋间神经的外侧皮支和前皮支:肋间神经在腋前线附近(或腋中线)发出外侧皮支,分布于胸外侧区和胸前区外侧部皮肤;在胸骨两侧发出前皮支,分布于胸前区内侧部皮肤。

2. 肋间神经(图 9-11) 胸神经前支有 12 对,除第 1 胸神经前支和第 12 胸神经前支分别有纤维参与组成臂丛和腰丛外,其余的均独立走行于相应的肋间隙,称为肋间神经。第 12 胸神经前支行于第 12 肋下,称为肋下神经。

肋间神经出椎间孔后,最初行于肋间内膜和壁层胸膜之间的结缔组织内,至肋角向前进入肋沟,列于肋间后血管下方,走行于肋间最内肌和肋间内肌之间。在腋前线前方又居肋间内肌与胸膜之间,并离开肋沟,行于肋间隙的中间,并在腋前线附近发出外侧皮支。第 2 肋间神经的外侧皮支较粗大,横过腋窝至臂内侧,称为肋间臂神经,分布于腋窝和臂内侧皮肤,行乳腺癌根治术时应注意保护该神经。第 1～6 肋间神经穿肋间内肌、肋间外膜和胸大肌至皮下,在胸骨外缘移行为前皮支;第 7～11 肋间神经和肋下神经自肋弓处斜向内下方,其中第 7、8 肋间神经直接进入腹直肌鞘深部;第 9～11 肋间神经及肋下神经先行于腹内斜肌与腹横肌之间,再进入腹直肌鞘。最后,它们均在腹白线附近穿腹直肌鞘前层移行为前皮支。第 1～6 肋间神经分布于胸壁皮肤、浅筋膜、肋间肌、胸横肌和壁胸膜。第 7～11 肋间神经和肋下神经除分布于胸壁外,还分布于腹壁的肌肉和皮肤。

肋间神经皮支在胸、腹壁皮肤的分布呈明显节段性,这对于确定硬膜外麻醉的范围以及对神经系统某些疾病的定位诊断具有十分重要的意义。其自上而下按神经序数排列,呈环形条带状。第 2 肋间神经平胸骨角平面;第 4 肋间神经平乳头平面;第 6 肋间神经平剑突平面;第 8 肋间神经平肋弓平面;第 10 肋间神经平脐平面;第 12 肋间神经平脐与耻骨联合上缘连线的中点平面,也平髂前上棘平面。各相邻肋间神经的分布互相重叠,当阻滞或损伤一条神经时,其分布区感觉减退,但并不丧失;当相邻两条肋间神经同时受损时,才会出现这两

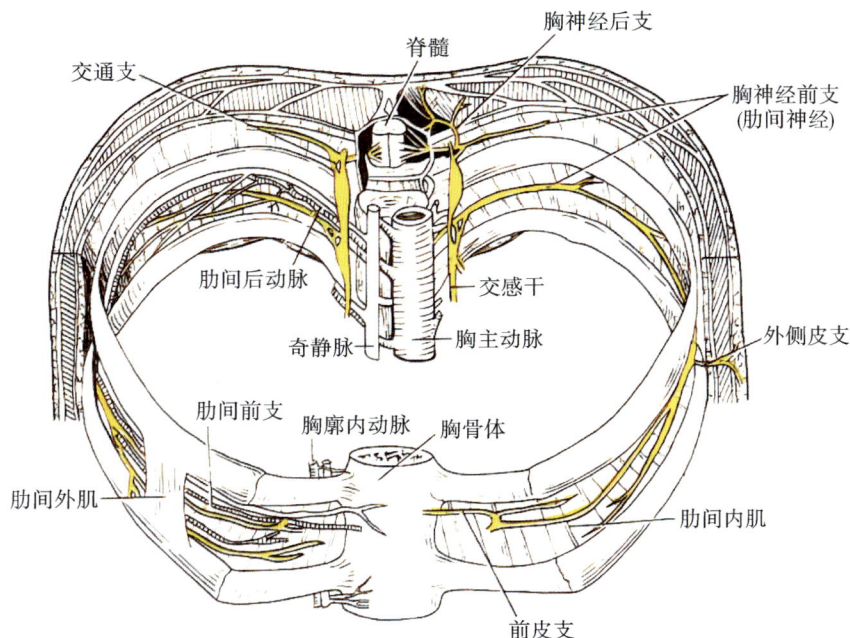

图9-11　肋间神经

条神经共同管理区的感觉丧失。根据肋间神经、血管行经肋间隙的部位,临床上进行胸膜腔穿刺时宜在肋角外侧进针,常选腋后线第7、8肋间隙,并靠近肋骨上缘穿刺。

三、胸部皮瓣、肌皮瓣的应用解剖

(一)侧胸皮瓣的应用解剖

侧胸皮瓣又称腋下胸背侧皮瓣,介于胸大肌和背阔肌之间。该皮瓣皮肤较薄,质地良好,无毛发,血管蒂长,皮瓣层次清楚,易于剥离和切取。若切取宽度不超过 10 cm,则皮肤多能直接缝合,且部位隐蔽,易于被患者接受。

1. 侧胸皮瓣的血供

(1)动脉:供应侧胸和腋下皮瓣的皮动脉有1~6条不等,这些皮动脉来源于腋动脉、肱动脉或其分支。由于多数皮动脉由胸背动脉、胸外侧动脉或副胸外侧动脉发出,为便于血管吻合,常选用胸外侧动脉、副胸外侧动脉或胸背动脉皮支作为侧胸皮瓣的血管蒂。

侧胸皮瓣的皮动脉来源及分布如下。

①胸外侧皮动脉:84%起自胸外侧动脉,向下分布于侧胸部,可达第6~7肋间区皮肤。血管外径为 1.1 mm,长 46.7 mm。

②胸背动脉皮支:起自胸背动脉,行向下或前,分布于侧胸部皮肤。血管外径为 1 mm,长约 39.7 mm。

③肱胸皮动脉:起自肱动脉,经腋窝底部至侧胸部,分布至腋中线第4~5肋间部位的皮肤。血管外径为 1.2 mm,长 53.3 mm。

④肩胛下皮动脉:起自肩胛下动脉干或胸背动脉,行向腋中线下方,分布至第7肋间隙的皮肤。

⑤腋胸皮动脉(副胸外侧动脉):分布于侧胸部。副胸外侧动脉是胸前外侧皮瓣的动脉蒂,血管外径为 1.1(0.6~1.5) mm,长 35~114 mm。

⑥胸肩峰皮动脉:起自胸肩峰动脉胸肌支或胸肩峰动脉干,下行进入侧胸皮瓣区域,分布至腋前线第 5 肋间隙。血管外径为 1.1 mm,长 39 mm。

(2)静脉:皮瓣区的静脉回流如下。

①胸腹壁静脉:在皮瓣区内,多数胸腹壁静脉汇入胸外侧静脉,并与同名动脉伴行,后注入腋静脉;少数胸腹壁静脉汇入颈前静脉、头静脉等,并最终归入上腔静脉系。

②侧胸皮瓣内的皮静脉:多数与皮动脉伴行,而后分别汇入腋静脉。伴行静脉多为 1 条,少数为 2 条,它们的长度都与相伴行的动脉相应,且外径略粗于动脉。

2. 侧胸皮瓣的神经　　侧胸皮瓣无单一的皮神经。

3. 侧胸皮瓣的临床应用

(1)皮瓣范围:上界为腋动脉的搏动处,下界为第 8 肋间隙,前界为胸大肌外侧缘,后界为背阔肌前缘。

(2)体表投影:胸外侧动脉可沿腋前线与腋中线之间下行至第 6～7 肋间隙。副胸外侧动脉沿腋中线或稍偏前方下行,可达第 4 肋间隙。胸背动脉皮支沿腋后线或稍偏前方下行,至第 6～7 肋间隙。

(3)应用方式:在男性中,此皮瓣较薄,皮肤的颜色、质地优良,适用于头颈、乳腺、胸部和上臂(包括肘关节)等组织缺损的修复,也可用于修复感觉部位。一般适用于修复中等大小的皮肤软组织缺损。其优点为供区隐蔽,多可直接缝合;其缺点为血管蒂解剖变异较多,皮瓣采取困难。在女性中,采取此皮瓣可能会对同侧乳房产生不利的影响。

(二)胸三角皮瓣的应用解剖

胸三角皮瓣又称胸廓内动脉前穿支皮瓣。该皮瓣从胸大肌浅面向外延伸至肩部三角区,也可至上臂肌浅面。

1. 胸三角皮瓣的血供

(1)动脉:胸三角皮瓣主要由胸廓内动脉前穿支及胸肩峰动脉供应。

①胸廓内动脉:发自锁骨下动脉第 1 段,下行经肋间隙并发出肋间前支和前穿支。前穿支自胸骨外缘约 1 cm 处穿肋间隙,经胸大肌入皮下组织。前穿支数目在每个肋间隙内为 1 条或 2 条不等。皮瓣内含有第 1～4 前穿支,其出现率依次为 68%、78%、98%、76%。前穿支一般以第 2 前穿支的外径最粗,为 0.78 mm(有报道可达 1.1 mm),蒂长约 23.2 mm;第 3 前穿支为 0.75 mm;第 1 前穿支为 0.68 mm;第 4 前穿支最细,为 0.61 mm。前穿支具有性别差异,男性中第 1 前穿支较为主要,而女性中第 2 前穿支更为关键。

②胸肩峰动脉:起自腋动脉,其皮支平均外径为 0.8 mm。此外,还有颈横动脉和肩胛上动脉的皮支分布于胸三角皮瓣内。

(2)静脉:皮下有浅静脉网,其余静脉与同名动脉伴行。

2. 胸三角皮瓣的神经　　该皮瓣由肋间神经皮支和锁骨上神经支配。

3. 胸三角皮瓣的临床应用

(1)皮瓣范围:上界为锁骨下缘,下界至第 5 肋,内侧为前正中线,外侧至肩峰。皮瓣蒂位于胸骨外缘第 2、3 肋间处。一般皮瓣长 20～22 cm,宽 10～12 cm。

(2)体表投影:胸廓内动脉第 1～4 前穿支自胸骨外侧约 1 cm 处穿出肋间隙,穿胸大肌进入皮下组织,向外与皮肤平行走行,终于胸肩峰内侧。

(3)应用方式:常以带蒂皮瓣或岛状皮瓣的形式修复面颈部缺损以及行咽和食管再造术,也可以吻合血管游离皮瓣的形式修复躯干及四肢软组织缺损。

（三）胸大肌肌皮瓣的应用解剖

胸大肌肌皮瓣包括胸大肌及其表面的皮肤和皮下组织。胸大肌起自锁骨内侧半、胸骨和上位肋软骨、腹直肌鞘前层，三部肌纤维向外汇集成一扁腱，止于肱骨大结节嵴。

1. 胸大肌肌皮瓣的血供

（1）动脉：主要有胸肩峰动脉、胸廓内动脉穿支、胸外侧动脉等。

①胸肩峰动脉：由腋动脉第 1 段（64.53%）或第 2 段（35.46%）发出，穿过锁胸筋膜后，即在胸小肌上缘处分为三角肌支、肩峰支、胸肌支及锁骨支。胸肌支长约 123 mm，外径为 1.7 mm，可游离长度为 37 mm，在胸大肌和胸小肌之间行向内下方，该支沿途发出 2～8 小支进入胸大肌胸肋部的中部，供养胸大肌外侧 2/3 部。三角肌支外径为 2.1 mm，长约 48 mm，也分布至胸大肌外侧部。锁骨支外径为 1.2 mm，长约 13.5 mm，分布至胸大肌锁骨部的内侧部。

②胸廓内动脉穿支：分布至胸大肌胸肋部的内侧部。此外，胸外侧动脉或腋动脉也有分支分布至胸大肌腹部。

（2）静脉：胸大肌的主要静脉与胸肩峰动脉分支伴行且同名，通常为 1 支，少数为 2 支。肌皮瓣移植较常用的静脉包括：①三角肌支静脉，外径为 2.4 mm，长 34.3 mm。②锁骨支静脉，外径为 1.6 mm，长 13.5 mm。这两条静脉均汇入头静脉或腋静脉。③胸肌支静脉，外径为 1.7～2.6 mm，长约 37.3 mm，其中 86.5% 汇入腋静脉，13.5% 汇入头静脉。此外，还有胸廓内静脉属支（穿支）与胸上动脉伴行静脉等发生联系，共同协助肌皮瓣的静脉回流。

2. 胸大肌肌皮瓣的神经　胸大肌肌皮瓣的主要神经为胸外侧神经，臂丛内、外侧束分别发出胸内侧神经和胸外侧神经，分支共同支配胸大肌和胸小肌。

3. 胸大肌肌皮瓣的临床应用

（1）胸大肌肌皮瓣切取范围：上界为锁骨，内侧至胸骨外缘，外侧至腋前线，下界达剑突平面。

（2）胸肩峰动脉的体表投影：自肩峰至剑突作一连线，该线的中 1/3 即为胸肩峰动脉肌支（上胸肌支）的体表投影。肩峰至乳头连线的下 1/2 为胸廓内动脉肌支的体表投影。

（3）胸大肌肌皮瓣的应用方式：胸大肌肌皮瓣的皮肤色泽、质地良好，血管走行、分布较恒定，血运丰富，带蒂移植的可旋转范围大，是头颈部创伤、肿瘤切除及感染创面修复的良好供区，也可将两分支包括在皮瓣范围内。如需向颈肩部转移，可采用带蒂岛状转移的方式。若缺损部位较远，可以胸肩峰动脉为蒂行游离肌皮瓣移植术。

四、临床提要

（一）皮肤供区

胸壁前外侧壁皮肤较薄，且质地较好，是面部植皮术的理想供区，特别是锁骨上下部位。多取全厚皮片，供皮区遗留创面可拉拢缝合，或另取中厚皮片或受区的瘢痕皮片进行移植。然而，缺点是该区可能遗留线性手术瘢痕。

（二）乳房手术切口

乳腺炎或乳房脓肿多见于初产哺乳期妇女，脓肿可发生在乳晕下、乳房内或乳房后部。对于乳房内脓肿，一般作放射状切口，以免损伤输乳管。

（三）胸膜腔穿刺及引流

胸膜腔内有液体或脓液积聚时，膈受压下降，肺受压上移，造成肺扩张不全，进而影响呼吸功能。抽出积液或积脓后,膈可重新回升。穿刺部位不可低于第9肋间隙,以免损伤膈。临床上常自腋后线第7、8肋间隙,靠近肋骨上缘穿刺。

(四)心包穿刺

临床上出现心包积液时,可于胸骨左侧第4肋间隙穿刺吸液。

任务四 乳房(腺)

案例导入

小爱,女,26岁,因对自己的乳房大小及胸型不甚满意,欲在专业的整形外科进行隆乳术。

思考:

(1)成年女性的乳房形态和结构。

(2)临床上隆乳术常选择的切口有哪些以及假体植入的部位在哪里?

乳房为泌乳器官,是女性的第二性征,在男性和儿童中不发达。女性从青春期开始,乳房迅速发育生长。乳房发育生长与生殖功能活动关系密切,并随月经周期发生规律性变化。在妊娠期和哺乳期,乳房会迅速发育增大,并伴有分泌活动。

一、乳房的位置和形态

成年女性乳房位于胸前壁胸大肌及其筋膜表面,其基部直径约为12 cm,相当于第2~6肋之间,内侧缘可达胸骨旁线,外侧缘接近腋中线。整个乳房约2/3位于胸大肌表面,其余1/3位于前锯肌表面,其内侧下部位于腹外斜肌腱膜表面。然而,乳房的实际界限常超出上述范围。乳管系统向上可达锁骨,向内可至正中线(不与对侧乳管吻合),向外可抵背阔肌外缘。此外,乳腺组织还不同程度地向上延伸到腋窝,这部分突起称为腋突,它由乳腺外侧份向上延伸形成。腋突有时很大,致使腋窝处形成一明显的隆凸,这种情况需与腋窝脂肪瘤或腋淋巴结肿大进行鉴别。腋突也有可能发生癌变,这一点在体检时常被忽略。

成年未产妇的乳房呈半球形或水滴形,乳房中心的突起称为乳头,平对第4肋间隙或第5肋,乳头表面有15~20个小窝,窝内有输乳孔。乳头周围有颜色较深的皮肤环形区,称为乳晕。乳晕的颜色随人的肤色和乳房的生理状态而异。乳晕表面有许多呈小圆形凸起的乳晕腺,可分泌脂状物,润滑乳头,使之不易皲裂(图9-12)。乳头和乳晕的皮肤较薄,易受损伤而引起感染,形成乳头炎或乳晕下脓肿,哺乳期尤应注意。乳晕的薄层皮下组织中除含有丰富的皮脂腺和汗腺外,还含有平滑肌纤维,收缩时可使乳头挺直,并排出输乳管和输乳管窦内的乳汁,有助于婴儿吸吮。

乳房的大小和形状随年龄而有所不同。在妊娠期和哺乳期,乳房的变化非常显著,乳房增大,乳腺增生,血管和淋巴管扩张,乳头和乳晕有色素沉着而变黑,皮肤紧张。停止哺乳以后,乳腺萎缩,乳房变小。

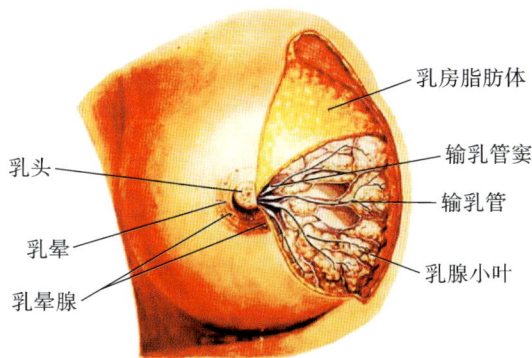

图9-12 成年女性乳房

乳头
乳晕
乳晕腺
乳房脂肪体
输乳管窦
输乳管
乳腺小叶

二、乳房的结构

乳房主要由乳腺和脂肪构成。乳腺被结缔组织分隔为15～20个乳腺叶，每个乳腺叶又分为若干个乳腺小叶。每个乳腺叶汇集成一条输乳管，以乳头为中心呈放射状排列，并开口于乳头。故乳腺脓肿需切开引流时宜作放射状切口，以减少对输乳管和乳腺组织的破坏(图9-12)。

乳房内的结缔组织呈囊状包于乳腺周围，称为脂肪囊。由于每个人的发育程度不同，因此脂肪的多少是决定乳房大小的重要因素之一。乳腺被完整地包裹在浅筋膜的浅、深层之间。浅筋膜的浅层包裹在乳腺组织的浅面，此层脂肪虽较薄弱，但恒定存在，手术时易于辨认，是行乳腺癌根治术时剥离皮瓣的重要标志。整个乳房深面被浅筋膜的深层所包裹。乳腺叶间有许多不同走向的结缔组织纤维束，从腺体基底部连于皮肤或胸壁浅筋膜，称为乳房悬韧带(图9-13)，也称Cooper韧带，对乳腺起固定和悬吊作用，并使乳房在胸前有一定的活动性，确保人在直立时乳房不会明显下垂。由于韧带两端固定且无伸展性，发生乳腺癌时，该处皮肤出现凹陷，即"酒窝征"。乳腺癌晚期，癌组织与皮肤有广泛的粘连，皮肤可因淋巴滞留而发生水肿，由于皮肤在毛囊处与皮下组织连接紧密，因此皮肤水肿时毛囊处即形成点状小凹，使皮肤呈"橘皮"状外观。浅筋膜深层与胸肌筋膜之间有乳房后间隙，内含疏松结缔组织、脂肪和淋巴管，淋巴管收纳乳房深部的淋巴，此间隙为乳腺癌向深部转移的途径之一，炎症时则容易向下扩展。乳房后间隙为隆乳术中假体植入的常用部位。乳房后另有一胸大肌后间隙，该间隙位于胸大肌与胸小肌之间，此间隙为隆乳术假体植入的另一常用部位。

乳房下皱襞是乳房美容外科的一个重要的解剖标志，是乳房与胸壁的连接线。乳房下皱襞位于第5、6肋水平，最低可达第6肋间隙。乳房下皱襞到乳晕的距离在小乳房中为5.5～7 cm，在大乳房中为7～9 cm。乳房下皱襞的形成主要依赖于乳房下皱襞韧带，此韧带起源于第5肋骨骨膜中部和第5、6肋间筋膜外侧，止于乳房下皱襞的真皮下，其作用是支持乳房下皱襞和保持它的位置。当乳房发育成熟开始下垂时，此韧带的水平位置对乳房的外观影响较大。乳房下皱襞韧带由腹直肌筋膜中部、前锯肌筋膜和腹外斜肌筋膜组成，提升此韧带会牵拉形成乳房下皱襞。乳房下皱襞韧带在临床应用中应注意：①行乳腺癌根治术并进行乳腺全切时，尽可能完整保留此韧带；②行乳房切除术后再造时，注意对侧乳房此韧带的位置，准确地再造下皱襞韧带；③在胸大肌下行隆乳术并剥离胸大肌时，避免破坏此韧带，若将此韧带自第5肋骨骨膜上分离，可能会导致双乳峰的出现。

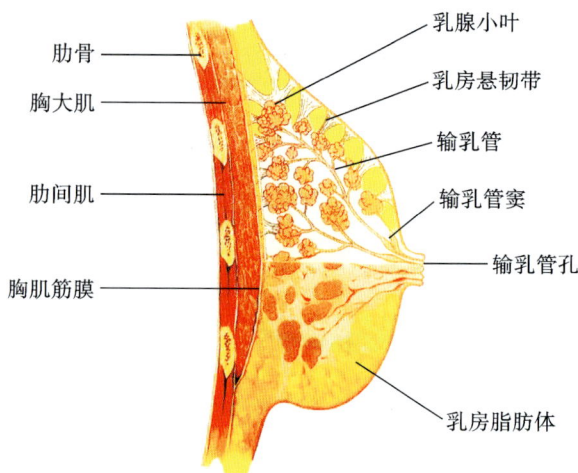

图9-13　成年女性乳房(矢状面)

三、乳房的血管、淋巴回流和神经

(一)乳房的血管(图 9-14)

1. 动脉

(1)乳房内侧部的动脉:来自锁骨下动脉的胸廓内动脉(乳房内动脉)的第 3~6 穿支。这些穿支于胸骨旁线处穿过第 3~6 肋间隙后,经胸大肌沿乳房内侧缘进入乳房,第 3、4 穿支较为粗大。

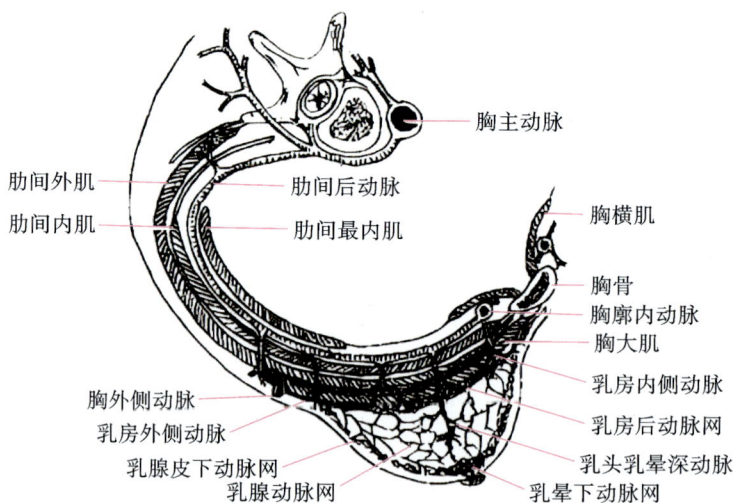

图9-14　乳房的动脉构筑

(2)乳房外侧部的动脉。

①来自腋动脉的胸外侧动脉:沿胸大肌外侧缘发出乳房的外侧支,分布至乳房外侧部。

②来自腋动脉的胸肩峰动脉:穿胸小肌和胸大肌的分支分布至乳房深部。

③第 2~4 肋间后动脉:外侧皮支也分布至乳房外侧部。其中第 2 肋间后动脉来自锁骨下动脉的肋颈干发出的肋间最上动脉,第 3、4 肋间后动脉来自胸主动脉。

这些动脉的分支在乳房内形成 3～4 层吻合,在乳头周围形成动脉环。

2. 静脉　分为浅、深两组。浅静脉在乳头周围皮下组织中形成乳头静脉丛,大部分汇集至胸骨两侧,穿过胸壁注入同侧胸廓内静脉,少部分与对侧相吻合或向上汇入颈前静脉。深静脉与同名动脉伴行,经胸廓内静脉、腋静脉和肋间后静脉回流,并经肋间后静脉与椎外静脉丛相吻合。

(二)乳房的淋巴回流(图 9-15)

女性乳房淋巴管丰富,分为浅、深两组。浅组位于皮内和皮下,深组位于乳腺小叶周围和输乳管壁内,两组间有广泛吻合。乳房的淋巴管主要注入腋淋巴结。

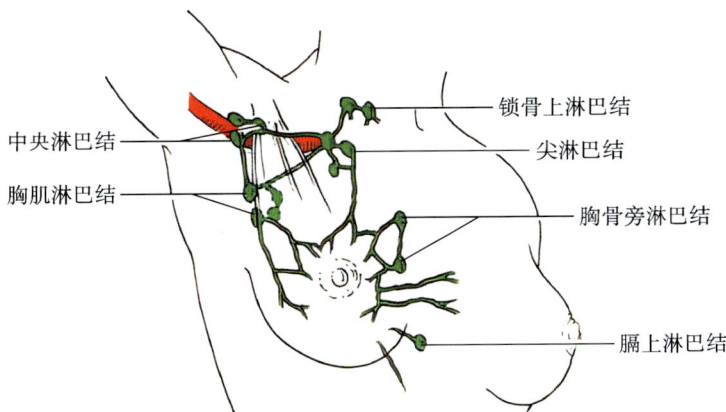

图9-15　乳房的淋巴回流

(1)乳房外侧部和中央部的淋巴管注入腋淋巴结的胸肌淋巴结,这是乳房淋巴回流的主要途径。

(2)乳房上部的淋巴管注入腋淋巴结的尖淋巴结和锁骨上淋巴结。

(3)乳房内侧部的淋巴管注入胸骨旁淋巴结,并与对侧乳房淋巴管相吻合。

(4)乳房内下部的淋巴管注入膈上淋巴结,并与腹前壁上部及膈下的淋巴管相吻合,从而间接地与肝上方的淋巴管相联系。

(5)乳房深部的淋巴管经乳房后间隙,穿胸大肌注入胸肌间淋巴结或尖淋巴结。胸肌间淋巴结位于胸大、小肌之间,在乳腺癌时常受累。

(三)乳房的神经

支配乳房皮肤的神经可分为以下 3 组。

1. 前组　由第 2～6 肋间神经的前皮支组成。

2. 外侧组　起自第 4、5 肋间神经,在腋中线处分为乳腺支和胸廓支。

3. 上组　来自颈浅神经丛降支。

四、健美乳房的标准

乳房是展现女性形体美的特征性结构。从美学角度来看,波浪起伏的胸峰是构成女性形体美的重要因素。女性的形体美由流畅、圆润、优美的曲线构成,而乳房曲线显示了女性特有的健美体形,具有独特的魅力。

根据对中国女性乳房的观察和测量,中国成年未哺乳女性乳房健美的标准如下。

(1)丰满、匀称、柔韧而富有弹性。

（2）形状挺拔，呈半球状。

（3）位于胸前第 2～6 肋之间，附着于两侧胸大肌筋膜上，介于胸骨缘与腋前线之间。

（4）乳头应突出，略向外偏，位于第 4～5 肋间隙水平。

（5）乳头到剑突的距离为 11～13 cm 或距前正中线 10～10.5 cm，两乳头间距离为 22～26 cm。

（6）乳晕直径为 3.5～4.8 cm，未孕女性的乳晕为蔷薇色，孕后色素沉着为黑色。

（7）乳房大小在平均范围内。乳房的平均高度为 3.5 cm，平均半径为 18.2 cm，乳房平均体积为 310 mL。

五、乳房的类型

对于女性来说，除了容貌之外，乳房的形态在形体美中也占有一席之地。拥有一对理想的健美乳房，既显示人体各部器官发育良好，又说明机体各功能处于良好的状态。乳房的类型如图 9-16 所示。

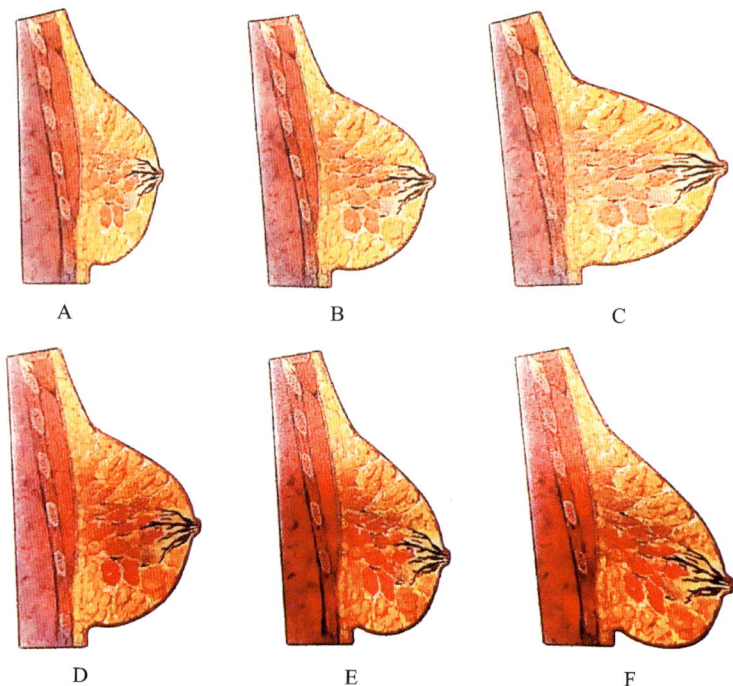

图9-16　乳房的类型
A. 圆盘型；B. 半球型；C. 圆锥型；D. 挺立型；E. 下倾型；F. 悬垂型

（一）根据乳房前突的长度分型

1. 圆盘型　乳房前突的长度小于乳房基部的半径。多见于黄种人。

2. 半球型　乳房前突的长度等于乳房基部的半径。多见于白种人。

3. 圆锥型　乳房前突的长度大于乳房基部的半径，也称梨型。多见于黑种人。

（二）根据乳房中轴线与胸壁之间的位置关系分型

1. 挺立型　乳房中轴线与胸壁之间构成直角，乳房丰满而有弹性。

2. 下倾型　乳房中轴线稍向下倾斜，与胸壁之间的夹角大于 45°，乳房较柔软。

3. 悬垂型　乳房中轴线显著下斜，与胸壁之间的夹角小于 45°，乳房柔软，皮肤松弛且弹性小。

六、乳房的异常

（一）小乳症

小乳症多由先天性乳腺发育不全所致，后天性小乳症多由内分泌紊乱或手术等所致。

（二）乳房肥大

乳房肥大多由先天性因素所致，严重的乳房肥大可表现为腺体、脂肪、皮肤组织均过度发育，也可仅表现为脂肪过多，而腺体不增大，常伴有乳房下垂。

（三）乳房下垂

乳房下垂主要由乳房肥大、减肥后松弛或老年性腺体萎缩而导致。根据乳房下垂的程度，其可分为3度：乳头平乳房下皱襞为Ⅰ度；乳头低于乳房下皱襞为Ⅱ度；乳头为乳房最低处为Ⅲ度。

（四）不对称乳房

不对称乳房表现为两侧乳房大小不等，可由先天或后天性因素引起，如睡眠姿势、体育锻炼、哺乳不均、外伤、炎症、肿瘤等。

（五）乳房缺失

乳房缺失可分为两类：①先天性乳房缺失：由于胚胎发育异常，两侧或单侧乳房缺失，或有少部分乳腺组织而无乳头、乳晕，或有不规则的小乳头、乳晕而无乳腺组织。②乳房切除术后乳房缺失：如乳腺癌根治术后。

（六）副乳

副乳又称多乳房，是乳房的先天畸形。副乳可包括乳头、乳晕和腺体或其中任何一个部分。副乳最常见于正常乳房的外上方近腋窝处，此处的副乳多只有乳腺而无乳头、乳晕，易被误诊为脂肪瘤或其他良性肿瘤。副乳在月经期、妊娠期或哺乳期可出现肿胀、疼痛，甚至还具有分泌功能。副乳应尽早切除。

（七）乳头内陷

乳头内陷由先天性因素所致，主要为乳头、乳晕平滑肌发育不良，且乳头下缺乏支持组织所致。

七、隆乳术的应用解剖

乳房是展现女性形体美的特征性结构，女性的形体美由流畅、优美的曲线构成，而乳房曲线具有独特的魅力。但不是每位女性都有优美的乳房曲线，部分女性由于乳房发育不良而胸部扁平，由此产生自卑感。隆乳术可帮助她们消除自卑，增强自信。目前隆乳术的方法很多，以硅胶假体植入最为常用，其切口与假体放置如下。

（一）切口

常用的切口有三种，即腋窝切口、乳晕边缘切口、乳房下皱襞切口。三种切口各有优点及不足。

1. 腋窝切口　最为隐蔽且术后瘢痕不明显。但自切口经皮下进入胸大肌后，距离最长，需采用特殊器械进行剥离。

2. 乳晕边缘切口　因乳晕皮肤呈深褐色,且有结节状乳晕皮脂腺掩饰,故切口相对隐蔽。虽距离近可直接剥离,但易损伤乳腺。

3. 乳房下皱襞切口　较隐蔽且距离较近,也可直接剥离,显露较好,便于手术操作。但易导致瘢痕增生,可能与乳房重力牵引刺激伤口有关。

(二)假体放置

乳房假体可放置于乳房后间隙或胸大肌后间隙。

1. 乳房后间隙　位于包绕乳房基底部的胸浅筋膜深层与胸大肌表面的胸深筋膜之间的疏松结缔组织间隙。将乳房假体植入此间隙,手术简单且损伤小,乳房位置、外观均很自然。但包膜挛缩发生率较高,包膜挛缩可使乳房变硬。

2. 胸大肌后间隙　位于胸大肌与胸小肌之间,将乳房假体植入此间隙,可减少包膜挛缩的机会,但手术损伤较大、出血较多。此方法目前应用最多。

项目小结

本项目以胸前壁和乳房解剖结构为核心内容进行探索。详细系统地介绍了胸部筋膜浅层的血管网构成和肋间神经皮支的分布规律,分析了乳房的形态特征,还介绍了乳房腺体分布情况及悬韧带的作用。通过课程案例导入,深入探讨了隆乳术中涉及的胸部美容手术解剖要点。同时,我们还对胸部体表标志进行了精准定位,明确了胸部分区与皮瓣设计的解剖基础。通过本项目的学习,为隆乳术、乳房再造等胸部美容整形手术的安全实施提供了有力支持,为胸部整形美容手术前咨询和美学设计奠定了理论基础。

能力检测

明德知行阁

乳房作为女性身体中极为关键的一部分,其重要性不仅体现在哺育新生命的伟大使命上,更是女性自信与魅力的重要标志。在深入探索乳房的形态与结构之美时,我们不仅能领略到其独特的美学标准与审美理念,还能学习如何通过适宜的乳房形态调整来提升女性的整体风采与气质。在这一过程中,我们应高度重视女性的身体健康与心理健康,尊重每位女性的自我价值与选择,坚决摒弃任何形式的性别歧视。这不仅能增强学生的社会责任感和同理心,还能推动社会的和谐稳定与发展进步。

(张琳娟)

项目十　腹部的美容解剖

本项目内容旨在通过腹部美容解剖的教学,培养学生的专业素养和职业道德。通过引入思政元素,引导学生思考美容手术的社会责任和伦理道德,培养学生的审美观念和人文关怀精神。

扫码看课件

项目目标

掌握:人体腹部的基本结构。

熟悉:人体腹部的体表标志和层次结构。

了解:人体腹部的美容特点。

任务一　概　　述

通过对本任务的学习,全面了解腹部解剖层次,掌握腹部的体表境界、体表标志以及分区方法。

案例导入

李女士是一名48岁的妇女,最近到医院皮肤科做面部皮肤护理时自述腹部皮肤松垂、有妊娠纹且下腹突出。李女士向你咨询如何改善腹部形态,以重新获得平整紧致的"小蛮腰"。

思考:

(1)导致求美者腹部形态不佳的原因是什么?

(2)帮助求美者进行腹部形态改善的方法有哪些?

一、境界

腹部的体表境界向上以胸骨剑突、肋弓、第11肋前端、第12肋、第12胸椎的连线为界,向下以耻骨联合、腹股沟、髂前上棘、髂嵴的连线为界。腹壁两侧以腋后线为界,分为腹前外侧壁和腹后壁。

腹部由腹壁、腹腔及其内脏器(消化、泌尿、生殖系统等)组成,其外形会因体位、年龄、性别、肌肉、脂肪以及胃肠道的充盈程度而有所不同,如消瘦者腹前壁稍内凹,小儿腹前壁微隆起。

二、体表标志

借助体表标志描述或记录腹部的具体外形、体征等，一般情况下在腹前外侧壁可触及脐、剑突、耻骨联合、肋弓、髂前上棘等。

（一）脐

脐为腹部的中心，约与左、右髂嵴最高点连线位于同一水平，通过矢状轴向后延伸至第3～4腰椎间隙，是胎儿脐带附着处，为腹壁的薄弱区域之一，易发脐疝。脐也是很多腹腔脏器体表定位的标志之一，如阑尾根部的体表投影为脐与髂前上棘连线中外交点1/3处。

（二）剑突

胸骨由上到下依次为胸骨柄、胸骨体、剑突。剑突下端游离且扁薄，是腹部体表境界的最高点。

（三）耻骨联合

左、右髋骨的耻骨经耻骨联合面借助耻骨间盘连接而成。耻骨间盘由纤维软骨构成，内有一矢状位裂隙。耻骨联合在女性分娩时可轻微活动，以便于胎儿的娩出。

（四）肋弓

肋弓由第8～10肋软骨前端依次与上位肋软骨下缘连接而成。两侧肋弓夹角称为胸骨下角，剑突与肋弓间的夹角称为剑肋角。

（五）髂前上棘

髂前上棘为髂嵴向前的突起点。与脐配合可确定阑尾的体表投影，也可用于骨髓穿刺。

三、腹部分区

腹部分区常用两种分法，即四分法和九分法，通过设定水平线和垂直线来确定腹腔脏器的位置（图10-1）。

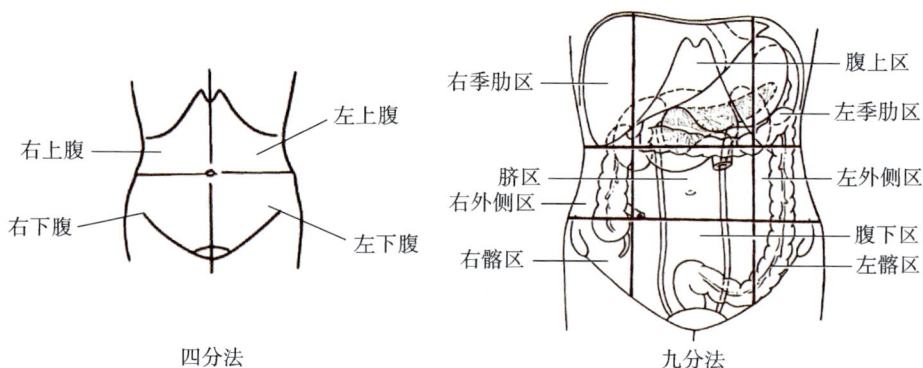

图 10-1　腹部分区

（一）四分法

通过脐作一水平线和垂直线，两线相交于脐，将腹部划分为以脐为中心的左上腹、右上腹、左下腹、右下腹。

（二）九分法

九分法通过两条水平线和两条垂直线对腹部进行划分。两条水平线自上而下依次为两侧肋弓最低点的连线、两侧髂结节的连线，两条垂直线为通过两侧腹股沟韧带中点的垂直线。四线相交形成"井"字，将腹部分为九部分，分别为左季肋区、右季肋区、腹上区、左外侧区、右外侧区、脐区、左髂区、右髂区、腹下区。

任务二　腹前外侧壁

本任务主要关注腹部的测量点与活体测量以及腹前外侧壁的层次结构。腹部形态各异，对于体质特征研究和手术设计具有重要意义。本任务要求学生掌握腹部关键测量点的定位方法，了解活体测量的具体步骤和意义，同时深入理解腹前外侧壁由浅至深的层次结构，包括皮肤、浅筋膜、肌层等重要组成部分的特性及在临床实践中的应用。

一、腹部的测量点和活体测量

腹部在不同人体中呈现不同类型，如扁平、悬垂或蛙状等。通过腹部测量点进行活体测量，可以研究体质特征，并进行手术设计。

（一）测量点

1. 脐点　位于腹正中线，即脐中央的点。脐有多种形态，或因身高、胖瘦等因素而有所偏差，此点约为头顶至足底间的黄金分割点。

2. 耻骨联合点　为耻骨联合向上延伸与矢状面的交点。

3. 髂前上棘点　用手沿髂嵴向前走行至末端可触及的一个凸点，即为此点。

4. 髂嵴点　为髂骨体的弓形髂嵴最向外侧突出的点。

（二）活体测量

1. 脐高　身体直立，脐点与足底间的垂直距离。

2. 耻骨联合高　身体直立，耻骨联合上缘最高点与足底间的垂直距离。

3. 髂嵴点高　身体直立，髂嵴点与足底间的垂直距离。

4. 髂前上棘间宽　左、右两侧髂前上棘间的距离。

5. 腰围　开始并结束于脐的中心，水平围绕腰腹一圈的长度。

二、腹前外侧壁的层次

一般由浅至深分为 6 层：皮肤、浅筋膜、肌层、腹横筋膜、腹膜外筋膜、壁腹膜。腹前外侧壁的层次、结构在不同部位并不完全一致，因此在手术前必须充分了解患者情况。

（一）皮肤

腹前外侧壁皮肤柔软、薄且血供丰富，大部分与浅筋膜之间的连接较为松弛，易于分离，只有在腹正中线和脐等处与腹白线连接紧密。真皮内富含的弹力纤维和胶原纤维使得此处皮肤富有弹性和伸展性，因此外科手术中常将此处皮肤作为供皮区的理想选择。

（二）浅筋膜

腹部是脂肪堆积的重点部位，尤其是腹前外侧壁的浅筋膜。浅筋膜较厚，主要由疏松结缔组织和脂肪构成,内含脂肪、血管、淋巴管、神经。大部分区域脂肪较厚,并且随年龄增长逐渐增厚,只有腹正中线处的脂肪较少。

浅筋膜在脐平面下分为两层,两层之间有浅血管、神经和淋巴管。浅层为脂肪层,称为康伯(Camper)筋膜,向下与股部和会阴部浅筋膜相续;深层为膜性层,称为斯卡帕(Scarpa)筋膜,为富含弹性纤维的纤维膜。

Scarpa 筋膜在腹正中线处附着于腹白线,其两侧向下至腹股沟韧带下方约 1.5 cm 处与大腿阔筋膜相连;在耻骨联合与耻骨结节间的前面继续向下与阴囊肉膜、阴茎浅筋膜、会阴浅筋膜相续。Scarpa 筋膜的特殊结构使腹壁浅筋膜深面与会阴浅间隙相交通。

在临床上,当发生车祸、骑跨伤等外伤时,可导致尿道球部损伤并断裂,从而引起尿液外渗。常见尿液渗出至会阴浅间隙,向前扩散至阴茎、阴囊等,向上蔓延至同侧的腹前外侧壁。

(三) 肌层

腹前外侧壁肌层由腹直肌、腹外斜肌、腹内斜肌和腹横肌构成(图 10-2、图 10-3)。

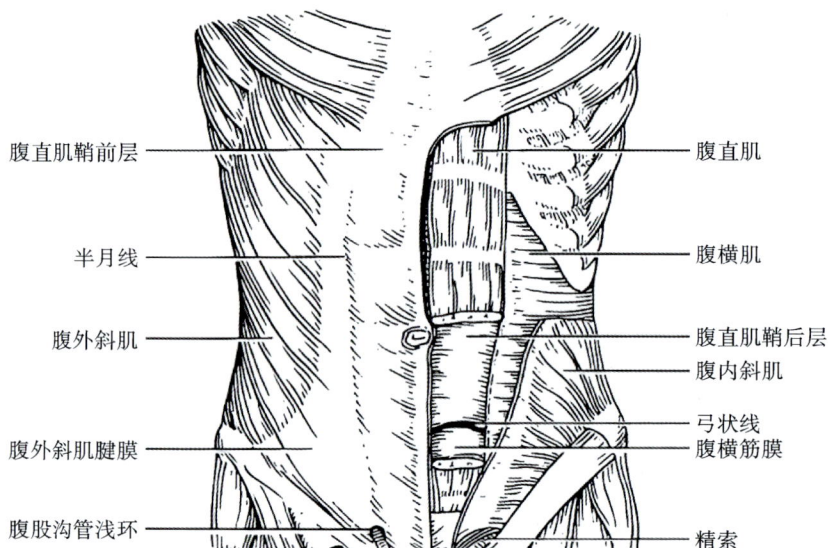

图 10-2 腹前外侧壁的腹直肌、腹外斜肌

1. 腹直肌及腹直肌鞘

(1)腹直肌是位于腹正中线两侧的带状多腹肌,其外部被腹直肌鞘包裹,每侧腹直肌由 3~4 条横行结缔组织构成的腱划分为多个肌腹。腹直肌鞘前层与腱划愈着紧密,不易剥离;腹直肌鞘后层与腱划并无愈着,易于分开,便于临床手术操作,但需注意腱划内血管的止血处理。

(2)腹直肌鞘由腹外斜肌、腹内斜肌和腹横肌的腱膜构成。腹直肌鞘前层由腹外斜肌腱膜和腹内斜肌腱膜的前层组成,腹直肌鞘后层由腹内斜肌腱膜的后层和腹横肌腱膜组成。腹直肌鞘前、后两层在腹直肌外侧缘外侧沿弧线结合,称为半月线。在脐下 4~5 cm 处,腹外斜肌、腹内斜肌和腹横肌的腱膜全部转到腹直肌前面,移行为腹直肌鞘前层,使得腹直肌鞘后层缺失。由于腹直肌鞘后层的缺失,形成一个凸向上方的弧形界限,称为弓状线。腹直肌在弓状线以下直接与腹横筋膜相贴。

腹白线是位于腹前壁正中线上的腱性结构,由两侧的腹直肌鞘纤维彼此交织而成。腹白线质地坚韧,缺少血管,上宽下窄,上至剑突,下至耻骨联合。腹白线中间有一疏松的瘢痕

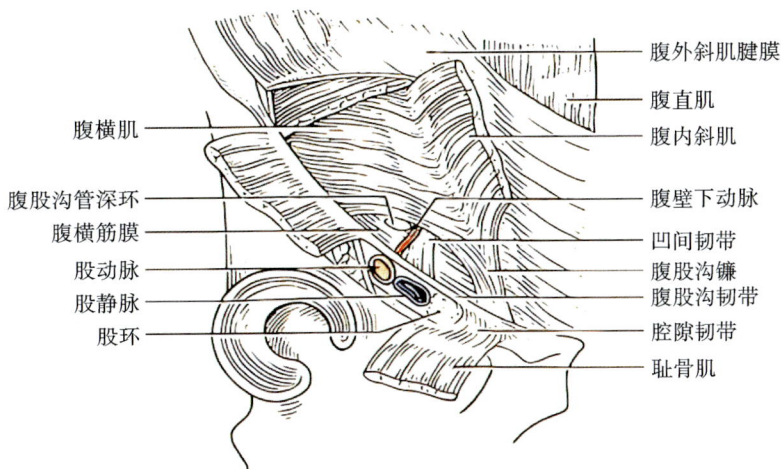

图 10-3 腹前外侧壁的腹内斜肌、腹横肌

组织环(脐环),是临床上脐疝的好发点。

2. 腹外斜肌、腹内斜肌和腹横肌

（1）腹外斜肌为位于腹壁最浅层的宽阔扁肌,以锯齿状起自下 8 对肋骨外面,肌纤维斜向前内下方,止于髂嵴、腹直肌外侧缘。在脐与髂前上棘连线以下移行为腱膜,腱膜下缘反折并卷曲增厚,从而形成腹股沟韧带,连于髂前上棘和耻骨结节之间。

（2）腹内斜肌为位于腹外斜肌深面的宽阔扁肌,肌纤维呈扇形展开,起自胸腰筋膜、髂嵴、腹股沟韧带外侧 1/2,后部肌纤维止于下 3 对肋骨,大部分肌纤维移行为腱膜,止于腹白线。

（3）腹横肌为位于腹壁最深层的宽阔扁肌,起自下 6 对肋骨内面、胸腰筋膜、髂嵴、腹股沟韧带外侧 1/3,肌纤维自外侧向内侧横行,止于腹白线。

临床中进行腹部手术操作时,对肌层的分离要按照肌纤维方向进行。

（四）腹横筋膜与腹膜外筋膜

1. 腹横筋膜 覆于腹横肌、腹直肌鞘后层、腹直肌(弓状线以下部分)深面的一层纤维性薄膜。

2. 腹膜外筋膜 腹横筋膜与壁腹膜间的疏松结缔组织,此处存在大量脂肪。

（五）壁腹膜

壁腹膜位于腹前外侧壁最深层,富含躯体神经,故对疼痛反应灵敏、定位准确。腹腔脏器引发的炎症、感染侵袭壁腹膜时,常可引起剧烈疼痛,同时伴有腹肌紧张。

三、腹前外侧壁的血管、神经和淋巴

（一）腹前外侧壁的血管

1. 腹前外侧壁的动脉 腹壁浅动脉和旋髂浅动脉均起自股动脉。腹壁浅动脉越过腹股沟韧带中、内 1/3 处向上达脐平面。旋髂浅动脉行于浅筋膜的深、浅两层之间,朝髂前上棘方向走行,主要分布于腹前外侧壁的下外侧。因此,腹前外侧壁的下部是临床上常用的带蒂或游离皮瓣供应处。

腹壁上动脉起自胸廓内动脉终支,走行于腹直肌与腹直肌鞘后层之间,沿腹直肌后面下降至脐,与腹壁下动脉在腹直肌内或腹直肌后相吻合。腹壁下动脉起自髂外动脉,在腹横筋膜深面和壁腹膜间经腹股沟管深环内侧行向内上方(即脐的方向),在弓状线进入腹直肌鞘与腹壁上动脉相吻合。

旋髂深动脉起自髂外动脉,沿腹股沟韧带斜向外上方走行,在髂前上棘附近穿腹横肌行于腹内斜肌与腹横肌之间。

2. 腹前外侧壁的静脉　　腹前外侧壁的浅静脉多位于浅筋膜内,不仅丰富,还易吻合成网,如脐周静脉网。脐平面以上汇聚成胸腹壁静脉,最终汇入腋静脉。脐平面以下汇入大隐静脉,最终回流至股静脉。腹前外侧壁的浅静脉是上、下腔静脉之间的重要通道。腹前外侧壁的深静脉与同名动脉伴行。

(二)腹前外侧壁的神经(图10-4)

腹前外侧壁的神经主要包括腹壁皮神经、第7～12胸神经前支、髂腹下神经、髂腹股沟神经、生殖股神经。在临床手术中,需要特别注意保护这些神经,以避免腹肌瘫痪的发生。

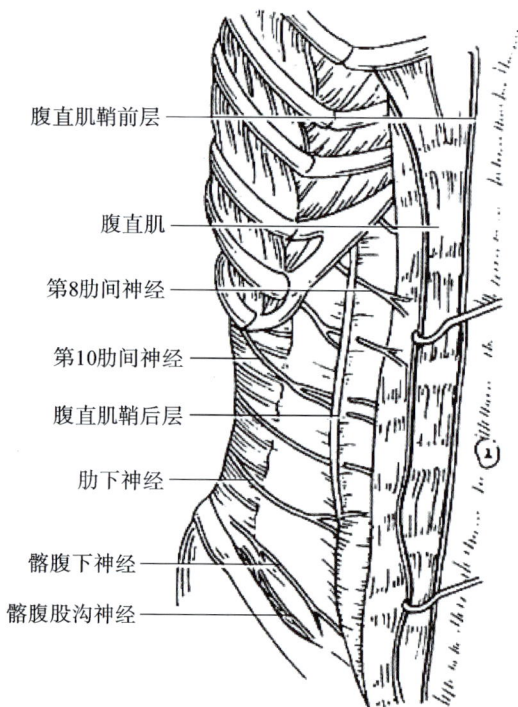

图10-4　腹前外侧壁的神经

腹壁皮神经既有节段,又有重叠,因此临床手术中常通过皮肤感觉缺失的平面来估计麻醉平面。例如,第8肋间神经分布于肋弓平面,第10肋间神经分布于脐平面。

第7～11胸神经前支属于肋间神经。第12胸神经前支属于肋下神经,自胸廓下缘进入腹横肌和腹内斜肌之间,从外上方向内下方走行,至腹直肌外侧缘时进入腹直肌鞘。

(三)腹前外侧壁的淋巴

腹前外侧壁的浅淋巴管以脐平面为界分别注入不同淋巴结,脐平面以上的注入腋淋巴结,脐平面以下的注入腹股沟浅淋巴结。腹前外侧壁的深淋巴管伴随静脉回流。

四、腹部的皮瓣和肌皮瓣的应用解剖

腹部皮肤可供利用的面积较大,供区隐蔽,又可直接缝合,故适合用作面积较大的皮瓣,但腹部浅筋膜较厚、皮瓣易臃肿。

腹部皮肤动脉来源较多,吻合丰富。腹部皮肤血供主要来源于股动脉的直接皮肤动脉分支,包括旋髂浅动脉、腹壁浅动脉、阴部外动脉;其次是下位肋间后动脉和肋下动脉的外侧皮支,特别是第 10、11 肋间后动脉和肋下动脉。此外,还有腹壁上、下动脉的直接皮支和肌皮支,第 1 腰动脉的末支以及旋髂深动脉的肌皮支。腹部皮肤静脉与同名动脉伴行,主要回流至旋髂浅静脉、腹壁浅静脉、阴部外静脉。

腹部可利用的皮瓣主要包括季肋部皮瓣、腹股沟皮瓣、腹下部皮瓣、外阴部皮瓣、腹直肌皮瓣等。

(一)季肋部皮瓣

季肋部皮瓣的血供主要来自第 10、11 间后动脉和肋下动脉外侧皮支的前支,其伴行静脉与动脉同名。同时,与血管伴行的还有肋间神经外侧皮支的前支。因此,在切取季肋部皮瓣时,可同时切取第 10、11 肋间和肋下的 3 个血管神经束。此外,在切取季肋部皮瓣时,宜将腹外斜肌表面的筋膜与皮瓣一同翻起。

(二)腹股沟皮瓣

腹股沟皮瓣的血供主要来自旋髂浅动脉,旋髂浅动脉分为深、浅两支。在切取旋髂浅动脉皮瓣时,需兼顾深、浅两支以扩大切取面积。此外,切取时选取旋髂浅静脉为静脉蒂有助于血液循环。

(三)腹下部皮瓣

腹下部皮瓣在切取时不能过于菲薄,切取到腹外斜肌腱膜表面较为合适。此皮瓣的动脉蒂为腹壁浅动脉,静脉蒂为腹壁浅静脉。腹壁浅动脉有内、外两主支,走行于浅筋膜深层,手术时可在腹股沟韧带浅层和股动脉起点内、外侧约 1 cm 处寻找。

(四)外阴部皮瓣

外阴部皮瓣的动脉蒂为阴部外动脉,静脉蒂为阴部外静脉。阴部外动脉分为上、下两支,其中上支分布特殊,可作为有毛皮瓣的血管蒂。

(五)腹直肌皮瓣

腹直肌皮瓣的血供主要来自腹壁上动脉及腹壁下动脉,此外,第 7 肋间以下的肋间后动脉和第 1 腰动脉前支也参与其中。切取皮瓣时,要注意保护弓状线以下没有腹直肌鞘的部分。由于支配腹直肌的节段性神经前支细小,因此不适合于功能重建。

五、腹部结构的变化与美容

形体美是女士和男士都很关注的问题,目前寻求塑形、吸脂的主要人群为女士,部位大多集中于腹部、臀部等。因此,了解腹部某些结构的变化与美容之间的关系,对于开展相关操作是非常有帮助的。

通过测量相关数值和观察侧身外形的方法,对人体腹部进行美学评定。通常认为,腹围应小于臀围 30 cm。按美学等级评定可分为最佳、佳、次佳、可、差、很差。最佳的腹部外形表现为腹部平整、皮肤紧致、无肥胖鼓突、无皮肉松垮、无萎缩及斑纹。而很差的腹部外形表

现为腹部明显鼓突、皮肤严重松弛下垂,女性有明显妊娠纹。此外,还可根据腹平面将腹部分为凹陷型(腹平面低于剑突和耻骨联合连线)、挺直型(腹平面平于剑突和耻骨联合连线)、鼓凸型(腹平面高于剑突和耻骨联合连线)。

脐位于腹部中心,被认为是展现人体美感的一个重要部位,被视为年轻和美丽的标志之一。脐的具体位置和形态与患者的身高、年龄、腹部脂肪量、软组织松弛度等相关。美观的脐应位于腹正中线,呈纵向椭圆形,低于人体平面并呈现凹陷状,且在两侧髂前上棘连线之上。

(一)腹前外侧壁常用的手术切口(图 10-5)

腹部手术切口的选择与手术成败及预后有密切关系。理想的切口应接近病灶部位,长度适宜,设计时应考虑到美学原则、整体性原则、安全性原则、预留扩展空间原则等,切口尽量选择在隐蔽处,且切口方向与皮纹或皱纹线一致(图 10-6)。

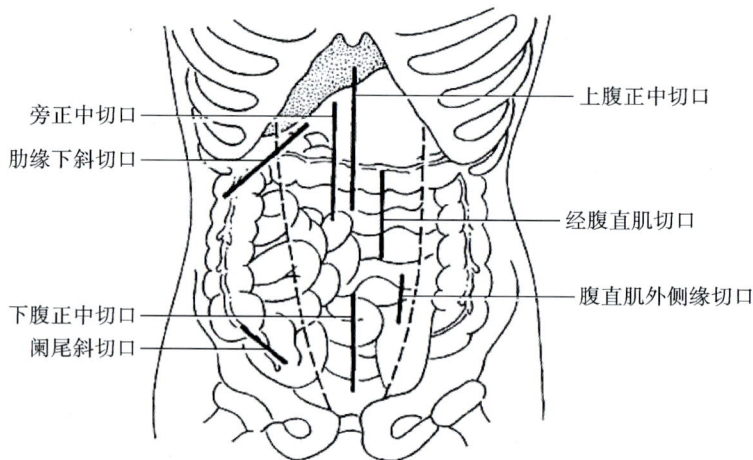

图 10-5　腹前外侧壁常用的手术切口

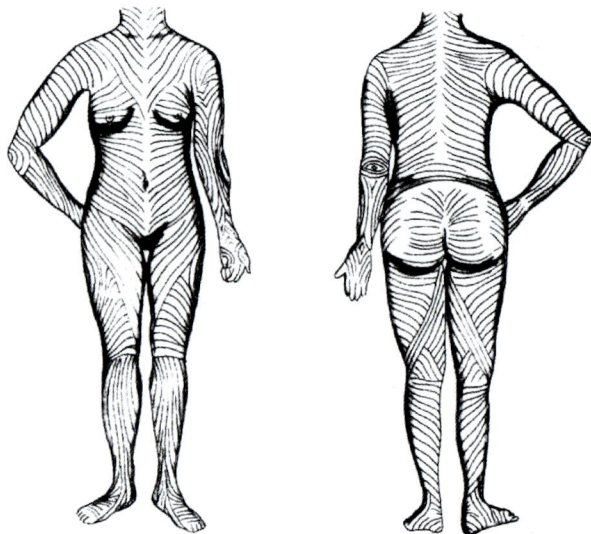

图 10-6　皮纹或皱纹线

1. 下腹正中切口　经腹白线的纵切口。切开腹白线、腹膜后即进入腹膜腔。此切口解剖层次较少，故出血少，操作方便，且必要时可上下延长。该切口常用于妇产科及泌尿科等手术。

2. 旁正中切口　位于腹白线左侧或右侧约 2 cm 处的纵切口。切口长度可根据需要灵活调整，必要时可上下延长。此切口不损伤支配腹直肌的肋间神经和腹壁上、下血管，愈合时牢固稳定，常用于上腹部的某些手术，如胃切除术等。

3. 经腹直肌切口　在腹直肌中间部位所作的与腹白线平行的纵切口。此切口对腹直肌的损伤较大，切口层次与旁正中切口相同。

（二）腹壁去脂术

腹壁去脂术，又称为腹壁成形术或腹部吸脂术，是整形外科领域常见的美容手术之一。随着生活节奏的加快和饮食结构的改变，腹部脂肪堆积成为许多人的困扰，腹壁去脂术正是为了解决这一困扰而诞生的。腹壁去脂术的基本原理是利用负压吸引的方法，通过皮肤小切口将腹部多余的脂肪吸出体外，从而达到改善腹部形态的目的。医生会根据患者的具体情况和需求，精确控制去脂的量和范围，确保手术效果自然、持久。需要注意的是，腹壁去脂术并非人人适用。腹壁去脂术虽然是一种有效的美容手术，但也需要患者有一定的心理准备和术后护理知识。术前，患者应与医生进行充分沟通，了解手术的潜在风险和预期效果，确保自己的身体和心理状态处于最佳水平；术后，患者则需要按照医生的指导进行护理和康复，避免感染、出血等并发症的发生。

项目小结

本项目围绕腹部美容应用解剖进行了系统的介绍。掌握腹部体表骨性和肌性标志，是腹壁去脂术等美容整形手术的解剖学基础。腹部九分法与四分法明确了各个象限与内脏器官的投影关系，增强了临床病变定位和美学分区设计的理论支持。分析讨论腹前外侧壁解剖特点，了解腹壁血管和神经的走行规律，为微创入路的选择和并发症的防控提供了解剖学依据。通过对该项目的理论学习，将为安全实施腹壁去脂术、形体雕塑等腹部美容手术奠定坚实的基础。

能力检测

明德知行阁

现代医学研究表明，腹部肥胖的确会对人体健康构成威胁，而适量的皮下脂肪则宛如一层保护垫，守护着腹腔内各脏器的安全。倘若身体过度消瘦，可能会造成腹肌松弛，进而引发内脏下垂等一系列问题。我们应当坚定文化自信，打破资本操控下催生的"瘦身焦虑"桎梏，以正确、理性的视角看待腹部脂肪。不应仅仅局限于对外在形态的追求，而是要深刻领悟"形神共济"的生命真谛。腰腹之美，并非仅仅是外在的视觉呈现，更是人体各项生理功能协调运作的自然体现，以及由内而外散发出的健康魅力。这种对美的认知，充分彰显了中华养生智慧对健康与美的深刻理解与独到见解。

（付开捷）

项目十一 会阴部和外生殖器的 美容解剖

随着审美观念的改变和医学技术的发展,私密整形和畸形矫正术越来越受欢迎。了解会阴部和外生殖器的解剖结构、生理功能及其在美容医学中的重要性,可为后续的临床应用奠定理论基础。

扫码看课件

项目目标

掌握:会阴部和外生殖器的解剖结构。

熟悉:会阴部和外生殖器的生理功能。

了解:会阴部和外生殖器美容治疗的基本原理和方法。

任务一 会阴部和外生殖器的结构与相关美容功能

本任务将对会阴部以及男、女外生殖器的解剖结构进行深入剖析,详细阐述其形态特征和生理功能,并探讨其与美容解剖的关联性。会阴部和外生殖器的解剖学特性,直接影响了相关手术操作的选择和实施。本任务将拓展并介绍常见的美容相关技术,旨在为临床应用提供更为丰富和精准的指导。

案例导入

患者,男,26岁,因先天性阴茎发育不良入院。患者自出生后逐渐显现阴茎外观短小,阴茎头不能自行外露,当时未予处理。随着年龄不断增长,患者阴茎外观依旧短小且性生活不满意,伴有勃起阴茎痛,无尿频、尿急、尿痛、排尿困难。查体:患者体型肥胖,阴茎疲软时其外观常呈鸟嘴样,长约 3 cm,阴茎大部分隐匿于皮下。牵拉阴茎头时,阴茎体大部分能外露,但松开后很快回缩,勃起时阴茎长约 6 cm,直径无明显变化。尿道开口正常,阴囊、睾丸发育正常。

思考:

(1) 该患者最可能的诊断是什么?

(2) 若诊断为隐匿阴茎,根据其解剖形态学特点,该病例为哪种类型?

近年来,会阴部的整形日渐增多,如生殖器畸形的矫正、器质性阳痿的阴茎假体植入、阴道松弛的修复以及泌尿生殖系统肿瘤根治术后、烧伤和生殖器外伤后的整形,使会阴部解剖日益受到重视。

一、会阴的概念

会阴区或称会阴,是躯干的下端,为消化道、泌尿道及生殖器外口所在区域,主要由会阴肌及其筋膜组成。广义上讲,会阴是指盆膈以下封闭骨盆出口的全部软组织结构,包括肛门三角及尿生殖三角两个区域。狭义上讲,会阴在女性中是指阴道前庭后端(阴唇后连合)至肛门之间的区域;在男性中即指阴茎根部至肛门之间的部位,长 2～3 cm。女性会阴较男性的短,会阴深部有重要的会阴中心腱,又名会阴体。会阴主要有承托盆腔脏器及辅助胎儿娩出等功能,在产科接生时保护会阴,即指保护此部的软组织结构在胎儿娩出时不被撕裂。

会阴的局部解剖结构由浅入深依次为皮肤、皮下组织、会阴中心腱,浅层分布有股后皮神经会阴支、阴部神经的会阴神经分支,深层有阴部神经分支和阴部内动、静脉的分支或属支。会阴在性成熟期皮肤有色素沉着,呈深褐色,生有阴毛和肛毛,在正中线有一深色的线,称为会阴缝。男性会阴缝向前延续于阴囊缝和阴茎缝。会阴皮下富含脂肪组织,具有弹性垫的作用。会阴由会阴肌、筋膜、血管、神经等构成,同时还有消化、泌尿及生殖管道的末段通过。在女性妊娠后期,会阴的软组织结构会松弛变薄,以利于分娩。

二、男性外生殖器

男性外生殖器的主要结构是阴茎(图 11-1)。

(一) 阴阜

阴阜位于耻骨联合前面,上方有一浅横沟,称为耻骨沟,在肥胖者或小儿中较为明显,借此沟与腹部分界。阴阜两侧以腹股沟与股部分界,下方有阴茎和阴囊。阴阜由皮肤及丰富的皮下脂肪组织构成。成人阴阜皮肤生有阴毛,较硬且弯曲,向上可蔓延到脐。

(二) 阴茎的正常形态和结构

阴茎由 2 个阴茎海绵体和 1 个尿道海绵体组成,其根部通过 2 个阴茎脚固定在耻骨弓上,尿道海绵体位于两个阴茎海绵体腹侧。尿道海绵体分为尿道球、阴茎体及阴茎头,前端膨大呈蘑菇状的部分称为阴茎头,后端膨大的部分称为尿道球。男性尿道全长 18～22 cm,分为前列腺部(长约 3 cm)、膜部(长约 2 cm)、海绵体部(长约 15 cm)。尿道海绵体部称为前尿道,尿道在尿生殖膈以上的部分称为后尿道,正常成人的阴茎长度(活动部分)于常态下为4.5～11 cm,平均长度为 7.85 cm;周径为 5.5～11 cm,平均周径为 7.8 cm。勃起时,长度为 10.7～16.5 cm,平均长度为 13.05 cm;周径为 8.5～13.5 cm,平均周径为 12.2 cm。阴茎的皮下组织疏松,无脂肪,皮肤有很大的伸展性和移动性(图 11-2)。

(三) 阴茎的白膜和海绵体

阴茎 3 个海绵体外周分别被一层致密纤维结缔组织包绕,从而构成白膜。白膜分为两层,表层为纵行胶原纤维,内层为环形弹力纤维,这些纤维伸入海绵体内,形成间隔。阴茎海绵体白膜较厚,其厚度为 0.5～2 cm。尿道海绵体白膜较薄且富有弹性。阴茎海绵体内由平滑肌纤维、弹力纤维和自主神经纤维组成许多小梁,围绕并附着于耻骨弓的同侧坐骨支,被坐骨海绵体肌所覆盖。尿道海绵体从尿生殖膈下面前行,在腹侧面有球海绵体肌覆盖,从而形成尿道球(图 11-3)。

(四) 阴茎筋膜和悬韧带

阴茎的皮下组织为一薄层疏松结缔组织,不含脂肪,含少量平滑肌纤维。紧贴皮肤的称为阴茎浅筋膜,该筋膜是腹壁浅筋膜深层的延续。在阴茎浅筋膜与白膜之间有阴茎深筋膜,

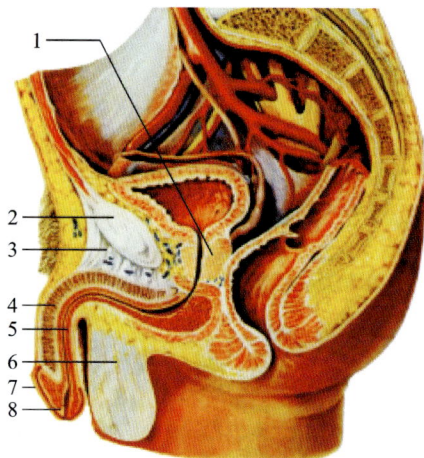

1—前列腺；2—耻骨；3—阴茎悬韧带；4—阴茎海绵体；
5—尿道海绵体；6—睾丸；7—包皮；8—阴茎头

图 11-1　男性外生殖器

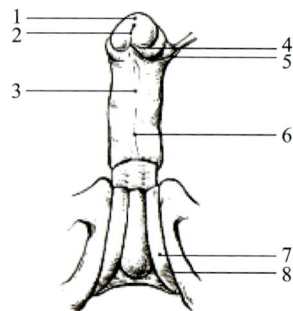

1—阴茎头；2—尿道外口；3—阴茎体；
4—阴茎颈；5—阴茎包皮；6—阴茎缝；
7—阴茎脚；8—尿道球

图 11-2　阴茎外形

该筋膜紧贴白膜，并伸入尿道海绵体与阴茎海绵体之间，在前端止于冠状沟，在后部于 3 个海绵体相聚合处逐渐消失，不与其他深筋膜相续。阴茎背浅静脉在阴茎深筋膜间走行，阴茎背动脉、神经和阴茎背深静脉位于阴茎深筋膜和白膜之间的阴茎背侧沟内，阴茎背侧沟是两阴茎海绵体背侧接合区的凹陷处。阴茎浅、深两层筋膜均包绕 3 个海绵体。

　　阴茎除了通过阴茎脚固定于耻骨弓及同侧坐骨支、尿道球附着于尿生殖膈下面以外，还借助阴茎悬韧带固定于耻骨联合及腹白线的下部，阴茎浅悬韧带实际上是阴茎筋膜在耻骨联合处增厚所形成的结构(图 11-4)。

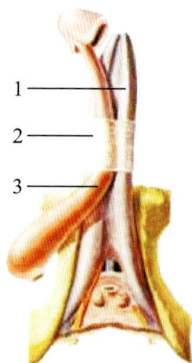

1—阴茎海绵体；2—白膜；3—尿道海绵体

图 11-3　阴茎的白膜和海绵体

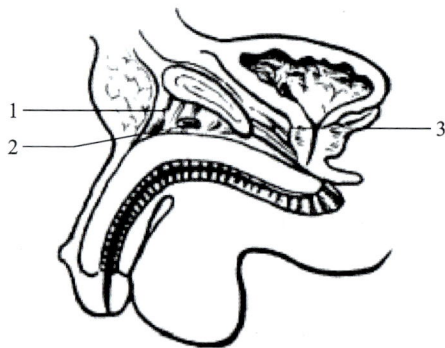

1—阴茎浅悬韧带；2—阴茎深静脉；
3—阴茎深悬韧带

图 11-4　阴茎悬韧带

三、女性外生殖器

　　女性外生殖器又称女阴，包括阴阜、大阴唇、小阴唇、阴道前庭、阴蒂、前庭球及前庭腺等。女阴形态与年龄密切相关，胎儿时期大阴唇不发达，阴裂开敞，其内可见大阴唇、小阴唇及阴道前庭等结构；新生儿大阴唇已较发达；成年后，无性生活女性的左、右大阴唇紧密贴合，阴裂闭合，小阴唇呈暗紫色，阴道口狭小，处女膜清晰可见；处女膜在初次性交时破裂，并受阴道分娩影响，产后仅留有处女膜痕，阴道口扩大，大阴唇失去弹力而松弛，阴裂开大，阴道前、后壁可突出于阴道前庭，其中前壁较为显著，唇后连合和阴唇系带由于分娩受损常出现瘢痕；老年妇女的大阴唇、小阴唇、阴蒂海绵体及前庭腺多显著萎缩(图11-5)。

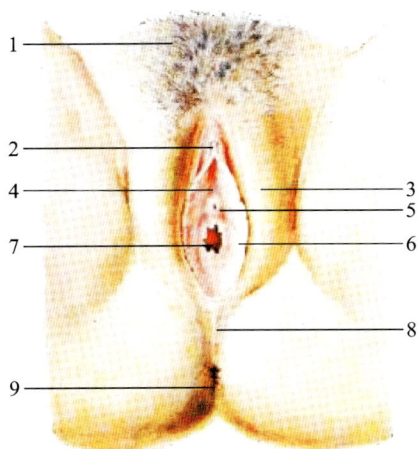

1—阴阜；2—阴蒂；3—大阴唇；4—阴道前庭；
5—尿道口；6—小阴唇；7—阴道；8—会阴；
9—肛门

图 11-5　女性外生殖器

(一) 阴阜

阴阜为耻骨联合前面的皮肤隆起，呈三角形。女性阴阜富有皮脂腺及汗腺，皮下脂肪也比较发达，外观较男性丰满。性成熟后生有阴毛，其分布呈倒三角形，下方延伸至大阴唇，上缘近乎直线，一般不超过耻骨沟。

(二) 大阴唇

大阴唇在发生学上与男性阴囊相当。大阴唇为一对具有弹性的纵行皮肤皱襞，左、右侧的前、后端互相连合。前端称为唇前连合，向上移行于阴阜，后端称为唇后连合，位于肛门前方约 3 cm 处。两大阴唇之间的裂隙称为阴裂。无性生活的成年女性和肥胖女性的大阴唇多互相接触，阴裂闭合。大阴唇分为内侧、外侧两面，外侧面皮肤常有汗腺、皮脂腺及色素沉着，因此表面滑润，呈暗褐色，在成年女性中还有稀疏阴毛分布；内侧面皮肤细薄平滑，呈淡蔷薇色，类似黏膜，含有皮脂腺但无阴毛生长。

(三) 小阴唇

小阴唇为一对纵行皮肤皱襞，位于大阴唇内侧，短小而薄，表面光滑无毛，富有弹性。左、右小阴唇前端分成内侧、外侧两个褶。外侧褶向上，于阴蒂头上方左右连合，围拥阴蒂，称为阴蒂包皮。阴蒂包皮与阴蒂头之间以环形小沟为界。内侧褶较短小，两侧均向上附着于阴蒂头下面，称为阴蒂系带。未产妇的两侧小阴唇后端连接形成皮肤皱襞，称为阴唇系带，为阴道前庭的后界。经产妇的阴唇系带多因分娩而被撕裂。小阴唇分为内、外两面，皮肤细薄柔软，富含皮脂腺。小阴唇外侧面呈暗蓝色，与大阴唇内侧面相接；内侧面滑润，富含皮脂腺，呈蔷薇色，近似黏膜。

(四) 阴道前庭

阴道前庭为左、右小阴唇之间的裂隙，其前、后两端狭窄，中部宽大。其前端较尖锐并达阴蒂，后端较钝圆，后界为阴唇系带。阴道前庭中央有阴道口，口周有处女膜或处女膜痕。阴道口后侧与阴唇系带间有一小窝，称为舟状窝，此窝在未产妇中较为显著，经产妇多不明显。

(五) 阴蒂

阴蒂在发生学和组织结构上与男性阴茎相当。阴蒂位于唇前连合后方，内含一对阴蒂海绵体。阴蒂海绵体分为三部：①阴蒂脚：呈圆柱形，起于耻骨下支和坐骨下支的骨膜，向内上方延伸至耻骨联合下缘附近，左、右阴蒂海绵体在中线处连合成阴蒂体。②阴蒂体：几乎成直角向前下方转折，其游离端称为阴蒂头，为圆形小结节，突出于阴蒂包皮下面。③阴蒂头：其下面有带弹性的浅层阴蒂系带和深层的阴蒂悬韧带。阴蒂海绵体的构造与阴茎相似，也可充血并发生勃起，阴蒂黏膜和黏膜下富含血管和神经末梢，感觉敏锐，易于引起勃起反应。

（六）阴道

阴道呈扁管状，分为前、后两壁，上、下两端。前壁较短，长约 6 cm，后壁较长，约 7.5 cm，其横径由下向上逐渐变宽。平时前、后壁相贴，故阴道下部横断面呈"H"形。阴道上端较宽大，围绕子宫颈，其后壁在子宫颈的附着处比前壁稍高。阴道壁与子宫颈阴道部之间所形成的环形腔隙，称为阴道穹。阴道穹可分为 4 部分：在子宫颈阴道部前方的称为前穹，后方的称为后穹，两侧称为侧穹。因为子宫颈后部突入阴道腔的部分大于前部和侧部，故阴道后壁的黏膜有许多横形褶，称为阴道皱襞，其在阴道下部密且高，在青春期女性中更为明显。阴道皱襞在前、后壁中线处较高，各形成一条纵行隆起，分别称为前、后褶柱。其中，前褶柱较大且明显，称为阴道尿道隆嵴，向下止于尿道外口。

阴道位于骨盆腔正中，子宫的下方。阴道长轴呈斜位，由前下方斜向后上方，与子宫之间形成向前开放的钝角，其角度随膀胱和直肠充盈度的改变而改变。阴道前邻膀胱、尿道和输尿管下端。阴道前壁与膀胱之间借含有静脉丛的结缔组织相连，称为膀胱阴道隔。阴道前壁与尿道之间由致密纤维结缔组织紧密连接，剥离困难，此种纤维组织称为尿道阴道隔。

阴道形态与年龄相关，新生儿及幼女的阴道相对较长，阴道皱襞较密，遍布于阴道壁的全部。10 岁以后，阴道迅速增长，阴道上部的皱襞逐渐消失。无性生活的成年女性的阴道皱襞也很显著，阴道腔相对狭小。经产妇的阴道腔及阴道口均较宽阔，长径也显著延长。老年人的阴道壁松弛失去弹性。

（七）处女膜

无性生活的女性的阴道口有一环形黏膜皱襞，称为处女膜，胚胎发育时与泌尿生殖窦（窦结节）相关。处女膜位于阴道与阴道前庭分界处，由含有微细血管的结缔组织和黏膜皱襞构成。其形状及厚薄因人而异，常见有半月状处女膜。处女膜的厚薄、大小颇不一致，有的薄而柔软，有的厚而坚实，有的呈肉状。有的处女膜较窄小，甚至缺失；有的则很宽大，甚至将阴道口完全封闭，这种情况称为处女膜闭锁或处女膜无孔。处女膜在初次性交时破裂，产生仅留有处女膜痕，老年妇女的处女膜痕可萎缩变硬。

四、会阴的结构

广义的会阴呈菱形，前方为耻骨联合下缘，后方为尾骨尖，两侧界为耻骨下支、坐骨支、坐骨结节和骶结节韧带的连线。两侧坐骨结节前缘的连线将会阴分为前、后两部：前部为尿生殖三角，男性有尿道通过，女性有尿道和阴道通过；后部为肛门三角，有肛管通过（图 11-6）。

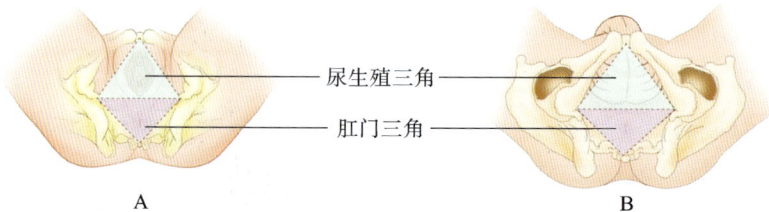

图 11-6　会阴的位置及结构

A. 女性；B. 男性

（一）尿生殖三角的肌肉

尿生殖三角的肌肉分为浅、深两层，浅层有会阴浅横肌、球海绵体肌和坐骨海绵体肌，深层有会阴深横肌和尿道括约肌（图 11-7）。

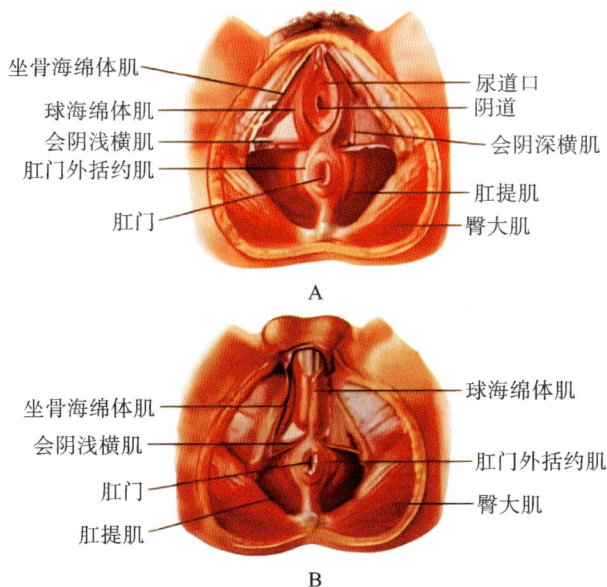

图 11-7 会阴肌
A. 女性会阴肌；B. 男性会阴肌

（1）会阴浅横肌成对、起自坐骨结节，止于会阴中心腱，有固定会阴中心腱的作用。

（2）球海绵体肌左右各一。在男性中，此肌包绕尿道球及其前方的尿道海绵体，起自会阴中心腱和尿道球下面的中缝，止于阴茎背面的筋膜；收缩时可使尿道缩短、变细，协助排尿和射精，并参与阴茎勃起。在女性中，此肌分为左、右两部，覆盖在阴道前庭的表面，称为阴道括约肌，作用为缩小阴道口。

（3）会阴中心腱是狭义会阴深面的一个腱性结构，有许多肌肉附着于此，可协助加强盆底。在女性中，会阴中心腱较大且有韧性，具有较大的临床意义。

（4）坐骨海绵体肌成对存在。在男性中，此肌覆盖在阴茎脚的表面，起自坐骨结节，止于阴茎脚的表面；收缩时压迫阴茎海绵体根部阻止静脉回流，参与阴茎勃起，又称阴茎勃起肌。在女性中，此肌较薄，称为阴蒂勃起肌。

（5）会阴深横肌位于尿生殖膈两层筋膜之间，肌束横行于两侧坐骨支之间，肌纤维在中线上互相交织，一部分肌纤维止于会阴中心腱。收缩时可加强会阴中心腱的稳定性。

（6）尿道括约肌位于会阴深横肌前方。在男性中，此肌围绕在尿道膜部周围，是尿道的随意括约肌。在女性中，此肌围绕尿道和阴道，有紧缩尿道和阴道的作用。

（二）会阴筋膜

会阴筋膜分为浅筋膜和深筋膜。在肛门三角，浅筋膜为富含脂肪的大量疏松结缔组织，充填在坐骨肛门窝内。在尿生殖三角，浅筋膜又分成两层：浅层富含脂肪，与腹下部和股部的浅筋膜相续；深层呈膜状，称为会阴浅筋膜或科利斯（Colles）筋膜，向后附于尿生殖膈后缘，向两侧附于耻骨下支和坐骨支，向前上与腹壁浅筋膜相续，向下与阴囊内膜和阴茎浅筋膜相连。深筋膜在肛门三角覆于坐骨肛门窝各壁，覆于肛提肌和尾骨肌下面的部分称为盆膈下筋膜,覆于肛提肌和尾骨肌上面的部分称为盆膈上筋膜。会阴浅筋膜与尿生殖膈下筋膜之间围成会阴浅间隙,此间隙在男性中包含阴茎根、尿生殖三角浅层肌,在女性中包含阴蒂脚、前庭球和前庭大腺等。尿生殖膈上、下筋膜之间的间隙称为会阴深间隙,包含会阴深横肌、尿道括约肌、尿道膜部和尿道球腺等结构。

任务二　外生殖器的异常与美容整形

在生殖健康研究中,常需描述、分类、评估和管理外生殖器先天畸形,这涉及泌尿科、整形外科等多个领域。男性或女性的外生殖器均可能发生先天畸形,最常见的是男性的尿道下裂以及女性的阴道闭锁等。临床医生应根据临床表现、体格检查和实验室检查,详细描述和分类男性或女性外生殖器先天畸形,需了解其发生机制、临床表现,进一步为患者提供医疗建议。

一、尿道下裂

尿道异位开口于阴茎的腹侧称为尿道下裂。尿道下裂开口可发生于会阴至阴茎头间任何部位。尿道下裂是泌尿生殖系统常见的先天畸形。文献报道的发病率颇不一致,在125～250个新生男婴中就有一例,也可发生于女性,但极为少见。在临床上,女性尿道下裂多无症状,无须处理。男性尿道下裂主要分为阴茎头型、阴茎体型、阴茎阴囊型及阴茎会阴型(图11-8)。

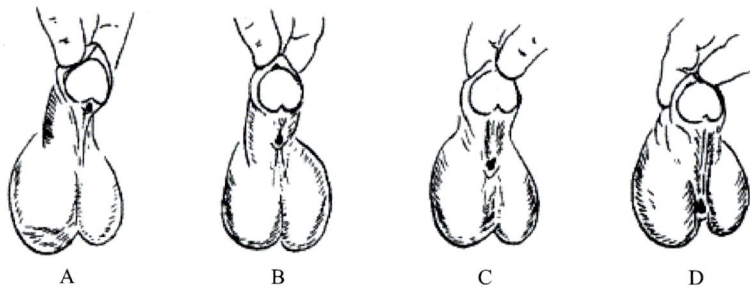

图11-8　男性尿道下裂分类
A. 阴茎头型;B. 阴茎体型;C. 阴茎阴囊型;D. 阴茎会阴型

二、隐匿阴茎

隐匿阴茎多见于肥胖的患者。由于耻骨前皮下脂肪丰富,阴茎皮肤未能像正常人那样附着于阴茎体,因而阴茎埋藏于耻骨上脂肪垫。阴茎疲软时,其外观常呈鸟嘴样;阴茎正常形态时,形似小阴茎,常合并包茎及阴阜周围皮下脂肪堆积,也可伴有尿道上裂,但其阴囊和睾丸发育正常。患者可出现排尿困难、尿潴留、泌尿系统感染、阴茎勃起疼痛、性交困难以及性心理障碍等问题。隐匿阴茎分为完全型和部分型,完全型应行手术矫治,部分型可能会随着年龄的增长而逐渐好转或自行缓解。根据阴茎的解剖形态学特点将隐匿阴茎分为以下三型:Ⅰ型,部分隐匿型(轻度);Ⅱ型,阴茎头型(中度);Ⅲ型,皮丘型(重度)(表11-1)。

表 11-1 隐匿阴茎分型

分型	阴茎外观（主观评价）	阴囊阴茎角（客观评价）
Ⅰ型	阴茎少部分隐匿于皮下，在锥形皮丘内可见阴茎头及部分阴茎体突出，排除包茎及小阴茎	30°～45°
Ⅱ型	阴茎大部分隐匿于皮下，牵拉阴茎头，阴茎体大部分能外露，但松开后很快回缩	45°～90°
Ⅲ型	阴茎完全隐匿于皮下，阴茎处仅见锥形皮丘，无阴茎显露，腹壁皮肤平面仅能扪及包皮	＞90°

治疗上，应首先控制饮食、加强锻炼，以减轻体重。对于新生儿，家长可每日数次将阴囊向后推，使阴茎头进入包皮腔内，以延长阴茎皮肤及包皮腔。对于阴茎发育不良者、阴茎皮肤发育不良者以及包皮口狭窄者等，可行手术治疗。

三、小阴茎

小阴茎被定义为正常形成的阴茎，但阴茎拉伸长度至少低于同龄人平均值的 2.5 个标准差。正常男性新生儿阴茎长度平均为 3.75 cm，而小阴茎多在 1 cm 以下。进入青春期后，患者的小阴茎仍呈儿童型，青春期和成年期时长度均小于 5 cm，横径也较小。阴茎勃起无力或不能勃起，绝大部分不能性交，常并发双侧隐睾，睾丸、阴囊、前列腺发育不全，垂体功能减退以及肥胖等。第二性征可能不发育，严重者可出现排尿困难，此症应与隐匿阴茎相鉴别。

小阴茎是一些激素缺乏或遗传性疾病的临床表现之一，是男性化不全的常见症状，常伴有隐睾、小睾丸等其他外生殖器发育不良。小阴茎形成的主要原因是雄激素分泌不足，也可见于染色体缺陷、真性畸形或正常 XY 核型的男性特发性小阴茎。因此，内分泌治疗是主要的治疗措施。此外，若经药物干预后，患者仍未达到足够的阴茎长度，或合并其他先天畸形，可考虑选择外科手术进行治疗。

四、包茎与嵌顿包茎

（一）包茎和包皮过长

包茎和包皮过长是临床上最多见的男性外生殖器先天畸形。包茎在男性中的发病率约为 3%，包皮过长在男性中的发病率约为 21%。包皮过长是指阴茎在非勃起状态下，包皮虽然能盖住阴茎头，但是能向后翻开而露出阴茎头。若包皮口狭窄，或包皮与阴茎头粘连，紧包阴茎头，导致包皮上翻不能露出阴茎头，则称为包茎，包茎可分为生理性和病理性两类。

新生儿包皮内板与阴茎头之间存在粘连，数月后粘连逐渐被吸收，使得包皮与阴茎头分离。至 3～4 岁时，由于阴茎和阴茎头生长以及阴茎的生理性勃起，包皮可自行向上退缩，此时外翻包皮可露出阴茎头。生理性包茎属于正常生理现象，90% 的儿童可在 3 岁前自愈，17 岁以后仅不足 1% 存在包茎。病理性包茎是指阴茎头包皮炎、包皮和阴茎头的损伤等因素导致包皮口瘢痕性挛缩形成，从而失去正常的弹性和扩张能力，使得阴茎头不能露出。若出现干燥闭塞性阴茎炎,可伴有尿道口狭窄,这种包茎常不会自愈。包茎分级见表11-2。

表 11-2　包茎分级

Ⅰ级	包皮可上翻至冠状沟,并可见狭窄环
Ⅱ级	包皮可部分上翻,可见部分阴茎头
Ⅲ级	包皮可部分上翻,仅可见尿道口
Ⅳ级	包皮不可上翻

包皮口狭窄可引起不同程度的排尿困难,尿线较细,包皮膨起,严重者可引起包皮和阴茎头溃疡或结石形成。积聚的包皮垢呈乳白色豆腐渣样,有的包皮垢如黄豆大小,堆积于阴茎头的冠状沟处,隔着包皮略呈白色的小肿块,常被家长误认为肿瘤而就诊。包皮垢可诱发阴茎头包皮炎。急性发炎时,阴茎头及包皮的黏膜潮湿、红肿,可产生脓性分泌物,小儿疼痛不安并出现包皮水肿,有时可有急性尿潴留。阴茎头包皮炎反复发作可使包皮增生、肥厚以及形成瘢痕。

对于婴幼儿期的先天性包茎,可将包皮反复上翻,以扩大包皮口。手法需轻柔,不可过分急于上翻包皮使其退缩上去。大部分小儿经此种方法治疗后,随年龄增长可治愈,只有少数需行包皮环切术。对于后天性包茎患者,由于其包皮口形成纤维狭窄环,因此需行包皮环切术。

(二)嵌顿包茎

嵌顿包茎是包茎或包皮过长的并发症。当包皮被翻至阴茎头上方后,若未及时复位,包皮环将阻塞静脉及淋巴循环而引起水肿,致使包皮不能复位,最终形成嵌顿包茎。包皮发生水肿后,包皮狭窄环越来越紧,导致循环阻塞,水肿更加严重,从而形成恶性循环。

水肿的包皮翻在阴茎头的冠状沟上,其上缘可见狭窄环,阴茎头呈暗紫色肿大。患儿疼痛剧烈,哭闹不止,可伴有排尿困难。若嵌顿时间过长,嵌顿包茎及阴茎头可发生坏死、脱落。

嵌顿包茎应尽早就诊,大部分患儿可通过手法复位得到治疗。手法复位方法有两种:①在阴茎冠状沟处涂石蜡油后,紧握阴茎头并逐渐加压,用两个拇指压挤阴茎头,同时用两手的示指和中指把包皮退下来,使之复位。②左手握住阴茎体,右手拇指压迫阴茎头,左手将包皮从阴茎体上退下来,同时右手拇指将阴茎头推入包皮囊中。有时可加用粗针头在包皮多处进行穿刺,挤出水液,也有助于复位。复位后应择期行包皮环切术。若手法复位失败,应行包皮背侧切开术。手术方法为先将有槽探针插入狭窄环内,后把狭窄环切断,以保证不损伤阴茎体。手术要点是切断狭窄环,否则治疗效果不佳。待组织水肿消散后,再行包皮环切术。如嵌顿包茎已破溃,应急诊行包皮环切术。

五、阴道闭锁或狭窄

阴道闭锁指胚胎发育期间,双侧副中肾管汇合后的尾端与尿生殖窦相接处发育停滞,导致阴道上、下端不能贯通。根据阴道闭锁程度,一般可分为完全阴道闭锁和部分阴道闭锁,前者卵巢和子宫发育障碍,无生殖功能,在治疗上应行阴道再造术;后者卵巢和子宫发育正常,一般在月经初潮后会出现周期性下腹痛症状,肛门指诊可扪及包块,治疗上应行部分阴道再造术。

阴道狭窄(colpostenosis)指受先天或后天性因素的影响,阴道的内径明显小于正常范围。根据狭窄程度的不同,应采取不同的治疗方法。

1. 阴道内扩张法 包括扩张囊扩张和模具扩张两类，扩张囊扩张是通过向扩张囊内注水来扩张，将狭窄的阴道内腔扩张至正常范围，一般用于先天性狭窄；模具扩张一般用于瘢痕挛缩较轻者。

2. 微粒移植法（部分阴道成形术） 切开阴道狭窄处的皮肤、黏膜，使其恢复至正常内径，再放入支撑模具，取口腔黏膜、皮肤微粒覆盖创面。

3. 局部皮瓣成形术 一般在切除狭窄处皮肤、黏膜后，取邻近皮瓣（如阴道侧壁、会阴部、大阴唇或腹股沟区），采用旋转皮瓣、推进皮瓣等覆盖至缺损区域，分层缝合皮瓣与阴道黏膜，避免张力过大，必要时放置阴道模具或引流管。

六、处女膜闭锁

处女膜闭锁又称"处女膜无孔"，是女性外生殖器官发育异常中较为常见的一种。其发生原因可能是阴道芽状突起处未被贯通，或处女膜褶发育旺盛。

青春期前一般无症状，青春期时可表现为无经血来潮，并在青春期后出现周期性下腹部疼痛，或伴有经血潴留的症状。若长期不被发现，可能会造成子宫积血及输卵管积血，积血还可通过输卵管伞端开口处流入腹腔。

青春期前很难得出处女膜闭锁的结论，偶尔由于阴道分泌液积聚，造成阴道积液，形成肿块阻塞泌尿道，出现尿潴留。进入青春期后，若出现原发性闭经，并伴有逐渐加重的周期性下腹部疼痛、经血潴留，长时间可形成阴道积血和子宫积血，还可通过输卵管伞端逆流至盆腔，从而加重腹痛、腹胀等症状。

在青春期前如出现尿潴留，或阴道口处可见囊性肿块膨出，应将处女膜切开。进入青春期后，由于经血积聚造成各种症状，必须及时进行手术治疗。

七、外阴畸形

外阴畸形是指阴蒂过长和阴唇肥大，是另一类发育异常，较多见，常发生在肾上腺增生患者中。常表现为阴蒂肥大和两侧阴唇之间有不同程度的融合。

如果此类畸形不影响生殖功能，可不予处理。如果肥大的阴蒂或阴唇影响行动，因摩擦而引起疼痛、不适感，可行部分切除术。若此类畸形为两性畸形的表现之一，则应根据性别需求进行修正。

任务三　会阴部和外生殖器的美容技术

会阴部和外生殖器的美容技术主要包括手术和非手术两种方法，手术方法如阴道紧缩术、小阴唇肥大整形术、阴茎延长术、包皮环切术，非手术方法包括激光整形术、微注射等。本任务将着重介绍手术方法及重点功能解剖，旨在改善外生殖器的生理结构和外观。

一、会阴部皮瓣的应用

会阴部皮瓣不属于常规供皮区，只在一些特殊情况下才考虑使用。例如，男性的阴囊皮瓣仅在患者大面积烧伤且其他部位皮肤受损严重，而阴囊部皮肤相对保存完好的情况下，才可以选为皮瓣移植的供区，或在修补尿道下裂时作为带蒂移位使用；女性的阴唇瓣仅在乳头再造术中需要色素沉着的小阴唇时作为游离移植材料或移位用于阴道形成。

（一）阴囊皮瓣的应用解剖

阴囊皮瓣薄而柔软,皮下组织松弛,富有弹性,有色素沉着及少许毛发,取皮后可以直接缝合。

阴囊皮瓣的血管神经蒂很稳定,个体间差异很小,动脉、静脉和神经三者紧密伴行,易于进行手术操作。

（二）阴唇皮瓣的应用解剖

大、小阴唇为两道纵行的皮肤皱襞。大阴唇外侧面有阴毛和汗腺;内侧面稀薄平滑,含有皮脂腺,色泽较深。

血管与神经不完全伴行,供应阴唇的动脉由外侧向内侧分支分布,且互相吻合成弓;神经由后向前分布于阴唇。利用阴唇皮瓣或加以部分植皮处理,可用于修复阴道缺损。

二、小阴唇肥大整形术

小阴唇肥大可按以下两种方式进行缩小整形。

（1）于小阴唇外侧面作纵向菱形切口,长约 2.5 cm。切除一条皮肤后,将其中的脂肪软组织推向内后方。如阴唇显著肥大,则应将部分脂肪软组织一并予以切除,或同时切除部分阴唇内侧皮肤,使小阴唇的宽度接近正常范围。

（2）于小阴唇基底部外侧和内侧分别作切口,长约 2.5 cm。全层切开皮肤及皮下软组织,但小阴唇的阴蒂包皮及阴蒂系带附着部分需保留 1.5 cm 左右不切开,以保障小阴唇瓣的血供。掀起以阴蒂包皮及阴蒂系带附着部分为蒂的单蒂小阴唇瓣,根据小阴唇肥大及过宽的程度,全层切除一条上宽下窄的小阴唇组织,

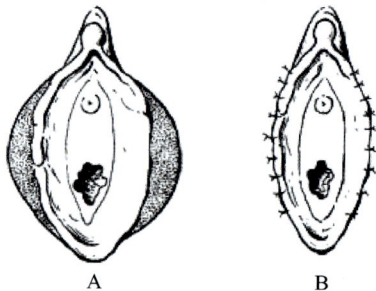

图 11-9　小阴唇肥大整形术示意图
A. 术前;B. 术后

切除组织的宽度需以缝合后小阴唇形态接近正常范围为标准。最后,分别缝合小阴唇内、外侧面的皮肤切口(图 11-9)。

三、阴道紧缩术

阴道紧缩术包括阴道黏膜部分切除阴道紧缩术与不切除黏膜阴道紧缩术两种,肛门括约肌的处理可根据手术需求在这两种方法中灵活应用。由于单纯切除黏膜仅缩小阴道腔的直径,紧缩阴道的效果往往不够理想。而结合肛门括约肌的处理,可使伸长且功能减弱的阴道括约肌缩短,既能增强阴道的紧缩力,又能缩小阴道腔的直径,从而获得比较满意的效果。不切除黏膜阴道紧缩术所形成的阴道内纵行黏膜皱襞,有助于增强阴道紧缩的效果。

（一）侧壁黏膜部分切除阴道紧缩术

于阴道口的 3 点和 9 点位置,由外向内在阴道两侧壁各作一棱形切口,其宽度需根据阴道松弛程度而定。切除一侧阴道黏膜和部分会阴皮肤后予以缝合,检查阴道的松紧度,必要时按同法处理对侧阴道壁,使术后阴道可通过两横指为宜。也可以用同样的处理方式在阴道口 6 点位置作切口,棱形切除阴道黏膜和部分会阴皮肤后缝合。阴道侧壁切口可避免手术误伤直肠,而在阴道口 6 点位置切口切除黏膜时,须注意防止直肠损伤。

（二）后壁黏膜部分切除阴道紧缩术

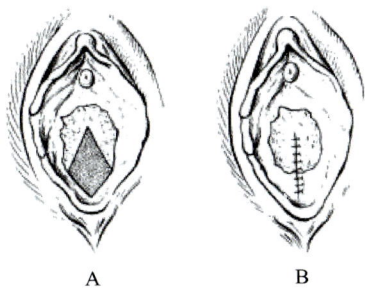

图11-10　黏膜切除阴道紧缩术
A. 术前；B. 术后

沿阴道口切口线切开，用钝头组织剪紧贴阴道后壁黏膜下进行分离，钝性分离直肠与阴道后壁两侧疏松结缔组织达阴道旁沟。将手指插入切口内，探查分离腔隙，并将直肠推向后方。用组织钳夹持拟切除组织的两个侧角，剪除已被分离的三角形后壁黏膜。在分离面的深部两侧，用手指触摸到条索状的肛提肌肌束后，使用 4-0 丝线从左侧肛提肌外侧缘进针，并由外侧缘出针。用左手示指把直肠壁压向后方，然后从右侧肛提肌内侧缘进针，并由外侧缘出针。缝线暂不打结，以同样的方式从内向外缝合 3～4 针，再逐个打结。黏膜下用 3-0 丝线进行缝合，阴道后壁黏膜与处女膜环外皮肤用可吸收线进行直接缝合或 Z 形缝合。最后，在阴道内填塞油纱卷以保护切口并压迫止血（图 11-10）。

（三）不切除黏膜阴道紧缩术

于阴道口处女膜环外约 0.5 cm 处，以截石位 6 点为中心，设计与处女膜环相平行且左右对称的皮肤切口，长 3～4 cm，少数可达 5 cm。切口长度根据阴道口松弛情况而定，但两端应在阴道口两侧中点以下，以免损伤前庭大腺及其开口。沿切口线切开皮肤，用钝头组织剪紧贴阴道后壁黏膜下作钝性分离，宽度略大于切口线。然后，用左手示指插入直肠内作引导，于后壁中线处小心切开阴道肌层达阴道直肠间隙，切勿损伤直肠壁。继续向直肠两侧进行钝性分离，并嘱患者做紧缩阴道的动作，以观察肛提肌的位置，也可用手指触摸确认条索状的肛提肌。小心分离，直至能够准确缝合两侧肛提肌。将两侧肛提肌自近直肠部向阴道方向进行间断缝合，共 2～3 针，缝线暂不打结，由创口底部向外缝合两侧阴道壁的肌层，待肛提肌以内的创腔闭合后，再将缝合肛提肌的缝线打结。缝合全部创腔，使其完全闭合，并将两侧球海绵体肌缝合。此时，阴道后壁黏膜被折叠成一明显的纵行隆起皱襞，在阴道口部呈直角状，将其作 30°～45°斜形剪除。阴道口部切口用 2-0 丝线作皮下缝合，以进一步缩小阴道外口，缩小程度以能顺利通过两横指为宜。切除部分会阴皮肤或瘢痕后，用可吸收线缝合黏膜及皮肤切口。注意缝合阴道肌层时勿穿透直肠壁及阴道后壁黏膜，且缝合阴道口部时应将两侧处女膜环对齐。手术结束时，阴道内用碘仿油纱卷填塞加压，切口处涂敷抗生素油膏。

四、包皮环切术

1. 背侧切开包皮环切术　先用两把血管钳分别夹住需要切除的包皮部分，注意保留的部分应距冠状沟 0.5～0.8 cm。然后背侧纵向剪开包皮，环形切除包皮组织，并严密止血。再剪除过长的包皮内板。间断缝合包皮及其内板，打结时留长缝线，在切口线上置一环形油纱条，最后利用所留缝线打结固定。

2. 袖套式包皮环切术　对于包皮口狭窄及包皮阴茎头粘连者，先用血管钳扩大包皮口或剪一小口，同时轻柔缓慢地将包皮向上退缩，分离粘连部分直至露出阴茎头及冠状沟。清除包皮垢，用碘伏溶液消毒手术区域。再将包皮拉下复原，自冠状沟远侧 0.5～1 cm 处作一环形切口，仅切开皮肤，翻转包皮。然后在距冠状沟 0.5～1 cm 处的包皮内板上作另一环形切口,也仅切开皮肤。最后,在背侧中线处作一纵切口连接两环形切口,用纹式血管钳分离并提起皮条两角,在肉膜及皮下血管的浅面钝性分离皮肤与皮下肉膜组织,将环形皮条整块剥脱。用 5-0 丝线对两环形切口进行间断缝合。

3. 阴茎根部皮肤环切术 用手尝试将近端阴茎体皮肤向根部推送,使阴茎头全部暴露,判断需切除的皮肤宽度,并使用美蓝溶液标出远侧环形切口线。在阴茎根部但不超过与阴囊交界线处,标示出近侧环形切口线。近、远侧切口线在阴茎腹侧中线上成倒"V"形,且此处切除皮肤的宽度宜略小于其他部位,以免术后环形瘢痕挛缩及包皮系带部的牵拉。切除设计线范围内的皮肤,并在止血后将远、近侧皮肤切缘拉拢进行间断缝合。

4. 吻合器包皮环切术 提起包皮,在非勃起状态下检查包皮长度,并计算出需要切除的长度,作好标记线。用 4 把血管钳将包皮向上提起,置入包皮吻合器内件中。将包皮口收拢并固定于内件套杆上,调整好需切除包皮的合适长度后,将吻合器外件套入内件并旋紧旋钮。取出保险开关,按压吻合器手柄以切除多余包皮。松开旋钮并退出吻合器,使用纱布及弹力绷带包扎创面。

五、隐匿阴茎矫正术

隐匿阴茎矫正术旨在扩大包皮口,暴露阴茎头,同时切除肉膜层纤维索带,使阴茎头得到松解,从而促进阴茎的正常发育。首先,需确保包皮被外翻至最大程度,以充分显露阴茎头。随后,在阴茎背侧中线(即 12 点位置)以及阴茎两侧(3 点、9 点位置)纵向切开,切除狭窄环,在此过程中,需彻底切除肉膜层纤维索带,以实现阴茎的有效松解。再采取横向间断缝合的方式扩大包皮口,鉴于手术过程中已对阴茎体纤维索带进行了松解,且术后阴茎包皮水肿现象明显,为确保患者恢复效果,推荐使用弹力绷带进行包扎,以减轻包皮水肿症状。

六、阴茎延长术

解剖学研究结果表明,阴茎脚附着于耻骨弓和同侧的坐骨支,并被坐骨海绵体肌及腱膜覆盖。在切断阴茎浅悬韧带和全部深悬韧带,并适当分离双侧阴茎脚后,阴茎的稳定性不会受到影响。因此,改良的阴茎延长术通过将固定阴茎体的浅悬韧带和深悬韧带全部切除,并将阴茎脚部分分离,以实现阴茎的延长。改良的阴茎延长术在临床应用中较广(图 11-11)。

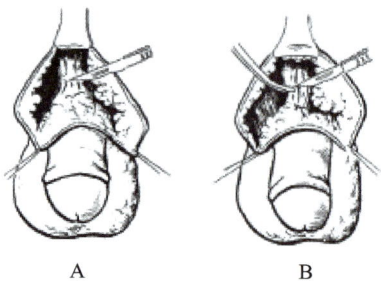

图11-11 阴茎悬韧带的分离与切断
A. 阴茎浅悬韧带;B. 阴茎深悬韧带

项目小结

会阴部和外生殖器的解剖构造不仅关乎生理功能,还与性别特征、美学规范以及心理社会因素紧密相连。随着整形外科、妇产科、泌尿外科和性别医学的进步,人们对会阴部和外生殖器进行精细解剖研究的兴趣日益浓厚。

本项目通过全面剖析会阴部和外生殖器的解剖特点、美学评价标准及其在临床应用中的重要作用,为相关手术提供坚实的理论支撑和技术指导。鉴于不同社会文化背景下美学定义存在显著差异,现有外生殖器美学标准仍存争议,本项目通过整合解剖学、美学以及临床数据,为手术的安全性和患者的满意度提供科学支撑。未来,需进一步融合技术创新与人

能力检测

文关怀,以促进个性化治疗的深入发展。

明德知行阁

　　在现代医学实践中,会阴部和外生殖器的美容整形手术已经成为科技理性与人文关怀相互交汇的独特领域。对于私密部位的诊疗,绝不能仅仅局限于形体的修饰,而应是对生命完整性的崇高敬意。"一医一患一室"的诊疗规范,不仅符合《中华人民共和国民法典》第一千零三十二条的法律要求,更是对"慎独"精神的现代延续与诠释。私密美容并非满足虚荣的手段,而是一项以科学为后盾、以伦理为准则的崇高事业,其目的在于守护生命最本真的尊严与自由。

（赵　洋　佘金铭）

项目十二 脊柱区的美容解剖

线条流畅、姿势优雅,良好的体态不仅让人看起来精神饱满、挺拔健康,还能提升个人气质。然而,由于人们长时间伏案、久坐,很多人脊椎有不同程度的异常偏移,易造成脊椎损伤,从而引起圆肩、驼背、头颈前倾、骨盆前倾等一系列体态问题。

项目目标

掌握:脊柱区的体表标志。

熟悉:项背部皮瓣的解剖特点及临床应用,脊柱区浅层结构的特点和血管、神经分布。

了解:脊柱区的临床美容知识。

任务一 概 述

脊柱之于人体,就如同顶梁柱之于房子。脊柱借韧带、关节及椎间盘连接而成。脊柱上端承托颅骨,下连髋骨,中附肋骨,并作为胸廓、腹腔和盆腔的后壁。脊柱在人体中发挥重要的支撑、负重、减震、保护和运动等作用,本任务将重点讨论脊柱区的体表标志、局部解剖特点。

案例导入

在日常生活中,由于自身存在各种不良姿态,如果长期不加以注意,很容易影响脊柱健康。据调查,绝大多数人的脊椎有不同程度的异常偏移。在 30 岁以上人群中,近 1/3 的人会出现椎骨退化现象,而 18~25 岁是脊椎最危险的时期。这些异常偏移,会在人一生的不同年龄段对脊柱造成损伤。

思考:

(1)举例人体不正确的坐、立、行、卧姿有哪些?

(2)如何预防脊柱损伤,保持良好体态?

一、境界与分区

脊柱区也称背区,是指脊柱及其后方和两侧软组织共同组成的区域,包括项区、胸背区、腰区和骶尾区。

1. 境界 上达枕外隆凸和上项线,下至尾尖骨,两侧界自上而下为斜方肌前缘、三角肌后缘上份、腋后襞、腋后线、髂嵴后份、髂后上棘和尾骨尖的连线。

2. 分区 脊柱区自上而下可分为:①项区:上界为脊柱区的上界,下界为第 7 颈椎棘突至两侧肩峰的连线;②胸背区:上界为项区的下界,下界为第 12 胸椎棘突、第 12 肋下缘至第 11 肋前份的连线;③腰区:上界为胸背区的下界,下界为两髂嵴后份和两髂后上棘的连线;④骶尾区:为两髂后上棘与尾骨尖三点所围成的三角区。

二、体表标志

1. 肩胛冈 肩胛骨背面高耸的骨嵴为肩胛冈。两侧肩胛冈内侧端的连线平第 3 胸椎棘突;其外侧端为肩峰,是肩部的最高点。上肢下垂时易于触及肩胛骨下角,两侧肩胛骨下角的连线平对第 7 胸椎棘突(图 12-1)。

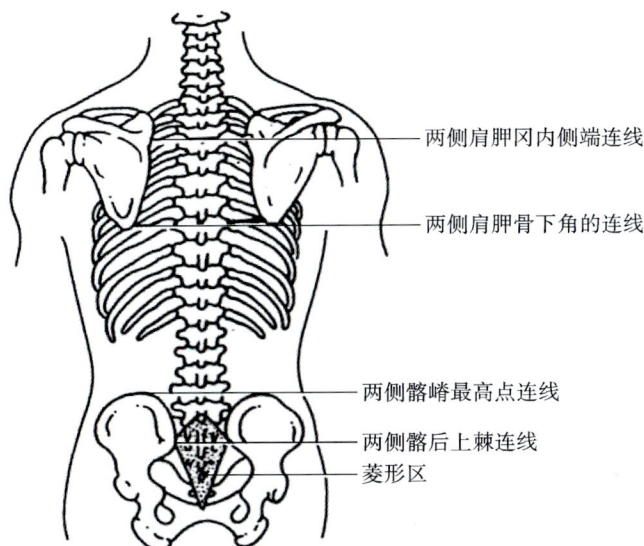

图 12-1 脊柱区体表标志及菱形区

2. 棘突 在后正中线上可触及大部分椎骨的棘突。第 7 颈椎棘突较长,末端不分叉,在皮下形成一个隆起,常作为辨认椎骨序数的标志。胸椎棘突斜向后下方,呈叠瓦状。腰椎棘突呈水平位,第 4 腰椎棘突平两侧髂嵴的最高点。骶椎棘突融合成骶正中嵴。

3. 骶骨 骶正中嵴下端,第 4、5 骶椎背面的切迹与尾骨围成骶管裂孔,是椎管的下口。骶管裂孔两侧向下的突起为骶角,体表易触及,常作为骶管麻醉的进针定位标志。骶正中嵴外侧的隆嵴为骶外侧嵴,是经骶后孔进行骶神经阻滞麻醉的标志。

4. 尾骨 尾骨尖可在肛门后方 2.5 cm 处臀沟内触及。

5. 髂嵴和髂后上棘 髂嵴为髂骨翼的上缘,髂嵴后端的突起为髂后上棘,两侧髂后上棘的连线平第 2 骶椎棘突,两侧髂嵴最高点的连线平对第 4 腰椎棘突。左、右髂后上棘与第 5 腰椎棘突和尾骨尖的连线,构成一菱形区(图 12-1)。当腰椎或骶、尾椎骨折或骨盆畸形时,菱形区会发生变形。

6. 第 12 肋 竖脊肌外侧可触及此肋,但有时甚短,易将第 11 肋误认为第 12 肋,以致腰部的切口过高,有损伤胸膜的可能。

7. 肋脊角　为竖脊肌外侧缘与第12肋的交角,肾位于肋脊角深部。当肾发生病变时,该处常有叩击痛或压痛,也是肾囊封闭常用的进针部位。

任务二　脊柱区的层次结构特点

正确进行锻炼,可矫正身体主轴——脊椎的歪斜,同时改善身体各部功能,使身体不易囤积脂肪,从而塑造窈窕的身体曲线。

脊柱区由浅入深有皮肤、浅筋膜、深筋膜、肌层、血管和神经等软组织以及脊柱、椎管及其内容物等结构。

一、皮肤

脊柱区皮肤厚而致密,移动性小,含有较丰富的毛囊和皮脂腺。

二、浅筋膜

脊柱区浅筋膜致密而厚实,含有较多脂肪,并有许多结缔组织纤维束与深筋膜相连。项区上部的浅筋膜含有较多纤维,故特别坚韧;腰区的浅筋膜含有较多脂肪。

三、深筋膜

项区和胸背区的深筋膜较薄弱,骶尾区的深筋膜与骶骨背面的骨膜紧密连接。第12肋与髂嵴之间的深筋膜增厚,并分为前、中、后三层,被称为胸腰筋膜(图12-2)。

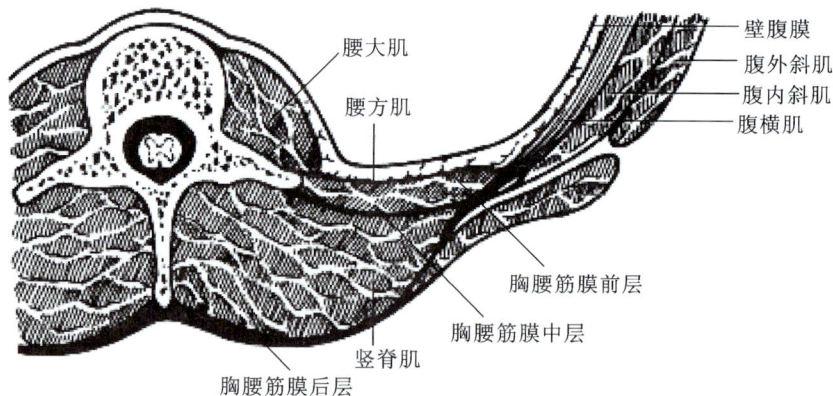

图 12-2　胸腰筋膜

胸腰筋膜后层覆于竖脊肌的后面,与背阔肌和下后锯肌腱膜紧密连接,向下附于髂嵴,内侧附于腰椎棘突和棘上韧带,外侧在竖脊肌外侧缘与中层愈着,形成竖脊肌鞘。胸腰筋膜中层位于竖脊肌与腰方肌之间,内侧附于腰椎横突尖和横突间韧带;外侧在腰方肌外侧缘与前层愈着,形成腰方肌鞘,并作为腹横肌起始部的腱膜,向上附于第12肋下缘,向下附于髂嵴。胸腰筋膜中层上部在第12肋与第1腰椎横突之间的部分会增厚形成腰肋韧带。进行肾手术时,切断此韧带可加大第12肋的活动度,从而便于显露肾。胸腰筋膜前层位于腰方肌前面,又称腰方肌筋膜,内侧附于腰椎横突尖,向下附于髂腰韧带和髂嵴后份,上部增厚形成内、外侧弓状韧带(图 12-2)。

四、肌层

脊柱区肌层可分为浅层肌、中层肌和深层肌。

(一)浅层肌

浅层肌包括斜方肌、背阔肌和腹外斜肌后部。

1. 斜方肌 位于项区和胸背区上部宽大的扁肌,由副神经支配。斜方肌血供丰富,主要来自颈浅动脉和肩胛背动脉,其次来自枕动脉和节段性的肋间后动脉。斜方肌可供肌瓣或肌皮瓣进行移植。

2. 背阔肌 位于胸背区下部和腰区浅层较宽大的扁肌,由胸背神经支配,血供主要来自胸背动脉和节段性的肋间后动脉以及腰动脉分支。以肩胛线为界,背阔肌外侧由胸背动脉分支供血,内侧由节段性动脉供血。在临床上,背阔肌可以胸背动脉为蒂,制成转移或游离肌瓣或肌皮瓣。

(二)中层肌

中层肌有肩胛提肌、菱形肌、上后锯肌和下后锯肌(图 12-3),后二肌参与呼吸运动。

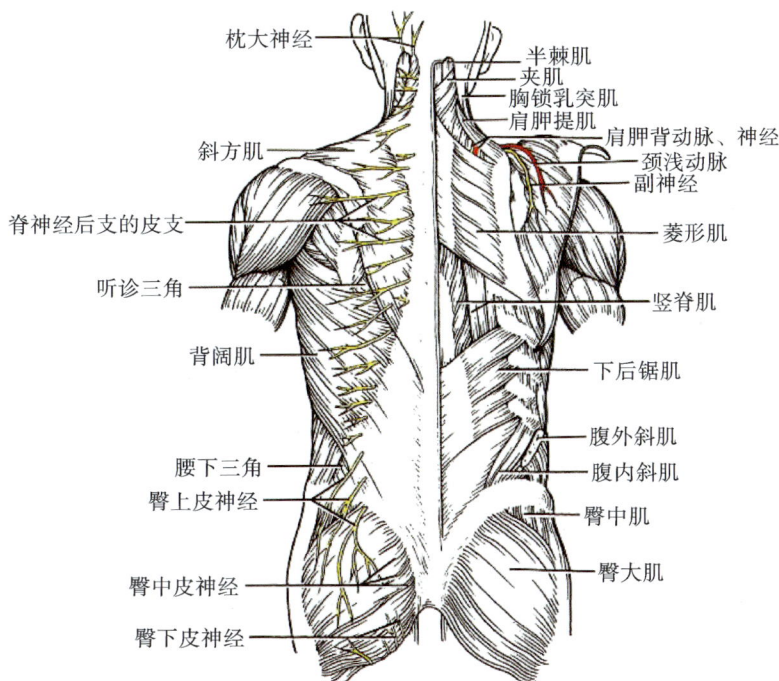

图 12-3 背肌及皮神经

(三)深层肌

深层肌常被称为背深肌或脊柱固有肌,由一群相互分离、长短不一且相互重叠的肌肉组成,位于椎骨棘突两侧。这些肌肉具有广泛的起点和止点,从骶骨延伸到颅底,均接受脊神经后支的支配,主要作用是使脊柱伸直、回旋和侧屈。

1. 夹肌 位于颈部的后外侧份,覆盖竖脊肌的颈部。

2. 竖脊肌 位于上后锯肌、下后锯肌和脊柱区深筋膜的深面,是背深肌中最长、最粗大的肌肉,以腰部和下胸部最为明显。按照肌纤维的位置和起止点,竖脊肌可分为外侧的髂肋肌、中间的最长肌和内侧的棘肌(图 12-4)。竖脊肌由脊神经后支呈节段性支配。

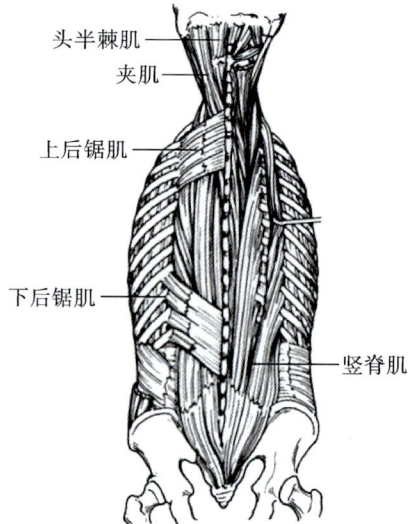

图 12-4　夹肌及竖脊肌

3. 横突棘肌　位于椎骨棘突与横突之间的沟槽内,是位置最深的肌肉群,紧靠椎骨。由浅至深依次为半棘肌、多裂肌和回旋肌。半棘肌颈部的深面为由头后大直肌、头后小直肌、头下斜肌和头上斜肌组成的枕下肌。

(四) 由脊柱区肌肉形成的重要三角

1. 枕下三角　由枕下肌围成的三角。其内上界为头后大直肌,外上界为头上斜肌,外下界为头下斜肌(图 12-5)。枕下三角的底为寰枕后膜和寰椎后弓,其浅面借致密结缔组织与夹肌和半棘肌相贴,枕大神经行于其间。枕下三角内有枕下神经和椎动脉通过。椎动脉穿寰椎横突孔后转向内侧,行于寰椎后弓上面的椎动脉沟内,再穿寰枕后膜进入椎管,最后经枕骨大孔入颅。

颈椎的椎体钩发生骨质增生或枕下肌发生痉挛可压迫椎动脉,头部过分向后旋转也可延长椎动脉在枕下三角的行程,从而引起脑供血不足。枕下神经是第 1 颈神经的后支,在椎动脉与寰椎后弓间穿出,行经枕下三角,支配枕下肌(图 12-5)。

2. 听诊三角　也称肩胛旁三角,位于斜方肌的外下方,肩胛骨下角内侧的肌间隙。其内上界为斜方肌外下缘,外侧界为肩胛骨脊柱缘,下界为背阔肌上缘(图 12-3)。听诊三角的底为薄层脂肪组织、深筋膜和第 6 肋间隙,表面覆以皮肤和浅筋膜,是背部听诊呼吸音最清晰的部位。为方便听诊,可将肩胛骨牵向前外侧,使听诊三角的范围扩大。

3. 腰上三角　位于背阔肌深面,第 12 肋下方。其内侧界为竖脊肌外侧缘,外下界为腹内斜肌后缘,上界为第 12 肋。由于下后锯肌在第 12 肋的附着处与腹内斜肌后缘相距较近,因此下后锯肌有时也参与构成一个边,共同围成一个四边形的间隙。腰上三角的底为腹横肌起始部的腱膜,腱膜深面有 3 条与第 12 肋平行排列的神经。自上而下为肋下神经、髂腹下神经和髂腹股沟神经(图 12-6)。腱膜的前方有肾和腰方肌,故肾手术的腹膜外入路必经此三角。当切开腱膜时,应注意保护上述 3 条神经。第 12 肋前方与胸膜腔相邻,为扩大手术视野,常需切断腰肋韧带,将第 12 肋上提。此时,应注意保护好胸膜,以免损伤造成气胸。腰上三角是腹后壁的薄弱区域之一,腹腔器官若经此三角向后突出,则会形成腰疝。

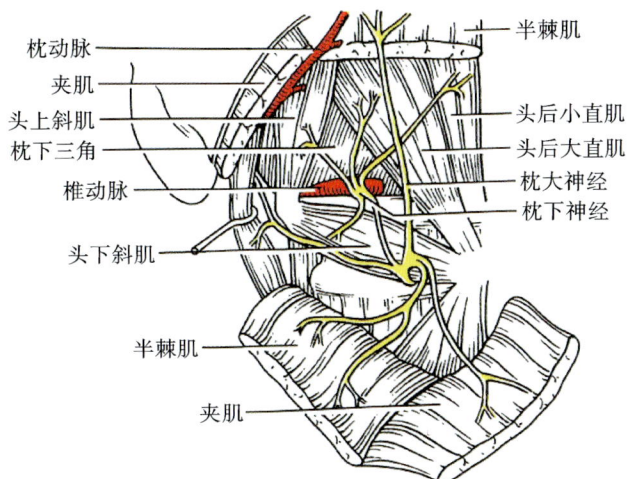

图 12-5　枕下三角

4. 腰下三角　由髂嵴、腹外斜肌后缘和背阔肌前下缘围成(图 12-6)。腰下三角的底为腹内斜肌,表面仅覆以皮肤和浅筋膜。此三角为腹后壁的又一薄弱区域,也可能会发生腰疝。在右侧,三角前方与阑尾和盲肠相对应,故盲肠后位阑尾炎时,此三角区有明显压痛。

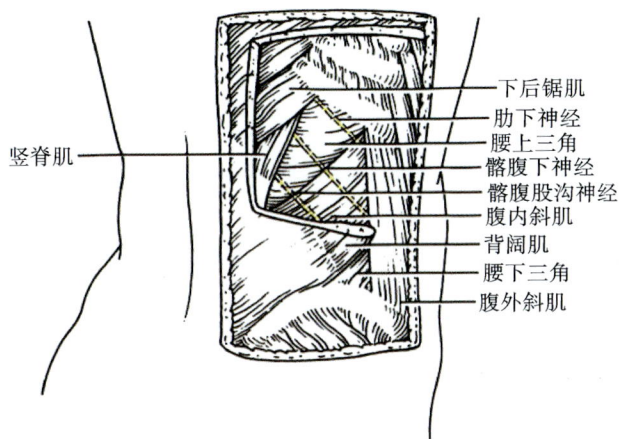

图 12-6　腰上三角和腰下三角

五、脊柱区的血管和神经

(一)浅血管

项区的浅动脉主要来自枕动脉、颈浅动脉和肩胛背动脉等的分支;胸背区的浅动脉来自肋间后动脉、肩胛背动脉和胸背动脉等的分支;腰区的浅动脉来自腰动脉的分支;骶尾区的浅动脉来自臀上、下动脉等的分支。各动脉均有伴行的静脉。

(二)皮神经

均来自脊神经后支(图 12-3)。

1. 项区　颈神经后支中较为粗大的皮支有枕大神经和第 3 枕神经。枕大神经是第 2 颈神经后支的分支,在上项线下方、斜方肌的起点处浅出,伴枕动脉的分支上行,分布至枕部皮肤。尽管枕大神经与枕小神经在名称上看似相关,但枕小神经是颈神经前支所构成的颈丛的分支。第 3 枕神经是第 3 颈神经后支的分支,穿斜方肌浅出,分布于项区上部的皮肤。

2. 胸背区和腰区 胸、腰神经后支的皮支在棘突两侧浅出。其中上部皮神经几乎呈水平位向外侧走行,下部分支斜向外下方,分别分布至胸背区和腰区的皮肤。第 12 胸神经后支的分支可分布至臀区。第 1～3 腰神经后支的外侧支组成臀上皮神经,行经腰区,穿胸腰筋膜浅出,越过髂嵴,分布至臀区上部。臀上皮神经在髂嵴上方浅出处比较集中,这一部位在竖脊肌外侧缘附近。因此,腰部急性扭转时,该神经易受损伤,是导致腰腿痛的常见原因之一。

3. 骶尾区 骶、尾神经后支的皮神经在髂后上棘至尾骨尖线上的不同高度分别穿臀大肌起始部浅出,分布至骶尾区的皮肤。其中第 1～3 骶神经后支的皮支组成臀中皮神经。

(三) 动脉

项区主要由枕动脉、肩胛背动脉和椎动脉等供血;胸背区由肋间后动脉、胸背动脉和肩胛背动脉等供血;腰区由腰动脉和肋下动脉等供血;骶尾区由臀上、下动脉等供血。

1. 枕动脉 起自颈外动脉的后壁,向后上方经颞骨乳突内面进入项区,在夹肌深面和半棘肌外侧缘处越过枕下三角分出数支。本干继续上行至上项线高度,在斜方肌与胸锁乳突肌止点之间浅出,与枕大神经伴行,分布至枕部。分支中有一较大的降支,向下分布至项区诸肌,并与椎动脉和肩胛背动脉等分支相互吻合,形成动脉网。临床上,将枕动脉在半棘肌外侧缘处切断,与枕下三角内的第 3 段椎动脉进行端侧吻合,可治疗由颈椎骨质增生所致的椎动脉受压引起的脑供血不足。

2. 肩胛背动脉 起自锁骨下动脉或甲状颈干,向外侧穿过或越过臂丛,经中斜角肌前方至肩胛提肌深面,与同名神经伴行转向内下方,在菱形肌深面下行,分布至项肌、背肌和肩带肌,并参与形成肩胛动脉网。有时,肩胛背动脉与颈浅动脉共干起自甲状颈干,该共干称为颈横动脉。

3. 椎动脉 起自锁骨下动脉第 1 段,沿前斜角肌内侧上行,自下向上穿第 6 至第 1 颈椎横突孔,后经枕下三角入颅。按其行程可分为 4 段:第 1 段从起始处至入第 6 颈椎横突孔以前;第 2 段穿经第 6 至第 1 颈椎横突孔;第 3 段经枕下三角的椎动脉沟和枕骨大孔入颅;第 4 段为颅内段(图 12-7)。

椎动脉旁有丰富的交感神经丛。颈椎骨质增生可导致第 2 段椎动脉受压迫,引起颅内供血不足,即所谓的椎动脉型颈椎病。椎动脉周围有静脉丛,向下汇集成椎静脉。

4. 胸背动脉 为肩胛下动脉的终支之一,肩胛骨外侧缘在背阔肌和前锯肌之间下行,支配邻近的肌肉。

(四) 静脉

脊柱区深静脉与动脉伴行。项区静脉汇入椎静脉、颈内静脉或锁骨下静脉;胸背区静脉经肋间后静脉汇入奇静脉,部分汇入锁骨下静脉或腋静脉;腰区静脉经腰静脉汇入下腔静脉;骶尾区静脉经臀区静脉汇入髂内静脉。

脊柱区深静脉可通过椎静脉丛与椎管内外、颅内以及盆部等处的深静脉形成广泛的交通。

(五) 神经

脊柱区神经主要来自 31 对脊神经后支、副神经、胸背神经和肩胛背神经。

1. 脊神经后支 自椎间孔处由脊神经分出后,进一步分为后内侧支和后外侧支,支配

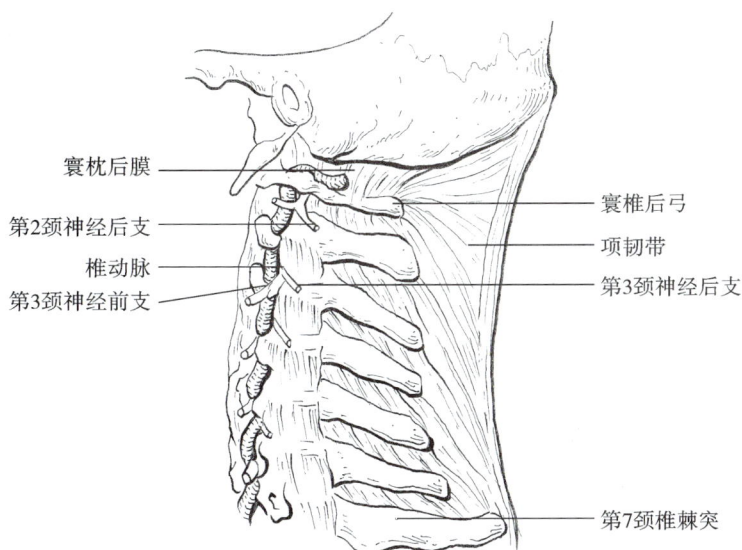

图 12-7 椎动脉

脊柱区皮肤和深层肌(图 12-8)。脊神经后支的分布具有明显节段性,故在手术中横断背深层肌时,不会引起肌瘫痪。

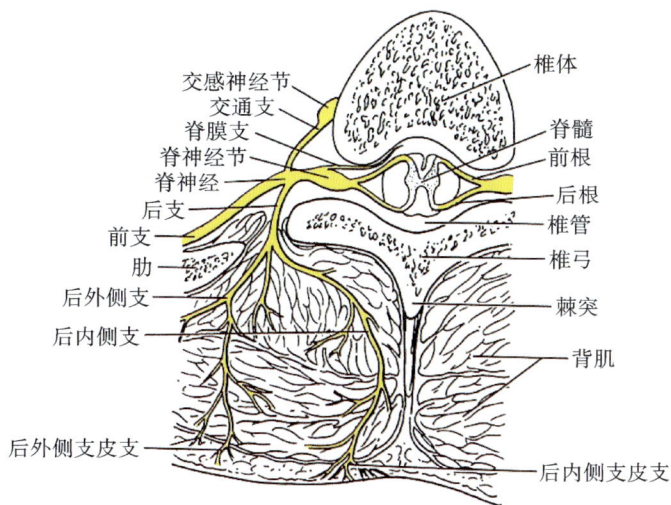

图 12-8 脊神经后支

　　腰神经后支向后行,绕下位椎骨上关节突外侧,经腰神经后支骨纤维孔至横突间肌内侧缘,分为后内侧支和后外侧支。后内侧支在下位椎骨上关节突根部的外侧斜向后下行,经腰神经后内侧支骨纤维管至椎弓板后面转向下行,分布至背深肌和脊柱的关节突关节等。第5腰神经后内侧支经第5腰椎下关节突的下方,向内下行,后外侧支在下位横突背面进入竖脊肌,然后两支在肌肉不同部位穿胸腰筋膜浅出,斜向外下行。第1~3腰神经的后外侧支参与组成臀上皮神经,跨越髂嵴后部达臀区上部。

　　由此可见,腰神经后支及其后内侧支和后外侧支分别经过骨纤维孔、骨纤维管或穿胸腰筋膜裂隙。正常情况下,这些孔、管或裂隙具有保护血管和神经的作用;但在病理情况下,这些孔道会变形和变窄,从而压迫血管和神经,成为腰腿痛常见的椎管外病因之一。

（1）腰神经后支骨纤维孔：位于椎间孔的后外侧，开口向后，与椎间孔的方向垂直。其上外侧界为横突间韧带的内侧缘，下界为下位椎骨横突的上缘，内侧界为下位椎骨上关节突的外侧缘。骨纤维孔的体表投影为同序数腰椎棘突外侧以下两点的连线：上位点在第1腰椎平面后正中线外侧约2.3 cm处，下位点在第5腰椎平面后正中线外侧约3.2 cm处。

（2）腰神经后内侧支骨纤维管：位于腰椎乳突与副突间的骨沟处，自外上斜向内下，由前、后、上、下四壁构成。前壁为乳突副突间沟，后壁为上关节突副突韧带，上壁为乳突，下壁为副突。管的前、上、下壁为骨质，后壁为韧带，故称为骨纤维管。但有时后壁韧带会骨化，从而形成完全的骨管。骨纤维管的体表投影为同序数腰椎棘突下外侧以下两点的连线：上位点在第1腰椎平面后正中线外侧约2.1 cm处，下位点在第5腰椎平面后正中线外侧约2.5 cm处。

2. 副神经　起自胸锁乳突肌后缘中、上1/3交点处斜向外下方，经枕三角至斜方肌前缘中、下1/3交点处，伴第3、4颈神经前支经斜方肌深面进入该肌。

3. 胸背神经　起自臂丛后束，与同名动脉伴行，沿肩胛骨外侧缘下行，支配背阔肌。

4. 肩胛背神经　起自臂丛锁骨上部，穿中斜角肌向外下方至肩胛提肌深面，继续沿肩胛骨内侧缘下行，与肩胛背动脉伴行，支配肩胛提肌和菱形肌。

六、项背部（肌）皮瓣的应用解剖

（一）斜方肌肌皮瓣的应用解剖

1. 位置　位于项区和背上部。它是带血管的复合组织瓣，通常使用斜方肌的上部和后内侧部作为蒂，其端部携带一取自肩部的皮瓣。

2. 血管和神经　供应斜方肌的动脉主要来自颈横动脉，此外，还有枕动脉和两组节段性血管参与。

（1）颈横动、静脉：颈横动脉多由甲状颈干发出，也可直接起自锁骨下动脉，或与肩胛上动脉共干。动脉起始后向外上方斜行，并在斜方肌深面近肩胛提肌处分为升、降支。颈横动脉从起始处到分支处的长度约为5.2 cm，并有同名静脉伴行，其外径约为2.4 mm。

（2）枕动脉的斜方肌支：该动脉在穿过胸锁乳突肌起点后发出小支至斜方肌上部，其末梢与颈浅动脉发出的分支相吻合。肋间后动脉的后内侧支参与斜方肌的节段性供血，与神经伴行，从后正中线外侧旁开10～15 mm处穿出，分布到肌肉起始部及中线附近的皮肤，血管外径在0.5 mm以下。

（3）斜方肌肌皮瓣的神经：斜方肌受副神经的斜方肌支和颈丛（第1～4颈神经）的双重支配。斜方肌表面皮肤的感觉大部分来自肋间神经后支，在靠近前缘处的皮肤也有锁骨上神经外侧支的分布。

3. 应用特点

（1）游离肌皮瓣：斜方肌肌皮瓣虽为多源性血供，但有一条主要的轴型血管蒂——颈浅动脉，其外径大于1.5 mm，且有静脉伴行，可制成游离瓣，用于修复较远部位的软组织缺损。

（2）旋转肌皮瓣：斜方肌的主要供血来源为颈横动脉及其分支——颈浅动脉。体表投影为胸锁乳突肌起点外侧与斜方肌前缘距锁骨约25.5 mm处之间的连线。血管蒂的长度（包括颈浅动脉）约65 mm。将整个斜方肌肌皮瓣旋转，可用于修复头皮和颈胸部较大面积的缺损。

（二）背阔肌肌皮瓣的应用解剖

1. 位置　位于背下部和胸侧部。

2. 血管和神经　背阔肌肌皮瓣的动脉供应主要来自胸背动脉、背阔肌的节段性血管、背阔肌的肌皮血管等。背阔肌肌皮瓣的静脉包括肩胛下静脉(与肩胛下动脉伴行,汇入腋静脉)、胸背静脉(与胸背动脉伴行,汇入肩胛下静脉)以及背阔肌节段性血管和肌皮血管的静脉(汇入肋间后静脉和腰静脉)。分布于背阔肌的神经主要为胸背神经。背阔肌肌皮瓣的皮神经主要来自下位 5~6 对胸神经后支的内、外侧支。肩胛线以外的皮肤区域由肋间神经外侧皮支的后支支配。

3. 应用特点　背阔肌是全身最大的阔肌,肌幅宽大,可根据受区需要灵活裁取。对于 20 cm×12 cm 大小的肌皮瓣供区伤口,通常可直接关闭。背阔肌肌力较强,又有理想的神经支配,除可用作整复修补外,还可用于功能重建,并能保持皮肤的感觉。由于血管神经蒂较长,背阔肌肌皮瓣除可用作远距离吻合血管游离移植外,还可进行原位带蒂转移。

七、脊柱区的美容技术临床提要

(一)脊柱后凸

各种因素引起的椎体改变,导致脊柱失去正常的高度,进而使脊柱生理性弯曲发生变化,形成脊柱后凸。

在椎骨骨折的患者中,由于椎体前部受到压缩,脊柱多向后凸出形成驼背,棘突也显得特别向后凸出。

当椎体因结核病发生扁平及变形后,常呈脊柱后凸,即驼背。胸部的病理性后凸可与生理性后凸重合,因而胸部脊柱形成的后凸最为显著;而在腰颈部,因病理性脊柱后凸为生理性的脊柱前凸所代偿,故脊柱弯曲很小。

当上部胸椎发生脊柱后凸时,肋骨下降,胸廓前后方向扁平,胸骨接近脊柱;下部胸椎发生脊柱后凸时,肋骨上举,胸廓被压向前方成球形,胸骨离开脊柱而与脊柱构成一定角度。若下部腰椎及上部骶椎的脊柱后凸发生于儿童时期,则形成漏斗状脊柱后凸性骨盆,对于女性患者而言,可能会妨碍分娩。此外,先天性椎体缺损也可引发脊柱后凸畸形。

在儿童时期,若脊椎骨椎体的原发成骨中心发生无菌性坏死,可引发椎体软骨病,亦称椎体骨软骨炎,此病常发生于下部胸椎段,临床表现颇似脊柱结核,患处可有局限性驼背及肌紧张。佝偻病性脊柱后凸呈圆形,与结核性脊柱后凸成角不同,前者表现较明显,但在俯卧时消失,此种后凸是由骨中钙质含量不足导致的骨软化所引起的。

在老年人中,因骨质疏松可发生脊柱后凸,故躯干向前弯曲的程度可达到相当严重的水平。

(二)脊柱前凸

在先天性髋关节脱位者中,由于骨盆前倾,腰部脊柱的前凸程度会增加。在脊椎滑脱症中也可引发同样畸形,腰部脊柱前凸,胸部脊柱代偿性后凸。

(三)脊柱侧凸

正常脊柱在矢状面上有 4 个生理曲度,但在冠状面上无任何弯曲。若脊柱的某一节段偏身体中线,则称之为脊柱侧凸,可分为以下 3 种类型。

1. 先天性脊柱侧凸　如先天性半椎体、楔形椎体等先天畸形均可引起脊柱侧凸。

2. 后天性脊柱侧凸

(1)姿态性脊柱侧凸:由某种不正确的姿势引起,常发生于学龄儿童,畸形不严重,只是暂时性的,易于通过主动矫正来改善。

(2)代偿性脊柱侧凸:如椎间盘突出症、一侧肢体短缩。

(3)神经源性脊柱侧凸:由脊髓灰质炎后遗症导致两侧肌力不平衡引起。

（4）胸源性脊柱侧凸：出现于胸廓成形术后。

（5）瘢痕性脊柱侧凸：由于胸背烧伤、一侧瘢痕等。

3. 特发性脊柱侧凸 原因不明,约占脊柱侧凸的 80%。

（四）椎间盘与椎间盘突出症

在成人中,椎间盘本身就因缺乏血液循环而容易发生变性。椎间盘过度劳损可引起纤维环破裂,使纤维环或髓核向椎管内或椎间孔处突出,压迫脊髓或脊神经根,此即为椎间盘突出症。由于纤维环的前部较厚而后外侧部较薄,后方中央有后纵韧带增强,加之髓核位于纤维环的中央偏后,故髓核经常对着椎间孔向后外侧突出,压迫脊神经根。临床上以第 4～5 腰椎间的椎间盘突出症较为多见。随着年龄的增长,颈部的椎间盘容易出现退变,同时椎体钩突骨质增生向后外侧或外侧扩展,致使椎间孔变窄等,压迫脊髓、脊神经根或影响椎动脉的供血,从而引起一系列症状,称为颈椎病。

（五）椎管穿刺术

椎管穿刺术主要包括硬膜外隙穿刺和腰椎穿刺。硬膜外隙穿刺是用穿刺针将麻醉药注入硬膜外隙,以麻醉不同平面的脊神经根。硬膜外隙被脊神经根划分为前、后二腔。前腔窄小,后腔较大,内有脂肪、静脉丛和脊神经根等结构。在中线上,前腔有疏松结缔组织连于硬脊膜与后纵韧带之间,后腔有纤维隔连于椎弓板与硬脊膜后面。这些结构在颈段和上胸段出现率较高,且较致密,是导致硬膜外麻醉可能出现单侧麻醉或麻醉不全的解剖学因素。腰椎穿刺即为蛛网膜下隙穿刺,穿刺针刺入蛛网膜下隙可实现以下目的:①抽取脑脊液进行实验室检查;②进行腰麻、椎管造影或药物注射;③测定颅内压。

1. 患者体位 取侧卧前屈位可使相邻椎骨棘突间隙扩大,有利于穿刺。

2. 穿刺部位

（1）硬膜外隙穿刺:由于第 1～5 胸神经的自主神经纤维参与支配心、肺,为避免麻醉后影响心肺功能,常选择中、下胸部及腰部的硬膜外隙进行穿刺。

（2）腰椎穿刺:由于脊髓下端在成人中常位于第 2 腰椎平面,小儿可达第 3 腰椎下缘,而马尾浸泡在终池的脑脊液中,故在第 3～4 或第 4～5 腰椎间进行腰椎穿刺或麻醉,可确保穿刺针穿至终池而不会损伤脊髓和马尾。左、右髂嵴最高点连线通过第 4 腰椎棘突,故在该棘突上方或下方穿刺均可。

3. 穿刺方向

（1）硬膜外隙穿刺:胸椎棘突向后下方倾斜,呈叠瓦状排列,故胸部硬膜外隙穿刺不能垂直进针,应顺应棘突的倾斜,从后下方向前上方倾斜进针;腰椎棘突几乎水平伸向后方,故腰部硬膜外隙穿刺采用垂直进针方式。

（2）腰椎穿刺:同腰部硬膜外隙穿刺。进针深度因人而异,一般儿童为 2～3 cm,成人为 5～7 cm。穿刺针以通过棘突间隙中 1/3 较为安全;若沿棘突间隙下 1/3 进针,针尖极易抵在下位腰椎的椎板上;若沿棘突间隙上 1/3 进针,如针尖向两侧偏斜,则可能刺伤穿过椎间孔的脊神经根。

4. 穿刺层次

（1）硬膜外隙穿刺:由浅入深穿经皮肤、浅筋膜、棘上韧带、棘间韧带、黄韧带进入硬膜外隙。

（2）腰椎穿刺:穿刺针经皮肤、筋膜、棘上韧带、棘间韧带、黄韧带进入椎管,再穿硬脊膜和蛛网膜而到达终池。

5. 穿刺体验

(1)硬膜外隙穿刺成功的关键是不能刺破硬脊膜。在穿刺过程中,开始阻力较小,当穿刺针抵达黄韧带时阻力增大并有韧性感。穿刺针通过黄韧带时有落空感。由于硬膜外隙呈负压,穿刺针入硬膜外隙后有抽吸感。

(2)腰椎穿刺时不可用力过猛,仔细体会穿刺针通过黄韧带进入硬膜外隙和通过硬脊膜进入蛛网膜下隙的感觉。当穿刺针通过黄韧带时,常有明显的落空感,再进针刺破硬脊膜和蛛网膜时,可有第二个落空感。拔出针芯后,若有脑脊液自针内滴出,即表示穿刺成功,注意与硬膜外隙穿刺出现的负压相区别。

项目小结

本项目在探讨脊柱区美容应用解剖与脊髓保护的关键解剖要点,脊柱区的软组织层次分明,各具功能。皮肤分布着毛囊和皮脂腺,保护身体。浅筋膜致密厚实,含有脂肪,起缓冲、保温作用。脊柱区皮神经的分布亦十分有序,项区由枕大神经和第 3 枕神经支配,胸背区和腰区则由来自胸、腰神经后支的神经支配,尾区则由骶、尾神经后支及臀中皮神经支配。浅血管方面,项区有枕动脉等血管,为头部和颈部供血;胸背区和腰区有肋间后动脉的分支,负责躯干的血供;骶尾区则有臀上、下动脉的分支,为臀部供血。深筋膜在项区覆盖竖脊肌的后面,而胸腰筋膜则分为中层与前层。肌层由浅、中、深三层组成,浅层有斜方肌等肌肉,中层有肩胛提肌等肌肉,深层则有夹肌等肌肉,具有重要的解剖学意义。掌握上述内容,能够更好地在美容手术中保护脊髓,避免潜在风险,确保脊柱区美容整形手术的安全性与有效性。

能力检测

明德知行阁

人体脊柱的每个椎骨都具备共同的特性,例如锥体、椎弓和椎管等,然而它们又各有不同:颈椎具有横突孔,胸椎有肋凹结构,而腰椎的棘突则宽阔且水平地向后方延伸。这种脊柱的结构特点,不禁让人联想到人类个体在社会中的存在状态——既拥有共同的社会属性,又展现出独特的个性差异。正如脊柱的各个部分和谐统一,共同构成身体的支柱,不同个体也在社会中各司其职,为社会的进步贡献力量。这种现象体现了强烈的规则意识、责任意识以及大局意识,特别是在新时代的背景下,我们更应遵守规则,保持理性,成为具有规则意识和理性思维的公民。

椎骨之间通过椎间盘、韧带和关节等结构相互连接,从而形成了能够完成复杂动作的脊柱。这恰似社会中的个体,以集体和国家的利益为重,团结一致,共同战胜困难。中华民族在面对各种困难和挑战时,始终展现出坚韧不拔的拼搏精神。在抗击新型冠状病毒疫情的过程中,中国人民在党和国家的坚强领导下,同心协力,共同抗疫,形成了强大的正能量。正如脊柱是身体的支柱一样,中国人民的团结则是中华民族不屈的脊梁。作为未来希望的大学生,应当奋发有为,积极进取,努力成为有责任、有担当的公民,为国家的繁荣发展和中华民族伟大复兴贡献自己的力量。

(师永双)

项目十三　上肢的美容解剖

人体上肢借肩部与躯干相连,大体可分为肩部、上臂、肘部、前臂和手部。上肢的形态结构特征表现为骨骼轻巧、关节灵活、肌肉分布复杂,在参与日常运动、协调身体平衡和人体审美评价中具有重要意义。

扫码看课件

项目目标

掌握:上肢的骨性标志、肌性标志;上肢骨的组成,肩部、前臂、手部主要肌肉的名称、神经支配;上肢动脉的主要分支及走行;腋窝、肩袖的解剖形态。

熟悉:上肢静脉的主要分支及走行。

了解:上肢神经损伤类型,手和指甲的分型。

案例导入

夏天到了,有些女生最近迷上了网络疯传的"蝴蝶肩"视频,网红博主们穿着时尚晚装,露出后背肩胛骨款款而行的样子,让大家羡慕不已、心向往之。然而,小奇同学却不为所动,她想收集资料为同学们科普这种病态的审美。

思考:

(1) 你知道"蝴蝶肩"的发生原因吗?

(2) "蝴蝶肩"的存在会对体态造成哪些影响?

(3) 如何预防和矫正"蝴蝶肩"?

任务一　概　　述

一、境界与分区

(一) 境界

上肢上以锁骨及肩峰至第 7 颈椎棘突的连线与颈部为界,前、后分别以三角肌前、后缘和腋前、后襞下缘中点的连线与胸部为界。

(二) 分区

上肢可分为肩部、上臂、肘部、前臂和手部,各部又可分为若干区。

二、表面解剖

（一）体表标志

1. 肩峰 位于三角肌隆起和肩关节上方,是肩部最高的骨点,向内下方续于肩胛冈。

2. 喙突 位于锁骨外侧 1/3 段下方的锁骨下窝内,在锁骨中、外 1/3 交界处下方约 2.5 cm 处可触及,其内下方有腋血管和臂丛经过。

3. 腋前、后襞（线） 当上肢外展时,臂上部与胸侧壁间下面的锥形凹窝称为腋窝。其前界的皮肤皱襞称为腋前襞,深面由胸大肌下缘构成后界的皮肤皱襞称为腋后襞,深面由大圆肌和背阔肌下缘构成。

4. 肱骨内、外上髁 为肘部内、外侧最突出的骨性突起。

5. 肱二头肌 位于上臂前区,在体表形成纵行突起,其内、外侧各有一条沟,分别称为肱二头肌内、外侧沟。

6. 三角肌粗隆 位于肱骨中份外侧,三角肌止于此。

7. 鹰嘴 为肘后方最显著的骨性隆起,肱三头肌止于此。

8. 桡、尺骨茎突 分别为桡、尺骨下端的外、内侧向下的骨性突起。

9. 桡骨背侧结节 又称 Lister 结节,位于腕后区,桡骨下端背面。在桡骨骨折内固定时,穿髓内针常以此结节为进针标志。

10. 鼻烟窝 在拇指外展且背伸时,于桡骨下端背面形成的凹陷。鼻烟窝外侧界为拇短伸肌腱和拇长展肌腱,内侧界为拇长伸肌腱,窝底为手舟骨、大多角骨及第 1 掌骨底。桡骨茎突位于鼻烟窝内,桡动脉经此窝至第 1 掌骨间隙。

（二）体表投影

1. 上肢主要动脉干的体表投影（图 13-1）

（1）腋动脉、肱动脉:当上肢外展 90°,掌心向上时,从锁骨中点至肘前横纹中点远侧 2 cm 处的连线,即为腋动脉、肱动脉的体表投影。两者以大圆肌下缘为界,大圆肌下缘以上为腋动脉,以下为肱动脉。

（2）桡动脉、尺动脉:从肘窝中点远侧 2 cm 处,分别至桡骨茎突前方和豌豆骨桡侧的连线,即为桡动脉、尺动脉的体表投影。

（3）掌浅弓:位于掌中纹（近侧掌横纹）远端 1.5～2.0 cm 处,在第 2～4 掌骨中段水平。拇指最大限度外展时,掌浅弓投影位于拇指根部尺侧缘至手掌尺侧缘（第 5 掌骨）连线的中点。

（4）掌深弓:在掌浅弓投影的近侧 1～2 cm 处。

2. 上肢神经干的体表投影

（1）正中神经:在上臂,与肱动脉体表投影一致;在前臂前区,为肱骨内上髁与肱二头肌肌腱连线中点至腕前区腕远纹中点的连线。

（2）尺神经:从腋窝顶经肱骨内上髁与尺骨鹰嘴之间,至豌豆骨桡侧缘的连线。

（3）桡神经:自腋后襞下缘外端与上臂交点处,向下经肱骨后方至肱骨外上髁的连线。

三、上肢浅层结构

浅层结构包括皮肤、浅筋膜、浅静脉、浅淋巴管和皮神经等。

1. 皮肤 上肢各部分的皮肤厚薄不一,上臂、肘部、前臂前区的皮肤较薄,弹性良好;手

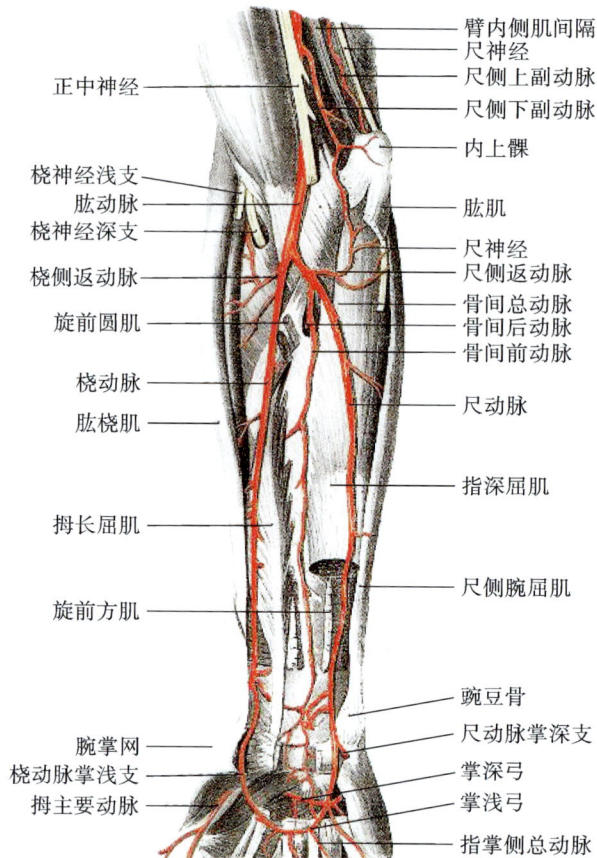

图 13-1　上肢动脉及其分支

掌的皮肤较厚且紧张；肩胛区、三角肌区和上臂后区的皮肤较厚，肘部后区的皮肤较厚且移动性大；前臂后区的皮肤较前区稍厚；手背的皮肤薄而柔软，移动性较大。

2. 浅筋膜　上肢各部的浅筋膜厚薄不一，其内有浅血管、浅淋巴管和皮神经等。

3. 浅静脉　皮肤的静脉吻合成皮下静脉网，注入浅静脉干，后者居于浅筋膜中，在皮神经干的深面。上肢浅静脉干主要为头静脉与贵要静脉(图 13-2)，分别起自手背静脉网的桡侧与尺侧，经前臂的桡侧和尺侧至肘窝，以多种形式彼此吻合，并与深静脉有交通支。贵要静脉经肱二头肌内侧沟于上臂中份穿深筋膜注入肱静脉或腋静脉；头静脉经肱二头肌外侧沟在三角肌与胸大肌之间入深筋膜，至锁骨下窝处穿锁胸筋膜注入腋静脉。当腋、肱静脉血回流受阻时，头静脉是上肢深静脉血经浅静脉回流的重要侧支循环途径，也是暴露腋动脉第 1 段的标志。贵要静脉在临床上常用以测量中心静脉压，在上臂下份作贵要静脉切口，向上插入导管 40～45 cm，即可进入上腔静脉测

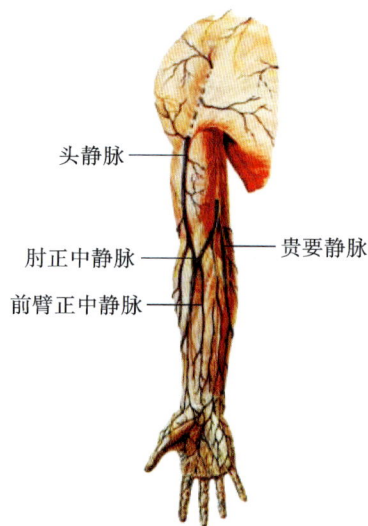

图 13-2　上肢浅静脉

量中心静脉压。

4. 浅淋巴管 上肢的浅淋巴管位于浅筋膜内,负责引流皮肤、皮下组织的淋巴,一般与浅静脉伴行。尺侧的淋巴管伴贵要静脉上行,汇入肘浅淋巴结;桡侧的淋巴管与头静脉伴行,汇入腋淋巴管。当上肢浅静脉血回流受阻时,浅淋巴管可部分代偿体液的回流功能。

5. 皮神经 上肢的皮神经按一定的节段分布于上肢各部皮肤。上肢的皮肤除肩部上份由颈丛的锁骨上神经(第 3、4 颈神经)支配和上臂上段内侧份小部分皮肤由肋间臂神经(第 2、3 胸神经)支配外,其余大部分皮肤由臂丛各皮神经支配。上臂、前臂及手部的桡侧,由近到远分别由第 5~7 颈神经前支支配;其尺侧,由远到近分别由第 8 颈神经、第 1~2 胸神经前支支配。

任务二 上 肢 骨

一、上肢骨

上肢骨包括上肢带骨和自由上肢骨。上肢带骨包括锁骨和肩胛骨;自由上肢骨包括臂部的肱骨、前臂的桡骨和尺骨以及手部的腕骨、掌骨和指骨(图 13-3)。

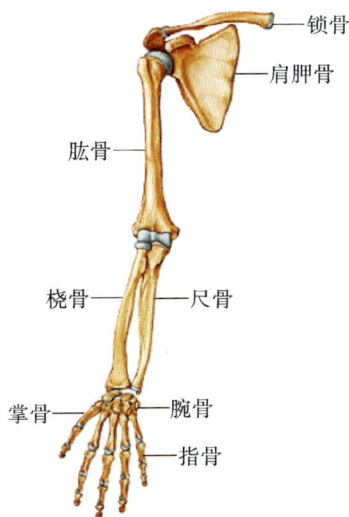

图 13-3 上肢骨

(一)上肢带骨

1. 锁骨(图 13-4) 全长位于皮下,居第 1 肋上方。其全长呈"S"形弯曲,外侧 1/3 凸向后,内侧 2/3 凸向前。锁骨内侧端粗大,称为胸骨端,与胸骨相连;外侧端扁平,称为肩峰端,与肩胛骨的肩峰相关节。锁骨上面光滑,下面粗糙。锁骨支撑肩胛骨向外,使肩关节与胸廓保持一定距离,从而确保上肢的灵活运动。

2. 肩胛骨(图 13-5) 为三角形扁骨,位于胸廓后外侧上部,介于第 2~7 肋之间。其上缘短而薄,靠外侧有一切迹,称为肩胛切迹,由肩胛上横韧带与之成孔,有胛肩上神经通过。肩胛切迹外侧有一弯曲的指状突起,称为喙突,有胸小肌附着,为喙肱肌、肱二头肌短头起始处。外侧缘肥厚,邻近腋窝,又称腋缘。内侧缘薄而长,面向脊柱,又称脊柱缘,有大、小菱形肌止于此。肩胛骨可分为 3 个角和前、后 2 个面。

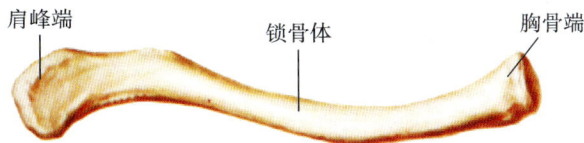

图 13-4 锁骨

肩胛骨外侧角肥厚,有梨形浅凹,称为关节盂,与肱骨头相关节。关节盂的上、下方各有一小而粗糙的结节,分别为盂上结节和盂下结节。肩胛骨下角平对第 7 肋或第 7 肋间隙,呈锐角,易触及,有大圆肌起于此。上角为上缘与内侧缘的汇合处,平对第 2 肋,有肩胛提肌止于此。

肩胛骨的全面与第 2~7 肋相贴,故也称为肋面,形成的浅窝称为肩胛下窝。后面有一横位的骨嵴,称为肩胛冈,肩胛冈将肩胛骨后面分为上、下两个窝,分别称为冈上窝和冈下窝。肩胛冈的外侧端向前外侧伸展,成为肩峰,位于肩关节上方,为肩部最高点,是肩关节脱位、测量上肢及确定肩宽的标志。肩峰末端有朝向内侧、小而平坦的关节面,与锁骨相关节。

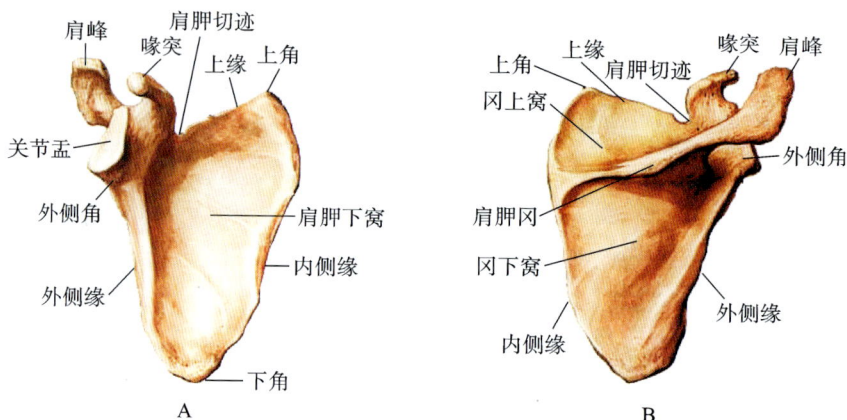

图 13-5　肩胛骨
A. 正面观;B. 背面观

(二) 自由上肢骨

1. 肱骨(图 13-6)　为上肢最粗大的管状骨,相当于身长的 1/5,可分为膨大的上端、前后较扁的下端以及二者之间的肱骨体。

上端有朝向上后内侧呈半球形的肱骨头,覆盖有关节软骨,与肩胛骨的关节盂相关节。肱骨头的周围缩窄,称为解剖颈。解剖颈的外侧和前方各有一骨性隆起,分别称为大结节和小结节。大结节由上到下依次有冈上肌、冈下肌和小圆肌附着,小结节有肩胛下肌附着。大、小结节之间有结节间沟,内有肱二头肌长头腱通过。大结节向下延伸为大结节嵴;小结节向下延伸为小结节嵴。肱骨上端与肱骨体交界处稍细,称为外科颈,是骨折的好发部位。

肱骨体的上段呈圆柱形,下段呈三棱形。其中

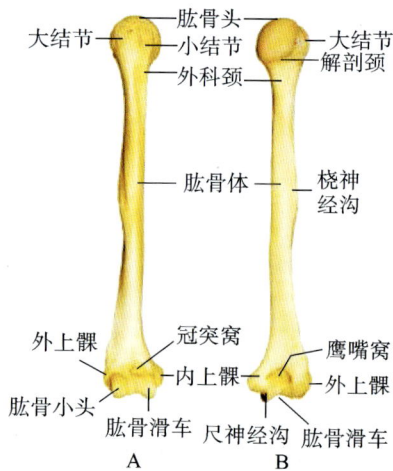

图 13-6　肱骨
A. 前面观;B. 后面观

部外侧有粗糙的三角肌粗隆。肱骨体的后面中份有由内上方向外下方斜行的桡神经沟,为桡神经和肱深血管经过处。肱骨下端膨大且前后较扁。外侧份有呈半球形的关节面,称为肱骨小头,与桡骨头凹相关节。内侧份有呈滑车状的关节面,称为肱骨滑车,与尺骨的滑车切迹相关节。下端前面,在肱骨小头的外侧和肱骨滑车的内侧各有一突起,分别称为外上髁

和内上髁。内上髁的后下方有一纵行浅沟,称为尺神经沟,有尺神经通过,内上髁骨折时常累及此处。

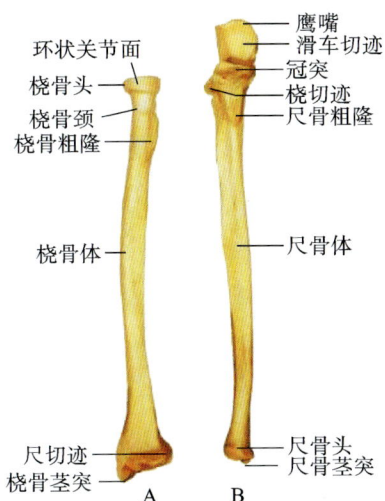

图 13-7　桡骨与尺骨

A. 桡骨;B. 尺骨

2. 桡骨(图 13-7)　位于前臂外侧,稍短于尺骨,分为一体、两端。上端细小,其顶端稍膨大,称为桡骨头。桡骨头上面有关节凹与肱骨小头相关节;周围有环状关节面与尺骨桡切迹相关节。桡骨头下方缩窄部分称为桡骨颈,有环状韧带附着。桡骨体呈三棱柱形,略弯向外侧,其内侧缘较薄锐,称为桡骨骨间缘。在桡骨体的上端,桡骨颈的内下方,有一卵圆形的隆起,称为桡骨粗隆,有肱二头肌肌腱止于此。桡骨下端宽厚,其外缘下突称为桡骨茎突。下端的内侧面有关节面,称为尺切迹,与尺骨头相关节。下面有呈不规则四边形的腕关节面,与腕骨相关节。

3. 尺骨(图 13-7)　位于前臂内侧,分为一体、两端。上端较粗大,有两个突起,后上方较大的称为鹰嘴,前下方较小的称为冠突。二者之间的切迹称为滑车切迹,与肱骨滑车相关节。冠突外侧面有微凹的关节面,称为桡切迹,与桡骨头相关节。冠突下方粗隆的骨隆起称为尺骨粗隆,有肱肌附着。尺骨体上段较粗,呈三棱形;下段较细,呈圆柱形。尺骨体外侧缘锐利,称为尺骨骨间缘,有前臂骨间膜附着。尺骨下端呈球形,称为尺骨头,其前、外、后面有环状关节面,与桡骨的骨切迹相关节。尺骨头的后内侧有向下的骨突起,称为尺骨茎突,在活体上易触及。

4. 手骨(图 13-8)　包括腕骨、掌骨和指骨 3 部分。

(1) 腕骨:为 8 块小短骨,在腕部排列成近侧和远侧两列,每列 4 块。近侧列由桡侧向尺侧依次为手舟骨、月骨、三角骨和豌豆骨;远侧列为大多角骨、小多角骨、头状骨和钩骨。8 块腕骨借关节和韧带互相连接成一体,背侧面隆突,掌侧面凹陷,形成腕骨沟。

(2) 掌骨:为小型长骨,共有 5 块。掌骨近侧端为掌骨底,远侧端为掌骨头,掌骨头与掌骨底之间为掌骨体。第 1 掌骨较粗短,其底有鞍状关节面,与大多角骨构成关节。

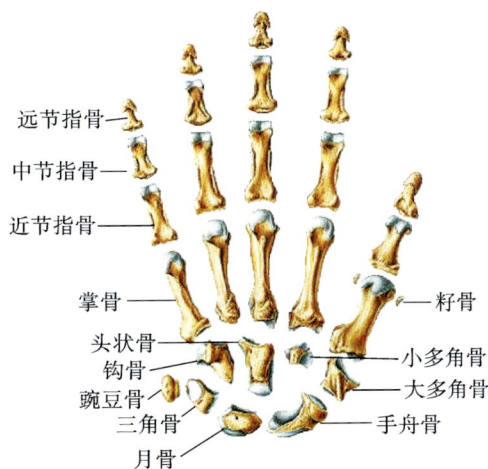

图 13-8　手骨

(3) 指骨:为小型长骨,除拇指两节外,其他各指都为 3 节,由近侧至远侧依次为近节指骨、中节指骨和远节指骨。每节指骨都分为指骨底、指骨体和指骨滑车 3 部分,远节指骨的远侧端掌面膨大粗糙,称为远节指骨粗隆。

任务三　肩　　部

肩部分为腋区、三角肌区和肩胛区。

一、腋区

腋区位于肩关节下方,上臂和胸上部之间。当上肢外展时,腋区向上呈穹窿状凹陷,称为腋窝(图 13-9)。其前界为腋前襞,由胸大肌下缘构成;后界为腋后襞,由大圆肌及背阔肌下缘构成。此二襞外侧端在臂部的连线为腋窝的外界,二襞的内侧端在胸壁的连线为其内界。腋窝深部(上方)为四棱锥体形腔隙,称为腋腔,内有腋淋巴结,也是颈、胸部与上肢间血管、神经的通路。

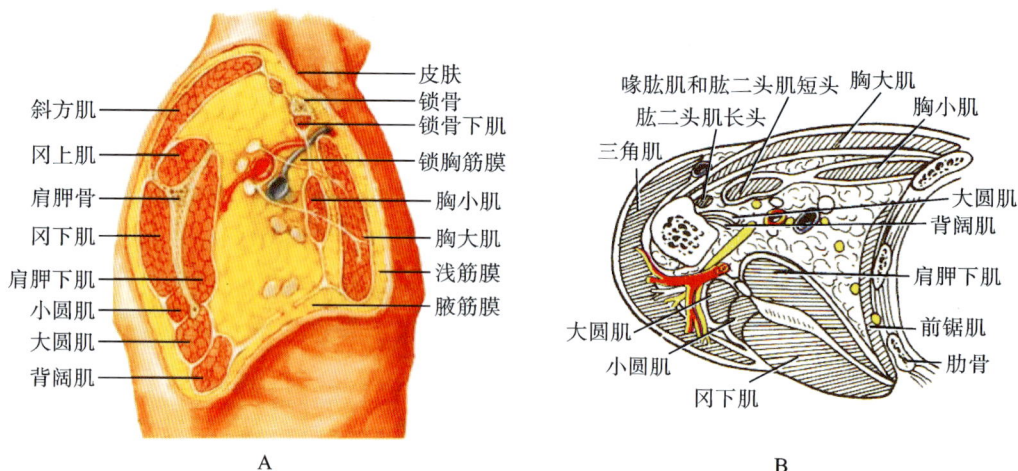

图 13-9　腋窝
A. 矢状切面;B. 水平切面

(一)腋腔构成

分为顶、底和四壁。

1. 顶　由锁骨中 1/3、第 1 肋外缘和肩胛骨上缘围成,是腋腔的上口。

2. 底　由腋窝皮肤、浅筋膜及腋筋膜构成。腋窝皮肤较薄,生有腋毛,并有大量皮脂腺及汗腺。由于汗腺变异,有些人会分泌具有臭味的汗液,称为腋臭。腋窝皮肤借纤维隔与腋筋膜相连。浅筋膜内有数个腋浅淋巴结,收纳上肢、胸壁及乳房的淋巴,其输出管穿腋筋膜注入腋深淋巴结。腋筋膜与腋腔各壁的筋膜相延续,其中央部薄弱,且有皮神经、浅血管及淋巴管穿过,形成筛状结构,故又称筛状筋膜。

3. 四壁　分为前、外侧、内侧及后壁。

(1)前壁:与胸前区相当,由胸大肌、胸小肌、锁骨下肌及锁胸筋膜构成。锁胸筋膜呈三角形,位于锁骨下肌、胸小肌和喙突之间,有头静脉、胸肩峰动脉、胸肩峰静脉和胸外侧神经穿过。

(2)外侧壁:为肱骨结节间沟,其前内侧有肱二头肌和喙肱肌。

（3）内侧壁：由前锯肌及其深面的上4个肋骨以及肋间肌构成。有胸外侧血管和胸长神经分别沿腋中线前、后走行，并支配该区域的肌肉。

（4）后壁：由肩胛下肌、大圆肌、背阔肌及肩胛骨构成。肱三头肌长头穿过大圆肌、肩胛下肌和小圆肌之间，肱三头肌长头内侧为三边孔，有旋肩胛血管通过。肱三头肌长头与肱骨外科颈之间为四边孔，有腋神经及旋肱后血管通过。

二、三角肌区、肩胛区及相关结构

（一）三角肌区

三角肌区是指该肌肉范围内的浅、深层结构的总称。此区皮肤较厚，浅筋膜较致密，有腋神经皮支分布。三角肌包绕肩关节，分为前、中、后三部分，使该部呈圆隆外观。该肌肉及其筋膜的深面，有腋神经的后支支配三角肌后部和小圆肌，其前支支配三角肌前、中部。旋肱后血管与腋神经伴行，穿四边孔，平肩峰下约5 cm处绕肱骨外科颈，向前与旋肱前血管相吻合，肱骨外科颈骨折可累及腋神经，导致三角肌麻痹。

（二）肩胛区

肩胛区位于肩胛骨后面。此区皮肤较厚，浅筋膜致密，深筋膜在冈下部很坚厚，形成腱质性结构。肌层由浅入深有斜方肌、背阔肌、冈上肌、冈下肌、小圆肌和大圆肌。肩胛上神经起自臂丛锁骨上部，与肩胛上血管分别经肩胛上横韧带的深面和浅面，分布于冈上肌和冈下肌。

（三）肌腱袖（图13-10）

肌腱袖又称肩袖或旋转袖，由冈上肌、冈下肌、小圆肌及肩胛下肌的肌腱在肩关节囊周围连成腱板，围绕肩关节的上、后和前方，分别止于肱骨大、小结节，并与关节囊愈着，对肩关节起稳定作用。如肩关节发生扭伤或脱位，可致肩袖撕裂或肱骨大结节骨折。

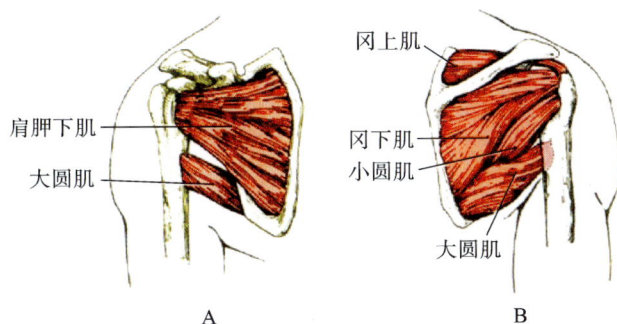

图13-10 肩袖
A. 腹侧面；B. 背面

（四）肩胛动脉网

肩胛动脉网位于肩胛骨的周围。肩胛上动脉来自锁骨下动脉第1段的甲状颈干，经肩胛上横韧带上方达冈上窝。肩胛背动脉的降支沿肩胛骨内侧缘下降。旋肩胛动脉来自腋动脉第3段的肩胛下动脉，穿三边孔达冈下窝。三者相互吻合成肩胛动脉网，是肩部的侧支循环途径。腋动脉血流受阻时，肩胛动脉网仍可保证上肢的血供。

三、肩部的应用解剖

(一)腋部瘢痕挛缩畸形

腋部瘢痕挛缩畸形将造成肩关节不同程度的功能障碍,严重时可使上臂与胸壁完全粘连,导致肩关节功能完全丧失。腋部瘢痕挛缩畸形常发生于腋前、后襞的深度烧伤,且其烧伤常与胸部或背部烧伤同时存在,因而在愈合后,常会受到胸背部瘢痕挛缩的牵拉,使肩部运动受到限制。

根据畸形的严重程度及对功能影响的大小,畸形的主要修复方法分为两类:①轻度畸形:腋部及其周围为萎缩性蹼状瘢痕,保留有部分健康皮肤,肩关节活动轻度受限。一般仅作局部皮瓣或Z成形术,无须植皮,即可达到满意的治疗效果。②重度畸形:腋前、后襞为增生性瘢痕,多数患者同时存在胸背部瘢痕,肩关节活动明显受限,甚至完全丧失。对于这种情况,应将腋部瘢痕彻底切除并松解,再行植皮术或局部皮瓣转移治疗。

(二)腋窝皮下注射治疗腋臭

腋臭是由皮下组织内和真皮下的大汗腺过度发达导致。严重腋臭的传统治疗方法为手术切除带有大汗腺的皮肤,但由于此部位活动较多,易摩擦,术后常留下瘢痕。并且天气炎热时,术后还易发生感染。近年来,将药物注射于腋窝皮下大汗腺处治疗腋臭的方法取得较好的效果。

任务四 上臂、肘部、前臂

一、上臂

上臂位于肩部与肘部之间。上界为腋前、后襞外侧端在上臂的连线,下界为通过肱骨内、外上髁近侧二横指处的环形线。此外,还可借通过肱骨内、外上髁的垂线,将上臂划分为臂前区和臂后区。

(一)臂前区浅层结构

臂前区的皮肤薄且有移动性,浅筋膜薄而疏松。在上臂外侧上部有臂外侧上皮神经(腋神经分支),下部有臂外侧下皮神经(桡神经分支);上臂内侧下部有臂内侧皮神经,上部有肋肩臂神经(来自第2肋间神经)。

(二)臂后区浅层结构

臂后区皮肤较厚,移动性较大。浅筋膜较臂前区致密,有3条皮神经分布:①臂外侧上皮神经:为腋神经的分支,于三角肌后缘中点下方穿出深筋膜,分布于三角肌区及上臂外侧区皮肤。②臂外侧下皮神经:平三角肌粗隆起自桡神经,分布于相应部位的皮肤。③前臂后皮神经:也是桡神经的分支,约在上臂中、下1/3交界处穿出深筋膜,分布于前臂后面的皮肤。

二、肘部

肘部位于上臂与前臂之间,其上、下界分别为通过肱骨内、外上髁上、下各两横指的环形线。此外,还可借通过两上髁的垂线,将肘部划分为肘前区和肘后区。

（一）肘前区

肘前区可见 3 个肌隆起，上为肱二头肌，下外侧为肱桡肌及桡侧腕长伸肌，下内侧为旋前圆肌及桡侧腕屈肌，肱二头肌肌腱及其腱膜是肘前区的重要肌性标志。

肘前区皮肤薄而柔软，浅筋膜疏松，浅静脉粗大且位于皮下，头静脉与前臂外侧皮神经伴行于肘窝外侧；贵要静脉与前臂内侧皮神经行于肘窝内侧。肘正中静脉一般从头静脉斜向内上方连于贵要静脉，或由前臂正中静脉至肘前分为头正中静脉与贵要正中静脉，二支分别注入头静脉、贵要静脉。吻合处的深面有静脉相连。由于这些静脉管径粗大，位置表浅，比较固定，其深面又有肱二头肌腱膜与深层血管、神经隔开，因此是临床上进行静脉穿刺常用的部位。

（二）肘后区

肘后区皮肤较厚且松弛，移动度大，浅筋膜疏松不发达，在皮肤与尺骨鹰嘴之间常有鹰嘴皮下囊。深筋膜是臂后区深筋膜的延续，在肱骨内上髁、肱骨外上髁、鹰嘴及尺骨后缘处与骨膜紧密结合。肱三头肌肌腱止于鹰嘴。肱骨内上髁与鹰嘴间有尺神经通过，因此在肘关节脱位或内上髁骨折等情况下，可能会伤及此神经。

提携角

三、前臂

前臂位于肘部与手部之间，其上界为肘部的下界，下界为尺、桡骨茎突近侧两横指的环形线。此外，还可从尺、桡骨茎突向肱骨内、外上髁作两条线，将前臂划分为前臂前区和前臂后区。

（一）前臂前区浅层结构（图 13-11）

前臂前区的皮肤薄而细腻，弹性较好。在沿桡动脉和尺动脉分布区域的皮肤，血运丰富，可切取带蒂皮瓣进行移植。浅筋膜疏松，其中尺侧有贵要静脉及前臂内侧皮神经，桡侧有头静脉和前臂外侧皮神经。在近腕前区有正中神经掌支浅出，部分人在浅筋膜正中线上有前臂正中静脉上行。

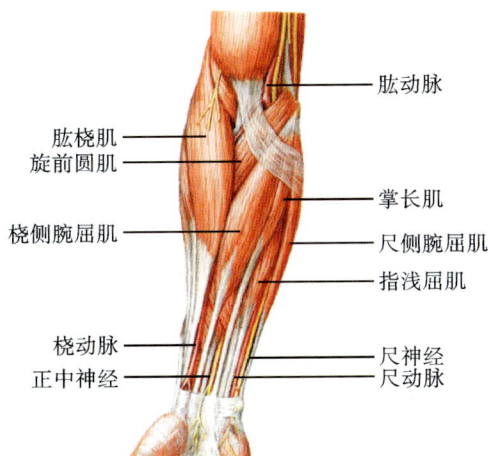

肱桡肌
旋前圆肌
桡侧腕屈肌
桡动脉
正中神经

肱动脉
掌长肌
尺侧腕屈肌
指浅屈肌
尺神经
尺动脉

图13-11 前臂浅层结构

（二）前臂后区浅层结构

前臂后区皮肤较厚，移动性较前臂前区小。浅筋膜由疏松结缔组织和脂肪组织构成，内有头静脉及贵要静脉的属支,呈网状,较前臂前区稀疏。前臂后皮神经是桡神经的分支,它和前臂内、外侧皮神经共同分布于前臂后区皮肤。

四、上臂、前臂的应用解剖

在美容整形外科中,上臂吸脂术就其适应证而言,不论上臂有多少脂肪堆积,只要尚未出现皮肤松弛现象,就不宜列为吸脂术的对象。一般来说,待皮肤出现一定程度的松弛,特别是皮肤下垂呈袖状的时候,才是最佳手术时期。上臂吸脂术的目的是连同皮肤一起切除下垂的脂肪。此外,应对切口缝线进行详尽的研究,以决定切口的形态、位置、曲度、长度等。

任务五 手 部

手部按骨骼可分为腕、掌、指三部分。按局部解剖的特点,手部可分为腕部、手掌、手背及手指四部分。腕部又可通过桡、尺骨茎突所作的垂线分为腕前区和腕后区。

一、手部的表面解剖

(一)手部的皮肤标志

1. 腕横纹 即腕近纹、腕中纹和腕远纹。腕近纹与尺骨小头约在同一水平。腕中纹平桡、尺骨茎突的连线,相当于桡腕关节线。腕远纹最为明显,约与屈肌支持带近侧缘相当,与腕横关节的最高点平齐。在该区不宜作与皱纹垂直的切口,以免形成挛缩性瘢痕,影响腕部的背伸活动。

2. 掌纹(图 13-12) 即鱼际纹、掌中纹和掌远纹。这些掌纹犹如手掌皮肤的"关节",分别适应各个手指活动。

(1)鱼际纹:斜行于鱼际尺侧,从掌近侧缘的中份向第 2 掌指关节方向走行,其近端与腕远纹中点相交,在相交处深面有正中神经通过。鱼际纹可适应拇指单独活动的需要。

(2)掌中纹:从第 2 掌指关节平面向内走行达小鱼际外侧缘,掌中纹主要适应示指活动的需要。

(3)掌远纹:从第 2 指蹼近侧约 1.5 cm处向内横行至掌尺侧缘,在掌指纹近侧约 2 cm 处。掌远纹可适应中指、环指和小指活动的需要。正常情况下,手指在屈曲时,指腹的远端可触及掌远纹,临床上常以此标准了解手指屈曲受限的程度。

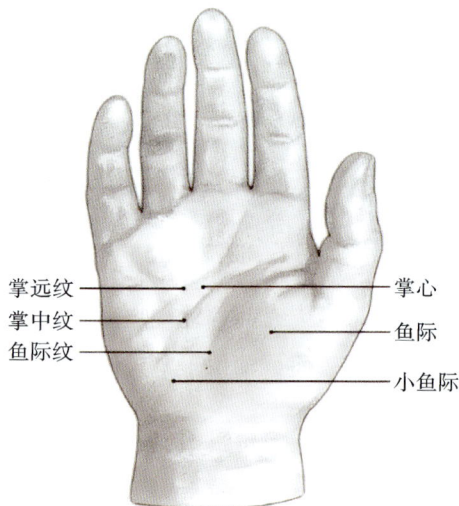

掌远纹　掌心
掌中纹　鱼际
鱼际纹　小鱼际

图13-12 手掌面的体表标志(右)

3. 指褶纹 即手指掌侧的横行皮纹,拇指中有 2 条,其余各指有 3 条,即近侧纹、中间纹和远侧纹,各横纹均与皮下的屈肌腱纤维鞘紧密相连。横纹的两端为手指掌侧与背侧的交界处。近侧纹也叫掌指纹,与指蹼边缘平齐,正对近节指骨的中部。中间纹正对近侧指间关节线。远侧纹位于远侧指间关节线稍上方。指褶纹可适应指间关节的屈曲运动。在手指背面上的近侧和远侧指间关节处均有数条横纹,以适应指间关节的背伸运动。

4. 指蹼 即手掌远侧缘相邻根部之间掌、背侧皮肤相互移行所形成的皮肤皱襞,平近节指骨的中部。指蹼的边缘与手掌侧皮肤在同一平面上,而与背侧皮肤形成一斜面,这一特征在行指蹼成形术时应予考虑。

5. 指腹和指纹 手指远端掌侧部有圆隆状的指腹,指腹皮肤感觉敏锐。指腹皮肤上形成的沟、嵴排列成弧形或漩涡状的复杂花纹,称为指纹。每个人的指纹形状、结构各异,并具有终生不变、与众不同的特点,法医学上常以指纹进行个体的认定和鉴别。拇指与示指之间的指蹼较大,称为虎口。正常情况下,如拇指充分外展使虎口开大,此时拇指尺侧缘与示指桡侧缘之间的角度将大于90°。当虎口发生瘢痕挛缩畸形时,该角度将不同程度地缩小,从而影响拇指的功能,因此必须进行修复与重建,如虎口开大术等。

(二) 手型

手型为手掌和手指整体外形特征的总称。手型的分类方法有很多,按手指数(手指数＝手宽/手长×100%)分类,可分为五种手型,即特窄手型、窄手型、中手型、宽手型及特宽手型。我国以窄手型居多,占 52.4%,特窄手型占 14.3%,中手型和特宽手型各占 11.9%,宽手型仅占 9.5%。

二、腕前区和手掌浅层结构

手掌的近侧部为腕前区,远侧部的中央呈三角形凹陷,称为手心,其两侧呈鱼腹状隆起,分别为鱼际和小鱼际。

1. 皮肤及浅筋膜 腕前区皮肤薄,移动性好,浅筋膜薄而疏松,有前臂正中静脉的属支,尺神经及正中神经的掌支,以及前臂内、外侧皮神经的分支分布。手掌皮肤厚而坚韧,角化层较厚,无毛和皮脂腺,但汗腺丰富;皮纹处皮肤直接与深筋膜相连,不易滑动。浅筋膜在鱼际、小鱼际处较薄,掌心浅筋膜非常致密,由纤维隔成无数小隔,其间有浅血管、淋巴管及皮神经穿行。因此,手掌皮肤不易移动,缺损时不易牵拉缝合,常需植皮。掌短肌在小鱼际近侧的浅筋膜内,属于退化的薄层皮肌,由尺神经支配,作用为固定浅筋膜,保护深面的血管、神经,收缩时加深掌心凹陷,有助于握拳和持拿工具。

2. 浅血管、淋巴管及神经 浅动脉分支细小,数量较多,且无静脉伴行。浅静脉及浅淋巴管多吻合成细网,并经指蹼间隙与深静脉、深淋巴管相交通。由于手部的握持功能,手掌的血液和淋巴除正中部分流向前臂外,其两侧部均流向手背,故手掌感染时手背肿胀明显。尺神经掌支分布于手掌的内侧 1/3,正中神经掌支分布于手掌的外侧 2/3,桡神经浅支分布于鱼际外侧部的皮肤(图 13-13)。

常见上肢神经损伤导致畸形

三、腕后区和手背浅层结构

腕后区和手背的皮肤薄而柔软,有毛和皮脂腺,富有弹性,仅有张力线而无皮纹。皮下组织松弛、活动度大,易发生撕脱伤。手背浅静脉丰富,相互吻合成手背静脉网,负责收集手指及手背浅、深的静脉血。手背的浅淋巴管与浅静脉伴行,淋巴回流与静脉相似,感染时肿胀明显。

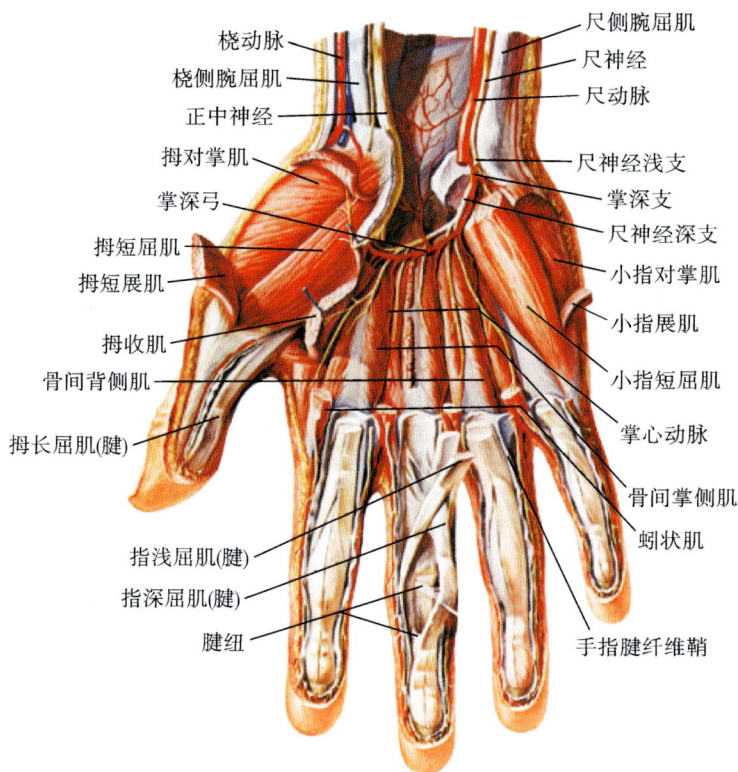

桡动脉
桡侧腕屈肌
正中神经
拇对掌肌
掌深弓
拇短屈肌
拇短展肌
拇收肌
骨间背侧肌
拇长屈肌(腱)
指浅屈肌(腱)
指深屈肌(腱)
腱纽

尺侧腕屈肌
尺神经
尺动脉
尺神经浅支
掌深支
尺神经深支
小指对掌肌
小指展肌
小指短屈肌
掌心动脉
骨间掌侧肌
蚓状肌
手指腱纤维鞘

图13-13   手掌面浅层解剖

四、手指

手指借掌指关节与手掌相连,运动灵活可配合完成手部的握、持、捏、拿等功能。手指浅层结构如下。

(一)皮肤

手指皮肤较手背厚,富有汗腺与指纹,但无毛和皮脂腺。指腹处神经末梢丰富,感觉灵敏。指背皮肤较薄,指端背面的皮肤衍生出指甲。指甲由真皮增厚形成,指甲下方为甲床,甲根部表皮生发层为指甲生长点。

(二)浅筋膜

指掌侧皮下脂肪组织聚集成球,有纤维介于其间,将皮肤连于指屈肌腱腱鞘。手指浅静脉集中于手背,并汇入手背静脉网。每指均有4条动脉,即2条指掌侧固有动脉和2条指背动脉,分别与同名神经伴行。

(三)指髓间隙

指髓间隙位于各指远节指骨远侧4/5段掌侧的骨膜与皮肤之间。间隙内有纤维束连于远节指骨骨膜和指腹皮肤之间,把间隙内脂肪分成许多小叶,并有血管、神经穿行其间。

五、手部应用解剖

(一)拇收肌切断术

拇收肌痉挛常因针刺或合谷穴药物注射引起,或由先天性因素或外伤导致,造成外展对掌受限,需行拇收肌切断术。其皮肤切口视皮肤有无挛缩而定,若有瘢痕挛缩,可作"Z"形切口;若无瘢痕挛缩,则于虎口背侧作弧形切口。切开深筋膜,切断拇收肌至第 1 掌骨头附着处,直到拇指被动伸展、对掌不受限为止。

(二)多指畸形切除术

先天性多指畸形影响手部美观和功能,可行切除术。切除术时间通常选择在学龄前,但若为影响手指生长的骨融合性手术,则可在 16 岁以后进行。术前一般应拍摄 X 线片,以了解骨与关节畸形的情况。手术切除方法需根据畸形的不同类型而定。

1. 有软组织连接的畸形指 可在局部麻醉下,在畸形指的蒂部作梭形切口进行切除。若畸形与指骨或掌骨有骨连接,可将畸形指基部咬除并锉平。

2. 与掌指关节有骨连接的赘生指 在赘生指基部作梭形切口,切开关节囊,剔除赘生骨,并注意保留侧副韧带。

3. 分叉状拇指多指畸形

(1)分叉指畸形:对与皮肤相连分叉指中间行"V"形切除,包括指甲及指骨,然后将指骨并拢、固定。

(2)蟹爪样分叉指畸形:对于年龄较小的儿童,可将分叉的两指内侧相对部分各切除一半,然后将两半合并,从而形成新的拇指。

项目小结

能力检测

上肢美容解剖需掌握主要内容包括:骨性标志和肌性标志,肩部、前臂及手部肌肉名称与神经支配;上肢动脉主要分支及走向,腋窝和肩袖解剖形态;上肢静脉主要分支及走行;神经损伤类型及手和指甲分型。

掌握上肢的美容解剖知识对医学美容从业者有重要意义,不仅有助于指导求美者科学锻炼和保养,使上肢更健康美丽。同时,通过深入了解上肢的结构和功能,可以更好地对上肢美容整形手术进行有针对性的术前咨询和评估,有效降低潜在的手术风险。

明德知行阁

人体上肢审美在敦煌壁画的"飞天"中得到了极致的展现,其流线型的臂姿,以骨秀肌匀、气韵绵长的特色,生动地诠释了东方美学的核心理念,反对单纯依赖肌肉量感的视觉堆砌,强调"筋柔骨正"的生命韵律。中华古典美学所倡导的"形神合一",不单单是一种审美理念,更代表着一种独特的生活态度。它时刻提醒我们,在关注外在形象的同时,必须注重内心世界的修炼与精神境界的提升。通过持之以恒的锻炼,促进气血的畅通,实现内外兼修,这才是真正的美丽所在。

(盛冠麟)

项目十四　下肢的美容解剖

下肢与躯干直接相连。前方以腹股沟韧带与腹部分界；后方以髂嵴与腰、骶部分界；上端内侧为会阴部。下肢分为臀部、大腿、膝部、小腿、足部和踝部六部分。下肢骨骼粗大，辅助结构较多且坚韧，稳定性大于灵活性；下肢肌发达，具有支撑体重及运动的功能。从美容角度来说，修长、健康的下肢无疑是形体美的重要组成部分。掌握下肢的主要体表标志、下肢主要骨骼和关节的构成以及主要的肌肉分布是理解下肢形体美的基础。

项目目标

掌握：下肢的骨性标志、肌性标志；臀部、大腿、小腿的主要肌肉名称以及神经支配；大隐静脉、小隐静脉的走行；腘窝；踝管解剖形态。

熟悉：下肢血管、神经的体表投影；"X"形腿、"O"形腿。

了解：臀部形态分型；胫神经、腓总神经损伤；小腿分型；扁平足；跖腱膜炎。

任务一　概　述

本任务要求重点掌握下肢的骨性、肌性标志以及血管、神经走行，理解常见下肢美容问题及矫正方法。

案例导入

爱美是人类的天性，爱美的小艾希望自己可以拥有一双笔直的大腿。然而她的双腿形态很不理想，两膝之间无法并拢，中间的间隙甚至可以塞进两个拳头。如果你是美容咨询师，能给她提出什么建议吗？

思考：

（1）讨论"X"形腿和"O"形腿的区别。

（2）如何针对异常的腿形进行矫正？

下肢的主要功能是支撑身体的重量并产生运动。下肢非常稳定，可以承受身体的重量，并为直立、行走和跑步奠定了基础。下肢分为臀部、大腿、膝部、小腿、踝部和足部（图14-1）。大腿和小腿被膝部分开，形成两个单独的功能区，大腿和小腿的肌肉有各自独立的神经和血供。

下肢有一些常见的问题,无论是在骨科还是美容科都经常遇到,如一侧或双侧下肢较短、静脉曲张、畸形等。

一、下肢的形态及结构特点

肢体的功能是以形态结构为基础的,下肢要支持躯干、头颈、上肢的重量,还要能进行直立行走与奔跑,因此与上肢相比,下肢具有以下特点。

(1)骨骼粗大,骨质坚硬,肌肉发达,能完成负重和奔跑。

(2)股骨、胫骨、腓骨均较长,肌肉的起点附着面大,一般跨越两个关节,肌肉收缩时能引起关节的大幅度运动。

(3)关节面宽广,关节的辅助结构多且坚韧,其稳定性大于灵活性。

(4)直立行走促使人体下肢肌轮廓清晰,形成人体特有的曲线。

(5)下肢缺少精细的运动,因此肌肉的层次和数量少于上肢。

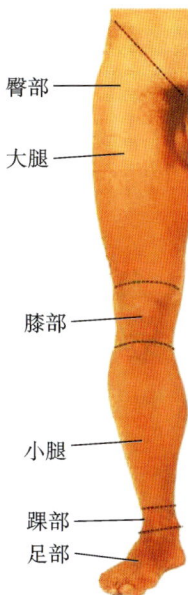

图 14-1　下肢

二、常用体表标志

(一)骨性标志(图 14-2)

1. 髂嵴　髂骨的上缘称为髂嵴,全长在体表都可以准确触及,是构成人体曲线的重要组成部分。正常情况下,两侧髂嵴应等高、对称;双下肢不等长时,两侧髂嵴也会跟着改变。背侧髂嵴最高点的连线平对第 4 腰椎的棘突,在进行腰椎穿刺等操作时,髂嵴是重要参照物。髂嵴位置表浅、血供丰富、骨质厚且疏松,是进行自体骨移植和骨髓穿刺的首选部位。

2. 髂前上棘　沿髂嵴向前走行,迅速折返且隆起的部位即为髂前上棘。髂前上棘是腹股沟韧带、缝匠肌和阔筋膜张肌的共同起点,也是测量下肢长度的重要标志点。

3. 髂后上棘　在髂嵴的后端,不是特别明显。站立时,该处呈现一个小凹陷。

4. 大转子　为股骨近端外侧的隆起,在体表易触及,表面无肌肉覆盖。

5. 坐骨结节　坐位时与椅子面最接近的骨骼即为坐骨结节。直立位时,由于有臀大肌下缘的覆盖,需要用力按压才能触及。

6. 髌骨　位于膝关节的前方,参与构成膝关节,是全身最大且唯一被计入 206 块骨骼的籽骨。

7. 股骨髁　股骨远端的膨大分为股骨内侧髁和股骨外侧髁,两髁上方最突出的部分分别称为股骨内上髁和股骨外上髁。

8. 胫骨髁　胫骨近端的膨大与股骨髁相对应,可分为胫骨内侧髁和胫骨外侧髁。

9. 胫骨粗隆　也称为胫骨结节,为髌韧带的附着点,是胫骨上端最显著的骨性隆起。

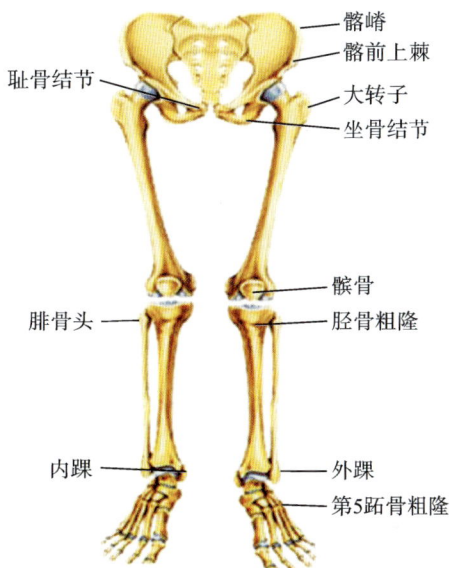

图 14-2　下肢骨性标志

10. 腓骨头 小腿近端外侧最明显的骨性隆起,是股二头肌的止点。

11. 内踝和外踝 分别为胫骨远端和腓骨远端的膨大,分别位于踝关节的内侧和外侧。

(二)肌性标志(图 14-3)

1. 臀肌 臀部丰满隆起,皮下脂肪较厚,其下方有臀大肌、臀中肌和臀小肌。臀部与大腿之间横行的浅沟称为臀沟。

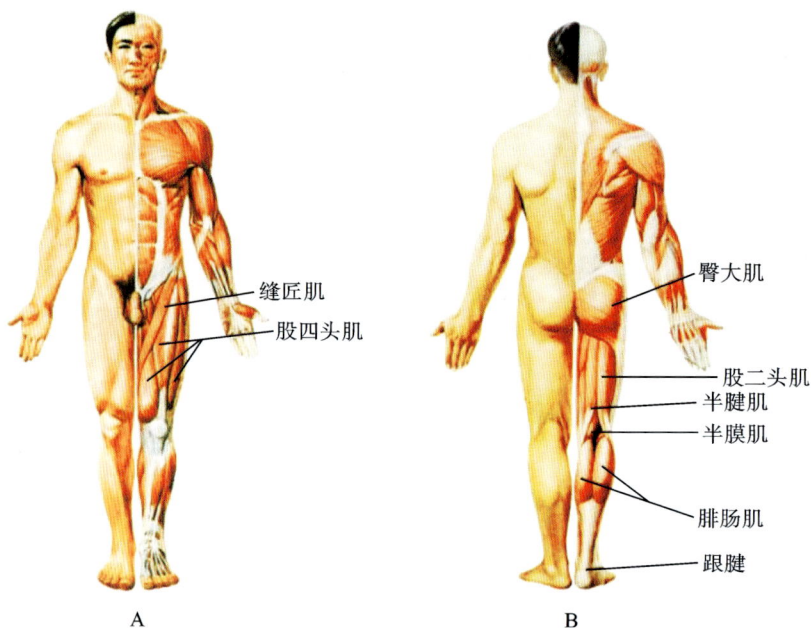

图 14-3 下肢肌性标志
A. 正面观;B. 背面观

2. 股四头肌 位于大腿的前面,是全身体积最大的肌肉,在肌肉发达的男性中有明显的轮廓。

3. 小腿三头肌 由表浅的腓肠肌和深部的比目鱼肌构成,形成小腿圆隆的外形,小腿三头肌向下移行为跟腱,跟腱的内、外侧可见跟腱内侧沟和跟腱外侧沟。跟腱内侧沟内有胫后血管、神经,跟腱外侧沟内有腓骨长、短肌肌腱。

三、下肢主要血管、神经的体表投影(图 14-4)

1. 股动脉 当髋关节屈曲稍外展、外旋时,腹股沟韧带中点至收肌结节连线的上 2/3,即为股动脉的体表投影。

2. 胫前动脉 腓骨头和胫骨粗隆连线中点至内、外踝连线中点。

3. 胫后动脉 腘窝下角至内踝与跟腱连线中点。

4. 足背动脉 内、外踝连线中点至第 1 跖骨底外侧缘。

5. 臀上血管、神经 从髂后上棘至大转子作一连线,其中、上 1/3 交界点即为臀上血管、神经出入盆腔的体表投影点。

6. 臀下血管、神经 从髂后上棘至坐骨结节作一连线,其中点即为臀下血管、神经出入盆腔的体表投影点。

7. 坐骨神经 大转子与坐骨结节连线中点至股骨两髁的中点,即为坐骨神经在大腿的体表投影。

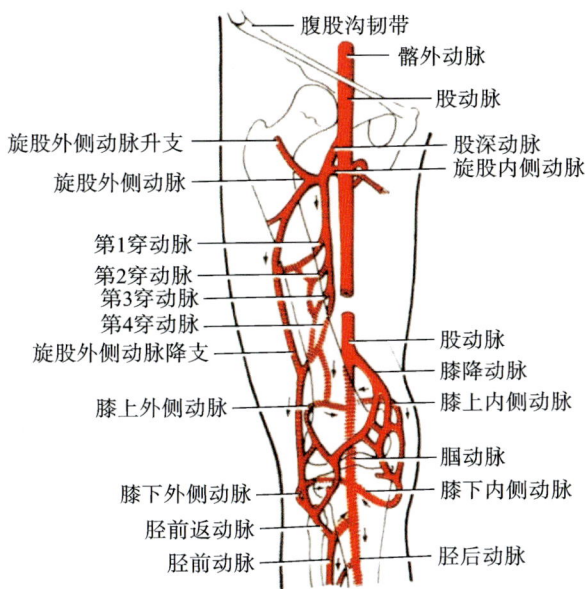

图 14-4　下肢的主要动脉

任务二　臀　　部

臀部的上界是髂嵴,下界是臀沟。该部位主要被厚厚的浅筋膜和臀肌覆盖。

一、臀部软组织(图 14-5)

(一)浅层结构

臀部的浅筋膜较厚,特别是女性,其内含有大量脂肪,是形成臀部轮廓的重要结构。臀部后下部的皮下脂肪形成脂肪垫,在坐位时承受身体的压力。

(二)深层结构

1. 深筋膜　臀部的深筋膜一直延续至大腿,称为阔筋膜。臀部的阔筋膜分为前、后两层包裹臀大肌,以单层覆盖臀中肌,并附着于髂嵴。阔筋膜向下延续至大腿外侧并增厚,称为髂胫束,止于胫骨外侧髁。髂胫束形成剑鞘样结构包裹阔筋膜张肌,并与臀大肌相连。

2. 臀大肌　起于髋骨外面和骶骨背面,止于股骨的臀肌粗隆,位置表浅,体积较大,是形成臀部外形的主要肌肉,臀大肌可使大腿后伸并外旋。

3. 梨状肌　起于骶骨前面,出坐骨大孔,止于大转子,与其他肌肉共同作用可使大腿外旋。

4. 闭孔内肌　起于闭孔膜内面,由坐骨小孔出骨盆转折向外,止于转子窝,可使髋关节外旋。

5. 臀中肌和臀小肌　与臀大肌作用类似。

6. 坐骨神经　人体最长、最粗大的神经,也是脊神经中骶丛的主要神经。由腰神经和骶神经组成,直径可达 1 cm 左右。自梨状肌下孔出骨盆后,其总干和终支延伸到整个下肢

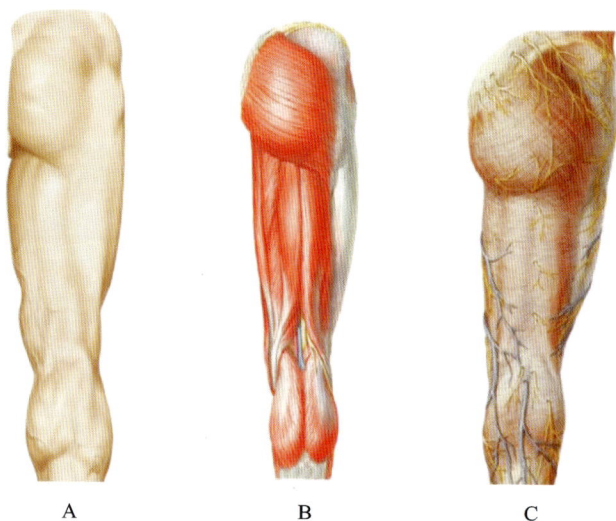

图 14-5　臀部软组织
A. 臀部皮肤；B. 臀部肌肉；C. 臀部血管和神经

背侧。总干位于臀大肌深面，经大转子和坐骨结节之间，下降至股骨背侧，并分支至大腿背侧肌群。坐骨神经是股后肌群、小腿肌和足肌的运动神经，也是小腿和足部的重要感觉神经。

二、临床美容提要

1. 髂胫束摩擦综合征　主要由过度运动及不当的体育训练引起，多见于长跑、踢足球、骑自行车等运动爱好者。髂胫束的主要功能是在膝关节运动时协助屈膝和作为协同静力装置，可限制胫骨外旋及膝内翻，加强膝关节后外侧的稳定性，在剧烈活动时容易受到损伤。

2. 梨状肌综合征　梨状肌受到损伤造成对坐骨神经的机械性压迫，表现为患侧臀部疼痛伴下肢的放射痛，有时疼痛较重，难以忍受，影响休息和生活。症状可因受凉、劳累等加重。检查时，患者常呈强迫体位，自坐骨切迹向下，沿坐骨神经走行路径有压痛，直腿抬高试验呈阳性。梨状肌局部可扪及包块，进行局部封闭治疗后，疼痛减轻或消失。

3. 坐骨神经痛　腰椎间盘突出症是导致坐骨神经痛的主要原因，腰椎间盘突出引起坐骨神经痛的机制为突出的髓核压迫和过度牵伸脊神经根。在神经根部位，神经外膜组织极不发达，缺乏弹性缓冲作用，受到髓核的机械性压迫，神经根常易受到损伤，并沿神经根产生放射性疼痛。其主要表现为疼痛自腰部向一侧臀部、大腿后侧、小腿后外侧直至足背放射，腰骶部、脊柱有固定而明显的压痛、叩痛，小腿外侧、足背感觉减退，膝腱、跟腱反射减退或消失，在咳嗽或打喷嚏等导致腹压增加的情况下疼痛加重。

4. 女性臀部的分型　女性身材特征为肩窄、腰细、髋宽、大腿丰满，脂肪主要沉积在臀部及大腿，类似梨形。与同身高或同体重男性相比，女性臀部更宽、大腿更粗。梨形身材在女性中普遍存在，在男性中比较罕见，这与女性脂肪和肌肉更倾向分布于下肢有关。梨形身材的形成与雌激素的大量分泌有关。

臀部的外形为近似圆形的隆起，由于男、女性骨盆在外形上有明显差异，加之皮下脂肪堆积的程度不同，因此臀部在外形上具有显著的性别差异。男性臀部通常细窄而紧凑，而女性臀部则通常宽大而厚实。女性臀部的皮下脂肪较男性的厚，臀肌肌腹较短，臀部外凸明显，臀下皱襞和臀沟较深。健美的臀部是展现形体美的重要标志之一，而臀围是显示人体曲线的三围之一。

女性臀部根据形态、体积和皮肤的弹性,分为以下 4 型(图 14-6)。

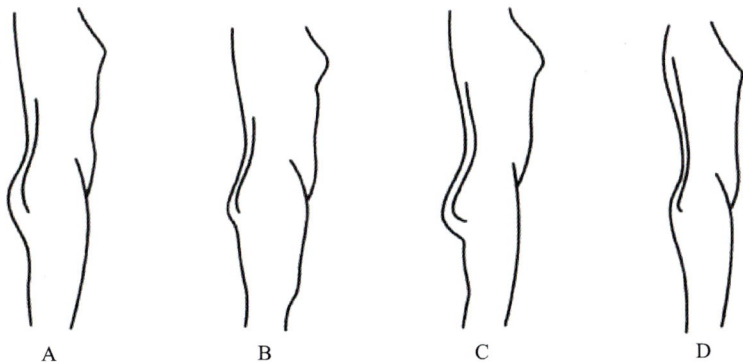

图 14-6　女性臀部分型
A. 上翘型;B. 标准型;C. 下垂型;D. 扁平型

(1) 上翘型:臀部宽大而浑圆,向后上方微翘。

(2) 标准型:臀部宽大而浑圆,不向后上方翘起。

(3) 下垂型:脂肪含量多,皮肤松弛,臀部软组织下垂。

(4) 扁平型:脂肪含量少,肌肉不发达,臀围小。

任务三　大　　腿

大腿,也称股部,在生活语言中指整个下肢,在解剖语言中指髋关节和膝关节之间的部分,上界为腹股沟、臀沟,下界为髌骨上方两横指处。

一、大腿软组织

(一)浅层结构

大腿皮肤薄厚不均,内侧薄而柔软,皮脂腺较多,外侧则较厚。浅筋膜近腹股沟处分为较浅的脂肪层和较深的膜性层,分别与腹前壁下部的脂肪层(Camper 筋膜)和膜性层(Scarpa 筋膜)相延续。浅筋膜中含有丰富的脂肪,浅动脉、浅静脉、浅淋巴管和神经穿行其中。

1. 浅动脉　股动脉在进入股三角处发出 3 个细小的浅动脉,分别是旋髂浅动脉、腹壁浅动脉和阴部外动脉,分别分布于腹前壁下外侧部、腹前壁下部和外生殖器。

2. 浅静脉　主要为大隐静脉,大隐静脉是全身最长的静脉,全长约为 76 cm。起自足背静脉弓的内侧,经内踝前方约 1 cm 处沿小腿内侧伴隐神经上行,经股骨内侧髁后方约 2 cm 处进入大腿内侧部,与股内侧皮神经伴行并逐渐向前,在耻骨结节外下方穿隐静脉裂孔,汇入股静脉。大隐静脉汇入股静脉前收纳 5 条属支:旋髂浅静脉、腹壁浅静脉、阴部外静脉、股内侧浅静脉、股外侧浅静脉(图 14-7)。

3. 皮神经　主要包括股外侧皮神经、股神经前皮支、股神经内侧皮支、闭孔神经皮支和股后皮神经。

（二）深层结构

1. 深筋膜 大腿深筋膜称为阔筋膜,阔筋膜坚韧致密,是全身最厚的深筋膜,其在大腿外侧明显增厚,形成髂胫束。髂胫束起自髂嵴前份,其上部分为两层,包裹阔筋膜张肌,两者紧密结合不易分离,下端附于胫骨外侧髁、腓骨头和膝关节囊。在临床上,常用髂胫束修补体壁缺损、膝关节交叉韧带等。

2. 肌肉、血管、神经 大腿肌分为前群、后群和内侧群,三群肌肉位于三个不同骨筋膜鞘内,分别是前骨筋膜鞘、后骨筋膜鞘和内侧骨筋膜鞘。大腿前群肌包括股四头肌和缝匠肌;大腿后群肌包括股二头肌、半腱肌、半膜肌,在膝关节的后外侧可触及股二头肌肌腱,后内侧可触及半腱肌和半膜肌肌腱;大腿内侧群肌又称股内收肌群,包括股薄肌、长收肌、短收肌、大收肌和耻骨肌(图 14-8)。

股神经起于腰丛,从腹股沟韧带中点下方下行,其肌支支配股四头肌、缝匠肌和耻骨肌;皮支包括股神经前皮支、内侧皮支以及最长的

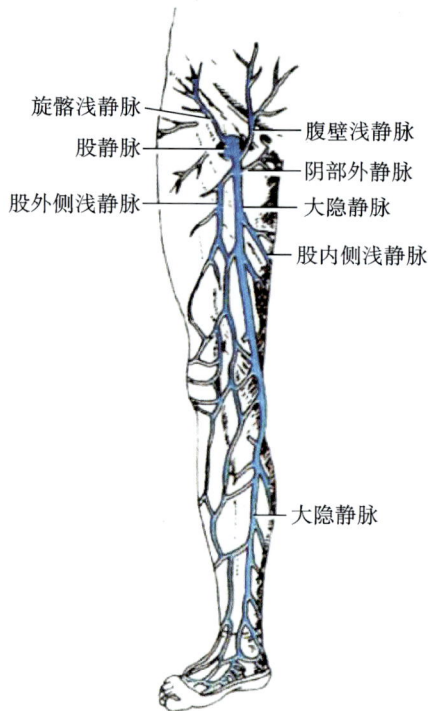

图 14-7 大隐静脉及其属支

旋髂浅静脉
股静脉
股外侧浅静脉
腹壁浅静脉
阴部外静脉
大隐静脉
股内侧浅静脉
大隐静脉

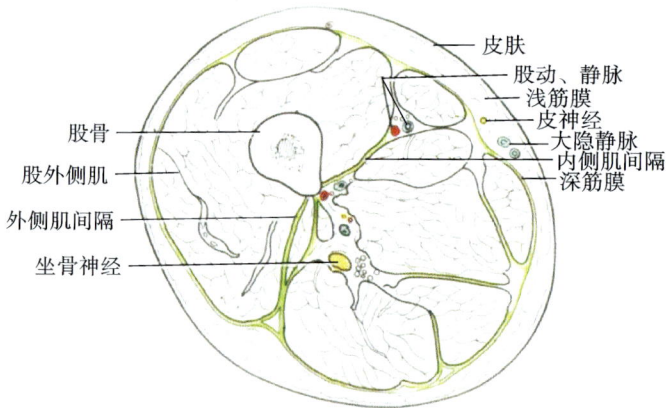

皮肤
股动、静脉
浅筋膜
皮神经
大隐静脉
内侧肌间隔
深筋膜
股骨
股外侧肌
外侧肌间隔
坐骨神经

图 14-8 大腿中部横断面

隐神经。隐神经沿大隐静脉下行,分布于小腿内侧和足内侧缘的皮肤。闭孔神经也起于腰丛,支配大部分股内收肌群。坐骨神经为全身最粗大的神经,起于骶丛,多以单干形式出梨状肌下孔,行于臀大肌深面,于坐骨结节与大转子之间下行,进入股后区后,行于大收肌和股二头肌长头之间,支配大腿后群肌,继续下行至腘窝上角处分为胫神经和腓总神经。

股动脉是髂外动脉的延续,自腹股沟韧带中点后方向下延续,穿经股三角、收肌管,向下、向后行至腘窝,移行为腘动脉。

二、临床提要

（一）股疝

女性骨盆较宽阔，联合肌腱及陷窝韧带常发育不全或变薄，导致股环宽大且松弛，加上腹压增高等因素，下坠的腹腔内脏易经股环进入股管，并从卵圆窝突出，故股疝在女性中多见。疝内容物多为小肠和大网膜。由于股管几乎是垂直向下的，疝内容物似呈直线状下坠，但一旦穿出卵圆窝，即会突然转向前方，形成一个锐角，加上股环本身相对狭小，周围韧带坚韧，因此股疝容易发生嵌顿和绞窄。

（二）大腿美学观察

健美的大腿是展现形体美的重要因素，而大腿的结构又以股骨为中心，以大腿周围肌群、皮下脂肪等为附属。强壮的股四头肌可以勾勒出男性美，而修长的大腿又是很多女性所追求的。

大腿美学观察主要关注形态、比例和皮肤状态。理想的大腿长度应与小腿和躯干协调，粗细适中，曲线自然流畅。皮肤应光滑紧致，色泽均匀，富有弹性。肌肉线条应清晰对称，尤其是股四头肌和股二头肌的轮廓感。脂肪分布需均匀，避免局部堆积或松弛。整体上，大腿应与臀部、小腿形成优美的下肢曲线。常见问题包括橘皮纹、脂肪堆积和皮肤松弛，可通过运动、饮食和美容手术等手段改善。

任务四 膝 部

膝部介于大腿和小腿之间，上界为髌骨上缘两横指的水平环形线，下界为平胫骨粗隆的环形线。

一、膝部软组织

（一）浅层结构

膝部的皮肤较薄，皮下组织也较薄，脂肪含量少，故皮肤活动度较大。

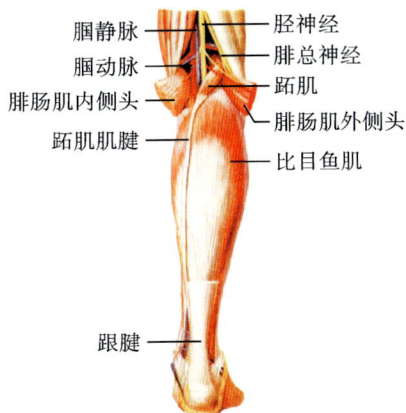

图 14-9　腘窝和小腿背侧

（二）深层结构

膝前区的深筋膜是阔筋膜的延续，并与其深面的肌腱相融合。其外侧部有髂胫束，内侧部有缝匠肌肌腱、股薄肌肌腱和半腱肌肌腱共同形成的"鹅足"。

腘窝为膝后区呈菱形的凹陷，外上界为股二头肌肌腱，内上界为半腱肌和半膜肌肌腱，内下界和外下界分别为腓肠肌内、外侧头。腘窝内含有重要的血管、神经，由浅至深依次为胫神经、腘静脉和腘动脉，其外上界还有腓总神经（图 14-9）。

二、临床提要

当下肢伸直时,从髂前上棘到第1、2趾间的连线恰好通过髌骨中点,这种情况为正常腿形,称为直形腿。若髌骨中点落于此线内侧,则称为"X"形腿,反之为"O"形腿。引起腿形变化的因素很多,其中最常见的是膝关节内侧软骨的磨损,可导致内侧间隙变窄,从而出现"O"形腿。较严重的"X"形腿和"O"形腿不仅影响下肢的腿形,也会给患者带来很多痛苦,需要考虑手术进行矫正治疗(图14-10)。

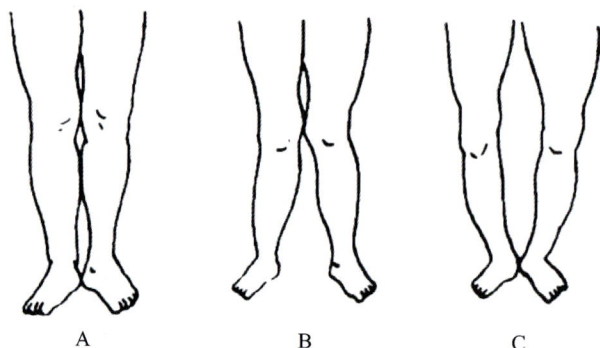

图14-10 腿形
A. 直形腿;B."X"形腿;C."O"形腿

任务五 小   腿

小腿上界为平胫骨粗隆的环形线,下界为内、外踝基部的环形线。

一、小腿软组织

(一)浅层结构

小腿皮肤较厚且紧致,移动性较小,多有毛发,血供较差,受到损伤后愈合较慢。浅筋膜疏松,含有少量脂肪,身体出现水肿时,胫骨前方容易出现压痕。

内踝前方1 cm处有大隐静脉走行,大隐静脉与隐神经伴行。腓浅神经由腓总神经分出,于小腿中、下1/3处穿出深筋膜至皮下,分布于小腿外侧及足背的皮肤。小隐静脉起于足背静脉弓的外侧,伴腓肠神经绕外踝后方于小腿后正中线上行,至腘窝下角穿腘筋膜入腘窝,上行一段后汇入腘静脉。

(二)深层结构

小腿深筋膜致密,形成3个骨筋膜鞘,分别为小腿前骨筋膜鞘、小腿外侧骨筋膜鞘和小腿后骨筋膜鞘。

小腿前骨筋膜鞘容纳胫骨前肌、趾长伸肌、跛长伸肌三块小腿前群肌,还有胫前动、静脉和腓深神经。胫前动脉由腘动脉发出,穿骨间膜进入小腿前骨筋膜鞘,并紧贴骨间膜前面伴腓深神经下行。其上1/3段位于胫骨前肌和趾长伸肌之间,下2/3段位于胫骨前肌和跛长伸肌之间。主干下行至伸肌上支持带下缘处,移行为足背动脉。胫前静脉有两支与胫前动脉伴行。腓深神经于腓骨颈高度起自腓总神经,穿腓骨长肌起始部至前肌间隔,进入小腿前骨筋膜鞘与胫前血管伴行,发出肌支支配小腿前群肌和足背肌,皮支仅分布于第1、2趾相对缘背侧皮肤。

小腿外侧骨筋膜鞘容纳腓骨长肌、腓骨短肌和腓浅神经。腓浅神经于腓骨颈高度由腓总神经发出,下行于腓骨长、短肌之间,并支配这两块肌肉。继续下行至小腿外侧中、下1/3交点处穿出深筋膜至皮下,分布于小腿外侧及足背的皮肤(第1、2趾相对缘背侧皮肤除外)。

小腿后骨筋膜鞘容纳小腿三头肌、胫骨后肌、踇长屈肌、趾长屈肌、胫神经和胫后动、静脉。胫后动脉是腘动脉的直接延续,在小腿后区浅、深肌层之间下行,营养小腿后群肌;其主干经内踝后方进入足底,分支形成足底内侧动脉和足底外侧动脉。胫后静脉有两支与胫后动脉伴行。胫神经伴胫后血管下行,经内踝后方进入足底,该神经发出肌支支配小腿后群肌,其皮支为腓肠内侧皮神经,伴小隐静脉分布于小腿后面的皮肤(图14-11)。

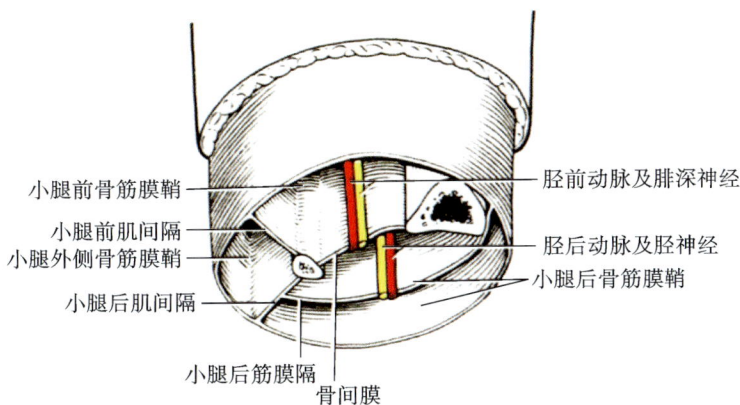

小腿前骨筋膜鞘	胫前动脉及腓深神经
小腿前肌间隔	胫后动脉及胫神经
小腿外侧骨筋膜鞘	小腿后骨筋膜鞘
小腿后肌间隔	
小腿后筋膜隔	
骨间膜	

图14-11 小腿的横断面模式图

二、临床提要

(一)胫神经损伤

胫神经损伤的受伤机制较为复杂,常伴发骨质、韧带以及软组织挫伤等。由于胫神经支配小腿后群肌,胫神经损伤后会导致小腿后群肌肌力减弱或消失。在小腿前群肌和外侧群肌的牵拉下,患者可出现足内翻力弱、不能跖屈、不能以足尖站立、"钩状足"畸形等,严重影响患者的行走等功能。

(二)腓总神经损伤

由于腓总神经位置表浅,在腓骨颈外侧绕行,因此腓总神经损伤概率远高于胫神经损伤。腓总神经分出腓深神经和腓浅神经,分别支配小腿前群肌和外侧群肌,腓总神经损伤后两群肌力减弱或消失,在小腿后群肌的牵拉下会出现足下垂并内翻的现象,称为"马蹄内翻足"。

(三)下肢静脉曲张

下肢静脉曲张是一种常见疾病,尤其多见于从事持久体力劳动或站立工作的人群,如重体力劳动者、教师、售货员等。主要表现为下肢大隐静脉扩张、伸长、迂曲,并产生患肢酸胀、乏力、沉重等症状,严重者常伴有小腿溃疡或浅静脉炎等并发症。站立的时候,血液需要从肢体远端返回心,如果静脉功能不全,静脉会发生曲张。若治疗不及时,可能会引起小腿溃疡、静脉血栓等严重后果。

（四）美学观察

胫骨前面缺乏肌肉覆盖,血供较差,有外伤或溃疡时不易愈合。胫骨较粗壮,是小腿的承重结构;腓骨细长,不参与膝关节的构成,但参与踝关节的构成。小腿后群肌明显强于前群肌和外侧群肌,形成小腿圆隆的外形,是人类特有的健康美和曲线美。

小腿根据其特征可分为以下 4 种类型(图 14-12)。

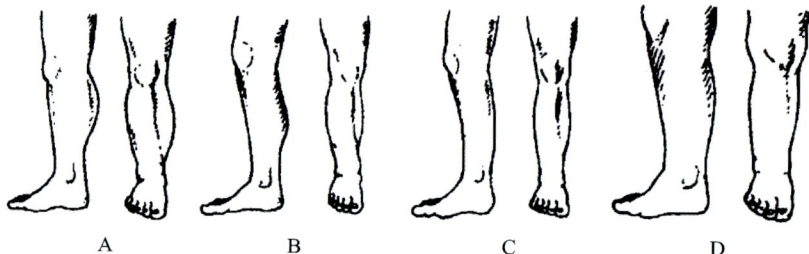

图14-12　小腿的类型
A. 球状型;B. 短梭型;C. 长梭型;D. 臃肿型

1. 球状型　小腿前、后、外侧群肌都很发达,小腿肚隆起明显,形态美观,步履轻快,跑跳功能好,爆发力强。对于男性而言,这是最为理想的腿形,能展现出男性的阳刚之气。

2. 短梭型　肌肉较发达,中、上部隆起,小腿呈短梭形,形态丰满圆润,步履轻快,跑跳功能好。对于女性而言,这是最为理想的腿形,流畅优美的曲线能展现出女性柔韧的健康之美。

3. 长梭型　中部肌腹较为松弛,小腿肚不明显,肌肉轮廓不清晰,上、中、下部粗细相差不大,呈长梭形,步履一般,跑跳功能较差。

4. 臃肿型　整个小腿明显肥胖、臃肿,肌肉轮廓不显,步履迟钝、缓慢,跑跳功能几乎丧失。

任务六　踝部与足部

踝部上界为平内、外踝基底的环形线,下界为过内、外踝尖的环形线,其远侧为足部。踝部以内、外踝为界,分为踝前区和踝后区。足部可分为足背和足底。

一、踝前区和足背

（一）浅层结构

皮肤较薄,浅筋膜疏松,缺少脂肪,浅层静脉和肌腱清晰可见。浅静脉有足背静脉弓及其属支,其内、外侧端逐渐汇合成大隐静脉和小隐静脉。皮神经为足背内侧的隐神经和外侧的腓肠神经终支,足背中央有腓浅神经终支,在第1、2趾相对面的背侧有腓深神经。

（二）深层结构

1. 伸肌上支持带　又称小腿横韧带,其深面有内、外侧 2 个间隙,内侧间隙通过胫骨前肌肌腱、胫前血管和腓深神经,外侧间隙通过𧿹长伸肌肌腱、趾长伸肌肌腱和第 3 腓骨肌肌腱。

2. 伸肌下支持带 又称小腿十字韧带,位于踝关节前方的足背区。其下面形成 3 个骨纤维管道,内侧管道通过胫骨前肌肌腱,中间管道通过蹞长伸肌肌腱、足背动脉和腓深神经,外侧管道通过趾长伸肌肌腱和第 3 腓骨肌肌腱。

3. 足背动脉 由胫前动脉延续而来,在踝关节前方、内踝和外踝中点处以及蹞长伸肌肌腱和趾长伸肌肌腱之间下行,分为足底深支和弓状动脉。

二、踝后区

踝后区的深筋膜在内踝和跟结节内侧之间的部分增厚,形成屈肌支持带,又称分裂韧带。此韧带与跟骨内侧面、内踝共同围成踝管。屈肌支持带向深面发出 3 个纤维隔,将踝管分为 4 个通道,通过的结构由前向后依次为胫骨后肌肌腱,趾长屈肌肌腱,胫后动、静脉和胫神经,蹞长屈肌肌腱(图 14-13)。

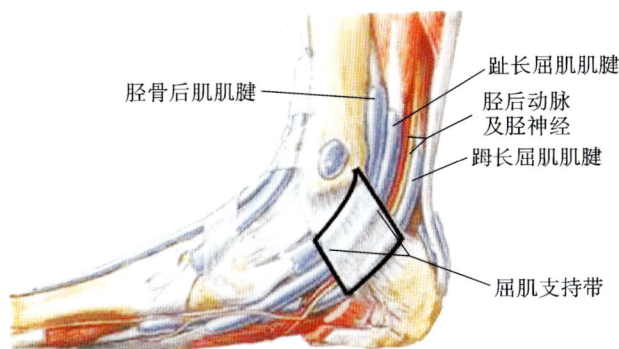

图14-13 踝管

三、足底

(一)浅层结构

足底皮肤较厚,致密且坚韧,移动性差,尤其是足跟、足外侧缘和跖骨远端。因为这些部位是身体重力的支持点,故容易因摩擦而形成胼胝。浅筋膜内致密的纤维束将皮肤与足底深筋膜紧密连接。

(二)深层结构

1. 跖腱膜 也称为足底腱膜,足底深筋膜分为两层,浅层覆盖于足底肌的表面,两侧较薄,中间增厚的部分即为跖腱膜。

2. 足底血管、神经 胫后动脉和胫神经穿踝管至足底,分为足底内、外侧动脉和足底内、外侧神经。

四、临床提要

(一)扁平足

足弓是足部的重要结构,使足部富有弹性。足弓既可吸收地面对足部的冲击力量,又可锁定中足关节,使足部变得坚硬,从而更好地辅助人体运动。

扁平足又称平足症,指足弓低平或消失的一种足部畸形,患者站立、行走时足弓塌陷,可引起足部疼痛。很多扁平足者(特别是儿童)没有症状,也不需要治疗,只有少部分儿童扁平足可能会逐渐引起整个身体体态发生变化。部分扁平足可能合并足部骨结构异常,如垂直距骨、跗骨联合等。在成人扁平足中,50岁以上的女性较多。成人扁平足初发时,足部在非负重状态下足弓尚存在,负重后足弓即消失,此时由于关节的活动性尚存,因此称为可复性扁平足或柔性扁平足。如果出现关节病变、活动受限、畸形不能复位,则称为僵硬性扁平足。足弓过高,则称为弓形足(图14-14)。

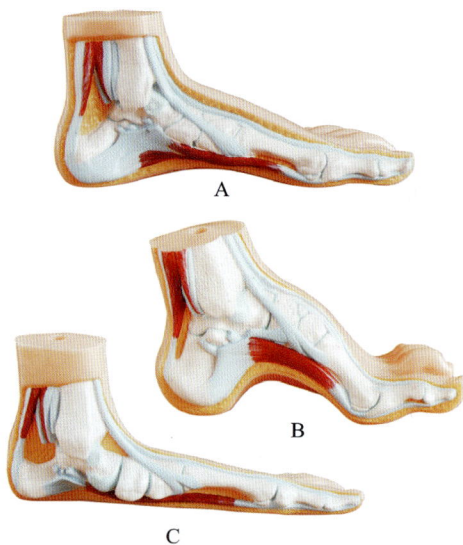

图14-14 足弓分型
A. 正常足;B. 弓形足;C. 扁平足

(二) 踇外翻

踇外翻畸形是指踇趾在第1跖趾关节处向外侧偏斜移位。踇外翻是一种复杂的解剖畸形,并且在治疗上极具挑战性。踇囊是指在踇外翻畸形中出现的明显内侧突起。踇外翻是累及踇趾的最常见病变,多见于中老年妇女。踇外翻的患者不一定都有疼痛,而且畸形程度与疼痛不成正比。疼痛产生的主要原因是跖骨头内侧隆起后压迫和摩擦,进而引起急性踇囊炎。

踇外翻的治疗是根据患者足部畸形程度和病症来确定的。治疗方法有很多种,主要分为保守治疗方法和手术治疗方法。具体治疗方法需要在医生的指导下进行。

(1) 踇外翻保守治疗方法主要针对轻度外翻、疼痛较轻的患者。可以通过按摩、理疗、穿矫形鞋、赤足行走等方法恢复。

(2) 踇外翻手术治疗方法是指通过手术切除骨赘,使踇收肌移位进行矫正。

目前踇外翻最好的矫正方法是踇外翻微创矫正术,该手术是在传统手术基础上创建的,结合了足部矫正和美容理念。该手术只需开一个不到1 cm的小切口,通常30 min便可完成手术。踇外翻微创矫正术相对传统手术而言,具有损伤小、痛苦小、恢复快、不复发等优点。患者手术后可以较早地活动,对工作和生活的影响较小。

(三) 跖腱膜炎

跖腱膜是足底的深筋膜,由纵行的纤维组成,可保护足底的肌肉、肌腱、血管、神经和关节,并提供足底某些内在肌的附着点,同时帮助维持足纵弓。跖腱膜炎主要表现为足底跟部的疼痛,好发于中老年人群,患者年龄多为 40～60 岁,且大多数人体重超重。跖腱膜炎通常发生在跟骨内侧结节处,表现为伴有跖腱膜退变和轻微撕裂的牵张性骨膜炎。此外,跖腱膜炎可能同时累及邻近结构,如足跟内侧神经及支配小趾展肌的神经。偶尔会出现原发性小趾展肌神经及足跟内侧神经感觉支的卡压症状。值得注意的是,部分跖腱膜炎患者伴有跟骨骨赘,但骨赘与疼痛之间可能仅有微弱的关联性。

项目小结

　　掌握下肢的骨骼和肌肉标志,以及下肢的血管和神经走行,深入理解常见下肢美容问题和矫正手术方法。重点学习大隐静脉和小隐静脉的走向,腘窝和踝管等解剖结构,并了解"X"形腿和"O"形腿的形成原因及矫正方式。同时,掌握臀部形态的分类,胫神经和腓总神经的损伤表现,以及小腿的不同类型。通过此项目的学习,可以全面提升对下肢解剖结构及美容矫正的认识和应用能力。

能力检测

明德知行阁

　　下肢截骨延长术引发了广泛的社会争议,这无疑是科技与医学伦理之间的一次激烈碰撞。下肢截骨延长术存在骨不连、肌肉萎缩等可能导致终身残疾的严重风险,求美者不仅要承受身体上的巨大痛苦,还要面对心理上的沉重打击。这显然与健康为美的医学本质背道而驰。对于这种高风险的整形手术,公众应保持清醒的头脑,不应被美丽的表象所迷惑。医疗机构和监管部门应加强对这类手术的管理,确保任何医疗行为都以保障求美者生命安全和健康为原则。社会对美的认知也应更加多元化,不再仅仅局限于外在形象,而是更多地注重内在素养和健康的平衡。生命权高于容貌权,这不仅是法治社会不可逾越的底线,更是医学美容从业者应当恪守的职业准则。

(赵文涛)

主要参考文献

[1] 周郦楠,李福耀.美容解剖学[M].北京:中国科学技术出版社,2006.

[2] 徐飞,应志国.美容应用解剖学[M].2版.北京:科学出版社,2015.

[3] 张立忠,张玫琦.人体结构知识基础[M].北京:人民卫生出版社,2010.

[4] 刘树伟,李瑞锡.局部解剖学[M].8版.北京:人民卫生出版社,2013.

[5] 牟兆新,申社林.人体解剖学与组织胚胎学[M].北京:高等教育出版社,2006.

[6] 王向义.美容人体解剖学[M].北京:人民卫生出版社,2010.

[7] 柏树令,应大君.系统解剖学[M].8版.北京:人民卫生出版社,2013.

[8] 乔梅.美容应用解剖[M].上海:复旦大学出版社,2019.

[9] 王向义.美容局部解剖学[M].2版.北京:人民卫生出版社,2010.

[10] LAWRENCE E WINESKI. Snell's Clinical Anatomy by Regions [M]. 10th edition. Alphen aan den Rijn:Wolters Kluwer,2019.

[11] 崔慧先,李瑞锡.局部解剖学[M].9版.北京:人民卫生出版社,2018.

[12] 李祝华,彭庆星.重睑眼的动静态美感初析[J].实用美容整形外科,1991(3):47-48.

[13] 孙琦运,徐恩多,韩子玉.腹前外侧壁的外科解剖与切口问题[J].临床应用解剖学杂志,1983(2):139-144.

[14] 郭光金,陈维佩.腹部皮瓣血管的应用解剖研究[J].解剖科学进展,1997(1):38-41.

[15] 丁文龙,刘学政.系统解剖学[M].9版.北京:人民卫生出版社,2018.

[16] 祁佐良,李青峰.外科学:整形外科分册[M].北京:人民卫生出版社,2016.

[17] 王炜.整形外科学[M].杭州:浙江科学技术出版社,1999.

[18] 程帆,张孝斌,刘修恒,等.隐匿型阴茎的手术治疗(附63例报告)[J].中华男科学,2004(2):100-102.

[19] 郝焰,卢丹,郑平,等.16年95例阴道成形术的临床分析[J].中国微创外科杂志,2011,11(7):604-608.

[20] MORRISON S D, SHAKIR A, VYAS K S, et al. Phalloplasty: A Review of Techniques and Outcomes[J]. Plastic and Reconstructive Surgery,2016,138(3):594-615.

[21] 师永双,覃丹.系统解剖学[M].天津:天津科学技术出版社,2021.

[22] 秦泗河,臧建成,PALEY DROR.肢体延长的起源、理论突破与技术进展[J].中华骨科杂志,2020,40(11):749-754.

[23] 高洪泉.正常人体结构[M].3版.北京:人民卫生出版社,2014.